SOCIEDADE BRASILEIRA DE ORTOPEDIA E TRAUMATOLOGIA

4ª EDIÇÃO REVISADA E ATUALIZADA

1.000 PERGUNTAS E RESPOSTAS COMENTADAS EM ORTOPEDIA E TRAUMATOLOGIA

SOCIEDADE BRASILEIRA DE ORTOPEDIA E TRAUMATOLOGIA

4ª EDIÇÃO REVISADA E ATUALIZADA

1.000 PERGUNTAS E RESPOSTAS COMENTADAS EM ORTOPEDIA E TRAUMATOLOGIA

EDITORES
Fernando Baldy dos Reis
Paulo Lobo Junior
Renato Hiroshi Salvioni Ueta
Luis Marcelo de Azevedo Malta

SBOT
SOCIEDADE BRASILEIRA DE ORTOPEDIA E TRAUMATOLOGIA

manole
editora

Produção editorial: Rosana Arruda da Silva
Projeto gráfico: Departamento de Arte da Editora Manole
Editoração eletrônica: Estúdio Castellani
Capa: Ricardo Yoshiaki Nitta Rodrigues

CIP-BRASIL. CATALOGAÇÃO NA PUBLICAÇÃO
SINDICATO NACIONAL DOS EDITORES DE LIVROS, RJ

C388
4. ed.

1000 perguntas e respostas comentadas em ortopedia e traumatologia / editores Fernando Baldy dos Reis ... [et al.]. - 4. ed. - Barueri [SP] : Manole, 2026.

ISBN 9788520467725

1. Ortopedia. 2. Traumatologia. I. Reis, Fernando Baldy dos.

25-100844.0 CDD: 616.7
CDU: 617.3

Meri Gleice Rodrigues de Souza - Bibliotecária - CRB-7/6439

1ª edição – 2008
2ª edição – 2012
3ª edição – 2018; reimpressão – 2021
4ª edição – 2026

Editora Manole Ltda.

Alameda Rio Negro, 967, cj. 717
06454-000 – Barueri – SP – Brasil
Tel.: (11) 4196-6000
www.manole.com.br
https://atendimento.manole.com.br

Impresso no Brasil
Printed in Brazil

Comissões e Diretorias

CONSELHO DE ADMINISTRAÇÃO SBOT

GESTÃO 2024

Presidente: Fernando Baldy dos Reis

1º Vice-Presidente: Paulo Lobo Junior

2º Vice-Presidente: Miguel Akkari

Secretário-Geral: Alexandre Fogaça Cristante

1º Secretário: Roberto Luiz Sobania

2º Secretário: Marcelo Carvalho Krause Gonçalves

1º Tesoureiro: Alberto Naoki Miyazaki

2º Tesoureiro: Tito Henrique de Noronha Rocha

Diretor de Comunicação: Maria Fernanda Silber Caffaro

Diretor de Regionais: Francisco Nogueira

Diretor de Comitês: Sandro Reginaldo

CEO: Adimilson Cerqueira

GESTÃO 2025

Presidente: Paulo Lobo Junior

1º Vice-Presidente: Miguel Akkari

2º Vice-Presidente: Fernando Antônio Mendes Façanha Filho

Secretário-Geral: Alberto Naoki Miyazaki

1º Secretário: Leonardo Cortes Antunes

2º Secretário: Jean Klay Santos Machado

1º Tesoureiro: André Pedrinelli

2º Tesoureiro: Marcel Jun Sugawara Tamaoki

Diretor de Comunicação: Maria Fernanda Silber Caffaro

Diretor de Regionais: José Paulo Gabbi Aramburú Filho

Diretor de Comitês: Maria Isabel Pozzi Guerra

CEO: Adimilson Cerqueira

COMISSÃO DE EDUCAÇÃO CONTINUADA E PESQUISA (CEC/SBOT)

GESTÃO 2024

Renato Hiroshi Salvioni Ueta – Presidente

Alexandre Leme Godoy dos Santos

Carlos Gorios

Carlos Henrique Ramos

Diego Figueira Falcochio

João Felipe de Medeiros Filho

Luis Marcelo de Azevedo Malta

Marcelo Tadeu Caiero

Marcus Vinicius Galvão Amaral

Paulo Roberto Barbosa de Toledo Lourenço

Sérgio Rocha Piedade

Tito Henrique de Noronha Rocha

GESTÃO 2025

Luis Marcelo de Azevedo Malta – Presidente

Alexandre Leme Godoy dos Santos

Carlos Gorios

Diego Figueira Falcochio

Guilherme Guadagnini Falotico

Gustavo Pacheco Martins Ferreira

Marcelo Carvalho Krause Gonçalves

Marcus Vinicius Galvão Amaral

Paulo Cesar Faiad Piluski

Paulo Roberto Barbosa de Toledo Lourenço

Sérgio Rocha Piedade

Tito Henrique de Noronha Rocha

Editores

Fernando Baldy dos Reis
Presidente da Sociedade Brasileira de Ortopedia e Traumatologia (SBOT – 2024). Professor livre-docente e chefe da disciplina de Traumatologia da Escola Paulista de Medicina (Unifesp).

Paulo Lobo Junior
Presidente da Sociedade Brasileira de Ortopedia e Traumatologia (SBOT – 2025). Chefe do Departamento de Ortopedia e Medicina Esportiva do Hospital HOME. Membro da Câmara Técnica de Ortopedia do Conselho Federal de Medicina (CFM). Membro diretor da Comissão Nacional dos Médicos de Futebol da CBF (CNMF/CBF).

Renato Hiroshi Salvioni Ueta
Presidente da Comissão de Educação Continuada e Pesquisa (CEC/SBOT – 2024). Chefe do Grupo da Coluna da Escola Paulista de Medicina (Unifesp – 2016-2022).

Luis Marcelo de Azevedo Malta
Presidente da Comissão de Educação Continuada e Pesquisa (CEC/SBOT – 2025). Doutor em Ciências Médicas pela Universidade Federal Fluminense (UFF). Chefe do Serviço de Ortopedia e Traumatologia do Hospital Universitário Antonio Pedro (HUAP/UFF).

Colaboradores

Alessandra Masi
Membro efetivo da Sociedade Brasileira de Ortopedia e Traumatologia (SBOT), Sociedade Brasileira de Artroscopia e Traumatologia do Esporte (SBRATE), Sociedade Brasileira de Cirurgia do Joelho (SBCJ) e International Cartilage Repair Society (ICRS). Especialização *lato sensu* em Educação em Saúde pelo Centro Universitário São Camilo. Pós-graduação master em Ciência da Fisiologia Hormonal e pós-graduação em Heath Coach pela International Sports Sciences Association. Preceptora do Internato de Ortopedia e Professora da Medicina do Centro Universitário São Camilo.

Alessandro Rozim Zorzi
Doutor e mestre em Ciências da Cirurgia pela Universidade Estadual de Campinas (Unicamp). Professor da Faculdade São Leopoldo Mandic. Membro do Grupo de Medicina e Artroscopia (GMA) de Joelho do Hospital Israelita Albert Einstein e do grupo de Cirurgia do Joelho da Unicamp.

Alex Guedes
Professor associado e doutor da Cátedra Ortopedia e Traumatologia da Faculdade de Medicina da Bahia da Universidade Federal da Bahia (UFBA). Chefe do Grupo de Oncologia Ortopédica do Hospital Santa Izabel, da Santa Casa de Misericórdia da Bahia. Coordenador de Cirurgia do Tecido Ósseo e Conectivo do Hospital Aristides Maltez, da Liga Bahiana Contra o Câncer (LBCC).

Alexandre Fogaça Cristante
Professor titular do Departamento de Ortopedia e Traumatologia do Hospital das Clínicas da Faculdade de Medicina da Universidade de São Paulo (HC-FMUSP).

Presidente da Sociedade Brasileira de Coluna (SBC – 2025-2026). Chefe do Grupo de Coluna do Instituto de Ortopedia e Traumatologia (IOT), do HC-FMUSP.

Alexandre Leme Godoy dos Santos
Professor associado livre-docente da Faculdade de Medicina da Universidade de São Paulo (FMUSP). Cirurgião de tornozelo e pé do Hospital Israelita Albert Einstein. International Program Editor no Foot and Ankle Education TaskForce – AO Trauma (Davos, Suíça). Membro do conselho do Research & Education Committee – International Brazilian Registry of Ankle (IBRA – Basel, Suíça).

Alexandre Zuccon
Ortopedista pediátrico e atual diretor clínico da Associação de Assistência à Criança Deficiente de São Paulo (AACD-SP). Membro da Sociedade Brasileira de Ortopedia e Traumatologia (SBOT) e Sociedade Brasileira de Ortopedia Pediátrica (SBOP). Doutorado pela Universidade Estadual Paulista (Unesp). Ex-Research Fellow na Washington University, Estados Unidos.

Ana Laura Loyola Munhoz da Cunha
Research Fellow no Texas Scottish Rite Hospital (Dallas, Estados Unidos). International Fellow no Rady Children's Hospital (San Diego, Estados Unidos). Membro da Comissão de Educação e Treinamento da Sociedade Brasileira de Ortopedia e Traumatologia (CET/SBOT – 2021-2023). Ortopedista e traumatologista no Hospital de Clínicas da Universidade Federal do Paraná (UFPR). Ortopedista pediátrica no Hospital Pequeno Príncipe.

Anderson Rodrigues dos Santos
Graduado em Medicina pela Universidade Federal da Bahia (UFBA). Realizou residência em Ortopedia e Traumatologia na Santa Casa de São Paulo, onde também concluiu especializações em Trauma Ortopédico e Oncologia Ortopédica. Médico assistente do Grupo de Oncologia Ortopédica da Santa Casa de São Paulo. Membro titular da Sociedade Brasileira de Ortopedia e Traumatologia (SBOT), da Associação Brasileira de Ortopedia Oncológica (ABOO), da Sociedade Brasileira de Trauma Ortopédico (SBTO) e da Sociedade Latino-Americana de Tumores Musculoesqueléticos (SLATME).

André Wan Wen Tsai
Presidente do Comitê de Dor da Sociedade Brasileira de Ortopedia e Traumatologia (SBOT/ABDOR – 2023-2024). Supervisor do Programa de Residência Médica (PRM) em Acupuntura do Hospital das Clínicas da Faculdade de Medicina da

Universidade de São Paulo (HC-FMUSP) desde 2020. Vice-supervisor do PRM em Dor do HC-FMUSP desde 2023. Vice-presidente do Colégio Médico Brasileiro de Acupuntura (CMBA – 2024-2026). Professor colaborador da FMUSP.

Caio Falk Giannotti
Ortopedista oncológico com graduação e residência pela Escola Paulista de Medicina da Universidade Federal de São Paulo (EPM/Unifesp), com título de especialista pela Associação Brasileira de Ortopedia Oncológica (ABOO) e experiência internacional na Rutgers Medical School (Estados Unidos). Coordenador da Ortopedia Oncológica do Instituto Brasileiro de Controle do Câncer (IBCC) e preceptor da residência de Ortopedia da EPM.

Carlos Fernando Pereira da Silva Herrero
Professor doutor do Departamento de Ortopedia e Anestesiologia do Hospital das Clínicas da Faculdade de Medicina de Ribeirão Preto da Universidade de São Paulo (FMRP-USP). Cirurgião de coluna do Grupo de Ortopedia do Hospital Sírio-Libanês, Unidade Brasília. Coordenador do Programa de Pós-graduação em Ciências da Saúde Aplicadas ao Aparelho Locomotor da FMRP-USP. Membro Fundador do Brazilian Spine Study Group (BSSG).

Carlos Gorios
Mestre em Ortopedia e Traumatologia pelo Instituto de Ortopedia e Traumatologia (IOT) do Hospital das Clínicas da Faculdade de Medicina da Universidade de São Paulo (HC-FMUSP), e doutor em Ciência Cirúrgica pela Universidade Estadual de Campinas (Unicamp). Membro efetivo da Sociedade Brasileira de Ortopedia e Traumatologia (SBOT), da Sociedade Brasileira de Cirurgia do Joelho (SBCJ), da Sociedade Brasileira de Artroscopia e Traumatologia do Esporte (SBRATE), da International Cartilage Repair Society (ICRS) e da American Academy of Orthopaedic Surgeons (AAOS). Ex-presidente da SBRATE (2015). Membro da Comissão de Ensino e Cultura da SBOT (CEC/SBOT – 2024-2026).

Carlos Henrique Ramos
Membro da Comissão de Ensino e Cultura da Sociedade Brasileira de Ortopedia e Traumatologia (CEC/SBOT – 2022-2024). Presidente da Sociedade Brasileira de Cirurgia Oncológica de Coluna (SBCOC – 2024). Presidente da Sociedade Brasileira de Ortopedia e Traumatologia – Paraná (SBOT-PR – 2015). Chefe da Residência em Ortopedia do Hospital XV (Curitiba, Paraná). Preceptor da Residência em Ortopedia do Hospital de Clínicas da Universidade Federal do Paraná (HC-UFPR).

Cristian Stein Borges
Preceptor do Programa de Cirurgia da Mão e Microcirurgia dos Serviços de Ortopedia e Traumatologia da Santa Casa de Porto Alegre (SCPA) e do Hospital Moinhos de Vento.

Dan Carai Maia Viola
Ortopedista e traumatologista. Especialista em Metabolismo Ósseo (HSS/NY, Estados Unidos) e em Ortopedia Oncológica pela Universidade Federal de São Paulo (Unifesp) e pelo Memorial Sloan Kettering Cancer Center (MSKCC, Estados Unidos). Mestre e doutor em Ciências da Saúde.

David Del Curto
Membro do Grupo da Coluna do Departamento de Ortopedia e Traumatologia da Universidade Federal de São Paulo (Unifesp). 1º presidente da Latinamerican Endoscopic Spine Surgery Society (LESSS). Coordenador da Pós-Graduação em Endoscopia da Coluna Vertebral da Cetrus – Centro de Treinamento e Ensino em Cirurgia da Coluna. Diretor do curso de Endoscopia da Coluna Lombar do Ircad América Latina. Membro efetivo da da Sociedade Brasileira de Ortopedia e Traumatologia (SBOT) e da Sociedade Brasileira de Coluna (SBC). Preceptor do Programa de Residência Médica de Ortopedia e Traumatologia da Unifesp (2007-2014).

Diego Figueira Falcochio
Membro da Comissão de Ensino e Cultura da Sociedade Brasileira de Ortopedia e Traumatologia (CEC/SBOT - 2024-2026). Professor instrutor da Faculdade de Ciências Médicas da Santa Casa de São Paulo (FCMSCSP). Médico assistente do Grupo de Cirurgia da Mão da Grupo de Cirurgia da Mão do Instituto de Cirurgia e Traumatologia da Santa Casa de São Paulo (ISCMSP). Tesoureiro da Sociedade Brasileira de Cirurgia da Mão (SBCM).

Eduardo Abdalla Saad
Professor, mestre, doutor e chefe da disciplina de Ortopedia Pediátrica do Disciplina de Ortopedia Pediátrica do Departamento de Ortopedia e Traumatologia (DOT) da Escola Paulista de Medicina da Universidade Federal de São Paulo (EPM/Unifesp).

Eduardo Farias Vasquez
Membro titular da Sociedade Brasileira de Ortopedia e Traumatologia (SBOT) e da Sociedade Brasileira de Cirurgia da Mão (SBCM). Médico e professor no Instituto Nacional de Traumatologia e Ortopedia (INTO).

Eduardo Souza Maciel
Médico especialista em Cirurgia do Pé e Medicina do Esporte. Licenciado em Educação Física. Membro do Grupo do Pé da Escola Paulista de Medicina (EPM) e do Centro de Treinamento em Esportes da Universidade Federal de São Paulo (CETE/Unifesp). Membro do Departamento Médico da Seleção Brasileira de Futebol Feminino (2018-2022). Membro efetivo da Sociedade Brasileira de Ortopedia e Traumatologia (SBOT), da Associação Brasileira de Medicina e Cirurgia do Tornozelo e Pé (ABTPé) e da Sociedade Brasileira de Artroscopia e Traumatologia do Esporte (SBRATE).

Fábio Antônio Vieira
Chefe do Grupo de Coluna do Departamento de Ortopedia da Escola Paulista de Medicina da Universidade Federal de São Paulo (EPM/Unifesp). Doutor em Cirurgia Translacional e mestre em Tecnologias e Atenção à Saúde pela EPM/Unifesp. *Research Fellow* pelo Brigham and Womens Hospital/Harvard Medical School (2018-2019). Especialista em Cirurgia da Coluna pela EPM/Unifesp. Membro titular da da North American Spine Society (NASS), da Sociedade Brasileira de Coluna (SBC) e da Sociedade Brasileira de Ortopedia e Traumatologia (SBOT).

Giana Silveira Giostri
Professora de Ortopedia da Pontifícia Universidade Católica do Paraná (PUC-PR). Responsável pelo Serviço de Ensino e Treinamento em Cirurgia da Mão do Hospital Universitário Cajuru (HUC/PUC-PR) e do Hospital Pequeno Príncipe (HPP).

Giancarlo Cavenaghi
Médico ortopedista, membro titular da Sociedade Brasileira de Ortopedia e Traumatologia (SBOT) e da Sociedade Brasileira de Artroscopia e Traumatologia do Esporte (SBRATE). Médico ortopedista do Hospital Estadual de Sumaré – Universidade Estadual de Campinas (Unicamp). Membro do Grupo de Cirurgia do Joelho e de Medicina Esportiva da Unicamp. Pós-graduando do Departamento de Ortopedia e Traumatologia da Faculdade de Ciências Médicas da Unicamp (FCM/Unicamp).

Guilherme Guadagnini Falotico
Mestre e doutor em Ciências. Professor adjunto do Departamento de Ortopedia e Traumatologia da Escola Paulista de Medicina da Universidade Federal de São Paulo (EPM/Unifesp).

Guilherme Pelosini Gaiarsa
Médico ortopedista pela Faculdade de Medicina da Universidade de São Paulo (FMUSP). Especialização em Medicina Esportiva pela FMUSP. Especialização em Reconstrução e Alongamento Ósseo pela FMUSP. Mestre e doutor em Ciências pela FMUSP. MBA em Gestão em Saúde pela Fundação Getulio Vargas (FGV).

Gustavo Pacheco Martins Ferreira
Mestre e doutor pela Faculdade de Medicina da Universidade Federal de Minas Gerais (UFMG). Membro titular da Sociedade Brasileira de Ortopedia e Traumatologia (SBOT), da Sociedade Brasileira de Cirurgia da Mão (SBCM) e da Sociedade Brasileira de Artroscopia e Traumatologia do Esporte (SBRATE). Cirurgião da mão do Hospital Unimed Belo Horizonte (Hospital Unimed BH) e do Hospital Orizonti.

Gustavo Santiago de Lima Figueiredo
Faculdade de Medicina do ABC (FMABC). Residência médica em Ortopedia e Traumatologia, Cirurgia da Mão e Microcirurgia na Escola Paulista de Medicina da Universidade Federal de São Paulo (EPM/Unifesp). Mestre pela EPM/Unifesp. Vice-chefe do Grupo de Microcirurgia da EPM/Unifesp.

Heloisa Zimmermann Faggion
Ortopedista pelo Hospital das Clínicas da Universidade Federal do Paraná (HC-UFPR). Ortopedista Pediátrica pelo Hospital Cajuru (Curitiba, PR).

Jean Klay Santos Machado
Mestrado em Ciências da Saúde Aplicada ao Esporte e à Física pela Universidade Federal de São Paulo (Unifesp). Coordenador do Serviço de Ortopedia e Traumatologia dos Hospitais Porto Dias e Adventista de Belém. Coordenador do Serviço de Residência Médica em Ortopedia e Traumatologia do Hospital Porto Dias/Universidade do Estado do Pará (UEPA). Presidente da Osteosynthesis Trauma Care Foundation – Capítulo Brasil. Membro titular da Sociedade Brasileira de Ortopedia e Traumatologia (SBOT), da Sociedade Brasileira de Cirurgia do Joelho (SBCJ), da Sociedade Brasileira de Cirurgia Oncológica de Coluna (SBCOC), da Association for the Study and Application of Methods of Ilizarov (ASAMI), da Sociedade Brasileira de Trauma Ortopédico (SBTO), da Sociedade Brasileira de Artroscopia e Traumatologia do Esporte (SBRATE) e do Comitê de Dor da SBOT.

João Felipe de Medeiros Filho
Professor da disciplina de Ortopedia da Universidade Federal do Rio Grande do Norte (UFRN). Vice-chefe do Departamento de Cirurgia da UFRN. Membro

da diretoria da Sociedade Brasileira de Cirurgia Oncológica de Coluna (SBCOC). Mestre pela UFRN/Centro de Ciências da Saúde e da Alimentação (CCSA). Consultor Latam Medicina Esportiva – Stryker. Consultor Artroplastia – Exactech.

Joel Murachovsky

Chefe do Grupo de Ombro e Cotovelo da Grupo de Ombro e Cotovelo da Faculdade de Medicina do ABC (FMABC). Mestre e doutor em Medicina pela Faculdade de Ciências Médicas da Santa Casa de São Paulo (FCMSCSP).

José Thiago Portella Kruppa

Ortopedista pela Faculdade de Ciências Médicas da Santa Casa de São Paulo (FCMSCSP). Residência médica em Ortopedia e Traumatologia (2005-2008) e especialização em Cirurgia da Coluna Vertebral (2008-2009) no Departamento de Ortopedia e Traumatologia da Santa Casa de São Paulo. Chefe do Ambulatório de Deformidades da Coluna do Hospital Geral Professor Doutor Waldemar de Carvalho Pinto Filho.

Jung Ho Kim

Chefe do Serviço de Ortopedia Pediátrica e Alongamento Ósseo do Serviço de Ortopedia Pediátrica e Alongamento Ósseo do Instituto de Ortopedia e Traumatologia/Hospital São Vicente de Paulo (IOT/HSVP, Passo Fundo, RS). Mestre em Ciências Cirúrgicas pela Universidade Federal do Rio Grande do Sul (UFRGS). Professor efetivo de Ortopedia e Traumatologia da Universidade Federal da Fronteira Sul (UFFS). Presidente da Ponseti Brasil.

Luiz Eduardo Moreira Teixeira

Professor adjunto do Departamento do Aparelho Locomotor da Faculdade de Medicina da Universidade Federal de Minas Gerais (UFMG). Mestre e doutor em Cirurgia. Coordenador do Serviço de Oncologia Ortopédica do Hospital das Clínicas da UFMG. Onco-ortopedista do Hospital Madre Teresa e do Instituto Orizonti.

Luiz Renato de Angeli

Doutor em Ortopedia e Traumatologia pela Universidade de São Paulo (USP). Membro do Corpo Clínico do Hospital Albert Einstein e do Hospital Sírio-Libanês. Médico pesquisador do Grupo de Ortopedia Pediátrica da USP. Revisor da revista científica internacional *Journal of Children's Orthopaedics*. Membro do International Pediatric Spine Study Group (IPSG).

Marcel Jun Sugawara Tamaoki
Livre-docente, professor adjunto e chefe do Grupo de Cirurgia de Ombro e Cotovelo da Escola Paulista de Medicina da Universidade Federal de São Paulo (EPM/Unifesp).

Marcelo Carvalho Krause Gonçalves
Ortopedista membro da Sociedade Brasileira de Ortopedia e Traumatologia (SBOT), da Sociedade Brasileira de Cirurgia do Joelho (SBCJ), da Sociedade Brasileira de Cirurgia Oncológica de Coluna (SBCOC) e da Sociedade Brasileira de Artroscopia e Traumatologia do Esporte (SBRATE). Coordenador e preceptor do Programa de Especialização em Cirurgia do Ombro e Cotovelo do Instituto de Ortopedia e Traumatologia do Rio de Janeiro (ITORK). Preceptor no Programa de Especialização em Cirurgia do Joelho do ITORK. Professor de Ortopedia/Medicina na Universidade Maurício de Nassau (UniNassau).

Marcelo Tadeu Caiero
Doutor em Ciências do Sistema Musculoesquelético pela Ciências do Sistema Musculoesquelético pela Faculdade de Medicina da Universidade de São Paulo (FMUSP). Médico assistente do Grupo de Trauma do Instituto de Ortopedia e Traumatologia/Hospital das Clínicas da FMUSP (IOT/HC-FMUSP). Ex-presidente da Associação Brasileira de Trauma Ortopédico (ABTO).

Marcos Vaz de Lima
Ortopedista com especialização em Cirurgia da Coluna Vertebral. Mestrado e doutorado pela Faculdade de Ciências Médicas da Santa Casa de São Paulo (FCMSCSP). Pós-doutorado pelo Instituto de Traumatologia e Ortopedia (ITA). Pesquisador associado do Laboratório de Bioengenharia do ITA. Professor assistente da FCMSCSP. Chefe do Grupo de Traumatologia do Esporte do Departamento de Ortopedia e Traumatologia/Instituto de Cirurgia e Traumatologia da Santa Casa de São Paulo (DOT/ISCMSP).

Marcus Vinicius Galvão Amaral
Médico pela Universidade Federal do Rio de Janeiro (UFRJ). Residência médica em Ortopedia e Traumatologia pelo Instituto Nacional de Traumatologia e Ortopedia (INTO). Mestre e doutor em ciências biológicas aplicadas ao sistema músculo-esquelético pelo INTO. Membro titular da Sociedade Brasileira de Ortopedia Traumatologia e da Sociedade Brasileira de Cirurgia do Ombro e Cotovelo. Chefe do Centro de Cirurgia do Ombro e Cotovelo do INTO.

Maria Fernanda Silber Caffaro

Mestre e doutora em Medicina pela Faculdade de Ciências Médicas da Santa Casa de São Paulo (FCMSCSP). Professora assistente da FCMSCSP. Médica assistente do Grupo de Coluna do Departamento de Ortopedia e Traumatologia da Santa Casa de São Paulo (SCSP). Diretora do Departamento de Ortopedia e Traumatologia do Instituto de Cirurgia e Traumatologia da Santa Casa de São Paulo (ISCMSP).

Maria Isabel Pozzi Guerra

Membro da Sociedade Brasileira de Ortopedia e Traumatologia (SBOT), da Sociedade Brasileira de Cirurgia Oncológica de Coluna (SBCOC) e da Sociedade Latino-Americana de Hombro e Cotovelo (SLAHOC). Diretora dos comitês da SBOT (2025). Membro do Serviço de Cirurgia do Ombro e Cotovelo do Hospital Moinhos de Vento (HMV, Porto Alegre, RS).

Matheus Trindade Bruxelas de Freitas

Médico pela Faculdade de Medicina de Ribeirão Preto (FMRP-USP). Ortopedista pela Faculdade de Medicina da USP. Preceptor do departamento de Ortopedia e Traumatologia do Hospital das Clínicas da Faculdade de Medicina da Universidade de São Paulo (HC-FMUSP).

Murilo Tavares Daher

Chefe do Grupo de Coluna do Centro de Reabilitação e Readaptação Dr. Henrique Santillo (CRER). Professor do Departamento de Ortopedia da Universidade Federal de Goiás (UFG). Mestre pela Universidade de São Paulo (USP) e doutor pela UFG.

Paula Vilaça Ribeiro Cançado

Membro da Sociedade Brasileira de Ortopedia e Traumatologia (SBOT) e da Sociedade Brasileira de Cirurgia da Mão (SBCM). Mestre em Ensino em Saúde pela Universidade José do Rosário Vellano – Belo Horizonte (UniFenas-BH). Professora adjunta do Departamento de Cirurgia e coordenadora do Departamento de Anatomia Humana do Curso de Medicina da Faculdade de Ciências Médicas de Minas Gerais (FCM-MG). Membro do Núcleo Docente Estruturante do Curso de Medicina da UniFenas/Faculdade de Ensino Técnico e Avançado (FETA). Presidente da Comissão de Ensino e Treinamento (CET) da SBOT-MG (2024) e membro da CET da SBCM (2024-2026). Vice-diretora da SBCM-MG (2025).

Paulo Cesar Faiad Piluski

Chefe do Serviço de Residência Médica em Ortopedia e Traumatologia da Universidade Federal da Fronteira Sul/Hospital São Vicente de Paulo/Instituto de Ortopedia e Traumatologia (UFFS/HSVP/IOT – Passo Fundo, RS). Instrutor do Serviço de Aperfeiçoamento em Cirurgia do Ombro e Cotovelo do Instituto de Ortopedia e Traumatologia de Passo Fundo. Segundo tesoureiro da Sociedade Brasileira de Cirurgia Oncológica de Coluna (SBCOC – 2025). Membro titular da Sociedade Brasileira de Ortopedia e Traumatologia (SBOT – 2025) e da SBCOC. Membro da Comissão de Ensino e Cultura da SBOT (CEC/SBOT – 2025-2027).

Rafael Barban Sposeto
Médico assistente do Grupo de Tornozelo e Pé e do Grupo de Trauma do Instituto de Ortopedia e Traumatologia/Hospital das Clínicas da Faculdade de Medicina da Universidade de São Paulo (IOT/HC-FMUSP). Mestre e doutorando pela Universidade de São Paulo (USP). Membro da Associação Brasileira de Medicina e Cirurgia do Tornozelo e Pé (ABTPé).

Rogério Carneiro Bitar
Médico assistente do Grupo de Trauma do Hospital das Clínicas da Faculdade de Medicina de Ribeirão Preto da Universidade de São Paulo (FMRP-USP). Membro titular da Associação Brasileira de Medicina e Cirurgia do Tornozelo e Pé (ABTPé) e da Sociedade Brasileira de Ortopedia e Traumatologia (SBOT). Instrutor nacional da AO Trauma Brasil. Ex-estagiário do Hospital for Special Surgery (HSS – Nova York, Estados Unidos).

Sérgio Rocha Piedade
Professor associado da Faculdade de Ciências Médicas da Universidade Estadual de Campinas (FCM-Unicamp). Pós-doutorado em Cirurgia do Joelho pela Université Claude Bernard (Lyon – França). Doutorado e mestrado em Cirurgia pela FCM-Unicamp. Coordenador da Medicina do Exercício e do Esporte e coordenador da Cirurgia do Joelho na FCM-Unicamp. Presidente da Sociedade Brasileira de Ortopedia e Traumatologia – Seção São Paulo (SBOT-SP – 2023).

Suely Akiko Nakagawa
Head da Ortopedia do Centro de Referência de Sarcomas e Tumores Ósseos do A.C. Camargo Cancer Center. Mestre em Oncologia pela Fundação Antônio Prudente/A.C. Camargo Cancer Center. Presidente da Associação Brasileira de Ortopedia Oncológica (ABOO – 2023-2024).

Sylvio Cesar Sargentini
Coordenador do Departamento de Oncologia Ortopédica do Hospital de Amor de Barretos. Membro da Sociedade Brasileira de Ortopedia e Traumatologia (SBOT) e da Associação Brasileira de Ortopedia Oncológica (ABOO).

Thiago Sampaio Busato
Diretor científico da Sociedade Brasileira de Quadril (SBQ – 2024-2025). Membro do corpo editorial do *The Journal of Arthroplasty*. Membro titular da SBQ e da Sociedade Brasileira de Ortopedia e Traumatologia (SBOT). Presidente da SBOT-PR. Cirurgião de quadril no Hospital São Marcelino Champagnat (Curitiba – PR).

Tito Henrique da Noronha Rocha
Coordenador do Centro de Atenção Especializada do Trauma Ortopédico do Instituto Nacional de Traumatologia e Ortopedia/Ministério da Saúde (INTO/MS). Presidente da Sociedade Brasileira de Ortopedia e Traumatologia – Seção Rio de Janeiro (SBOT-RJ – 2019). Presidente da Sociedade Brasileira de Trauma Ortopédico (SBTO – 2020). Membro da Comissão de Ensino e Cultura da SBOT (CEC/SBOT – 2023-2025).

Weverley Rubele Valenza
Chefe do Grupo de Ortopedia Pediátrica do Hospital do Trabalhador. Preceptor da Residência Médica do Hospital do Trabalhador. Faculty – AO International. Membro da Sociedade Brasileira de Trauma Ortopédico (SBTO). Membro da Sociedade Brasileira de Ortopedia Pediátrica (SBOP).

Sumário

Prefácio ... xxiii
Apresentação ... xxv

Perguntas

Seção 1	Ciência Básica	1
Seção 2	Coluna	17
Seção 3	Dor	39
Seção 4	Joelho	40
Seção 5	Mão	63
Seção 6	Ombro e Cotovelo	94
Seção 7	Oncologia Ortopédica	116
Seção 8	Ortopedia Pediátrica	130
Seção 9	Osteometabolismo Ortopédico	169
Seção 10	Pé e Tornozelo	172
Seção 11	Quadril	190
Seção 12	Reconstrução e Alongamento Ósseo	216
Seção 13	Trauma	218
Seção 14	Trauma Esportivo	234

Respostas Comentadas

Seção 1	Ciência Básica	238
Seção 2	Coluna	259
Seção 3	Dor	294
Seção 4	Joelho	295
Seção 5	Mão	331
Seção 6	Ombro e Cotovelo	371
Seção 7	Oncologia Ortopédica	412
Seção 8	Ortopedia Pediátrica	439
Seção 9	Osteometabolismo Ortopédico	481
Seção 10	Pé e Tornozelo	485
Seção 11	Quadril	516
Seção 12	Reconstrução e Alongamento Ósseo	553
Seção 13	Trauma	555
Seção 14	Trauma Esportivo	582

Bibliografia ... 588

Prefácio

A jornada do aprendizado em Ortopedia e Traumatologia é desafiadora, marcada por longas horas de estudo e pelo compromisso com a excelência no cuidado ao paciente. Este livro, agora em sua 4ª edição, nasce como um companheiro de caminhada. Aqui, cada pergunta é uma oportunidade de refletir, revisar e avançar. Mais do que um instrumento de preparação para provas, esta obra é um convite ao aprimoramento constante, lembrando-nos de que o verdadeiro conhecimento se constrói pouco a pouco, resposta por resposta, até se transformar em sabedoria aplicada à prática médica.

Renato Hiroshi Salvioni Ueta
Presidente CEC/SBOT 2024

Luis Marcelo de Azevedo Malta
Presidente CEC/SBOT 2025

Apresentação

Apresentamos aos sócios e candidatos a sócio da SBOT a 4ª edição do livro *1.000 perguntas e respostas comentadas em Ortopedia e Traumatologia*, uma publicação consagrada de nossa Sociedade, voltada ao ensino e treinamento, assim como à educação continuada na especialidade de Ortopedia e Traumatologia.

A qualidade desta obra é garantida pela colaboração entre a CEC, a CET e os Comitês de Especialidades da Sociedade Brasileira de Ortopedia e Traumatologia, que uniram esforços para oferecer um material de excelência.

As gestões de 2024 e 2025 da SBOT esperam que este livro contribua para o pleno desenvolvimento dos conhecimentos na especialidade, servindo a múltiplos propósitos – do sucesso em concursos públicos à sua aplicação mais nobre: a cura e o bem-estar de nossos pacientes.

Boa leitura a todos!

Fernando Baldy dos Reis
Presidente SBOT 2024

Paulo Lobo Junior
Presidente SBOT 2025

Perguntas

SEÇÃO 1
Ciência Básica

TEOT 2022

1. Na tuberculose, o acometimento articular é mais frequente no
   A. joelho e no quadril.
   B. ombro e no quadril.
   C. tornozelo e no joelho.
   D. tornozelo e no ombro.

2. Na infecção pós-osteossíntese, a maturação do biofilme está relacionada à deposição de
   A. fibronectina.
   B. fibrinogênio.
   C. proteoglicano.
   D. matriz exopolissacarídea.

3. Na síndrome compartimental aguda, as fibras musculares dependentes do metabolismo oxidativo e mais vulneráveis à isquemia são do tipo
   A. I.
   B. IIa.
   C. IIb.
   D. III.

4. Na artrite séptica, são características do líquido sinovial a
   A. glicose elevada e a proteína elevada.
   B. glicose elevada e a proteína diminuída.
   C. glicose diminuída e a proteína elevada.
   D. glicose diminuída e a proteína diminuída.

5. Na via de acesso lateral à coxa, os ramos perfurantes da artéria femoral profunda são
   A. paralelos ao fêmur em intervalos de 3 cm.
   B. paralelos ao fêmur em intervalos de 6 cm.
   C. perpendiculares ao fêmur em intervalos de 3 cm.
   D. perpendiculares ao fêmur em intervalos de 6 cm.

6. Na trombose venosa profunda, quando o paciente apresenta sangramento devido ao uso da enoxaparina profilática, o antídoto a ser usado é
   A. o fator VIIa.
   B. a protamina.
   C. a vitamina K.
   D. o ácido tranexâmico.

7. A estrutura assinalada pela seta é o nervo

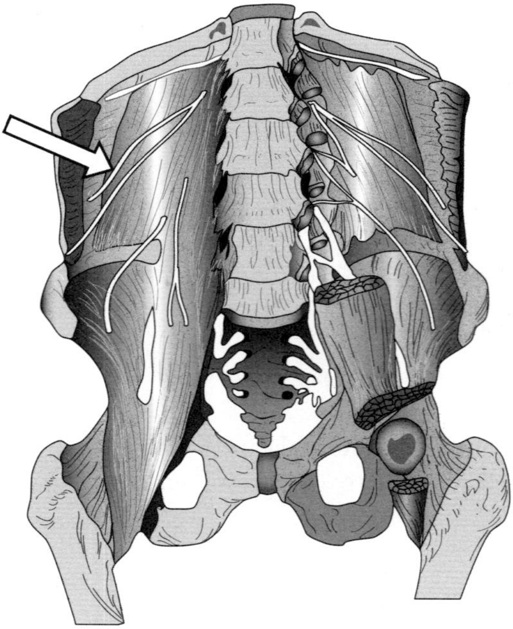

   A. femoral.
   B. ílio-hipogástrico.
   C. genitofemoral.
   D. cutâneo-femoral lateral.

TEOT 2023

8. Com relação aos substitutos ósseos, o vidro bioativo apresenta essencialmente a propriedade
   A. osteogênica.
   B. osteoindutora.
   C. osteoinibitória.
   D. osteocondutora.

9. A lesão do tendão do músculo glúteo médio é mais frequente em
   A. homens com mais de 50 anos.
   B. mulheres com mais de 50 anos.
   C. homens com menos de 50 anos.
   D. mulheres com menos de 50 anos.

10. Na não consolidação dos ossos longos, a que determina o menor escore de qualidade de vida é a localizada no
    A. úmero.
    B. antebraço.
    C. fêmur.
    D. tíbia.

11. A tuberculose osteoarticular no esqueleto apendicular acomete mais frequentemente no
    A. ombro e cotovelo.
    B. punho e mão.
    C. quadril e joelho.
    D. tornozelo e pé.

12. A fratura por estresse do colo femoral no adulto jovem ocorre mais comumente em mulheres devido
    A. ao sedentarismo e à obesidade, e nos homens, devido ao etilismo e ao tabagismo.
    B. ao sedentarismo e à obesidade, e nos homens, devido ao esforço físico intenso de repetição.
    C. à anorexia nervosa, osteoporose e amenorreia, e nos homens, devido ao etilismo e ao tabagismo.
    D. à anorexia nervosa, osteoporose e amenorreia, e nos homens, devido ao esforço físico intenso de repetição.

13. A técnica de amputação do membro inferior demonstrada na imagem a seguir foi descrita por

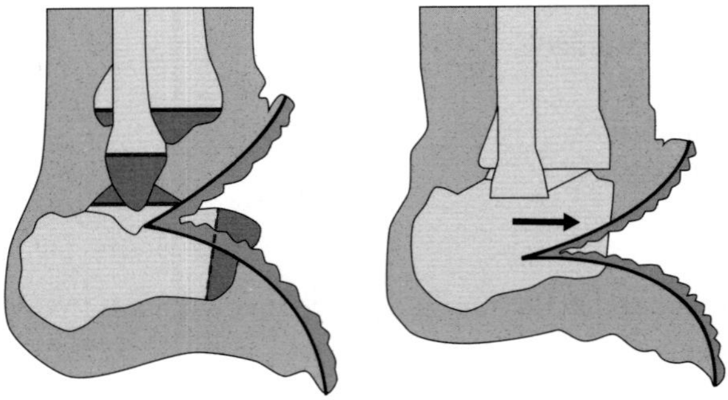

A. Boyd.
B. Syme.
C. Wagner.
D. Sarmiento.

14. Nas infecções, o método para desalojar os microrganismos dos implantes ortopédicos retirados nas cirurgias aumentando a sensibilidade das culturas é conhecido como
A. sonicação.
B. fluidificação.
C. extração nuclear.
D. reação em cadeia da polimerase (PCR).

15. Na amputação transumeral, a osteotomia angular indicada para melhor adaptação da prótese mioelétrica deve ser realizada com ângulo de
A. 45° e fixação com placa anterior.
B. 70° e fixação com placa anterior.
C. 45° e fixação com placa posterior.
D. 70° e fixação com placa posterior.

16. A sinovite vilonodular pigmentada acomete mais frequentemente o
A. ombro.
B. quadril.
C. joelho.
D. tornozelo.

17. Em relação à embriologia do membro superior, o mesoderma lateral é responsável pela formação de
   A. ossos, tendões e cartilagens.
   B. cartilagens, tendões e músculos.
   C. vasos sanguíneos, nervos e ossos.
   D. músculos, nervos e vasos sanguíneos.

TEOT 2025

18. Na embriologia do membro superior, a rotação axial do membro em relação ao eixo longitudinal ocorre na
   A. sétima semana, com rotação lateral de 90 graus.
   B. sétima semana, com rotação medial de 90 graus.
   C. décima semana, com rotação lateral de 90 graus.
   D. décima semana, com rotação medial de 90 graus.

19. Os nomes do músculo assinalado (seta 1) e da respectiva estrutura que o transpassa (seta 2) são, respectivamente

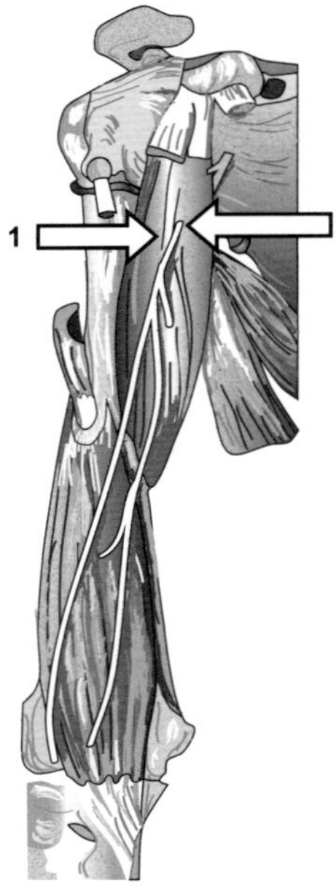

   A. coracobraquial e nervo mediano.
   B. coracobraquial e nervo musculocutâneo.
   C. cabeça curta do bíceps braquial e nervo mediano.
   D. cabeça curta do bíceps braquial e nervo musculocutâneo.

20. Na imagem a seguir, de secção transversal do braço, as estruturas apontadas pelas setas 1 e 2 são, respectivamente,

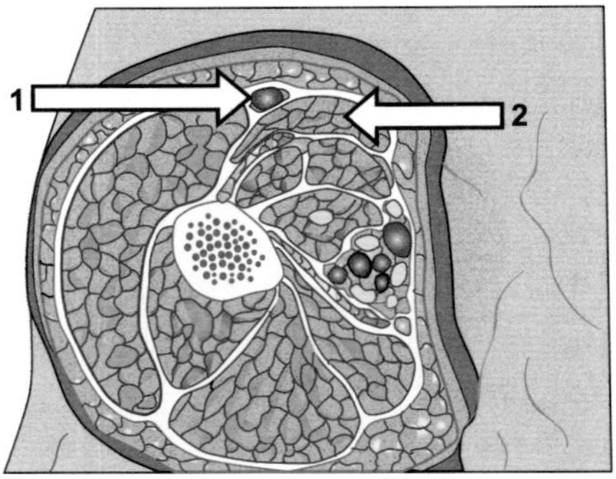

A. veia cefálica e músculo peitoral maior.
B. veia basílica e músculo peitoral maior.
C. veia cefálica e músculo bíceps braquial.
D. veia basílica e músculo bíceps braquial.

21. Na imagem a seguir, a estrutura assinalada pela seta é

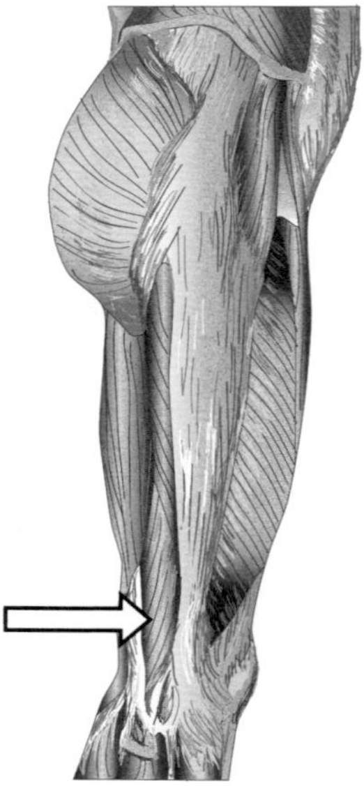

A. o músculo vasto lateral.
B. o músculo semimembranoso.
C. a cabeça curta do músculo bíceps femoral.
D. a cabeça longa do músculo bíceps femoral.

22. Na imagem a seguir, a artéria indicada pela seta é a

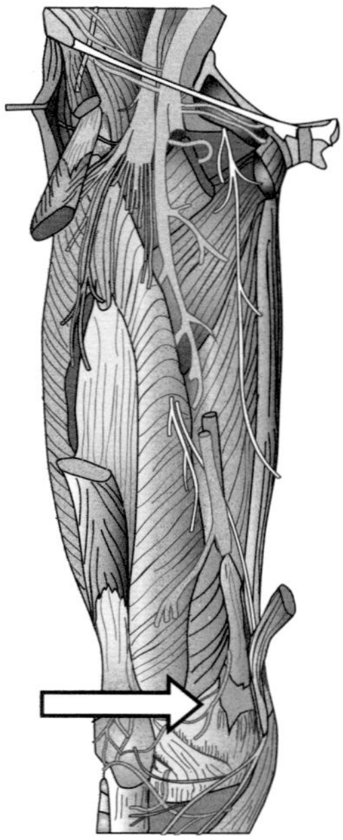

A. femoral profunda.
B. genicular descendente.
C. genicular superior medial.
D. circunflexa femoral medial.

23. A lesão meniscal evidenciada na figura a seguir corresponde a uma lesão

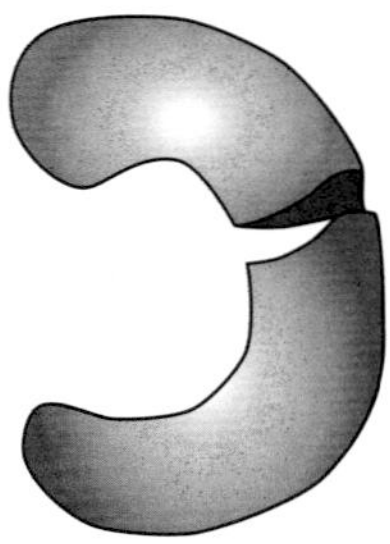

A. radial.
B. em rampa.
C. horizontal.
D. longitudinal.

24. Na radiografia de joelho a seguir, a seta evidencia

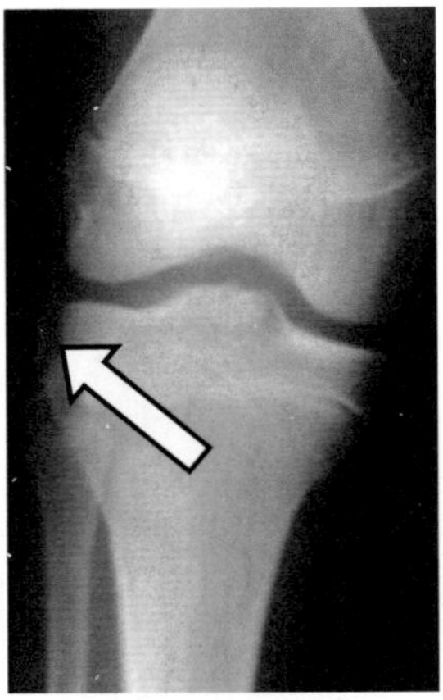

A. a fabela.
B. o sinal arqueado.
C. a fratura de Segond.
D. o sinal de Pellegrini-Stieda.

25. Na imagem a seguir, a estrutura anatômica apontada pela seta é o nervo

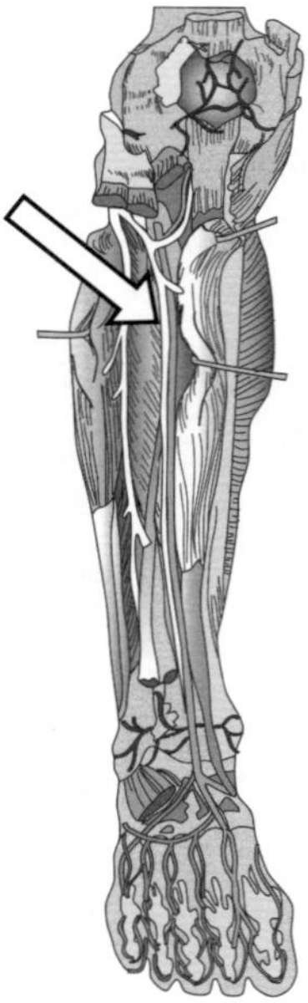

A. tibial.
B. fibular comum.

C. fibular profundo.
D. fibular superficial.

26. Na imagem a seguir, a estrutura anatômica indicada pela seta é o músculo fibular

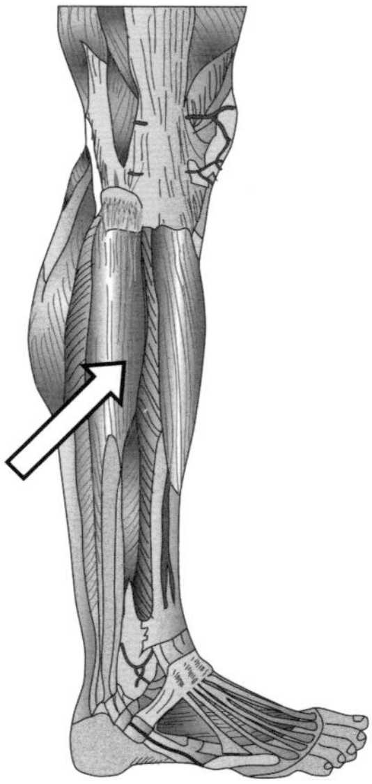

A. curto.
B. longo.
C. terceiro.
D. profundo.

27. O fosfato de cálcio como substituto ósseo apresenta propriedade
A. osteoindutora e é reabsorvido em até 3 meses.
B. osteocondutora e é reabsorvido em até 3 meses.
C. osteoindutora e é reabsorvido a partir de 6 meses.
D. osteocondutora e é reabsorvido a partir de 6 meses.

28. Indivíduos com doença de Parkinson sintomática apresentam marcha típica
A. festinante, com passos encurtados.
B. escarvante, com passos encurtados.
C. festinante, com joelhos em hiperextensão.
D. escarvante, com joelhos em hiperextensão.

29. Na avaliação da idade óssea radiográfica, o método de Sauvegrain utiliza imagens do
    A. punho, sendo mais confiável nas crianças.
    B. cotovelo, sendo mais confiável nas crianças.
    C. punho, sendo mais confiável nos adolescentes.
    D. cotovelo, sendo mais confiável nos adolescentes.

30. No processo de consolidação óssea, o tabagismo tem relevância, pois a nicotina
    A. diminui a diferenciação dos tecidos e interfere diretamente na função dos osteoblastos.
    B. aumenta a diferenciação dos tecidos e interfere diretamente na função dos osteoblastos.
    C. diminui a diferenciação dos tecidos e interfere diretamente na função dos condrócitos.
    D. aumenta a diferenciação dos tecidos e interfere diretamente na função dos condrócitos.

31. Na avaliação de um paciente com osteoporose, o cálculo do FRAX® leva em consideração o
    A. IMC e calcula a probabilidade de fratura de quadril em 5 anos.
    B. IMC e calcula a probabilidade de fratura de quadril em 10 anos.
    C. Z-*score* e calcula a probabilidade de fratura de quadril em 5 anos.
    D. Z-*score* e calcula a probabilidade de fratura de quadril em 10 anos.

TARO 2020

32. No diagnóstico da síndrome compartimental aguda das extremidades, é mais importante a avaliação
    A. dos pulsos distais.
    B. do grau de edema.
    C. do exame físico seriado.
    D. da sensibilidade dos dedos.

33. O ácido tranexâmico é um medicamento que atua no mecanismo de
    A. ativação da prostaciclina.
    B. ativação da antitrombina.
    C. inibição da ativação do plasminogênio.
    D. inibição dos fatores V e VIII da coagulação.

34. O uso de biocerâmica como enxerto estrutural apresenta como principal propriedade a
   A. osteogênese.
   B. osteoindução.
   C. osteocondução.
   D. osteovascularização.

35. Na análise de líquido sinovial por artrocentese, a amostra para contagem celular e estudos citológicos idealmente deve ser acondicionada no
   A. tubo sem anticoagulante.
   B. tubo com heparina sódica.
   C. frasco de urocultura ou seringa.
   D. tubo com EDTA (ácido etilenodiamino tetra-acético).

36. No desenvolvimento embrionário, falhas na zona de atividade polarizada podem resultar em
   A. polidactilia.
   B. camptodactilia.
   C. síndrome unha-patela.
   D. deformidades transversas.

37. De acordo com o consenso internacional de infecção periprotética, o diagnóstico é feito com
   A. PCR e VHS elevadas com histologia positiva em tecido periprotético.
   B. PCR e VHS elevadas e duas culturas positivas com bactérias diferentes.
   C. leucócito esterase ++, histologia positiva em tecido periprotético e elevada porcentagem de polimorfonucleares no líquido sinovial.
   D. leucócito esterase ++, histologia positiva em tecido periprotético e duas culturas positivas com bactérias diferentes.

TARO 2021

38. Na fratura por estresse, são considerados sítios de alto risco e de baixo risco, respectivamente,
   A. a patela e a costela.
   B. a patela e a base do quinto metatarso.
   C. a costela e a diáfise da ulna.
   D. a diáfise da ulna e a base do quinto metatarso.

39. Na ruptura muscular do gastrocnêmio (*tennis leg*), o tipo de lesão mais frequente é a
A. total na cabeça lateral.
B. total na cabeça medial.
C. parcial na cabeça lateral.
D. parcial na cabeça medial.

40. No tratamento da pseudoartrose, são propriedades comuns aos enxertos esponjosos autólogo e homólogo a
A. osteogênese e a osteoindução.
B. osteogênese e a osteocondução.
C. osteocondução e a osteoindução.
D. osteocondução e a vascularização.

TARO 2022

41. Na osteomielite, a fisiopatologia do sequestro ósseo está diretamente envolvida com
A. acometimento epifisário e pioartrite.
B. elevação periosteal e necrose óssea.
C. neoformação óssea e presença de fístula.
D. ação de células inflamatórias local e imunodeficiência do hospedeiro.

42. No processo de cicatrização óssea, os anti-inflamatórios COX-2 seletivos e não seletivos
A. interferem.
B. não interferem.
C. interferem e não interferem, respectivamente.
D. não interferem e interferem, respectivamente.

43. A causa mais frequente de amputação nos membros inferiores é
A. o tumor.
B. o trauma.
C. a deformidade congênita.
D. a doença vascular periférica.

44. Na lesão muscular, durante a fase de reparo ocorre a
A. necrose tecidual e maturação das miofibrilas.
B. necrose tecidual e regeneração das miofibrilas.
C. fagocitose do tecido necrótico e maturação das miofibrilas.
D. fagocitose do tecido necrótico e regeneração das miofibrilas.

45. Na investigação da presença de cristais no líquido sinovial, após a artrocentese, o material deve ser acondicionado em tubo de ensaio com anticoagulante, sendo mais recomendado para esse fim
   A. o EDTA.
   B. a heparina sódica.
   C. a heparina com lítio.
   D. o oxalato de potássio.

TARO 2023

46. A osteomielite por *Salmonella* está associada a
   A. diabetes, com comprometimento predominantemente diafisário.
   B. diabetes, com comprometimento predominantemente metafisário.
   C. hemoglobinopatias, com comprometimento predominantemente diafisário.
   D. hemoglobinopatias, com comprometimento predominantemente metafisário.

47. Na cintilografia óssea para avaliação de osteomielite, é comum o estudo combinado com MDP-tecnécio-99m e com gálio-67, sendo que
   A. o estudo com MDP-tecnécio-99m sendo negativo e gálio-67 positivo confirma o diagnóstico de osteomielite.
   B. o estudo com gálio-67 sendo negativo e MDP-tecnécio-99m positivo confirma o diagnóstico de osteomielite.
   C. o estudo combinado é positivo quando a concentração de MDP-tecnécio-99m no local é maior do que a da cintilografia com gálio-67.
   D. o estudo combinado é positivo quando a concentração de gálio-67 no local é maior do que a da cintilografia com MDP-tecnécio-99m.

48. Na anatomia da coxa, os compartimentos musculares são
   A. anterior, medial e lateral.
   B. anterior, medial e posterior.
   C. anterior superficial, anterior profundo, medial e lateral.
   D. anterior, medial, posterior superficial e posterior profundo.

49. Na síndrome compartimental da perna, a descompressão cirúrgica dos compartimentos superficial e profundo utiliza o acesso
   A. anterolateral.
   B. anteromedial.
   C. posterolateral.
   D. posteromedial.

50. No diagnóstico de infecção periprotética, é critério menor, segundo a MusculoSkeletal Infection Society (MSIS), a contagem de leucócitos sinovial
A. > 1.100 céls/uL para joelho e > 2.000 céls/uL para quadril.
B. > 1.100 céls/uL para joelho e > 3.000 céls/uL para quadril.
C. > 2.100 céls/uL para joelho e > 3.000 céls/uL para quadril.
D. > 2.100 céls/uL para joelho e > 2.000 céls/uL para quadril.

51. No diagnóstico diferencial entre artrite séptica e sinovite transitória, são critérios de Kocher a
A. claudicação e a VHS acima de 20 mm/h.
B. claudicação e a VHS acima de 40 mm/h.
C. impossibilidade de apoio do membro e a VHS acima de 20 mm/h.
D. impossibilidade de apoio do membro e a VHS acima de 40 mm/h.

52. Na síndrome compartimental crônica por esforço da perna, os compartimentos mais frequentemente acometidos são
A. anterior e lateral.
B. anterior e posterior profundo.
C. lateral e posterior superficial.
D. posterior profundo e superficial.

53. A causa mais frequente de síndrome compartimental aguda da coxa é
A. o trauma fechado.
B. a isquemia arterial.
C. o uso de torniquete para cirurgia.
D. o ferimento por arma de fogo penetrante.

54. O tempo de isquemia que pode provocar lesão irreversível neurológica e/ou muscular é a partir de
A. 2 horas.
B. 4 horas.
C. 6 horas.
D. 8 horas.

55. De acordo com os princípios de osteossíntese de um osso longo, para funcionar como banda de tensão, uma placa precisa ser colocada na face
A. volar.
B. dorsal.
C. convexa.
D. côncava.

56. O ácido tranexâmico funciona como um agente
A. fibrinolítico e inibidor da ativação do plasminogênio.
B. fibrinolítico e promotor da ativação do plasminogênio.
C. antifibrinolítico e inibidor da ativação do plasminogênio.
D. antifibrinolítico e promotor da ativação do plasminogênio.

TARO 2024

57. Na artrite séptica em pacientes idosos, a taxa de mortalidade é mais elevada quando acomete o
A. ombro e cotovelo.
B. punho e mão.
C. quadril.
D. joelho.

58. Em pacientes com tuberculose óssea, o envolvimento pulmonar acontece em aproximadamente
A. 10% dos casos.
B. 30% dos casos.
C. 50% dos casos.
D. 70% dos casos.

59. A técnica de amputação do membro inferior, que envolve transecção da tíbia e da fíbula aproximadamente 1,3 cm proximal à articulação do tornozelo com excisão do maléolo lateral e medial, é a descritapor
A. Boyd.
B. Syme.
C. Wagner.
D. Sarmiento.

60. Nas infecções pós-operatórias com material de osteossíntese, as alterações de osteólise são visíveis usualmente
A. entre 2 e 7 dias de pós-operatório e com 30 a 50% de perda óssea.
B. entre 2 e 7 dias de pós-operatório e com 55 a 70% de perda óssea.
C. entre 10 e 21 dias de pós-operatório e com 30 a 50% de perda óssea.
D. entre 10 e 21 dias de pós-operatório e com 55 a 70% de perda óssea.

61. Nas ponderações mais utilizadas de ressonância magnética, a água tem
A. alto sinal em T1 e alto sinal em T2.
B. alto sinal em T1 e baixo sinal em T2.
C. baixo sinal em T1 e alto sinal em T2.
D. baixo sinal em T1 e baixo sinal em T2.

62. Em relação à embriologia do membro superior, a zona de atividade polarizante (ZPA) é responsável pelo crescimento do eixo
A. apical – central.
B. dorsal – ventral.
C. proximal – distal.
D. anterior – posterior.

SEÇÃO 2
Coluna

TEOT 2021

63. Na espondilodiscite piogênica do adulto por disseminação hematogênica, a infecção inicia-se
    A. na placa terminal.
    B. na faceta articular.
    C. no corpo vertebral.
    D. no disco intervertebral.

64. Na fratura toracolombar do tipo explosão, a lesão da dura-máter está associada à fratura
    A. do pedículo.
    B. vertical da lâmina.
    C. do processo espinhoso.
    D. do processo transverso.

65. Nas lesões traumáticas da coluna cervical subaxial, o valor do ângulo apresentado na imagem a seguir, a partir do qual se indica instabilidade, é de

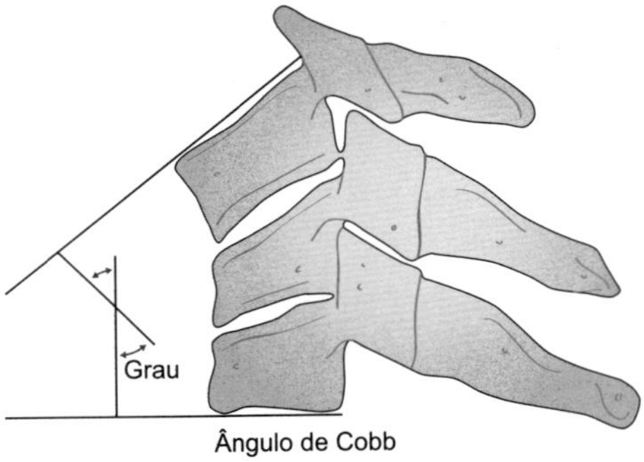

Ângulo de Cobb

A. 3,5 graus.
B. 7 graus.
C. 11 graus.
D. 20 graus.

66. Na espondilolistese ístmica, quando sintomática, a raiz mais frequentemente acometida é
A. L3.
B. L4.
C. L5.
D. S1.

67. A escoliose idiopática infantil progressiva está associada à diferença do ângulo costovertebral (DACV)
A. maior que 20° e fase I da costela.
B. maior que 20° e fase II da costela.
C. menor que 20° e fase I da costela.
D. menor que 20° e fase II da costela.

68. Na imagem a seguir, o acesso paraespinhal lombar faz-se no plano entre os músculos:

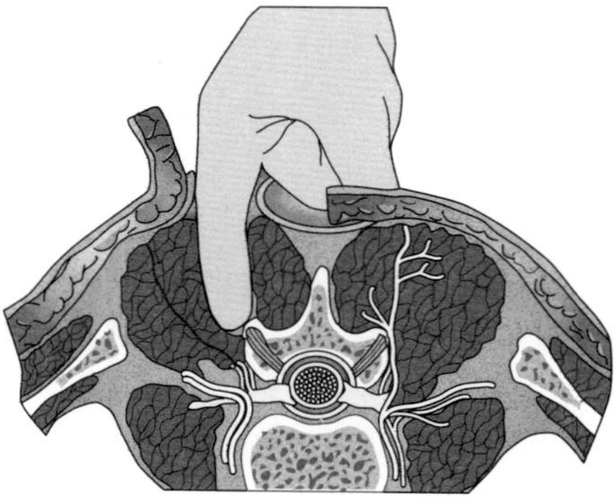

A. multífido e rotadores.
B. Iliolombar e multífido.
C. Iliolombar e longuíssimo.
D. multífido e longuíssimo.

69. Na avaliação radiográfica da fratura do atlas, o deslocamento lateral das massas laterais maior que 7,0 mm sugere lesão do ligamento
A. alar.
B. nucal.

C. transverso.
D. interespinhoso.

TEOT 2022

70. A associação dos achados clínicos de implantação baixa do cabelo na nuca, pescoço curto e limitação do arco de movimento cervical ocorre na
A. neurofibromatose.
B. síndrome de Larsen.
C. displasia cervical familiar.
D. síndrome de Klippel-Feil.

71. A etiologia mais frequente de vértebra plana é
A. o linfoma.
B. a osteomielite.
C. o cisto ósseo aneurismático.
D. a histiocitose de células de Langerhans.

72. Na avaliação da dor lombar, a piora quando o paciente permanece mais de 30 minutos em pé e alívio ao sentar-se ou deitar-se são características da etiologia
A. radicular.
B. facetária.
C. miofascial.
D. discogênica.

73. Na estenose foraminal cervical, o movimento que pode exacerbar a dor radicular é a
A. flexão.
B. extensão.
C. flexão lateral.
D. rotação lateral.

74. Nas fraturas do sacro, as zonas de maior frequência de fratura e de lesão neurológica, de acordo com a classificação de Denis, são, respectivamente,
A. I e II.
B. I e III.
C. II e III.
D. III e II.

75. No trauma raquimedular, a recuperação do choque medular ocorre usualmente entre
A. 6 e 12 horas.
B. 12 e 24 horas.
C. 24 e 48 horas.
D. 48 e 72 horas.

76. Na fratura toracolombar, a classificação cujo escore numérico orienta o tratamento e leva em consideração o mecanismo da lesão, déficit neurológico e integridade do complexo ligamentar posterior é
A. AO.
B. TLICS.
C. de Denis.
D. de Böhler.

77. No corte axial da medula espinhal cervical, em sua parte posterior, a sessão mais central (apontada pela seta da figura a seguir) corresponde ao trato ascendente sensorial

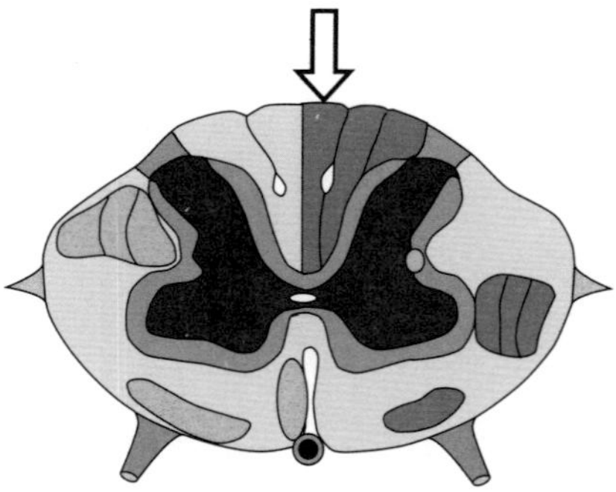

A. cervical.
B. torácico.
C. lombar.
D. sacral.

78. Na dissociação escapulotorácica, o diagnóstico radiográfico é confirmado quando a distância entre a margem medial da escápula e a coluna vertebral for
A. 0,5 vez maior que a distância contralateral.
B. 1,5 vez maior que a distância contralateral.
C. 2,0 vezes maior que a distância contralateral.
D. 2,5 vezes maior que a distância contralateral.

79. Na lesão sacroilíaca, o parâmetro ósseo de segurança para passagem do parafuso sacral, visualizado na radioscopia, é a região
A. da densidade cortical do ilíaco.
B. posterior ao promontório sacral.
C. anterior à cortical posterior de S1.
D. da área do disco residual de S1 e S2.

80. Na biomecânica da coluna cervical, de todo movimento de rotação, o que ocorre entre C1 e C2 corresponde a
A. 15%.
B. 30%.
C. 50%.
D. 65%.

TEOT 2023

81. Na hérnia de disco cervical, os sintomas radiculares são caracterizados por
A. dor distal e parestesia distal.
B. dor proximal e parestesia distal.
C. dor distal e parestesia proximal.
D. dor proximal e parestesia proximal.

82. A espondilolistese degenerativa ocorre mais frequentemente no nível
A. L2/L3.
B. L3/L4.
C. L4/L5.
D. L5/S1.

83. Na fratura do odontoide, de acordo com Grauer, o traço e o subtipo ideais para fixação anterior com parafuso são, respectivamente,
A. anteroinferior para posterossuperior, IIb.
B. anteroinferior para posterossuperior, IIc.
C. anterossuperior para posteroinferior, IIb.
D. anterossuperior para posteroinferior, IIc.

84. Na doença de Scheuermann com ápice da deformidade na coluna torácica, quando indicado tratamento com colete, o mais recomendado é o
A. Otls.
B. Jewett.
C. Boston.
D. Milwaukee.

85. Na doença de Pott, a vértebra é inicialmente acometida com maior frequência
A. na lâmina.
B. no pedículo.
C. na porção anterior do corpo.
D. na porção posterior do corpo.

86. No trauma raquimedular, após o nível da lesão ter sido estabelecido, a gliose da medula espinhal surge em aproximadamente
A. um dia.
B. três dias.
C. sete dias.
D. quinze dias.

87. Na neurofibromatose, a escoliose tipicamente afeta a coluna
A. torácica com curva de raio curto.
B. torácica com curva de raio longo.
C. toracolombar com curva de raio curto.
D. toracolombar com curva de raio longo.

88. Na fratura do sacro localizada na zona 2 de Denis, a fixação com parafuso percutâneo iliossacral no corpo de S1 está associada a risco de lesão da raiz
A. L4.
B. L5.
C. S1.
D. S2.

89. Na estenose do canal lombar, a forma que responde bem ao tratamento com calcitonina é secundária à
A. fluorose.
B. pseudogota.
C. doença de Paget.
D. hiperostose esquelética idiopática difusa.

90. Na discopatia lombar, o acesso interlaminar para cirurgia endoscópica é indicado preferencialmente na hérnia
A. central L4/L5.
B. posterolateral L4/L5.
C. central L5/S1.
D. posterolateral L5/S1.

TEOT 2024

91. No tratamento da fratura do sacro com fixação percutânea utilizando parafuso iliossacral, a estrutura neurológica em risco é
A. a raiz de L4.
B. a raiz de L5.
C. o nervo femoral.
D. o nervo ciático.

92. O quadro de SCIWORA corresponde a uma condição em que o paciente apresenta
A. radiografia simples sem alterações e Frankel C.
B. radiografia simples sem alterações e Frankel E.
C. ressonância magnética sempre com alterações e Frankel C.
D. ressonância magnética sempre com alterações e Frankel E.

93. Na lesão cervical alta, a regra de Spence é utilizada para avaliar lesão do ligamento
A. alar na fratura de C1.
B. alar na fratura de C2.
C. transverso na fratura de C1.
D. transverso na fratura de C2.

94. Os discos intervertebrais L4-L5 e L5-S1 contribuem para a lordose lombar em cerca de
A. 32%.
B. 43%.
C. 55%.
D. 67%.

95. Na osteomielite da coluna vertebral, as infecções por *Enterococcus* e *Streptococcus* têm foco primário associado
A. à pneumonia.
B. à endocardite.
C. à cavidade oral.
D. ao trato urinário.

96. Na escoliose degenerativa do adulto, os sintomas de claudicação neurogênica
   A. melhoram com a flexão do tronco, assim como na estenose de canal lombar.
   B. melhoram com a flexão do tronco, ao contrário da estenose de canal lombar.
   C. não melhoram com a flexão do tronco, assim como na estenose de canal lombar.
   D. não melhoram com a flexão do tronco, ao contrário da estenose de canal lombar.

97. No trauma raquimedular, a síndrome em que o paciente apresenta função motora e sensibilidade à dor e ao tato preservadas, enquanto a propriocepção está alterada, é a
   A. medular central.
   B. medular anterior.
   C. do cone medular.
   D. medular posterior.

98. Em uma hérnia de disco cervical foraminal com parestesia na face lateral do antebraço e no polegar, e diminuição de força do extensor radial longo do carpo, a raiz e o segmento vertebral envolvidos são, respectivamente
   A. C5 e C4-C5.
   B. C5 e C5-C6.
   C. C6 e C5-C6.
   D. C6 e C6-C7.

99. Na escoliose idiopática infantil, o método desenvolvido por Mehta para avaliar o potencial de progressão é a diferença na mensuração do ângulo entre
   A. arcos costais e vértebra.
   B. pedículos e processo espinhoso.
   C. vértebra superior e vértebra apical.
   D. vértebra apical e vértebra neutra inferior.

TEOT 2025

100. Paciente vítima de acidente motociclístico, com imagem de tomografia a seguir, sem déficit neurológico, de acordo com a classificação SLIC (*subaxial injury classification*), tem indicação de tratamento

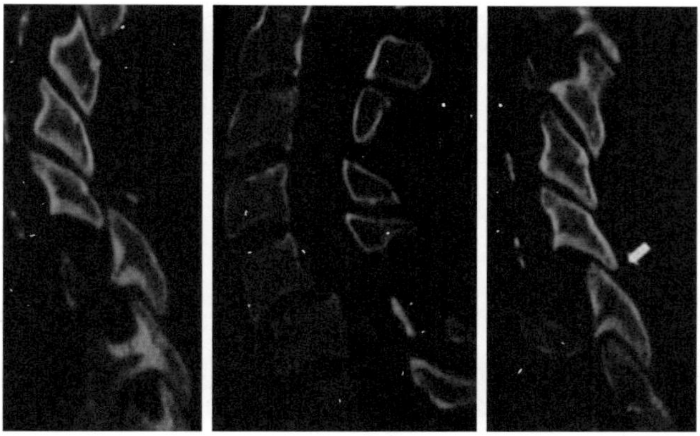

Fonte: Torneta III P, Ricci WM, Ostrum RF, McQueen MM, McKee MD, Court-Brown CM, editores. Rockwood and Green's Fractures in Adults. 9. ed. Philadelphia: Wolters Kluwer; 2020.

A. cirúrgico, com total de 5 pontos.
B. cirúrgico, com total de 6 pontos.
C. conservador, com total de 3 pontos.
D. conservador, com total de 4 pontos.

101. Nas deformidades congênitas por defeito de segmentação e/ou formação, a figura que apresenta maior risco de progressão da escoliose é a

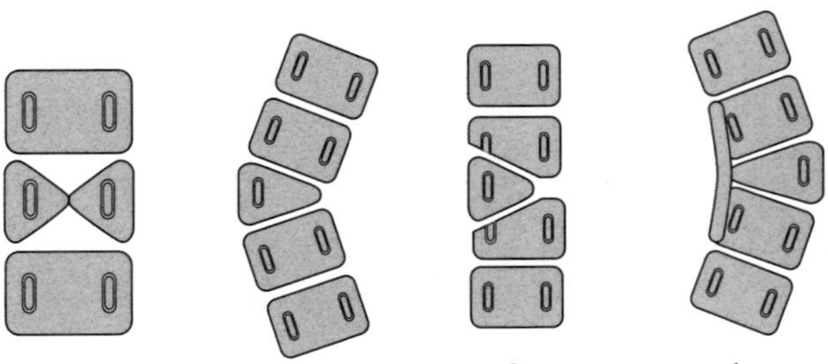

1 2 3 4

A. 1.
B. 2.
C. 3.
D. 4.

102. Na espondilolistese, conforme a classificação de Wiltse, Newman e Macnab, a figura a seguir ilustra o tipo

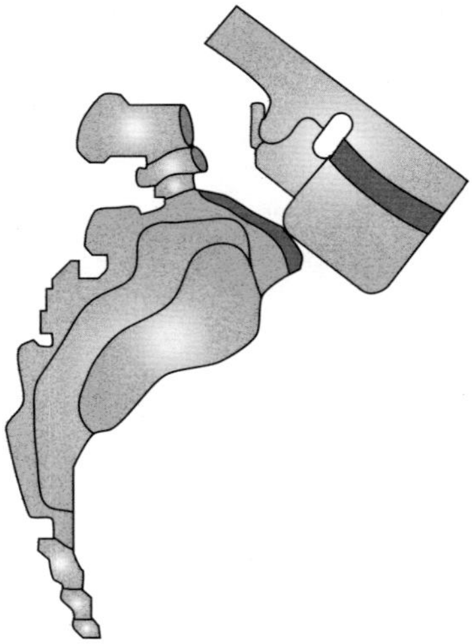

A. ístmico.
B. displásico.
C. traumático.
D. degenerativo.

103. Na artrodese atlantoaxial, a técnica demonstrada na imagem a seguir, utilizando parafusos de massa lateral em C1 e translaminares em C2, é conhecida como técnica de

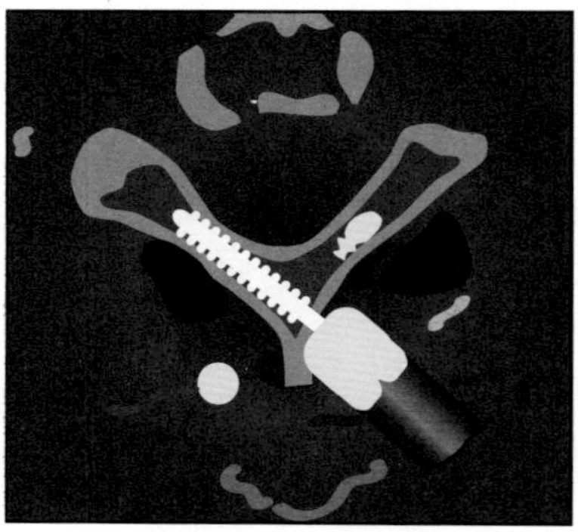

A. Harms.
B. Gallie.
C. Margel.
D. Wright.

104. Conforme a classificação *AO Spine* das fraturas toracolombares, as imagens a seguir representam uma fratura do tipo

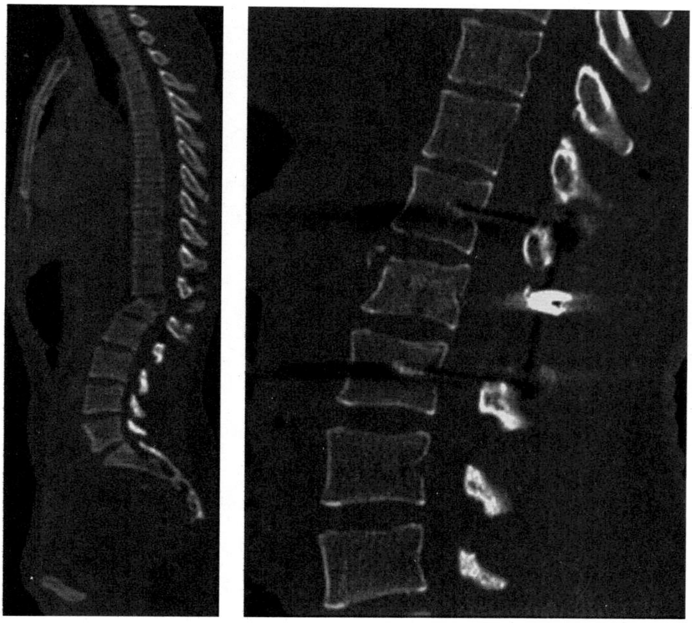

A. T12L1 B1, L1 A3.
B. T12L1 B1, L1 A4.
C. T12L1 B2, L1 A3.
D. T12L1 B2, L1 A4.

105. Na osteogênese imperfeita, a curva escoliótica mais comum é a
A. torácica.
B. toracolombar.
C. lombar.
D. lombossacra.

106. Nas lesões traumáticas toracolombares em crianças, o sinal da faceta vazia (*empty facet*) é observado nas imagens tomográficas no plano
A. axial e representa uma lesão por compressão.
B. sagital e representa uma lesão por compressão.
C. axial e representa uma lesão por flexo-distração.
D. sagital e representa uma lesão por flexo-distração.

107. Na imagem a seguir, a seta representa o ligamento

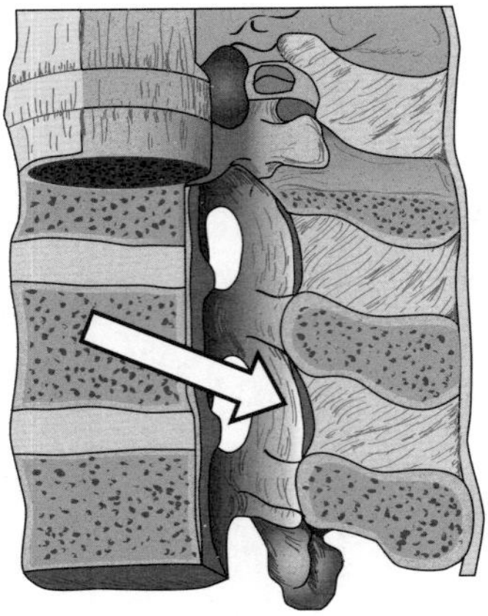

A. amarelo.
B. supraespinal.
C. interespinhoso.
D. longitudinal posterior.

108. Na imagem a seguir, a seta representa o ligamento

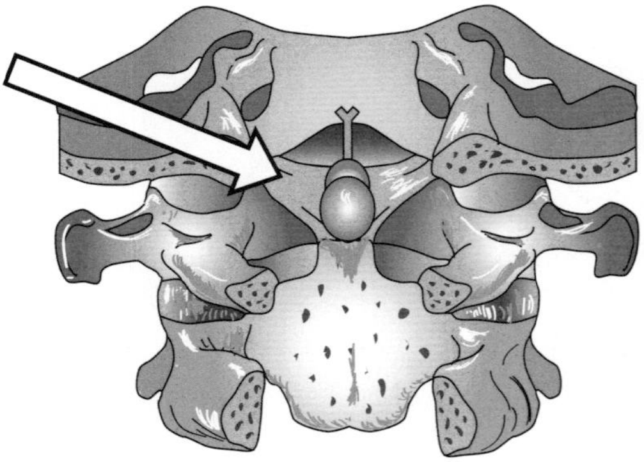

A. alar.
B. transverso.
C. interespinhoso.
D. atlanto-occipital anterior.

109. Na fratura por insuficiência da coluna vertebral, o tratamento com cimentação percutânea tem descrição de extravasamento do cimento em
A. 10% dos pacientes, com complicações neurológicas em 0,1%.
B. 10% dos pacientes, com complicações neurológicas em 10%.

C. 90% dos pacientes, com complicações neurológicas em 0,1%.
D. 90% dos pacientes, com complicações neurológicas em 10%.

110. No tratamento cirúrgico da hérnia discal, quando ocorre lesão da dura-máter, o medicamento que funciona como um dreno químico, promovendo a diminuição da produção liquórica pelo plexo coroide através da inibição da anidrase carbônica, é
A. a naloxona.
B. o ibuprofeno.
C. a acetaminofeno.
D. a acetazolamida.

111. O abscesso epidural vertebral localiza-se, mais frequentemente, na região:
A. cervical.
B. torácica.
C. lombar baixa.
D. transição toracolombar.

112. Na propedêutica da coluna vertebral, podemos afirmar que o sinal de Hoffman é um reflexo
A. fisiológico, e sua ausência sugere compressão medular.
B. fisiológico, e sua presença sugere normalidade da medula espinhal.
C. patológico, e sua presença sugere mielopatia em qualquer nível.
D. patológico, e sua presença sugere mielopatia no nível ou acima de C5C6.

TARO 2020

113. Nas lesões traumáticas da coluna cervical subaxial, são pontuados com 2 pontos, segundo White & Panjabi, a
A. translação de 3,5 mm e a lesão radicular.
B. lesão dos elementos posteriores e a lesão radicular.
C. lesão dos elementos anteriores e o estreitamento anormal do disco.
D. lesão dos elementos anteriores e a angulação sagital maior que 11 graus.

114. No traumatismo raquimedular, a pressão arterial deve ser controlada com medicações vasopressoras com ação
A. α-agonista.
B. β-agonista.
C. β-antagonista.
D. α- e β-agonista.

115. No exame físico da coluna, o déficit do músculo glúteo médio está associado a lesão da raiz
A. L3.
B. L4.
C. L5.
D. S1.

116. Na tuberculose óssea, o segmento da coluna mais frequentemente acometido é o
A. arco posterior na coluna torácica alta.
B. corpo vertebral na coluna torácica alta.
C. arco posterior na transição toracolombar.
D. corpo vertebral na transição toracolombar.

117. Na espondilolistese, segundo a classificação de Wiltse, o tipo III acomete mais comumente o segmento
A. L4-L5 e associado ao alongamento da *pars interarticularis.*
B. L5-S1 e associado ao alongamento da *pars interarticularis.*
C. L4-L5 e associado a alterações degenerativas.
D. L5-S1 e associado a alterações degenerativas.

118. Na doença de Charcot-Marie-Tooth, são achados clínicos comuns à escoliose toracolombar
A. leve, atrofia da panturrilha e pé equino cavo.
B. grave, atrofia da panturrilha e pé plano valgo.
C. leve, hipertrofia da panturrilha e pé plano valgo.
D. grave, hipertrofia da panturrilha e pé equino cavo.

119. Na fratura toracolombar, deve-se suspeitar de lesão na dura-máter quando se observa fratura
A. do pedículo.
B. vertical da lâmina.
C. do processo transverso.
D. do muro posterior do corpo vertebral.

120. Na hérnia de disco lombar com compressão de raiz de L4, são alterações no exame clínico o déficit sensitivo
A. no dorso do pé e do reflexo patelar.
B. medial da perna e do reflexo patelar.
C. na borda lateral do pé e do reflexo aquileu.
D. anterolateral da perna e do reflexo do tibial posterior.

121. Na estenose do canal lombar, a claudicação neurogênica tem como característica o início da dor ao caminhar uma distância
A. fixa e é aliviada ao sentar-se.
B. fixa e é aliviada ao ficar de pé.
C. variável e é aliviada ao ficar de pé.
D. variável e é aliviada ao sentar-se.

TARO 2021

122. Na hérnia de disco cervical sintomática que acomete o nível C6-C7, na porção central do disco, observa-se
A. mielopatia com sinal de Hoffman presente.
B. mielopatia com reflexo de Babinski presente.
C. radiculopatia de C7 com ausência do reflexo braquiorradial.
D. radiculopatia de C6 com alteração da sensibilidade na face lateral do braço

123. Na doença de Scheuermann, são critérios radiográficos para o seu diagnóstico, segundo Sorensen, o
A. estreitamento do espaço do disco intervertebral e escoliose degenerativa.
B. estreitamento do espaço do disco intervertebral e hiperlordose lombar rígida.
C. acunhamento anterior > 5° de três vértebras adjacentes no ápice da deformidade e escoliose degenerativa.
D. acunhamento anterior > 5° de três vértebras adjacentes no ápice da deformidade e irregularidade das placas terminais.

124. Na fratura da coluna torácica, a perda do movimento dos membros inferiores e da sensibilidade a partir da cicatriz umbilical corresponde à lesão ao nível de
A. T4.
B. T7.
C. T10.
D. T12.

125. No tratamento da espondilolistese L5/S1, a técnica de Gill corresponde à
A. artrodese posterolateral.
B. laminectomia descompressiva de L5.
C. laminectomia descompressiva de S1.
D. artrodese intersomática por via anterior.

126. Na hérnia de disco cervical, a radiculopatia com déficit sensitivo no polegar e indicador, perda de força no bíceps braquial e alteração no reflexo braquiorradial corresponde ao nível
A. C4/C5 comprimindo raiz de C4.
B. C4/C5 comprimindo raiz de C5.
C. C5/C6 comprimindo raiz de C5.
D. C5/C6 comprimindo raiz de C6.

127. A lesão cervical em menor de 8 anos de idade é mais comum no segmento atlantoaxial devido a
A. cabeça menor comparada ao corpo.
B. facetas articulares mais verticalizadas.
C. maior tendência à translação posterior.
D. maior mobilidade por causa da frouxidão ligamentar.

128. A infecção de vértebras, em relação a todas as osteomielites piogênicas, representa
A. 3% a 5%.
B. 8% a 10%.
C. 15% a 18%.
D. 20% a 22%.

129. Na via de acesso à coluna cervical alta, deve-se dissecar lateralmente o arco posterior de C1 até no máximo 1,5 cm da linha média para evitar lesionar
A. a artéria vertebral.
B. a raiz nervosa de C1.
C. a raiz nervosa de C2.
D. o segundo gânglio cervical.

130. Na fratura do atlas do adulto, a suspeita de lesão do ligamento transverso ocorre quando há um afastamento das massas laterais maior que

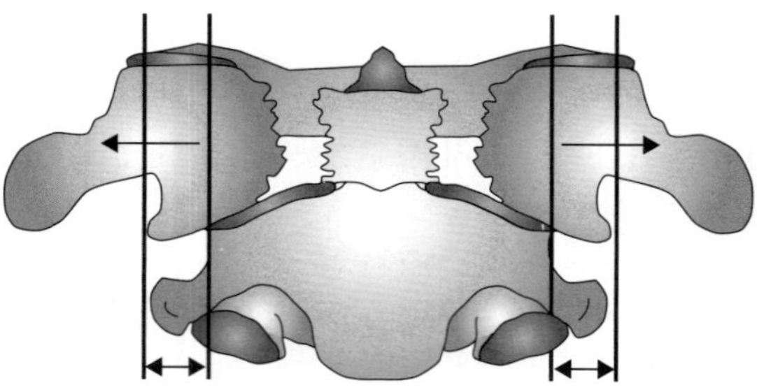

A. 2,0 mm.
B. 3,1 mm.
C. 5,5 mm.
D. 6,9 mm.

TARO 2022

131. Na via de acesso lateral à coluna lombar para técnica XLIF, o nível onde há maior risco de lesão do plexo lombar é
A. L2/L3.
B. L3/L4.
C. L4/L5.
D. L5/S1.

132. A SCIWORA é mais frequente em
A. crianças, na coluna cervical.
B. crianças, na coluna lombar.
C. adolescentes, na coluna cervical.
D. adolescentes, na coluna lombar.

133. A escoliose congênita representada na imagem a seguir demonstra defeito de

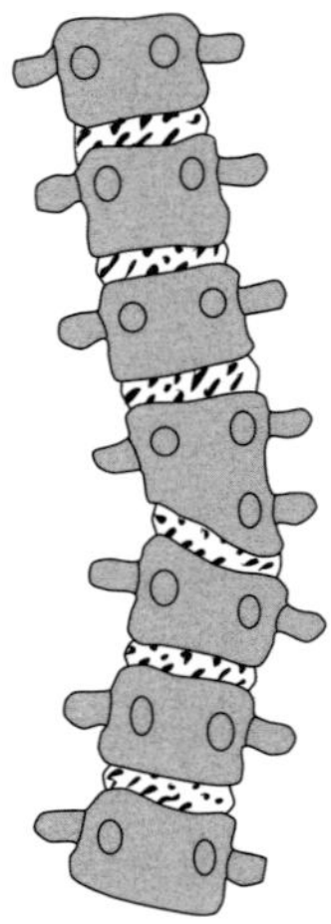

A. segmentação com barra unilateral.
B. segmentação com vértebra em bloco.
C. formação com hemivértebra semissegmentada.
D. formação com hemivértebra completamente segmentada.

134. Nas fraturas da coluna cervical, o posicionamento do pino anterior do halo craniano a 1 cm da margem supraorbitária tem por objetivo evitar a lesão do nervo
A. lacrimal.
B. infratroclear.
C. supratroclear.
D. auriculotemporal.

135. Na osteomielite da coluna, a imagem de ressonância magnética apresenta, no corpo vertebral
A. hipossinal em T1 e hipossinal em T2.
B. hipossinal em T1 e hipersinal em T2.
C. hipersinal em T1 e hipossinal em T2.
D. hipersinal em T1 e hipersinal em T2.

136. Na hérnia de disco foraminal C7/T1, a compressão radicular provoca hipoestesia e déficit motor, respectivamente, no
A. quinto dedo e nos músculos intrínsecos da mão.
B. terceiro dedo e nos músculos intrínsecos da mão.
C. quinto dedo e nos músculos extensores dos dedos.
D. terceiro dedo e nos músculos extensores dos dedos.

137. Na fratura toracolombar do adulto, segundo a classificação *AO Spine*, o critério radiográfico que diferencia as fraturas A1 e A2 das A3 e A4 é a
A. fratura da parede posterior.
B. fratura de um platô vertebral.
C. fratura dos dois platôs vertebrais.
D. lesão do complexo ligamentar posterior.

138. Na hérnia de disco lombar posterolateral com fragmento localizado medialmente à raiz, a dor radicular é aliviada com a posição em
A. flexão.
B. extensão.
C. inclinação para o lado do sintoma.
D. inclinação para o lado oposto do sintoma.

139. O tratamento da espondilolistese L5/S1 por meio da técnica de GILL é indicado no tipo
A. ístmico.
B. displásico.

C. traumático.
D. degenerativo.

140. A fratura de C2 conhecida como "fratura do enforcado" ocorre no
A. pedículo.
B. corpo vertebral.
C. *pars interarticularis.*
D. processo odontoide.

TARO 2023

141. No abscesso epidural vertebral, o tratamento cirúrgico é preferencial quando localizado na região
A. cervical.
B. torácica.
C. toracolombar.
D. lombar baixa.

142. Na lombalgia por síndrome facetária, a anestesia para avaliar o nível L4-L5 deve ser feita com bloqueio
A. do ramo dorsal medial de L4.
B. do ramo dorsal medial de L5.
C. dos ramos dorsal medial de L3 e L4.
D. dos ramos dorsal medial de L4 e L5.

143. No estudo radiográfico da escoliose idiopática, o método de Nash-Moe avalia
A. a rotação vertebral.
B. o perfil sagital torácico.
C. o ângulo da vértebra neutra.
D. o modificador sagital lombar.

144. Na semiologia da coluna, as referências anatômicas do mamilo, processo xifoide e cicatriz umbilical correspondem, respectivamente, aos dermátomos
A. T3, T6 e T9.
B. T4, T7 e T10.
C. T5, T8 e T11.
D. T6, T9 e T12.

145. Na coluna cervical baixa, a fratura tipo *teardrop* tem, como mecanismo
A. flexão-distração.
B. flexão-compressão.
C. extensão-distração.
D. extensão-compressão.

146. Na avaliação radiográfica da espondilolistese, a imagem a seguir demonstra o método de mensuração

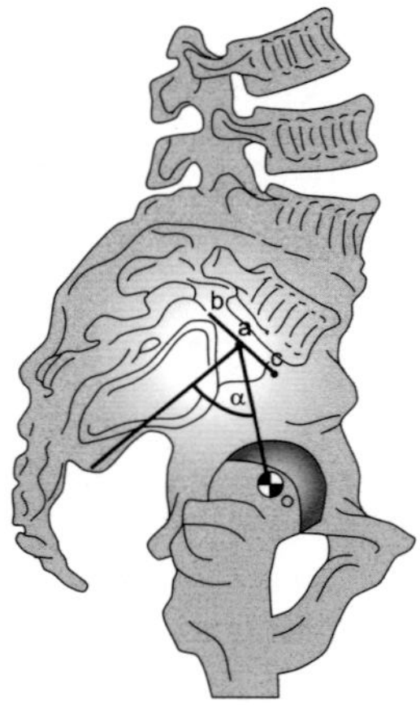

A. do balanço pélvico.
B. da inclinação sacral.
C. da incidência pélvica.
D. da retroversão da pelve.

147. Na lesão medular incompleta caracterizada por tetraparesia que acomete mais os membros superiores que os inferiores, o tipo, o mecanismo e a faixa etária mais comuns são
A. medular anterior por hiperflexão em idosos.
B. medular anterior por hiperflexão em jovens.
C. medular central por hiperextensão em idosos.
D. medular central por hiperextensão em jovens.

148. No diagnóstico diferencial da fratura por insuficiência benigna da coluna com a fratura metastática, uma alteração na ressonância magnética que evidencia a favor da benigna é a presença de
A. morfologia convexa da margem posterior do corpo vertebral.
B. sinal do líquido, material com sinal hiperintenso, permeando o foco de fratura.

C. sinal mais baixo que o sinal do músculo nas sequências ponderadas em T1 na medular óssea dos pedículos.
D. sinal mais baixo que o sinal do músculo nas sequências ponderadas em T1 na medular óssea dos elementos do arco posterior.

149. No trauma toracolombar, o tipo de fratura mais associado a lesões abdominais é a
A. de Chance.
B. por explosão.
C. fratura-luxação.
D. por hiperextensão.

TARO 2024

150. No trauma raquimedular, a síndrome incompleta mais comum é a
A. medular central.
B. medular anterior.
C. do cone medular.
D. medular posterior.

151. Nas lesões occipitocervicais, para não haver sinal de instabilidade pela mensuração de Harris, a soma dos espaços básion/atlas e básion/odontoide tem de estar abaixo de
A. 12 mm.
B. 14 mm.
C. 16 mm.
D. 18 mm.

152. A osteomielite da coluna, em relação a todos os casos de infecção óssea, corresponde a
A. 3% a 5% dos casos.
B. 6% a 8% dos casos.
C. 10% a 12% dos casos.
D. 13% a 15% dos casos.

153. Paciente de 29 anos, sexo feminino, com hérnia foraminal C4-C5 com estenose foraminal associada e sem compressão central. Os sintomas e/ou achados de exame físico que podemos encontrar são
A. dificuldade de marcha e sinal de Hoffman positivo.
B. parestesia em dedo médio e fraqueza do tríceps.

C. parestesias em ombro e alteração de reflexo tricipital.
D. fraqueza muscular do deltoide e alteração de reflexo bicipital.

154. Na estenose lateral lombar, de acordo com Lee, o recesso lateral corresponde à zona
A. 1.
B. 2.
C. 3.
D. 4.

155. A curva de escoliose que surge após os 40 anos, em uma coluna previamente sem deformidade, é conhecida como escoliose
A. de novo.
B. metabólica.
C. neuromuscular.
D. idiopática do adulto.

156. Na biomecânica da coluna, mais de 60% da lordose lombar é decorrente dos discos de
A. L1-L2 e L2-L3
B. L2-L3 e L3-L4.
C. L3-L4 e L4-L5.
D. L4-L5 e L5-S1.

157. A estenose de canal cervical associada à cervicobraquialgia tem como um dos diagnósticos diferenciais o tumor de
A. Merkel.
B. Warthin.
C. Pancoast.
D. Krukenberg.

SEÇÃO 3
Dor

TEOT 2021

158. Na fisiopatologia da dor, a fase em que as vias inibitórias ou excitatórias descendem para o nível medular é a de
   A. condução.
   B. percepção.
   C. modulação.
   D. transmissão.

TARO 2020

159. A fase do processamento da dor na qual as vias inibitórias ou excitatórias descendem para o nível medular é chamada de
   A. condução.
   B. percepção.
   C. modulação.
   D. transmissão.

TARO 2024

160. Na síndrome complexa de dor regional, a alodínia se caracteriza por
   A. aumento da sensibilidade à estimulação.
   B. dor exagerada a um estímulo habitualmente doloroso.
   C. dor devido a um estímulo que normalmente não provoca dor.
   D. reação exagerada aos estímulos álgicos intensos ou repetitivos aplicados em regiões hipoestésicas.

SEÇÃO 4
Joelho

TEOT 2021

161. Na artroscopia do joelho, a confecção de um portal medial muito alto aumenta o risco de
   A. lesão do tendão patelar.
   B. lesão do corno anterior do menisco.
   C. visualização inadequada do corno posterior do menisco.
   D. penetração da gordura de Hoffa, com risco de hemorragia.

162. Na ressonância magnética do joelho, o sinal do "duplo LCP" é característico da lesão
   A. meniscal em "alça de balde".
   B. do ligamento de Wrisberg.
   C. do ligamento cruzado anterior.
   D. parcial do ligamento cruzado posterior.

163. Na lesão do ligamento cruzado posterior associada à do canto posterolateral, a lesão nervosa mais frequente é a do nervo
   A. tibial.
   B. fibular comum.
   C. fibular profundo.
   D. fibular superficial.

164. Na paralisia cerebral, a marcha agachada (*crouch gait*) é caracterizada, na fase de apoio, pelo flexo do joelho,
   A. flexão do quadril e excessivo equino do tornozelo.
   B. flexão do quadril e excessiva dorsiflexão do tornozelo.
   C. extensão do quadril e excessivo equino do tornozelo.
   D. extensão do quadril e excessiva dorsiflexão do tornozelo

165. A fratura da extremidade proximal da tíbia demonstrada na imagem a seguir, segundo a classificação de Watson-Jones modificada por Ogden, corresponde ao tipo

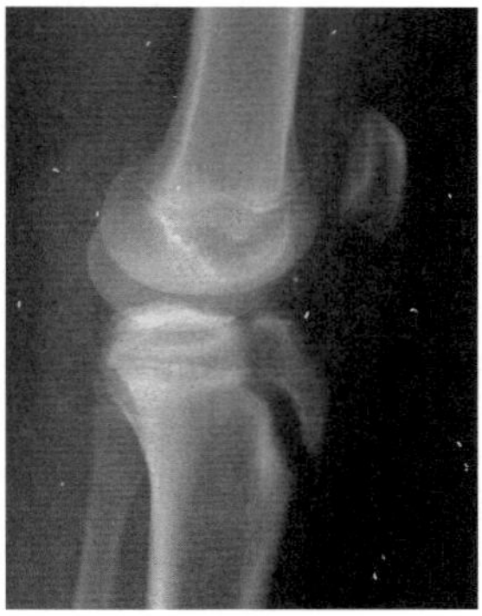

A. I.
B. II.
C. III.
D. IV.

166. Na fratura de patela do adulto, os traços marginais e verticais são mais bem identificados na incidência radiográfica
A. em perfil.
B. oblíqua.
C. anteroposterior.
D. axial de Merchant.

167. No acesso posteromedial ao joelho visualizado na imagem a seguir, descrito por Galla e Lobenhoffer e modificado por Fakler, a dissecção ocorre entre

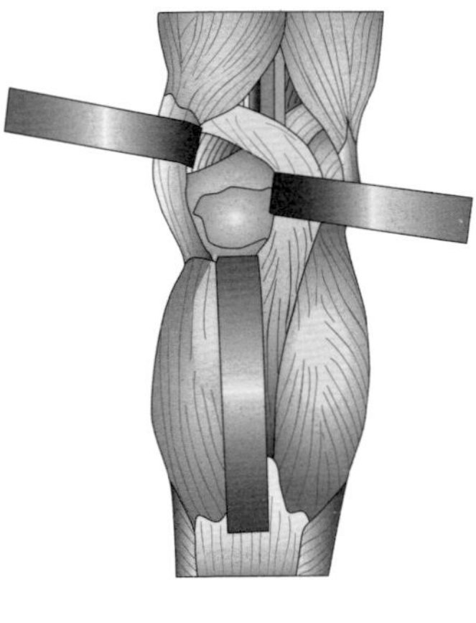

A. o grácil e o semitendíneo.
B. o semitendíneo e o semimembranoso.
C. o grácil e o gastrocnêmio medial.
D. o semimembranoso e o gastrocnêmio medial.

168. Na luxação de joelho tipo KD II, segundo Schenck, encontram-se lesionados
A. os dois ligamentos colaterais.
B. os dois ligamentos cruzados.
C. um ligamento colateral e um cruzado.
D. um ligamento cruzado e o canto posterolateral.

169. Na fratura complexa do planalto tibial, a abordagem anterolateral estendida para ampliar a visualização articular inclui a
A. osteotomia do tubérculo de Gerdy com o trato iliotibial.
B. desinserção subperiosteal do ligamento colateral lateral no fêmur.
C. osteotomia da cabeça da fíbula com o ligamento colateral lateral.
D. osteotomia do epicôndilo lateral com o ligamento colateral lateral e tendão do músculo poplíteo.

TEOT 2022

170. A via de acesso subvasto anteromedial do joelho preserva a vascularização da patela ao poupar
A. a artéria retinacular superior.
B. a artéria genicular descendente.
C. o ramo safeno da artéria femoral.
D. a artéria genicular superior medial.

171. O menisco discoide, representado na figura a seguir, de acordo com a classificação de Watanabe, corresponde ao tipo

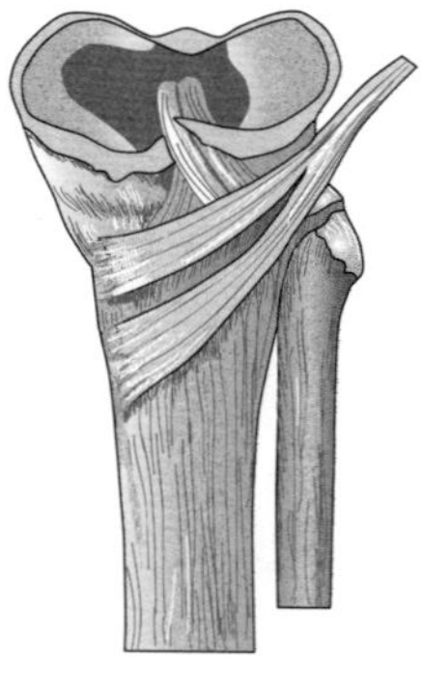

A. I.
B. II.
C. III.
D. IV.

172. Na artroplastia total do joelho com valgo grave, a técnica do corte femoral que utiliza os côndilos posteriores como referência tem como limitação a hipoplasia do côndilo
A. lateral, que causa uma rotação interna indesejável.
B. lateral, que causa uma rotação externa indesejável.
C. medial, que causa uma rotação interna indesejável.
D. medial, que causa uma rotação externa indesejável.

173. Na lesão do ligamento cruzado anterior, a reconstrução com o uso de enxerto do tendão patelar, em comparação aos flexores do joelho, necessita de
A. maior tensão na fixação, por ser mais curto e rígido.
B. menor tensão na fixação, por ser mais curto e rígido.
C. maior tensão na fixação, por ser menos curto e rígido.
D. menor tensão na fixação, por ser menos curto e rígido.

174. A fratura osteocondral do joelho ocorre mais frequentemente em
A. adultos e nas luxações patelares.
B. adolescentes e nas luxações patelares.
C. adultos e nas lesões do ligamento colateral medial.
D. adolescentes e nas lesões do ligamento colateral medial.

175. O defeito posteromedial da tíbia está normalmente associado
A. ao pé talovertical.
B. à neurofibromatose.
C. ao pé calcaneovalgo.
D. à pseudoartrose congênita.

176. No tratamento da pseudoartrose diafisária da tíbia, o método de tratamento preferencial é com
A. placa e parafusos.
B. haste intramedular fresada fechada.
C. osteotomia da fíbula com enxerto ósseo.
D. haste intramedular aberta com enxerto ósseo.

177. Paciente com joelho flutuante submetido a uma tração excessiva durante a cirurgia de haste intramedular apresenta, no pós-operatório, uma maior incidência de
A. lesão vascular.
B. lesão ligamentar.
C. paralisia do nervo fibular.
D. síndrome compartimental.

178. Na fratura distal da tíbia, é indicador de maior relevância para mau prognóstico a
A. fratura exposta.
B. cominuição articular.
C. cominuição metafisária.
D. trombose venosa profunda.

179. Na fratura do planalto tibial do adulto, o padrão de lesão que geralmente acomete o osso osteoporótico apresenta
A. depressão central.
B. comprometimento bicondilar.
C. dissociação metáfise-diafisária.
D. afundamento do côndilo medial.

TEOT 2023

180. Na manobra da gaveta anterior do joelho, para diminuir a ação do menisco medial como restritor da anteriorização da tíbia, deve-se
A. estender o joelho.
B. fletir levemente o joelho.
C. a rotação medial da tíbia.
D. fletir completamente o joelho e retornar à posição de 90°.

181. Na biomecânica do joelho, o mecanismo de *screw home* consiste na
A. lateralização da patela durante a extensão.
B. posteriorização da tíbia em relação ao fêmur durante a flexão.
C. rotação lateral da tíbia em relação ao fêmur durante a extensão.
D. redução do joelho pelo trato iliotibial nos casos de subluxação anterior.

182. Na luxação congênita do joelho em hiperextensão, o tratamento inicial mais bem indicado na idade neonatal é
A. o expectante.
B. a tração cutânea.

C. a manipulação e alongamentos.
D. a liberação cirúrgica do tendão quadricipital.

183. Na análise da marcha normal, o período da fase de balanço em que ocorre a flexão máxima do joelho é o de
A. aceleração.
B. desaceleração.
C. oscilação intermediária.
D. acomodação intermediária.

184. Na luxação aguda do joelho, a presença de sulco medial após a redução, indicando irredutibilidade, acontece geralmente por interposição
A. do menisco medial.
B. da cápsula articular.
C. fragmento osteocondral.
D. do tendão do semimembranáceo.

185. Na reconstrução do ligamento cruzado anterior, a utilização do terço central do tendão patelar em comparação ao enxerto dos flexores do joelho requer
A. maior tensão na fixação por ser mais curto e rígido.
B. menor tensão na fixação por ser mais curto e rígido.
C. maior tensão na fixação por ser menos curto e rígido.
D. menor tensão na fixação por ser menos curto e rígido.

186. Na estimativa do crescimento do membro inferior pelo método de MENELAUS, após os nove anos de idade, o fêmur distal e a tíbia proximal crescem por ano, respectivamente
A. 9 e 6 mm.
B. 6 e 9 mm.
C. 15 e 8 mm.
D. 8 e 15 mm.

187. A pseudoartrose congênita da tíbia está associada à deformidade angular do tipo
A. anterolateral.
B. anteromedial.
C. posterolateral.
D. posteromedial.

188. Na deformidade angular diafisária da tíbia, o centro de rotação angular (CORA) é mensurado no ponto
A. mais convexo da cortical da deformidade.
B. no qual eixo mecânico proximal e distal se encontram.
C. no qual eixo mecânico proximal e anatômico distal se encontram.
D. no qual eixo anatômico proximal e mecânico distal se encontram.

189. Na fratura do terço proximal da diáfise da tíbia, o uso de haste intramedular com acesso infrapatelar pode ocasionar mais frequentemente a deformidade em
A. varo e antecurvato.
B. varo e recurvato.
C. valgo e antecurvato.
D. valgo e recurvato.

190. Na artroplastia total do joelho, a definição adequada da rotação do componente femoral visa obter o equilíbrio do
A. espaço de flexão e ângulo Q.
B. espaço de extensão e ângulo Q.
C. espaço de flexão e *tracking* patelar.
D. espaço de extensão e *tracking* patelar.

191. No tratamento cirúrgico das lesões do canto posterolateral do joelho, as imagens a seguir demonstram a técnica de

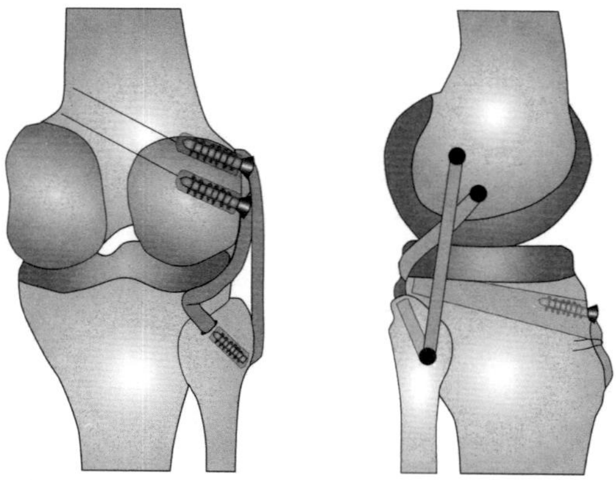

A. Larson.
B. Clancy.
C. Laprade.
D. Hughston.

TEOT 2024

192. Paciente masculino, 32 anos, vítima de trauma direto no joelho esquerdo há 1 hora, com pouca dor e com integridade do aparelho extensor. Na imagem radiográfica a seguir, o diagnóstico diferencial mais provável com relação à fratura da patela é

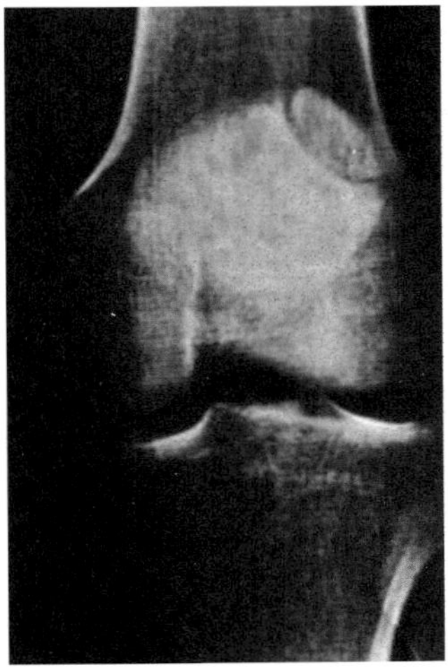

A. patela bipartida.
B. osteonecrose da patela.
C. pseudoartrose da patela.
D. osteocondrite dissecante da patela.

193. A fratura do planalto tibial tipo IV de Schatzker ocorre por mecanismo de trauma em
A. varo e frequentemente associado à lesão do complexo ligamentar lateral do joelho.
B. varo e frequentemente associado à lesão do complexo ligamentar medial do joelho.
C. valgo e frequentemente associado à lesão do complexo ligamentar lateral do joelho.
D. valgo e frequentemente associado à lesão do complexo ligamentar medial do joelho.

194. Na insuficiência do tendão tibial posterior, a radiografia a seguir mostra o ângulo

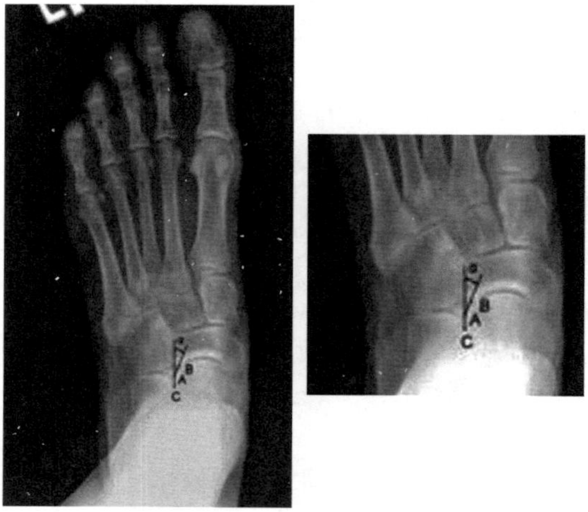

A. de alinhamento do retropé.
B. de alinhamento talonavicular.
C. de incongruência talonavicular lateral.
D. de incongruência calcâneo-cuboide medial.

195. O menisco discoide assintomático identificado acidentalmente em uma artroscopia deve ser
A. submetido à saucerização.
B. submetido à meniscoplastia.
C. ressecado em sua totalidade.
D. deixado intacto sem tratamento.

196. No tratamento da artrose do joelho, uma contraindicação para a realização de osteotomia proximal da tíbia é a
A. presença de artrite reumatoide.
B. instabilidade associada do canto posterolateral.
C. necessidade de correção maior do que 10°.
D. dor no compartimento afetado durante atividade de alta demanda.

197. Na instabilidade patelar do adulto sem displasia troclear, existe a indicação de osteotomia de realinhamento distal quando o índice tomográfico TA-GT tem valor igual ou superior a
A. 10 mm.
B. 15 mm.

C. 20 mm.
D. 25 mm.

198. O teste mais sensível para avalição de suficiência do ligamento cruzado anterior do joelho é
A. o *pivot shift*.
B. o Lachman.
C. a gaveta anterior.
D. o de contração ativa do quadríceps.

199. Na osteossíntese intramedular para fratura proximal da tíbia, o ponto de entrada da haste excessivamente medial provoca desvio da fratura
A. em varo.
B. em valgo.
C. para anterior.
D. para posterior.

200. Os ligamentos meniscofemorais são restritores secundários da translação
A. anterior da tíbia e se inserem no corno posterior do menisco lateral.
B. anterior da tíbia e se inserem no corno posterior do menisco medial.
C. posterior da tíbia e se inserem no corno posterior do menisco lateral.
D. posterior da tíbia e se inserem no corno posterior do menisco medial.

201. No tratamento da ruptura crônica do tendão patelar, a técnica de Mandelbaum consiste em
A. reconstrução com tendão calcâneo homólogo.
B. reconstrução com tendões flexores autólogos.
C. reconstrução com tendões flexores homólogos.
D. reparo do tendão com zetaplastia e reforço com tendões flexores autólogos.

202. Na artroscopia do joelho para reparo de uma lesão instável no corno anterior do menisco, a melhor opção de sutura é a
A. *all-inside*.
B. *all-outside*.
C. *outside-in*.
D. *inside-out*.

TEOT 2025

203. Na artroplastia do joelho, o risco de paralisia do nervo fibular está relacionado à correção de deformidade acentuada e combinada em
A. varo e flexão.
B. valgo e flexão.
C. varo e extensão.
D. valgo e extensão.

204. Para o diagnóstico de infecção após artroplastia de joelho, segundo os critérios da Sociedade de Infecção Musculoesquelética (MSIS), é considerado critério maior
A. presença de fístula.
B. alfa-defensina positiva.
C. purulência intraoperatória.
D. uma amostra de cultura positiva.

205. Em paciente com instabilidade posterolateral crônica do joelho, insuficiência do ligamento cruzado posterior e deformidade em varo, é recomendada a realização de
A. reparo ligamentar isolado.
B. reconstrução ligamentar isolada.
C. osteotomia tibial prévia ou simultânea à reconstrução ligamentar com cunha de abertura medial, aumentando o *slope* tibial.
D. osteotomia tibial prévia ou simultânea à reconstrução ligamentar com cunha de fechamento lateral, diminuindo o *slope* tibial.

206. Em pacientes com osteocondrite dissecante do joelho, a marcha em rotação externa para evitar o contato entre o côndilo femoral medial e a espinha tibial medial caracteriza o sinal de
A. Wilson.
B. Slocum.
C. McIntosh.
D. Drehmann.

207. Nas luxações do joelho, pela classificação de Schenck modificada por Wascher, o tipo KD IIC indica lesão
A. dos ligamentos cruzado anterior e colateral lateral.
B. dos ligamentos cruzados anterior e posterior e da artéria poplítea.

C. dos ligamentos cruzados anterior e posterior e de um dos ligamentos colaterais.
D. dos ligamentos cruzados anterior e posterior, de um dos ligamentos colaterais e da artéria poplítea.

208. No joelho flutuante do adulto, as lesões associadas à pior evolução são as fraturas
A. exposta da tíbia e intra-articular do joelho.
B. exposta da tíbia e associada do quadril ou tornozelo.
C. exposta do fêmur e intra-articular do joelho.
D. exposta do fêmur e associada do quadril ou tornozelo.

TARO 2020

209. Na semiologia do joelho, a avaliação da retração da musculatura isquiotibial em decúbito dorsal é iniciada com o joelho em
A. 45 graus e o quadril em 45 graus.
B. 45 graus e o quadril em 90 graus.
C. 90 graus e o quadril em 45 graus.
D. 90 graus e o quadril em 90 graus.

210. No descolamento epifisário proximal da tíbia, o mecanismo de trauma e os tipos mais frequentes, de acordo com a classificação de Salter-Harris, são:
A. varo e valgo e tipos I e II.
B. varo e valgo e tipos III e IV.
C. hiperextensão e tipos I e II.
D. hiperextensão e tipos III e IV.

211. A fratura do planalto tibial medial com cisalhamento posterior envolve a subluxação da extremidade proximal da tíbia
A. lateralmente.
B. medialmente.
C. anteriormente.
D. posteriormente.

212. Na instabilidade patelar, o ângulo Q aumentado determina vetor de força
A. lateral à articulação femoropatelar à medida que o joelho é fletido.
B. medial à articulação femoropatelar à medida que o joelho é fletido.
C. lateral à articulação femoropatelar à medida que o joelho é estendido.
D. medial à articulação femoropatelar à medida que o joelho é estendido.

213. Na lesão do ligamento cruzado anterior, a reconstrução com enxerto quádruplo de tendões flexores do joelho apresenta
   A. maior taxa de rotura e pior posicionamento anatômico no fêmur.
   B. menor taxa de rotura e melhor posicionamento anatômico no fêmur.
   C. menor taxa de rotura e pior posicionamento anatômico no fêmur.
   D. maior taxa de rotura e melhor posicionamento anatômico no fêmur.

214. Na fratura do planalto tibial, segundo Kfuri e Schatzker, os parâmetros anatômicos que dividem o planalto tibial no plano coronal em anterior e posterior são os limites
   A. anterior da cabeça da fíbula e anterior da inserção do ligamento colateral medial.
   B. anterior da cabeça da fíbula e posterior da inserção do ligamento colateral medial.
   C. posterior da cabeça da fíbula e anterior da inserção do ligamento colateral medial.
   D. posterior da cabeça da fíbula e posterior da inserção do ligamento colateral medial.

215. A ruptura do tendão quadricipital e patelar está associada ao uso de
   A. esteroides.
   B. miorrelaxantes.
   C. anticoagulantes.
   D. anti-inflamatórios não esteroidais.

TARO 2021

216. Na osteotomia do joelho varo com lesão do ligamento cruzado posterior, a correção deve ser feita no plano
   A. sagital isoladamente.
   B. coronal isoladamente.
   C. coronal e diminuir a inclinação sagital da tíbia.
   D. coronal e aumentar a inclinação sagital da tíbia.

217. Na fratura aguda da patela, a ausência de derrame articular significativo e a presença de defeito ósseo patelar palpável aumentam a suspeita de lesão
   A. retinacular.
   B. do ligamento patelar.
   C. do tendão quadricipital.
   D. do ligamento colateral fibular.

218. O cisto parameniscal do joelho é mais frequentemente encontrado no menisco
A. lateral e anteriormente ao LCL.
B. lateral e posteriormente ao LCL.
C. medial e anteriormente ao LCM.
D. medial e posteriormente ao LCM.

219. Na reconstrução do ligamento cruzado posterior pela técnica Inlay, o acesso para fixação tibial é realizado entre os músculos
A. semitendíneo e grácil.
B. grácil e semimembranáceo.
C. semitendíneo e semimembranáceo.
D. semimembranáceo e gastrocnêmio medial.

220. Na correção da deformidade angular da extremidade proximal da tíbia pela técnica de hemicalotase com fixador externo, proposta por Turi, o alongamento é iniciado no
A. 3º dia de pós-operatório, com uma taxa de 0,25 mm quatro vezes por dia.
B. 7º dia de pós-operatório, com uma taxa de 0,25 mm quatro vezes por dia.
C. 3º dia de pós-operatório, com uma taxa de 0,50 mm quatro vezes por dia.
D. 7º dia de pós-operatório, com uma taxa de 0,50 mm quatro vezes por dia.

221. Na artroplastia total do joelho, o acesso para deformidade em valgo grave irredutível é o de
A. Muller.
B. Keblish.
C. Whiteside.
D. *pie-crusting.*

222. Na fratura do planalto tibial, a lesão associada mais frequente é a do
A. menisco lateral.
B. menisco medial.
C. ligamento colateral medial.
D. ligamento cruzado posterior.

223. Na tíbia vara de Blount, de acordo com a classificação de Langeskiöld, as imagens a seguir correspondem ao tipo

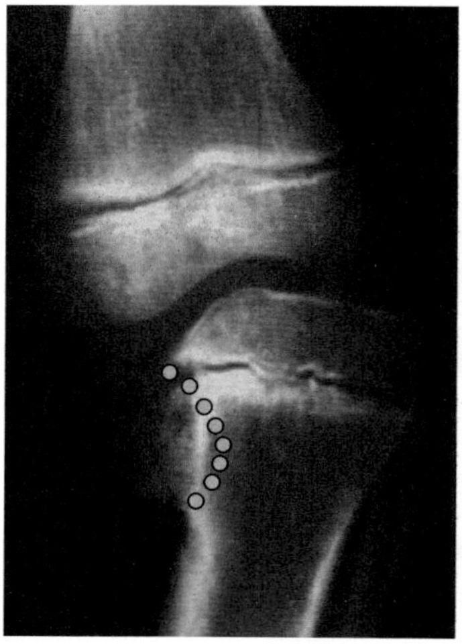

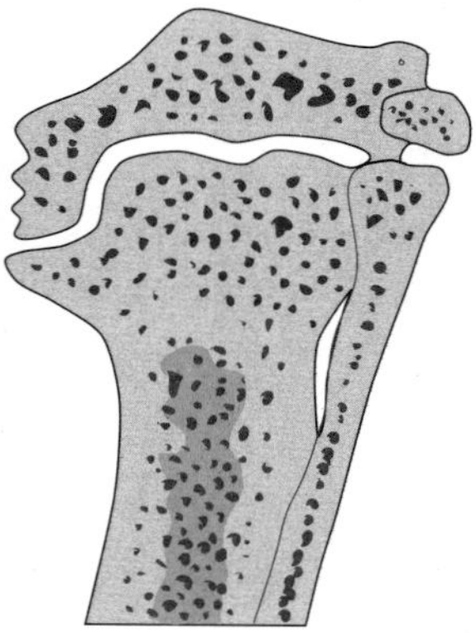

A. III.
B. IV.
C. V.
D. VI.

TARO 2022

224. A fratura mediodiafisária da tíbia com traço oblíquo > 30° e fíbula intacta é classificada pela AO como
A. 42 A2.1.
B. 42 A1.2.
C. 42 A2.2.
D. 42 A1.1.

225. Na biomecânica normal do joelho, a superfície articular suporta até
A. 2,5 a 3 vezes o peso corporal, com maior carga no compartimento lateral.
B. 2,5 a 3 vezes o peso corporal, com maior carga no compartimento medial.
C. 4,5 a 6 vezes o peso corporal, com maior carga no compartimento lateral.
D. 4,5 a 6 vezes o peso corporal, com maior carga no compartimento medial.

226. Na imagem a seguir, o músculo apontado pela seta é inervado pelo nervo

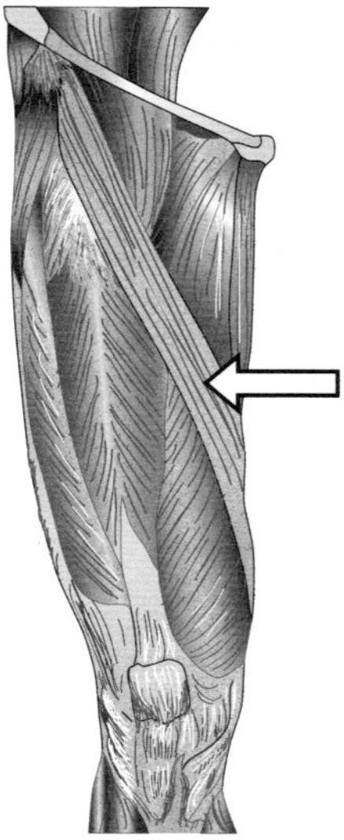

A. safeno.
B. femoral.
C. obturatório.
D. cutâneo femoral.

227. Na luxação do joelho, a presença do sinal arqueado na radiografia anteroposterior é indicativa de
A. fratura da cabeça da fíbula.
B. lesão do ligamento colateral medial.
C. lesão do ligamento cruzado anterior.
D. fratura da eminência intercondilar da tíbia.

228. Na síndrome compartimental aguda após fratura da diáfise tibial, o compartimento da perna mais frequentemente acometido é o
A. lateral.
B. anterior.
C. posterior profundo.
D. posterior superficial.

229. Na fratura da patela, quando há lesão de pele que pode representar uma fratura exposta oculta, o examinador deve
A. explorar e debridar no pronto-socorro após bloqueio local.
B. solicitar radiografias após a injeção de contraste pela lesão.

C. aspirar o derrame articular e injetar soro fisiológico para verificar se há saída pelo ferimento.
D. solicitar tomografia computadorizada para verificar se o derrame articular tem comunicação com o meio externo.

230. Na infecção aguda, após a artroplastia do joelho, o melhor tratamento é a
A. limpeza da articulação.
B. limpeza da articulação com troca do polietileno.
C. revisão em um tempo.
D. revisão em dois tempos.

231. Na artroscopia do joelho, para a realização do portal posteromedial, é necessária a
A. rotação interna do joelho.
B. não utilização do garrote.
C. distensão hídrica do joelho.
D. extensão máxima do joelho.

232. Na instabilidade patelar, a osteotomia preconizada para pacientes com TA-GT maior que 20 mm e lesão condral tipo III e IV é a de
A. Maquet.
B. Hauser.
C. Fulkerson.
D. Elmslie-Trillat.

233. A lesão da raiz do menisco com fragmento ósseo, segundo a classificação morfológica de LaPrade, é a do tipo
A. III.
B. IV.
C. V.
D. VI.

234. Na artrose de joelho, o uso da diacereína tem como objetivo inibir os efeitos da interleucina
A. 1.
B. 3.
C. 5.
D. 10.

235. Na doença de Blount, a recidiva da deformidade após a osteotomia simples da tíbia ocorre principalmente nos estágios de Langenskiöld
A. II e III.
B. III e IV.
C. IV e V.
D. III e V.

TARO 2023

236. Na fratura do planalto tibial, a lesão de partes moles associada mais comum é a do
A. menisco lateral.
B. menisco medial.
C. canto posterolateral.
D. ligamento cruzado anterior.

237. Na anatomia do joelho, o ligamento anterolateral é uma estrutura
A. intra-articular que fornece estabilidade principalmente entre 0 e 30 graus de flexão.
B. intra-articular que fornece estabilidade principalmente entre 30 e 90 graus de flexão.
C. extra-articular que fornece estabilidade principalmente entre 0 e 30 graus de flexão.
D. extra-articular que fornece estabilidade principalmente entre 30 e 90 graus de flexão.

238. No tratamento da doença de Blount, a osteotomia da tíbia isolada nos estágios IV e V de Langenskiöld leva à recorrência dos casos em
A. 25%.
B. 50%.
C. 75%.
D. 100%.

239. Com relação ao ligamento cruzado posterior, o problema mais comum associado à sua reconstrução é
A. dor prolongada.
B. neuropraxia do nervo tibial.
C. frouxidão posterior residual.
D. diminuição do arco de movimento.

240. Com relação ao ligamento patelar, a sua lesão geralmente ocorre devido a uma contração muscular
A. excêntrica do quadríceps com o pé sem apoio.
B. concêntrica do quadríceps com o pé sem apoio.
C. excêntrica do quadríceps com o pé apoiado no chão.
D. concêntrica do quadríceps com o pé apoiado no chão.

241. O corno posterior do menisco medial está aderido à borda superior da tíbia por meio
A. do ligamento coronário.
B. do ligamento oblíquo posterior.
C. do tendão do músculo poplíteo.
D. dos ligamentos de Humphrey e Wrisberg.

242. No desenvolvimento embriológico humano, antes do fenômeno de rotação axial dos membros inferiores, a patela encontra-se posicionada
A. lateralmente.
B. medialmente.
C. anteriormente.
D. posteriormente.

243. Na luxação intra-articular da patela, o tipo mais comum é o
A. lateral.
B. medial.
C. vertical.
D. horizontal.

244. Na técnica de Krettek para osteossíntese da tíbia com haste intramedular, o parafuso de bloqueio é inserido na face de deformidade
A. côncava, de medial para lateral.
B. convexa, de medial para lateral.
C. côncava, de anterior para posterior.
D. convexa, de anterior para posterior.

245. Na artroscopia do joelho, para a confecção do portal posteromedial, deve-se fazer
A. rotação interna do joelho.
B. distensão hídrica do joelho.
C. uso do garrote desinsuflado.
D. extensão máxima do joelho.

246. A osteocondrite dissecante do joelho é mais frequentemente localizada na porção
A. medial do côndilo femoral lateral.
B. lateral do côndilo femoral medial.
C. medial do côndilo femoral medial.
D. lateral do côndilo femoral lateral.

247. Na fratura do pilão tibial, a lesão arterial associada mais frequente é a da
A. fibular.
B. dorsal do pé.
C. tibial anterior.
D. tibial posterior.

248. No tratamento cirúrgico de fraturas diafisárias da tíbia com haste intramedular, o acesso suprapatelar se diferencia do infrapatelar por
A. menor taxa de dor pós-operatória no joelho.
B. propiciar melhor redução das fraturas do terço médio da tíbia.
C. necessidade de maior grau de flexão do joelho para a introdução da haste.
D. maior facilidade em determinar o ponto de entrada da haste na radioscopia anteroposterior.

TARO 2024

249. Na fratura do planalto tibial, Kfuri e Schatzker propuseram dois pontos de referência anatômicos que dividissem o planalto em duas zonas, anterior e posterior, que são
A. o limite anterior da cabeça da fíbula e o limite anterior da inserção do ligamento colateral medial.
B. o limite anterior da cabeça da fíbula e o limite posterior da inserção do ligamento colateral medial.
C. o limite posterior da cabeça da fíbula e o limite anterior da inserção do ligamento colateral medial.
D. o limite posterior da cabeça da fíbula e o limite posterior da inserção do ligamento colateral medial.

250. Nas lesões traumáticas do tendão patelar em atletas de alto rendimento, a lesão associada do ligamento cruzado anterior acontece em até
A. 2,5% dos casos.
B. 12,5% dos casos.
C. 25% dos casos.
D. 40% dos casos.

251. O risco de lesão do ligamento cruzado anterior do joelho é maior em pacientes com espaço intercondilar
A. largo e com inclinação sagital tibial posterior diminuída.
B. largo e com inclinação sagital tibial posterior aumentada.
C. estreito e com inclinação sagital tibial posterior diminuída.
D. estreito e com inclinação sagital tibial posterior aumentada.

252. Na avaliação clínica do joelho, o sinal de Basset indica
A. presença de cisto meniscal.
B. síndrome dolorosa patelofemoral.
C. lesão aguda do ligamento colateral tibial.
D. aguda do ligamento patelofemoral medial.

253. Na estabilidade do joelho, o tendão do poplíteo tem maior importância na restrição
A. do varo.
B. do valgo.
C. da rotação tibial interna.
D. da rotação tibial externa.

254. A plica sinovial do joelho que mais frequentemente apresenta sintomatologia clínica é a
A. infrapatelar.
B. suprapatelar.
C. patelar lateral.
D. patelar medial.

255. Na artrite séptica do joelho, a punção articular para auxílio no diagnóstico deve ser realizada
A. lateralmente e ao nível do polo inferior da patela.
B. medialmente e ao nível do polo inferior da patela.
C. lateralmente e ao nível do polo superior da patela.
D. medialmente e ao nível do polo superior da patela.

256. No menisco discoide, a lesão mais frequente é a do tipo
A. radial.
B. oblíqua.
C. longitudinal.
D. clivagem horizontal.

257. Na estabilidade da patela, o músculo vasto medial oblíquo e o ligamento patelofemoral medial atuam predominantemente com o joelho
A. entre 0° e 20° de flexão.
B. entre 30° e 50° de flexão.
C. entre 70° e 90° de flexão.
D. acima de 90° de flexão.

258. Na osteotomia da tíbia em cunha de fechamento, a área de segurança para realização de ostectomia da fíbula, com menor risco de lesão do nervo fibular, fica localizada entre
A. 0 a 39 mm a partir da margem proximal do osso.
B. 40 a 68 mm a partir da margem proximal do osso.
C. 69 a 109 mm a partir da margem proximal do osso.
D. 110 a 153 mm a partir da margem proximal do osso.

259. Na avaliação de trauma na patela, mediante a suspeita de patela bipartida, para realizar o diagnóstico diferencial é útil
A. examinar a integridade do mecanismo extensor.
B. solicitar radiografia contralateral, pois o achado é tipicamente bilateral e mais comumente localizado na região superolateral.
C. solicitar radiografia contralateral, pois o achado é tipicamente bilateral e mais comumente localizado na região superomedial.
D. solicitar tomografia computadorizada, pois o achado é tipicamente unilateral.

260. Em um paciente portador de doença reumática que será submetido a uma artroplastia eletiva de quadril ou joelho, o medicamento que deverá ser suspenso antes da cirurgia é
A. a leflunomida.
B. o metotrexato.
C. a adalimumabe.
D. a hidroxicloroquina.

261. A ruptura do tendão tibial anterior ao nível do retináculo extensor inferior é mais comum em indivíduos
A. acima de 45 anos de idade, com trauma indireto.
B. abaixo de 45 anos de idade, com trauma indireto.
C. acima de 45 anos de idade, de forma espontânea.
D. abaixo de 45 anos de idade, de forma espontânea.

262. A fratura da tuberosidade da tíbia é mais frequentemente descrita em
A. meninos, de 9 a 12 anos.
B. meninas, de 9 a 12 anos.
C. meninos, de 13 a 16 anos.
D. meninas, de 13 a 16 anos.

263. Na osteossíntese intramedular para fratura proximal da tíbia, a angulação e o desvio mais comuns no fragmento proximal são, respectivamente,
A. varo e anterior.
B. varo e posterior.
C. valgo e anterior.
D. valgo e posterior.

264. Paciente do sexo masculino, 55 anos, apresenta história de dor crônica e limitação funcional progressiva no joelho direito sem melhora significativa com tratamento conservador. Exames de imagem mostram osteoartrite predominantemente do compartimental medial do joelho, sem comprometimento significativo do compartimento lateral e anterior, com varo assimétrico inferior a 10° no membro inferior direito. Radiografia de perfil indica presença de osteófito posterior. A conduta de escolha para o caso é
A. artroplastia total.
B. artroplastia unicompartimental medial.
C. osteotomia tibial valgizante de cunha de abertura medial.
D. osteotomia femoral valgizante de cunha de fechamento medial.

265. Na imagem de ressonância magnética do joelho, a estrutura assinalada é o ligamento

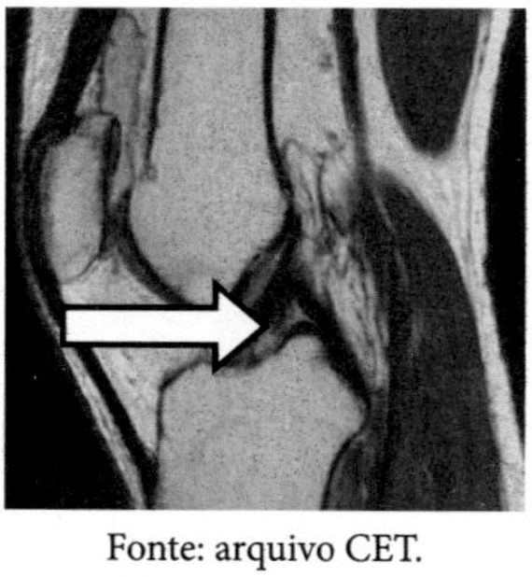

Fonte: arquivo CET.

A. de Wrisberg.
B. cruzado anterior.
C. menisco femoral.
D. cruzado posterior.

SEÇÃO 5
Mão

TEOT 2021

266. Na fratura da extremidade distal do rádio, a lesão associada mais frequente é a
    A. lesão condral.
    B. lesão neurovascular.
    C. fratura dos ossos do carpo.
    D. lesão do complexo da fibrocartilagem triangular.

267. Nos estágios avançados da rizartrose, o polegar encontra-se com hipermobilidade compensatória da metacarpofalangiana em
    A. flexão com o primeiro metacarpo fixo em adução.
    B. flexão com o primeiro metacarpo fixo em abdução.
    C. extensão com o primeiro metacarpo fixo em adução.
    D. extensão com o primeiro metacarpo fixo em abdução.

268. O sinal clínico que diferencia a síndrome do túnel cubital da síndrome do canal de Guyon é a
    A. presença da garra ulnar.
    B. atrofia da musculatura intrínseca da mão.
    C. alteração da sensibilidade dorsoulnar da mão.
    D. alteração da sudorese na região palmar da mão.

269. Na forma usual da doença de Dupuytren, o dedo mais acometido é o
    A. médio.
    B. anular.
    C. polegar.
    D. indicador.

270. Na anatomia do punho, o compartimento identificado pelo número 2 na imagem a seguir contém os tendões

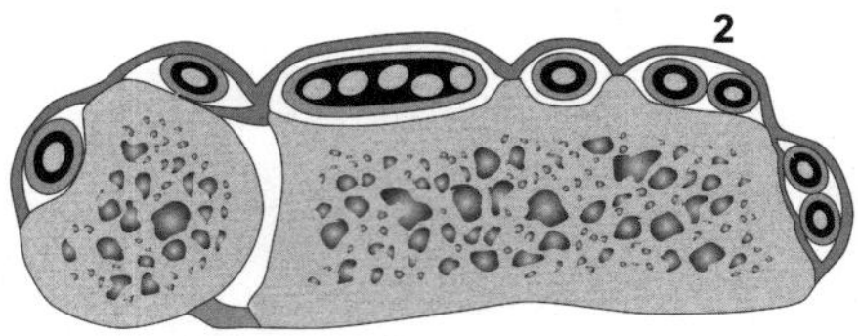

A. extensor curto do polegar e abdutor longo do polegar, sendo este localizado do lado ulnar.
B. extensor curto do polegar e abdutor longo do polegar, sendo este localizado do lado radial.
C. extensor radial curto e longo do carpo, sendo este o mais ulnar.
D. extensor radial curto e longo do carpo, sendo este o mais radial.

271. Na polidactilia pré-axial, o polegar mais hipoplásico, na maioria das vezes, encontra-se no lado
A. ulnar, sendo geralmente bilateral.
B. radial, sendo geralmente bilateral.
C. ulnar, sendo geralmente unilateral.
D. radial, sendo geralmente unilateral.

272. A fratura do osso piramidal é mais frequentemente causada por mecanismo de
A. avulsão.
B. impacção.
C. angulação.
D. cisalhamento.

273. As lesões dos tendões extensores do polegar ao nível do punho, segundo Verdan, ocorrem na zona
A. T-IV.
B. T-V.
C. T-VI.
D. T-VII.

274. O retalho pediculado inguinal é suprido pela artéria
A. ilioinguinal.
B. pudenda externa.
C. epigástrica superficial.
D. circunflexa ilíaca superficial.

275. Na paralisia braquial obstétrica, é sinal de lesão pré-ganglionar a paralisia do músculo

A. trapézio.
B. tríceps braquial.
C. serrátil anterior.
D. flexor radial do carpo.

276. A estrutura anatômica apontada pela seta é

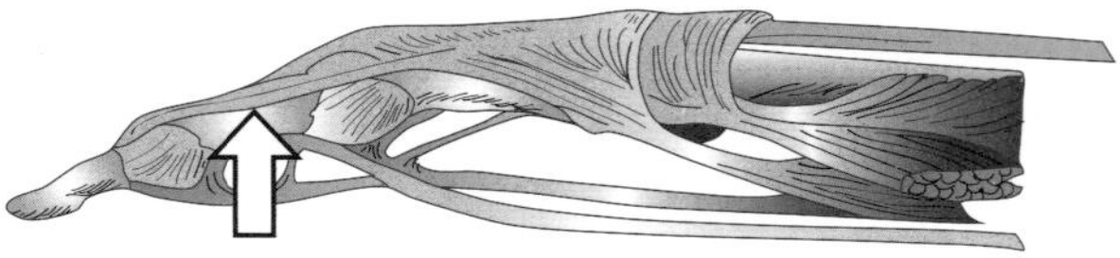

A. o tendão do músculo lumbrical.
B. o tendão do músculo interósseo.
C. a banda lateral do aparelho extensor.
D. a banda central do aparelho extensor.

TEOT 2022

277. Na semiologia da lesão do plexo braquial, o sinal mostrado na imagem a seguir está presente nas lesões

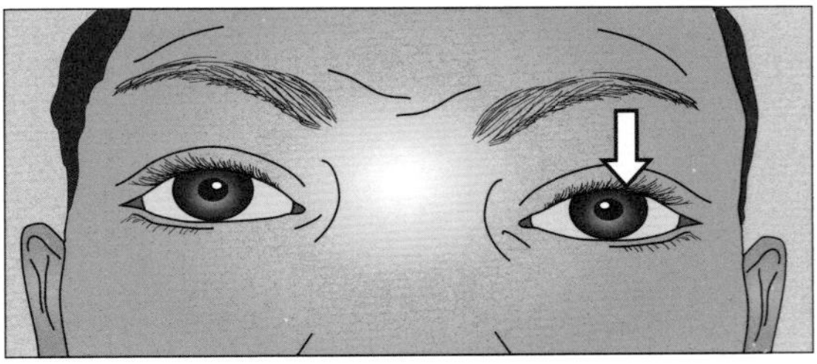

A. pré-ganglionares, com Tinel positivo.
B. pré-ganglionares, com Tinel negativo.
C. pós-ganglionares, com Tinel positivo.
D. pós-ganglionares, com Tinel negativo.

278. No pós-operatório da tenorrafia dos flexores, o estímulo à resposta intrínseca da cicatrização e a redução da formação de aderências são conseguidos, respectivamente, por

A. mobilização do tendão e tensão cíclica local.
B. tensão cíclica local e mobilização do tendão.

C. imobilidade do tendão e ausência de tensão local.
D. ausência de tensão local e imobilidade do tendão.

279. Na luxação congênita da cabeça do rádio, a direção mais frequente da luxação é
A. lateral.
B. posterior.
C. anterolateral.
D. anteromedial.

280. Na distrofia muscular facioescapuloumeral, o músculo com a função preservada é o
A. deltoide.
B. trapézio.
C. romboide.
D. levantador da escápula.

281. As polias flexoras mais importantes na prevenção do efeito corda de arco dos tendões são as assinaladas na figura pelos números

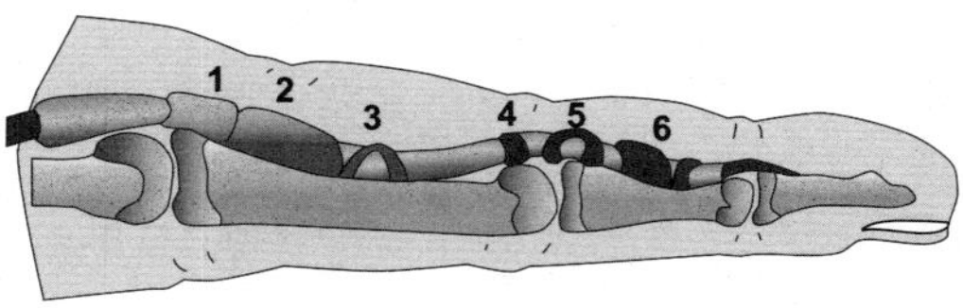

A. 1 e 3.
B. 2 e 6.
C. 3 e 6.
D. 2 e 4.

282. Na luxação metacarpofalangiana do polegar, a lesão associada mais comum é a
A. ruptura capsular.
B. ruptura dos tendões adjacentes.
C. fratura dos sesamoides do polegar.
D. fratura articular da base da falange.

283. A pseudoartrose do escafoide não tratada pode evoluir, mais frequentemente, com a instabilidade carpal do tipo
A. VISI.
B. DISI.

C. translação ulnar do carpo.
D. translação radial do carpo.

284. Na síndrome do interósseo posterior, a força muscular do extensor comum dos dedos e extensor longo do polegar está
A. alterada e a sensibilidade diminuída.
B. alterada e a sensibilidade preservada.
C. preservada e a sensibilidade diminuída.
D. preservada e a sensibilidade preservada.

285. No acesso demonstrado na imagem a seguir, o músculo indicado pela seta é o

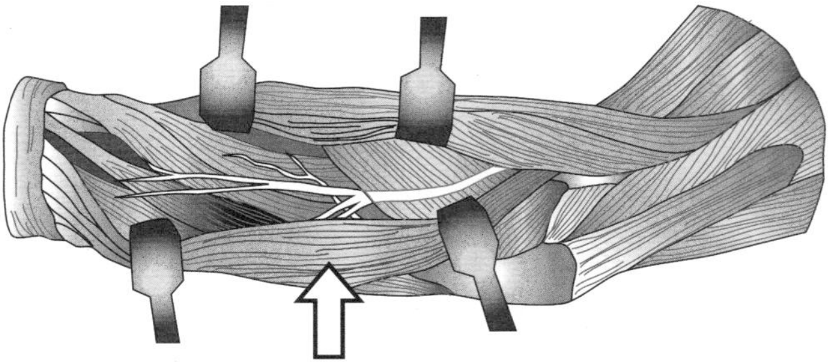

A. ancôneo.
B. extensor ulnar do carpo.
C. extensor comum dos dedos.
D. extensor radial curto do carpo.

286. No tratamento da artrite reumatoide da mão e do punho, a prioridade cirúrgica em ordem decrescente da correção das deformidades é
A. punho, dedos longos e polegar.
B. punho, polegar e dedos longos.
C. polegar, punho e dedos longos.
D. polegar, dedos longos e punho.

287. A síndrome dolorosa regional complexa após fratura de rádio distal ocorre mais frequentemente em pacientes do sexo
A. feminino, e pode ser prevenida com o uso de vitamina C.
B. feminino, e pode ser prevenida com o uso de vitamina B.
C. masculino, e pode ser prevenida com o uso de vitamina C.
D. masculino, e pode ser prevenida com o uso de vitamina B.

288. Na imagem a seguir, o músculo indicado pela seta é o

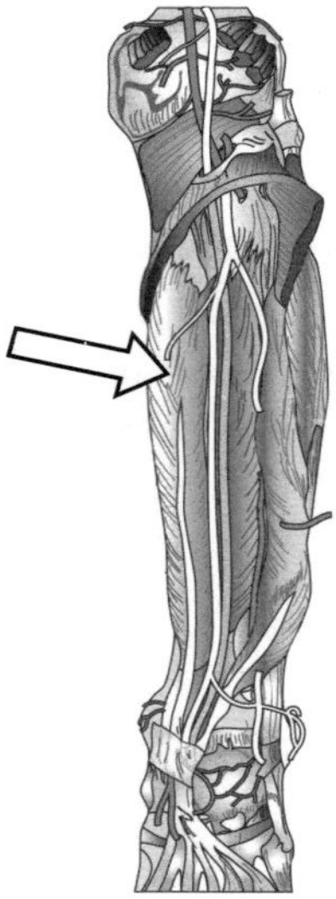

A. fibular longo.
B. tibial posterior.
C. flexor longo do hálux.
D. flexor longo dos dedos.

289. Na amputação do terceiro raio da mão, a transposição do segundo raio é contraindicada em
A. idosos.
B. diabéticos.
C. pacientes artríticos.
D. trabalhadores manuais pesados.

290. Na figura abaixo, o músculo assinalado pela seta é inervado pelo

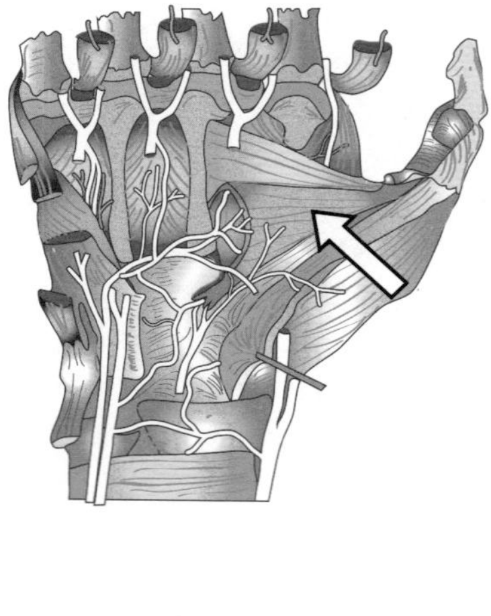

A. ulnar.
B. radial.
C. mediano.
D. interósseo anterior.

291. Na mão torta radial, dos músculos abaixo, o que frequentemente se apresenta normal é
A. o braquial.
B. o tríceps braquial.
C. a cabeça curta do bíceps braquial.
D. a cabeça longa do bíceps braquial.

292. Na tenossinovite estenosante dos flexores, o tratamento através da liberação percutânea deve ser evitado nos dedos
A. anular e médio.
B. polegar e médio.
C. anular e indicador.
D. polegar e indicador.

293. A lesão nervosa com comprometimento de axônio, endoneuro e perineuro (fascículo) é classificada por Sunderland como tipo
A. II.
B. III.
C. IV.
D. V.

294. Na fratura da extremidade distal do rádio do adulto, o sistema de classificação IDEAL divide as lesões em
A. 2 tipos.
B. 3 tipos.
C. 4 tipos.
D. 5 tipos.

TEOT 2023

295. Na plexopatia neonatal, o critério mais utilizado para a indicação de exploração microcirúrgica é o retorno da
A. flexão do cotovelo.
B. extensão do cotovelo.
C. sensibilidade na região lateral do braço.
D. sensibilidade na região lateral do antebraço.

296. Na doença de Kienböck, a carpectomia da fileira proximal está indicada, de acordo com a classificação de Lichtman, para o tipo
   A. I.
   B. II.
   C. III A.
   D. III B.

297. Na semiologia da mão, quando a manobra de Froment é positiva, o paciente prende o papel usando o
   A. primeiro interósseo, pela ausência da função do músculo adutor do polegar.
   B. flexor longo do polegar, pela ausência da função do músculo adutor do polegar.
   C. adutor do polegar, pela ausência da função do músculo flexor curto do polegar.
   D. adutor do polegar, pela ausência da função do músculo flexor longo do polegar.

298. As lesões dos tendões flexores da mão que ocorrem na zona I devem ser reparadas por sutura primária direta quando o intervalo entre os cotos do
   A. flexor profundo for menor ou igual a 1 cm de comprimento.
   B. flexor profundo for maior ou igual a 2 cm de comprimento.
   C. flexor superficial for menor ou igual a 1 cm de comprimento.
   D. flexor superficial for maior ou igual a 2 cm de comprimento.

299. Na mão reumatoide, a deformidade em botoeira dos dedos, excetuando-se o polegar, é causada por sinovite inicial da articulação
   A. radiocárpica.
   B. metacarpofalangiana.
   C. interfalangiana distal.
   D. interfalangiana proximal.

300. No diagnóstico da síndrome do túnel do carpo, a ultrassonografia apresenta sensibilidade acima de 97% quando o diâmetro do nervo mediano é superior a
   A. 7 mm^2 ao nível do capitato.
   B. 7 mm^2 ao nível do pisiforme.
   C. 10 mm^2 ao nível do capitato.
   D. 10 mm^2 ao nível do pisiforme.

301. Na pseudoartrose do escafoide, a técnica de Matti-Russe está indicada quando
A. existem reabsorção óssea significativa e instabilidade cárpica associada.
B. não existem reabsorção óssea significativa nem instabilidade cárpica associada.
C. existe reabsorção óssea significativa, porém sem instabilidade cárpica associada.
D. não existe reabsorção óssea significativa, porém com instabilidade cárpica associada.

302. O lipofibroma intraneural ou hamartoma lipofibromatoso da mão ocorre mais frequentemente no nervo
A. ulnar.
B. radial.
C. digital.
D. mediano.

303. No tratamento não operatório da fratura dos metacarpos com imobilização gessada tipo intrínseco plus de Burkhalter, as articulações do punho e metacarpofalangianas devem ser mantidas, respectivamente, em
A. 40 graus de dorsiflexão e 30 a 50 graus de flexão.
B. 40 graus de dorsiflexão e 70 a 90 graus de flexão.
C. 70 graus de dorsiflexão e 30 a 50 graus de flexão.
D. 70 graus de dorsiflexão e 70 a 90 graus de flexão.

304. Na fratura distal do rádio, a incidência radiográfica tangencial dorsal (*sky line view*) deve ser realizada para a avaliação
A. da saliência da placa volar.
B. da saliência da placa dorsal.
C. da penetração dos parafusos na fixação com a placa volar.
D. da penetração dos parafusos na fixação com a placa dorsal.

305. Na neuropatia do ulnar, a revisão cirúrgica devido à instabilidade pós-neurólise *in situ* é mais frequente nos pacientes
A. maiores que 50 anos e com sintomas prévios leves.
B. maiores que 50 anos e com sintomas prévios graves.
C. menores que 50 anos e com sintomas prévios leves.
D. menores que 50 anos e com sintomas prévios graves.

306. Na mão torta radial, é contraindicação para o tratamento cirúrgico da deformidade a
   A. ausência do polegar.
   B. ausência total do rádio.
   C. inadequada flexão do cotovelo.
   D. presença de anomalias associadas compatíveis com uma longa vida.

307. Na rizartrose, o grau IV da classificação de Eaton e Littler se diferencia por
   A. osteófitos maiores que 2 mm.
   B. ausência de alterações radiológicas.
   C. da articulação escafotrapezoidal.
   D. esclerose da articulação trapeziometacarpiana.

TEOT 2024

308. A técnica cirúrgica para reparo de nervo periférico demonstrada na figura a seguir corresponde à

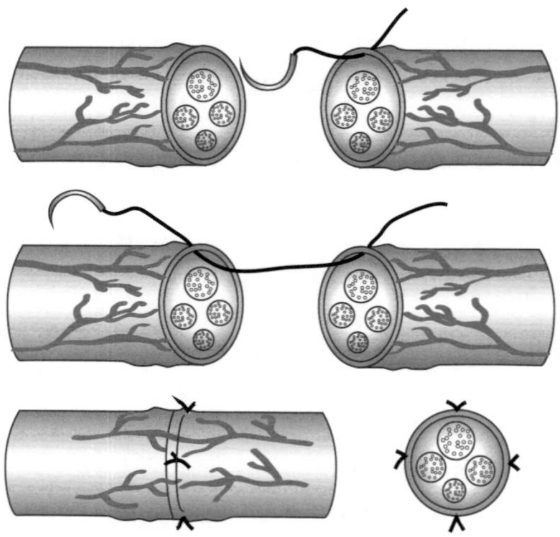

Fonte: Azar FM, Beaty JH. Campbell's Operative Orthopaedics. 14. ed. Philadelphia: Elsevier; 2021.

   A. epineurorrafia.
   B. perineurorrafia.
   C. endoneurorrafia
   D. epiperineurorrafia.

309. Na luxação lateral rotatória da articulação interfalangiana proximal da mão, a estrutura anatômica que mais frequentemente impede a redução é
A. a banda lateral.
B. a banda espiral.
C. o ligamento lateral.
D. o côndilo falangiano.

310. O teste clínico para diagnóstico da síndrome do impacto ulnocarpal é realizado aplicando-se compressão axial do punho associada a
A. hiperflexão e desvio ulnar.
B. hiperflexão e desvio radial.
C. hiperextensão e desvio ulnar.
D. hiperextensão e desvio radial.

311. Na sinostose radioulnar congênita, em um paciente com acometimento unilateral e o antebraço em posição neutra, o tratamento preferencial é
A. o não cirúrgico.
B. a ressecção da sinostose.
C. a ressecção da sinostose com interposição.
D. a osteotomia e fixação com o antebraço em pronação.

312. Na semiologia do punho, a instabilidade ligamentar semilunopiramidal é avaliada pelo teste de
A. Watson.
B. Linscheid.
C. Masquelet.
D. Kleinert-Latarjet.

313. Na síndrome de Wartenberg, os sintomas de parestesia do território sensitivo radial são provocados pela digitopercussão associada à
A. pronação e flexão forçada do punho.
B. supinação e flexão forçada do punho.
C. pronação e extensão forçada do punho.
D. supinação e extensão forçada do punho.

314. A profilaxia da síndrome complexa de dor regional nas fraturas de punho pode ser feita com uso oral de
A. vitamina A
B. vitamina B.

C. vitamina C.
D. vitamina D.

315. Na deformidade de Madelung, o ligamento de Vickers conecta o
A. escafoide à epífise do rádio.
B. escafoide à metáfise do rádio.
C. semilunar à epífise do rádio.
D. semilunar à metáfise do rádio.

316. Na fratura do polo proximal do escafoide no adulto, a prevalência da necrose do polo proximal é de aproximadamente
A. 35%.
B. 55%.
C. 75%.
D. 95%.

317. Na osteoartrite da mão, os osteófitos que se formam nas articulações interfalangianas proximais e distais são denominados nódulos de
A. Bouchard e Heberden, respectivamente.
B. Heberden e Bouchard, respectivamente.
C. Bouchard, em ambas as localizações.
D. Heberden, em ambas as localizações.

318. Na contratura de Dupuytren, a progressão da doença é mais rápida nos casos
A. bilaterais e que acometem os dedos mais radiais da mão.
B. bilaterais e que acometem os dedos mais ulnares da mão.
C. unilaterais e que acometem os dedos mais radiais da mão.
D. unilaterais e que acometem os dedos mais ulnares da mão.

319. No teste de compressão do pronador para diagnóstico de compressão do nervo mediano, a pressão com o polegar no músculo pronador redondo deve ser realizada pelo examinador em suas regiões
A. distal e medial.
B. distal e lateral.
C. proximal e lateral.
D. proximal e medial.

TEOT 2025

320. Na polidactilia do polegar, segundo a classificação de Wassel, o procedimento de Bilhaut-Cloquet é indicado para correção nos tipos
   A. I e II.
   B. II e III.
   C. III e IV.
   D. e V.

321. Na neuropatia compressiva do ulnar, o nervo encontra-se em tensão máxima com o cotovelo em
   A. flexão e pronação máximas.
   B. flexão e supinação máximas.
   C. extensão e pronação máximas.
   D. extensão e supinação máximas.

322. Na imagem a seguir, a estrutura anatômica apontada pela seta é o músculo

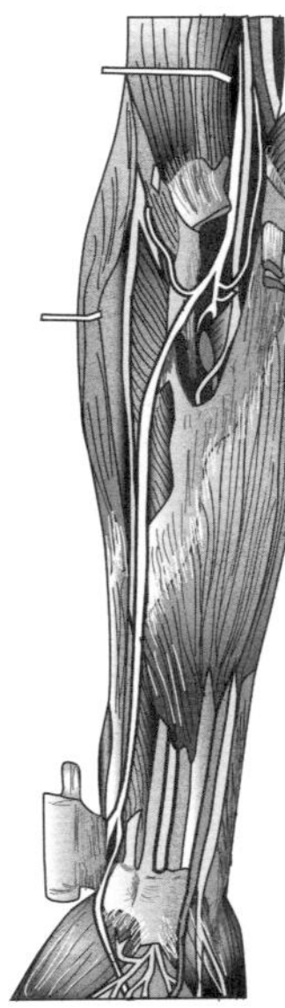

Fonte: Netter FH. Atlas de Anatomia Humana. 7. ed. Rio de Janeiro: Elsevier; 2019.

   A. flexor ulnar do carpo.
   B. flexor radial do carpo.
   C. cabeça radial do flexor superficial dos dedos.
   D. cabeça umeroulnar do flexor superficial dos dedos.

323. A variação anatômica denominada anastomose de Martin-Gruber ocorre entre as estruturas

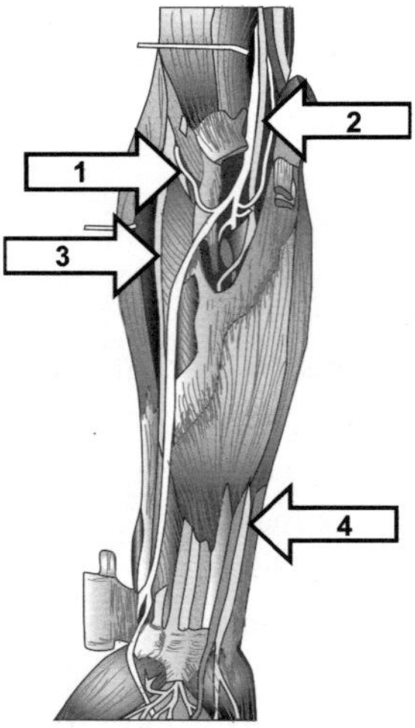

Fonte: Netter FH. Atlas de Anatomia Humana. 7. ed. Rio de Janeiro: Elsevier; 2019.

A. 1 e 2.
B. 1 e 4.
C. 2 e 3.
D. 2 e 4.

324. Na figura a seguir, a artéria indicada pela seta é a

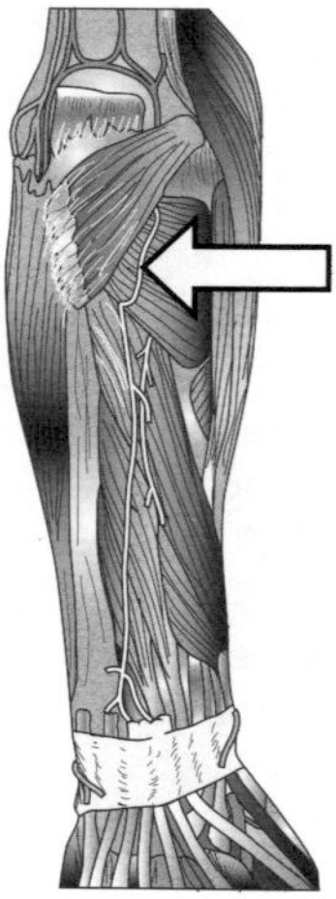

A. ulnar recorrente.
B. radial recorrente.

C. interóssea posterior.
D. interóssea recorrente.

325. Na figura a seguir, a estrutura indicada pela seta é o músculo

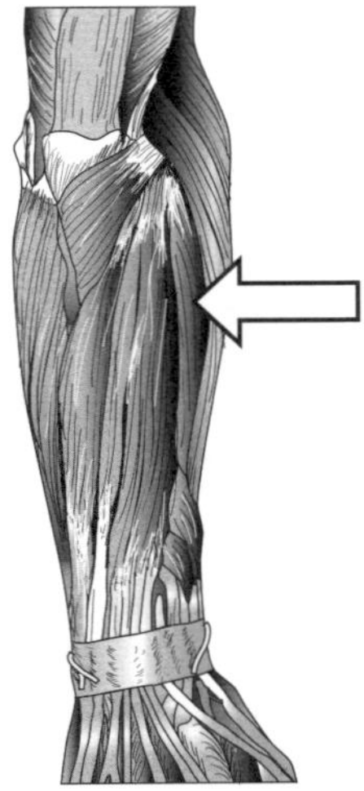

A. extensor do dedo mínimo.
B. extensor comum dos dedos.
C. extensor radial curto do carpo.
D. extensor radial longo do carpo.

326. Na doença de Kienböck, o padrão mais comum de fratura do osso semilunar acomete o polo
A. distal.
B. anterior.
C. proximal.
D. posterior.

327. Nas correções cirúrgicas da mão reumatoide, a ordem sequencial de prioridade para correção cirúrgica é
A. punho, polegar, cotovelo e dedos.
B. cotovelo, punho, dedos e polegar.
C. punho, cotovelo, polegar e dedos.
D. cotovelo, punho, polegar e dedos.

328. Em relação à carga total através da articulação radiocarpal, aquela transmitida na articulação radiossemilunar é de, aproximadamente,
A. 20%.
B. 30%.
C. 50%.
D. 60%.

329. Na semiologia da mão, o teste clínico demonstrado na imagem a seguir avalia o tônus

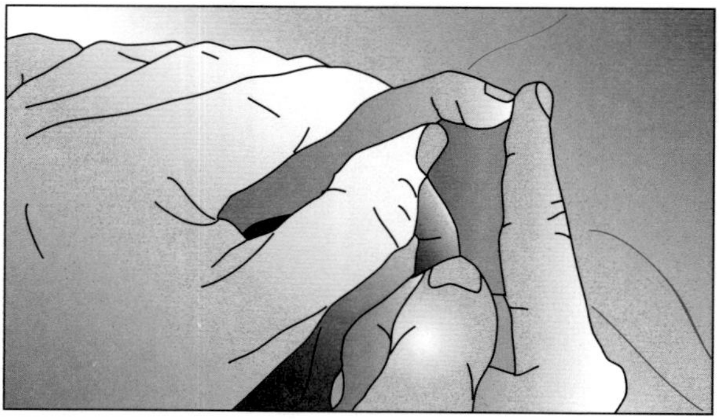

A. da aleta lateral.
B. da aleta central.
C. do ligamento retinacular oblíquo.
D. do ligamento retinacular transverso.

330. Para a realização do retalho fasciocutâneo radial do antebraço, conhecido como "retalho chinês" para cobertura cutânea, é essencial a avaliação prévia do teste clínico descrito por
A. Allen.
B. Littler.
C. Foucher.
D. Benedict.

331. Na lesão fechada da banda sagital no nível da zona V extensora, a luxação do tendão extensor entre as cabeças dos ossos metacarpais é descrita por Rayan e Murray como do tipo
A. I.
B. II.
C. III.
D. IV.

332. A complicação mais comum do tratamento cirúrgico de fratura articular do terço distal do rádio usando-se o método da placa de expansão dorsal (*dorsal spanning plate*), mostrada na imagem a seguir, é

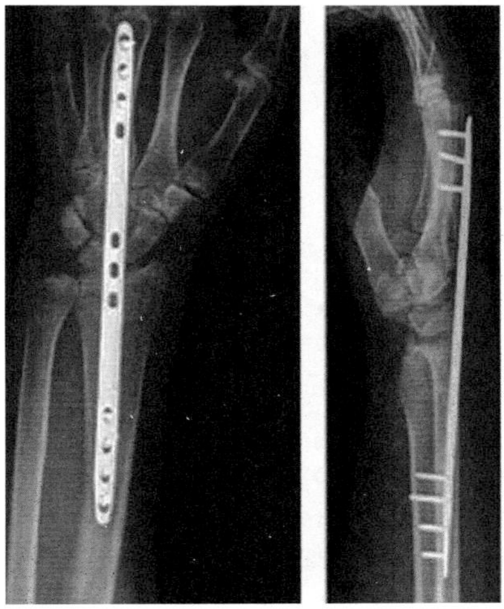

A. rigidez dos dedos.
B. distrofia simpático-reflexa.
C. aderência do tendão flexor.
D. ruptura do tendão extensor.

333. Na imagem a seguir, a estrutura do plexo braquial assinalada pelas setas é o nervo

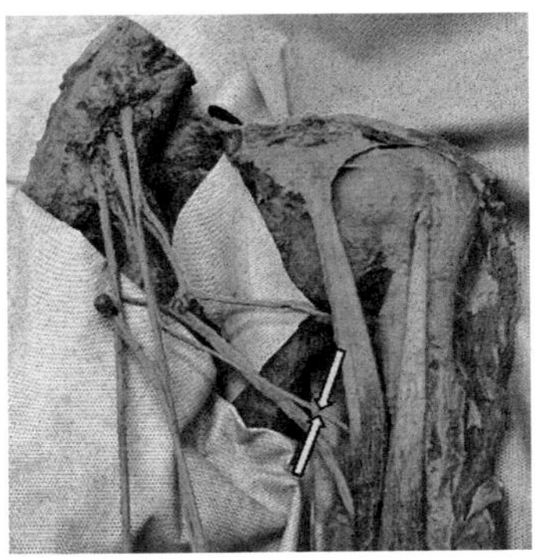

Fonte: arquivo CET.

A. ulnar.
B. radial.
C. mediano.
D. musculocutâneo.

334. Na imagem a seguir, a estrutura anatômica da mão indicada pela seta é o

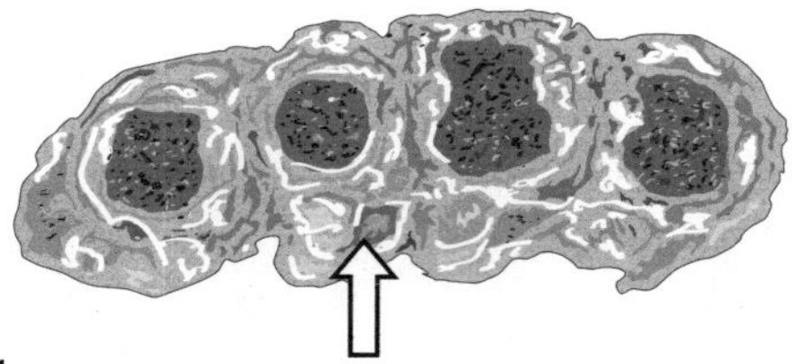

A. lumbrical.
B. interósseo dorsal.
C. flexor superficial.
D. interósseo palmar.

TARO 2020

335. Na lesão completa do nervo periférico, um dos sintomas ligados ao sistema nervoso autônomo é a
A. anidrose em uma área geralmente igual ou maior que o déficit sensitivo.
B. anidrose em uma área geralmente igual ou menor que o déficit sensitivo.
C. hiper-hidrose em uma área geralmente igual ou maior que o déficit sensitivo.
D. hiper-hidrose em uma área geralmente igual ou menor que o déficit sensitivo.

336. Na lesão dos tendões flexores da mão, a sutura epitendínea contínua associada à sutura central ou nuclear aumenta a resistência em
A. 20%.
B. 50%.
C. 70%.
D. 90%.

337. Na fratura extra-articular da falange média dos dedos da mão, a deformidade com ápice volar ocorre quando o traço de fratura é
A. em qualquer posição da falange.
B. distal à inserção do flexor superficial do dedo.
C. sobre a inserção do flexor superficial do dedo.
D. proximal à inserção do flexor superficial do dedo.

338. Na fratura da cabeça e colo do rádio, a "zona de segurança" de Smith para o uso de placa está localizada na superfície
A. lateral da cabeça do rádio com o punho em neutro.
B. medial da cabeça do rádio com o punho em neutro.

C. lateral da cabeça do rádio com o antebraço supinado.
D. medial da cabeça do rádio com o antebraço supinado.

339. Na fratura de Galeazzi, são sinais radiográficos de instabilidade da articulação radioulnar distal o traço de fratura a
A. mais de 7,5 cm da superfície articular distal do rádio e fratura da base do estiloide ulnar.
B. mais de 7,5 cm da superfície articular distal do rádio e fratura do ápice do estiloide ulnar.
C. menos de 7,5 cm da superfície articular distal do rádio e fratura da base do estiloide ulnar.
D. menos de 7,5 cm da superfície articular distal do rádio e fratura do ápice do estiloide ulnar.

340. No tratamento da lesão de plexo braquial, a cirurgia de Oberlin é a transferência do
A. nervo frênico para o supraescapular.
B. nervo acessório para o supraescapular.
C. fascículo do nervo ulnar para o ramo motor do musculocutâneo.
D. fascículo do nervo radial para o ramo motor do musculocutâneo.

341. Na mão reumatoide, o acometimento osteoarticular inicia-se, preferencialmente, na borda ulnar do punho, e em sequência os ossos do carpo deslocam-se em
A. pronação, desvio radial e dorsal.
B. pronação, desvio ulnar e palmar.
C. supinação, desvio radial e dorsal.
D. supinação, desvio ulnar e palmar.

342. Na artroscopia do punho, o portal que permite melhor inspeção do complexo da fibrocartilagem triangular é o
A. 6R.
B. 6U.
C. 3-4.
D. 4-5.

343. No acesso de Henry ao terço distal do rádio, as estruturas em risco são a
A. artéria radial e o nervo mediano.
B. artéria interóssea anterior e o nervo mediano.

C. artéria radial e o ramo sensitivo do nervo radial.
D. artéria interóssea anterior e o ramo sensitivo do nervo radial.

344. Na macrodactilia do membro superior, o dedo mais frequentemente acometido é o
A. anelar.
B. médio.
C. polegar.
D. indicador.

345. Na fratura-luxação de Bennett, o desvio do fragmento distal é
A. volar – radial do ápice com encurtamento e pronação do eixo.
B. volar – radial do ápice com encurtamento e supinação do eixo.
C. dorsal – radial do ápice com encurtamento e pronação do eixo.
D. dorsal – radial do ápice com encurtamento e supinação do eixo.

TARO 2021

346. Na anatomia do antebraço, o músculo assinalado na imagem a seguir é o

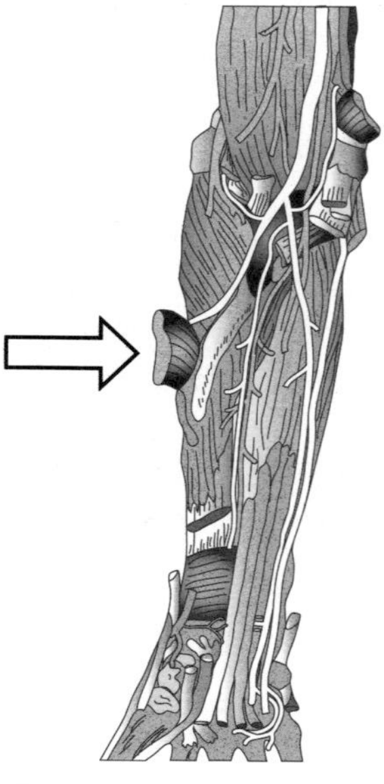

A. pronador quadrado e faz parte do compartimento volar profundo do antebraço.
B. pronador quadrado e faz parte do compartimento volar superficial do antebraço.

C. pronador redondo e faz parte do compartimento volar profundo do antebraço.
D. pronador redondo e faz parte do compartimento volar superficial do antebraço.

347. A doença de Kienböck ocorre mais frequentemente no sexo
A. feminino, no punho dominante de trabalhador manual.
B. masculino, no punho dominante de trabalhador manual.
C. feminino, no punho não dominante, sem relação com o trabalho.
D. masculino, no punho não dominante, sem relação com o trabalho.

348. Os tendões que passam mais volarmente no interior do túnel do carpo são os flexores superficiais dos
A. I e II dedos da mão.
B. II e V dedos da mão.
C. II e III dedos da mão.
D. III e IV dedos da mão.

349. Na fratura da extremidade distal do rádio, a incidência radiográfica tangencial dorsal, mostrada na figura a seguir, é realizada com o punho em

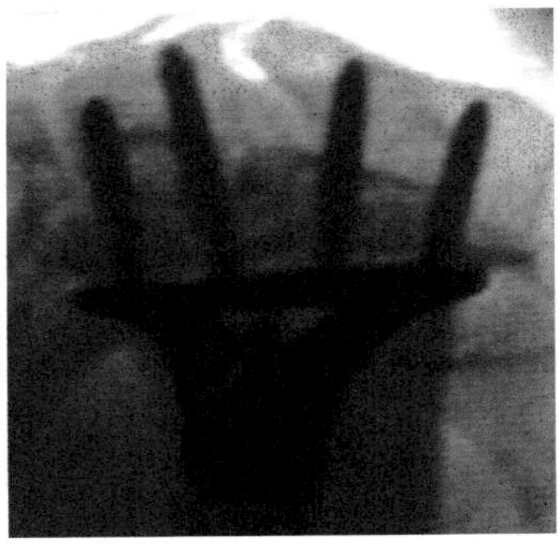

A. flexão máxima e angulação da fonte do raio X de 15 graus.
B. flexão máxima e angulação da fonte do raio X de 60 graus.
C. extensão máxima e angulação da fonte do raio X de 15 graus.
D. extensão máxima e angulação da fonte do raio X de 60 graus.

350. Na paralisia braquial obstétrica, segundo a classificação de Narakas, o grupo 2 apresenta
A. lesão isolada do tronco inferior.
B. lesão isolada do tronco superior.

C. sinal de Claude Bernard-Horner.
D. lesão do tronco superior associado à lesão do tronco médio.

351. Na osteoartrite da mão, o acometimento monoarticular da metacarpofalangiana ocorre normalmente por etiologia
A. genética
B. reumática.
C. traumática.
D. iatrogênica.

352. Na doença de Dupuytren, a corda responsável pelo desvio do feixe neurovascular é a
A. lateral.
B. espiral.
C. central.
D. retrovascular.

353. Na sindactilia da síndrome de Apert, segundo a classificação de Upton, o tipo II apresenta a mão em forma de
A. pá.
B. foice.
C. colher.
D. botão de rosa.

354. As lesões traumáticas da banda sagital extensora ocorrem, mais frequentemente, no dedo
A. médio, na sua porção ulnar.
B. médio, na sua porção radial.
C. indicador, na sua porção ulnar.
D. indicador, na sua porção radial.

355. A fratura do hâmulo do hamato é diagnosticada na radiografia através das incidências *tunnel view* e
A. anteroposterior do punho.
B. posteroanterior do punho.
C. oblíqua do punho em pronação de 45°.
D. oblíqua do punho em supinação de 45°.

356. O músculo assinalado é inervado pelo

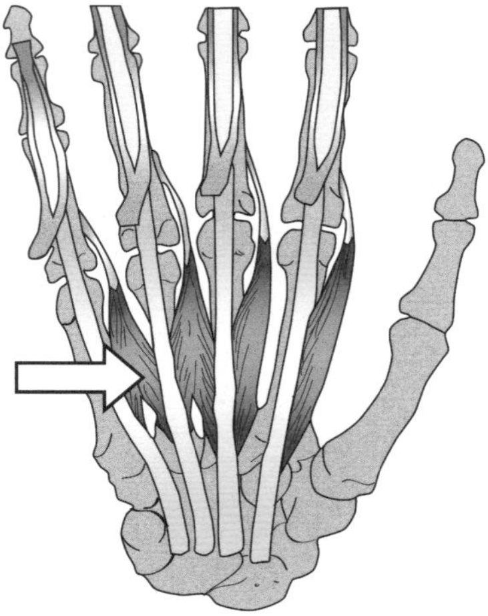

A. ulnar.
B. mediano.
C. interósseo anterior.
D. interósseo posterior.

TARO 2022

357. Na imagem a seguir, o ramo sensitivo, porção terminal do nervo musculocutâneo, inerva o dermátomo representado pelo número

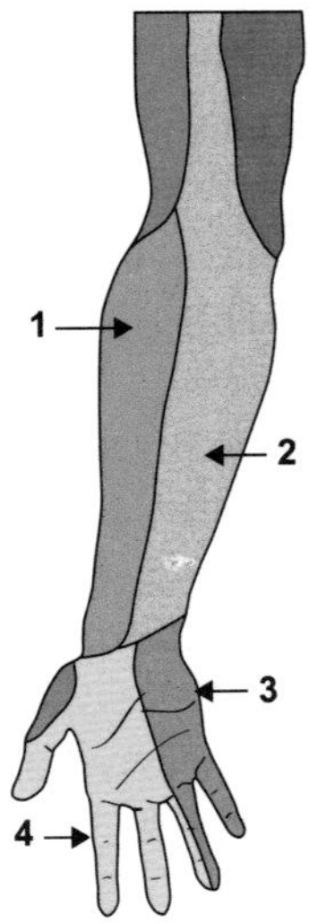

Fonte: Netter FH. Atlas de Anatomia Humana. 7. ed. Rio de Janeiro: Elsevier; 2019. Capítulo 7.

A. 1.
B. 2.
C. 3.
D. 4.

358. Na técnica demonstrada na figura a seguir, preconiza-se que a medida dos ângulos A e B devem estar no intervalo entre

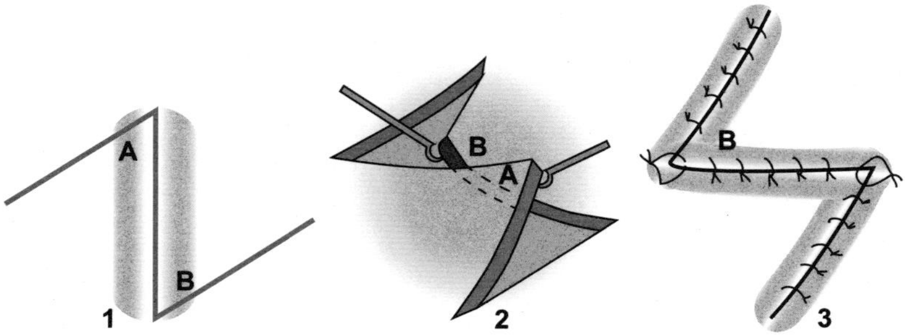

A. 5 e 20 graus.
B. 25 e 40 graus.
C. 45 e 60 graus.
D. 65 e 80 graus.

359. A causa mais comum de rigidez após uma fratura na cabeça do rádio é a
A. contratura capsular.
B. fragmentação óssea.
C. ossificação heterotópica.
D. proeminência de material de síntese.

360. Na fratura diafisária do rádio, a alta suspeição radiográfica para lesão da articulação radioulnar distal ocorre quando estão presentes encurtamento do rádio maior que
A. 2 mm e traço de fratura até 7,5 cm da articulação.
B. 2 mm e traço de fratura até 10 cm da articulação.
C. 5 mm e traço de fratura até 7,5 cm da articulação.
D. 5 mm e traço de fratura até 10 cm da articulação.

361. Na luxação da interfalangiana proximal dos dedos da mão, o estabilizador primário no plano coronal é
A. a placa volar.
B. o ligamento colateral.

C. o côndilo da falange proximal.
D. a bandeleta central extensora.

362. Nas amputações dos dedos da mão, o neuroma sintomático do coto é uma complicação que ocorre mais frequentemente no
A. segundo dedo e nos traumas por avulsão.
B. segundo dedo e nos traumas por laceração.
C. terceiro dedo e nos traumas por avulsão.
D. terceiro dedo e nos traumas por laceração.

363. Na doença de Dupuytren, a corda patológica sinalizada na imagem a seguir é formada pelo ligamento

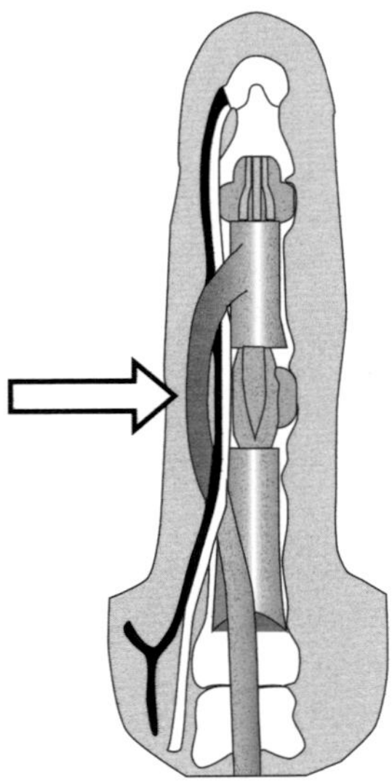

A. natatório.
B. de Cleland.
C. de Grayson.
D. superficial transverso.

364. Na artroscopia de punho, é considerada uma complicação relacionada à tração ou posicionamento do braço a
A. rigidez articular.
B. lesão de tendão extensor.
C. síndrome compartimental.
D. lesão da cartilagem articular.

365. A sindactilia da mão deve ser operada mais precocemente quando acomete o
A. III e IV para evitar recorrência.
B. III e IV para evitar deformidade angular.
C. IV e V para evitar recorrência.
D. IV e V para evitar deformidade angular.

366. No dedo em botoeira agudo tratado clinicamente com imobilização, a articulação interfalangiana proximal deve ser mantida em
A. flexão, e a flexão ativa da interfalangiana distal estimulada.
B. flexão, e a extensão ativa da interfalangiana distal estimulada.
C. extensão, e a flexão ativa da interfalangiana distal estimulada.
D. extensão, e a extensão ativa da interfalangiana distal estimulada.

TARO 2023

367. Na mão reumatoide, a técnica de Beckenbaugh é realizada para corrigir a deformidade em
A. botoeira do polegar.
B. pescoço de cisne do polegar.
C. botoeira da articulação interfalangiana proximal.
D. hiperextensão da articulação interfalangiana proximal.

368. Na síndrome do túnel do carpo de grau moderado sem sinais de atrofia tênar, a infiltração com corticoide tem resposta de melhora ao tratamento mais rápida no sexo
A. feminino acima dos 40 anos de idade.
B. feminino abaixo dos 40 anos de idade.
C. masculino acima dos 40 anos de idade.
D. masculino abaixo dos 40 anos de idade.

369. A necrose séptica da bainha tendinosa dos flexores da mão detectada no intraoperatório deve ser classificada e tratada, segundo Michon, como
A. II realizando drenagem por irrigação com cateter.
B. III realizando drenagem por irrigação com cateter.
C. III realizando debridamento extenso e possível amputação.
D. IV realizando debridamento extenso e possível amputação.

370. A técnica cirúrgica de Bilhaut-Cloquet é indicada para
A. dimelia ulnar.
B. acrossindactilia.
C. trifalângico.
D. duplicação do polegar.

371. A localização anatômica do ligamento transverso do carpo na incidência radiográfica a seguir corresponde à área representada pela letra

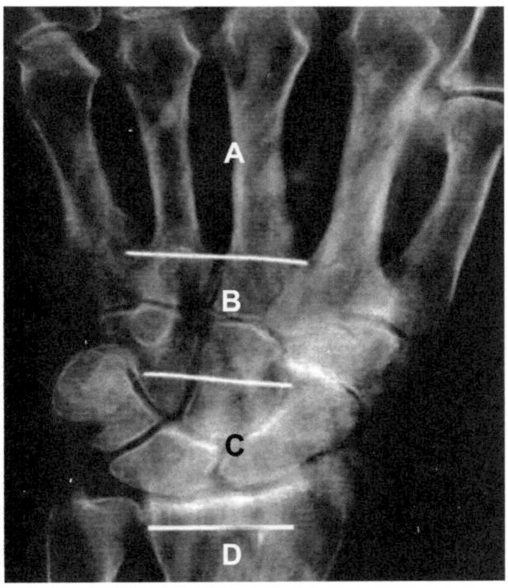

A. A.
B. B.
C. C.
D. D.

372. A via de acesso volar para redução aberta e osteossíntese do escafoide é realizada
A. através do braquiorradial.
B. através do flexor radial do carpo.
C. entre o braquiorradial e a artéria radial.
D. entre a artéria radial e o flexor radial do carpo.

373. Na lesão avulsão por anel do dedo da mão, a última estrutura anatômica acometida é a
A. óssea.
B. cutânea.
C. vascular.
D. tendinosa.

374. A técnica cirúrgica para o tratamento da deformidade em botoeira demonstrada na imagem a seguir foi descrita por

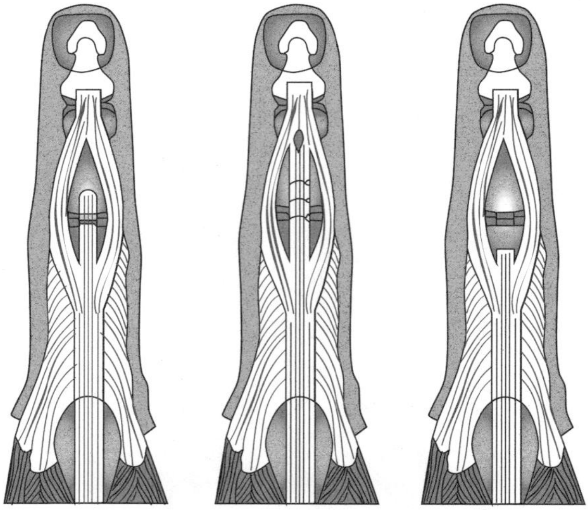

A. Snow.
B. Matev.
C. Aiache.
D. Littler.

375. A técnica cirúrgica para o tratamento da fratura-luxação interfalangiana proximal associada à subluxação dorsal com perda óssea utiliza fragmento osteoarticular do
A. hamato.
B. capitato.
C. escafoide.
D. semilunar.

TARO 2024

376. Na luxação congênita da cabeça do rádio, o desvio mais comum é para
A. anterior, e a cabeça do rádio geralmente é de tamanho normal.
B. anterior, e a cabeça do rádio geralmente é de tamanho menor que o normal.
C. posterior, e a cabeça do rádio geralmente é de tamanho normal.
D. posterior, e a cabeça do rádio geralmente é de tamanho menor que o normal.

377. A técnica cirúrgica de retalho para o tratamento da contratura de Dupuytren demonstrada a seguir foi descrita por

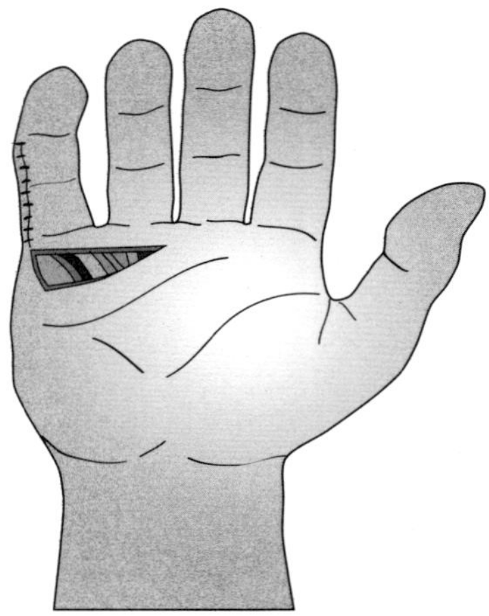

A. Scoog.
B. McCash.
C. Hueston.
D. Jacobsen.

378. Na síndrome do canal de Guyon, a atitude em garra da mão é descrita como sinal de
A. Duchene.
B. Benedict.
C. Pitres-Testut.
D. Andre-Thomas.

379. A estrutura anatômica que comumente está interposta e impede a redução da luxação dorsal da articulação metacarpofalangiana do polegar é
A. a placa volar.
B. a cápsula articular.
C. o tendão flexor do polegar.
D. o tendão extensor do polegar.

380. A pseudoartrose do escafoide associada à necrose do polo proximal, segundo a classificação de Herbert, é descrita como tipo
A. D3.
B. D4.

C. D5.
D. D6.

381. Segundo a classificação artroscópica de Palmer para as lesões traumáticas da fibrocartilagem, a fratura marginal da fossa sigmóidea é descrita como classe
A. IA.
B. IB.
C. IC.
D. ID.

382. Segundo Kaplan, Grickel e Eaton, é fator associado ao sucesso do tratamento não cirúrgico da síndrome do túnel do carpo
A. idade menor que 50 anos.
B. sintomas com duração há 12 meses.
C. tenossinovite estenosante associada.
D. teste de Phalen positivo com 20 segundos.

383. Em relação à deformidade de Madelung, o ligamento que se encontra espessado nessa doença foi descrito por
A. Salter.
B. Bowels.
C. Langer.
D. Vickers.

384. Na semiologia da mão, o sinal de Benediction ocorre na paralisia do nervo
A. ulnar.
B. radial.
C. anterior.
D. interósseo posterior.

385. Na lesão fechada do nervo periférico, segundo a classificação de Sunderland, a lesão da fibra nervosa corresponde ao grau
A. II.
B. III.
C. IV.
D. V.

386. O nervo assinalado é o

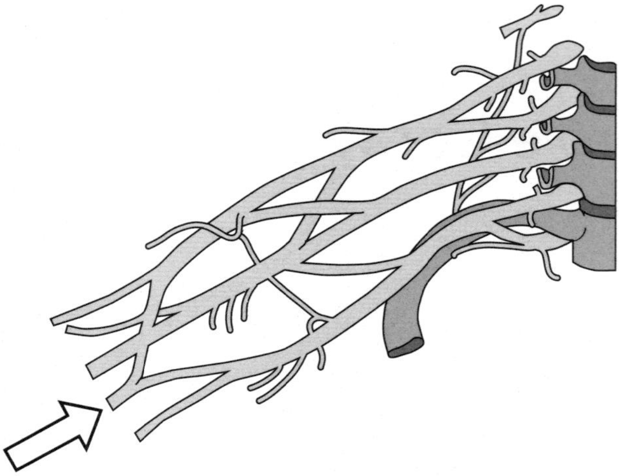

A. ulnar.
B. axilar.
C. radial.
D. mediano.

387. Na imagem da secção transversal do punho, o tendão assinalado é o flexor

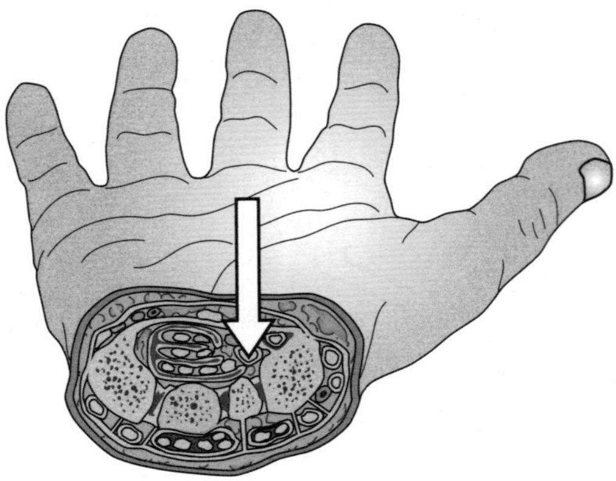

A. radial do carpo.
B. longo do polegar.
C. profundo do indicador.
D. do quinto dedo.

SEÇÃO 6
Ombro e Cotovelo

TEOT 2021

388. Na capsulite adesiva do ombro, a liberação artroscópica do intervalo dos rotadores está associada ao ganho da amplitude de movimento em:
   A. abdução.
   B. flexão anterior.
   C. rotação interna.
   D. rotação externa.

389. Na anatomia do ombro, o músculo indicado pela seta e sua inervação são, respectivamente, o

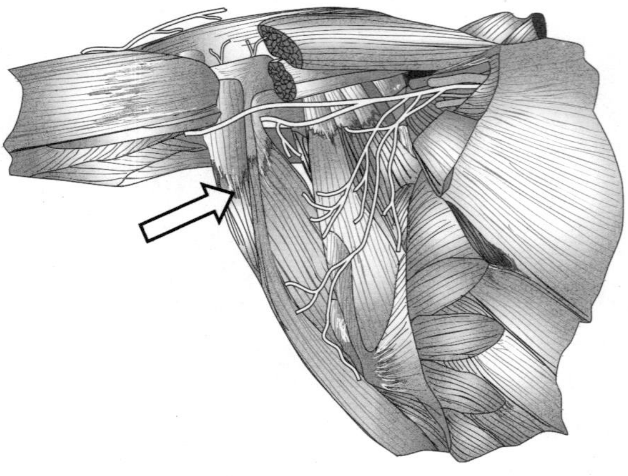

   A. redondo maior e nervo toracodorsal.
   B. grande dorsal e nervo toracodorsal.
   C. grande dorsal e nervo subescapular inferior.
   D. redondo maior e nervo subescapular inferior.

390. Na avaliação da instabilidade de ombro, quando a largura do defeito de Hill-Sachs é menor que o *glenoid track*, a cirurgia mais bem indicada é o
A. bloqueio ósseo, pois o risco de enganche é alto.
B. bloqueio ósseo, pois o risco de enganche é baixo.
C. reparo labral artroscópico, pois o risco de enganche é alto.
D. reparo labral artroscópico, pois o risco de enganche é baixo.

391. Na epicondilite lateral do cotovelo, o principal diagnóstico diferencial é a
A. artrose do cotovelo.
B. instabilidade em varo.
C. síndrome do músculo supinador.
D. osteocondrite dissecante do capitelo.

392. Na artrogripose múltipla congênita, tipicamente o cotovelo está em extensão e o ombro está em
A. rotação interna e o punho fletido.
B. rotação externa e o punho fletido.
C. rotação interna e o punho estendido.
D. rotação externa e o punho estendido.

393. Na luxação de cotovelo do adulto, o reparo do ligamento colateral lateral, quando indicado, deve ser realizado com cotovelo fletido a
A. 45° e o antebraço pronado.
B. 90° e o antebraço pronado.
C. 45° e o antebraço em neutro.
D. 90° e o antebraço em neutro.

394. Na fratura da extremidade distal do úmero, a via de acesso de Bryan-Morrey com reflexão do tríceps braquial é indicada na
A. fixação de fratura coronal anterior do capítulo.
B. substituição artroplástica total do cotovelo.
C. presença de osteotomia prévia do olécrano.
D. presença de lesão prévia do tríceps braquial.

TEOT 2022

395. A artroplastia reversa de ombro tem como princípio biomecânico a
A. lateralização do *offset* umeral e a ascensão do centro de rotação da cabeça umeral.
B. medialização do *offset* umeral e a ascensão do centro de rotação da cabeça umeral.

C. lateralização do *offset* umeral e o abaixamento do centro de rotação da cabeça umeral.
D. medialização do *offset* umeral e o abaixamento do centro de rotação da cabeça umeral.

396. Na biomecânica do cotovelo, a carga axial em extensão é distribuída
A. unicamente na articulação radiocapitelar.
B. igualmente entre as articulações umeroulnar e radiocapitelar.
C. 60% na articulação umeroulnar e 40% na articulação radiocapitelar.
D. 40% na articulação umeroulnar e 60% na articulação radiocapitelar.

397. Na imagem a seguir, as setas apontam os músculos

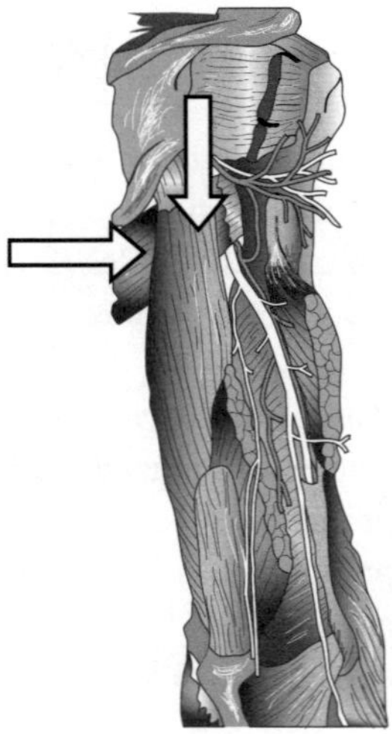

A. grande dorsal e cabeça longa do tríceps braquial.
B. redondo maior e cabeça longa do tríceps braquial.
C. redondo maior e cabeça medial do tríceps braquial.
D. grande dorsal e cabeça medial do tríceps braquial.

398. A lesão do manguito rotador do tipo PASTA decorre de encurtamento capsular
A. anterior e alongamento posterior causando impacto subacromial.
B. posterior e alongamento anterior causando impacto subacromial.
C. anterior e alongamento posterior causando impacto interno posterossuperior.
D. posterior e alongamento anterior causando impacto interno posterossuperior.

399. Na avaliação da instabilidade glenoumeral, o teste de apreensão anterior positivo em 45 graus de abdução e rotação externa é indicativo da presença de
A. lesão SLAP.
B. rotura do supraespinal.
C. defeito ósseo glenoidal.
D. lesão labral anteroinferior.

400. A instabilidade do cotovelo demonstrada na imagem a seguir é causada por insuficiência da banda

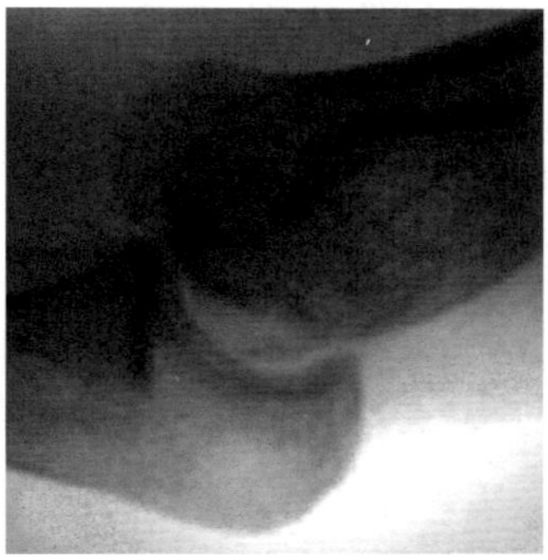

A. ulnar do ligamento colateral lateral.
B. radial do ligamento colateral lateral.
C. anterior do ligamento colateral medial.
D. posterior do ligamento colateral medial.

401. Na avaliação do cotovelo rígido devido a ossificação heterotópica, quando ela se localiza dentro da musculatura flexora e em um plano único, sua causa mais provável é
A. infecciosa.
B. traumática.
C. neurogênica.
D. por queimadura.

402. Na tríade terrível do cotovelo com fratura da cabeça radial Mason 3 e fratura do coronoide Regan-Morrey 2, a ordem usual das estruturas a serem reparadas é
A. coronoide, rádio, ligamento colateral lateral, ligamento colateral medial.
B. coronoide, rádio, ligamento colateral medial, ligamento colateral lateral.
C. rádio, coronoide, ligamento colateral medial, ligamento colateral lateral.
D. rádio, coronoide, ligamento colateral lateral, ligamento colateral medial.

TEOT 2023

403. Na biomecânica do cotovelo, a força máxima de flexão ocorre em
   A. 30°.
   B. 45°.
   C. 90°.
   D. 130°.

404. Na luxação posterolateral simples do cotovelo, após a redução, a posição do membro que confere maior estabilidade à articulação é em
   A. flexão e pronação.
   B. flexão e supinação.
   C. extensão e pronação.
   D. extensão e supinação.

405. Na instabilidade glenoumeral posterior que apresenta lesão óssea de 25% na porção anteromedial da cabeça do úmero, o tratamento mais bem indicado é a
   A. hemiartroplastia.
   B. artroplastia reversa.
   C. cirurgia de Latarjet.
   D. cirurgia de McLaughlin.

406. Na tríade terrível do cotovelo, a lesão do ligamento colateral lateral mais frequente é a
   A. avulsão na sua origem.
   B. avulsão na sua inserção.
   C. ruptura parcial intrassubstancial.
   D. ruptura transfixante intrassubstancial.

407. A tuberculose óssea no cotovelo acomete mais frequentemente
   A. a tróclea.
   B. o capítulo.
   C. o olécrano.
   D. a cabeça do rádio.

408. No ombro flutuante com ruptura dos ligamentos coracoclaviculares e acromioclaviculares, o fragmento da glenoide é deslocado
   A. distal e lateralmente.
   B. distal e medialmente.

C. proximal e lateralmente.
D. proximal e medialmente.

409. Na fratura proximal do úmero, o procedimento de salvação indicado para o tratamento da osteonecrose da tuberosidade maior com perda da elevação e rotação lateral ativas é a
A. hemiartroplastia.
B. artroplastia reversa isolada.
C. transferência do trapézio inferior.
D. artroplastia reversa associada à transferência do grande dorsal.

410. No tratamento da osteoartrose avançada do cotovelo, de acordo com Conrad e Morrey, é contraindicação para o procedimento de artroplastia a
A. lesão ligamentar lateral.
B. lesão ligamentar medial.
C. anquilose do ombro ipsilateral.
D. grande perda óssea do úmero.

411. Na lesão do manguito rotador, o sinal da vírgula, visualizado na artroscopia, é encontrado em rupturas retraídas do tendão
A. infraespinal.
B. supraespinal.
C. subescapular.
D. redondo menor.

412. Na biomecânica da prótese reversa do ombro, o centro de rotação da cabeça umeral está em posição
A. superior e lateral.
B. superior e medial.
C. inferior e lateral.
D. inferior e medial.

413. Na avaliação da lesão SLAP, a positividade do teste de O'Brien associada à hipotrofia do músculo infraespinal aumenta a suspeita de
A. cisto gangliônico.
B. ruptura do manguito rotador.
C. lesão longitudinal do bíceps.
D. subluxação medial do bíceps.

TEOT 2024

414. A amplitude de movimento do cotovelo de flexão e extensão considerada funcional é de
A. 30° a 130° e 50° de pronação e 50° de supinação.
B. 45° a 145° e 40° de pronação e 60° de supinação.
C. 30° a 130° e 40° de pronação e 60° de supinação.
D. 45° a 145° e 50° de pronação e 50° de supinação.

415. A fratura do processo coronoide classificada por O'Driscoll como tipo II, subtipo III, acomete necessariamente
A. a base do processo coronoide.
B. a ponta do processo coronoide.
C. a faceta anteromedial e o tubérculo sublime.
D. a faceta anteromedial e a ponta do coronoide.

416. A imagem radiográfica do cotovelo a seguir representa

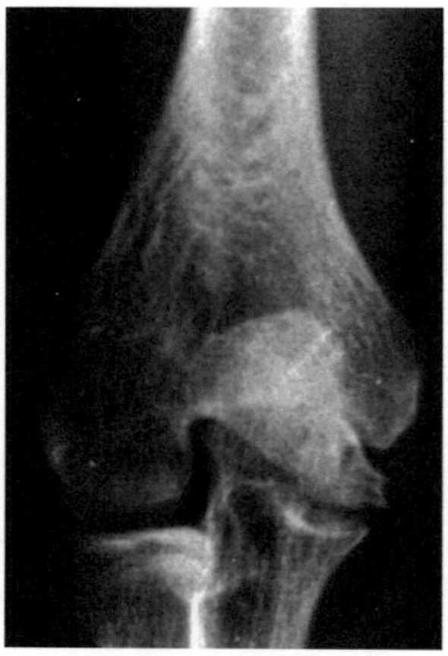

A. osteonecrose da tróclea.
B. consolidação viciosa da tróclea.
C. deficiência congênita da tróclea.
D. desgaste central da região distal do úmero.

417. No tratamento da lesão proximal do bíceps por meio da tenodese subpeitoral, deve-se afastar cuidadosamente para medial o
A. peitoral maior e o grande dorsal para prevenção de lesão do nervo mediano.
B. peitoral maior e o grande dorsal para prevenção de lesão do nervo musculocutâneo.

C. coracobraquial e a cabeça curta do bíceps para prevenção de lesão do nervo mediano.
D. coracobraquial e a cabeça curta do bíceps para prevenção de lesão do nervo musculocutâneo.

418. No tratamento da instabilidade anterior do ombro com o procedimento de Latarjet, os nervos que apresentam maior risco de lesão são
A. radial e axilar.
B. axilar e supraescapular.
C. radial e supraescapular.
D. axilar e musculocutâneo.

419. Na instabilidade rotatória posteromedial do cotovelo, além da força axial, o mecanismo de lesão envolve
A. pronação e varo.
B. pronação e valgo.
C. supinação e varo.
D. supinação e valgo.

420. A redução do *offset* umeral lateral na artroplastia do ombro provoca
A. redução da translação da cabeça umeral.
B. redução do braço de alavanca do manguito rotador.
C. aumento da pressão sobre o componente glenoidal.
D. aumento da tensão nas partes moles adjacentes à articulação.

421. No teste da compressão (*squeeze test*) para o diagnóstico da ruptura do tendão bicipital distal, a flexão do cotovelo deve ser de
A. 0 a 20°.
B. 20 a 40°.
C. 40 a 60°.
D. 60 a 80°.

422. Na tendinopatia calcária do manguito rotador, o tendão mais acometido é o
A. infraespinal, 1,5 a 2 cm da sua inserção.
B. supraespinal, 1,5 a 2 cm da sua inserção.
C. infraespinal com localização insercional.
D. supraespinal com localização insercional.

423. Na dissociação escapulotorácica, o tipo 2B na classificação de Zelle é caracterizado por comprometimento
A. musculoesquelético isolado.
B. musculoesquelético e vascular.
C. musculoesquelético e neurológico incompleto.
D. musculoesquelético, neurológico incompleto e vascular.

424. Na deformidade de Sprengel, a abdução do ombro está
A. normal e a escápula hipoplásica.
B. normal e a escápula hiperplásica.
C. limitada e a escápula hipoplásica.
D. limitada e a escápula hiperplásica.

TEOT 2025

425. No tratamento cirúrgico das lesões irreparáveis anterossuperiores do manguito rotador, o enxerto de escolha para a transferência tendinosa é o
A. grande dorsal.
B. peitoral maior.
C. redondo maior.
D. tendão conjunto.

426. Na avaliação das lesões labiais glenoidais, a linha do equador (entre as posições de 3 e 9 horas) divide a glenoide em duas regiões. As lesões localizadas acima da linha são frequentemente associadas à
A. tendinite calcárea.
B. artrose glenoumeral.
C. instabilidade do ombro.
D. lesão do manguito rotador.

427. Na fratura desviada da diáfise da clavícula, o fragmento lateral assume as posições de rotação
A. anterior e translação inferior.
B. anterior e translação superior.
C. posterior e translação inferior.
D. posterior e translação superior.

428. A epicondilite lateral é mais frequente em pacientes
A. atletas na quarta e quinta décadas.
B. atletas na segunda e terceira décadas.

C. não atletas na quarta e quinta décadas.
D. não atletas na segunda e terceira décadas.

429. Na avaliação da articulação esternoclavicular, a incidência radiográfica mostrada a seguir chama-se

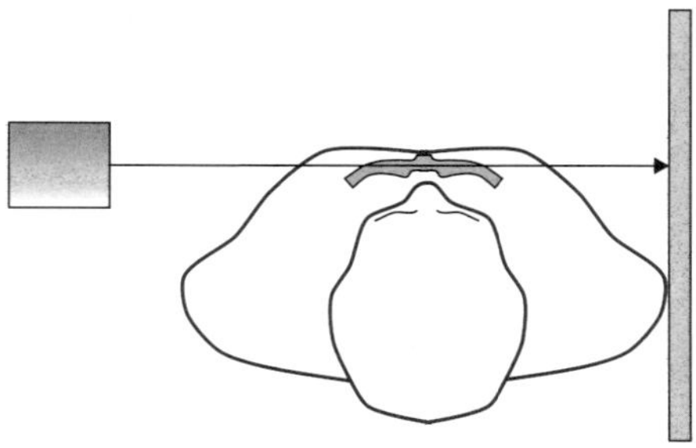

Fonte: Torneta III P, Ricci WM, Ostrum RF, McQueen MM, McKee MD, Court-Brown CM, editores. Rockwood and Green's Fractures in Adults. 9. ed. Philadelphia: Wolters Kluwer; 2020.

A. Garth.
B. Heinig.
C. Hobbs.
D. *serendipity.*

430. A fratura do processo coronoide demonstrada nas imagens a seguir pode ser classificada, de acordo com O'Driscoll, como tipo

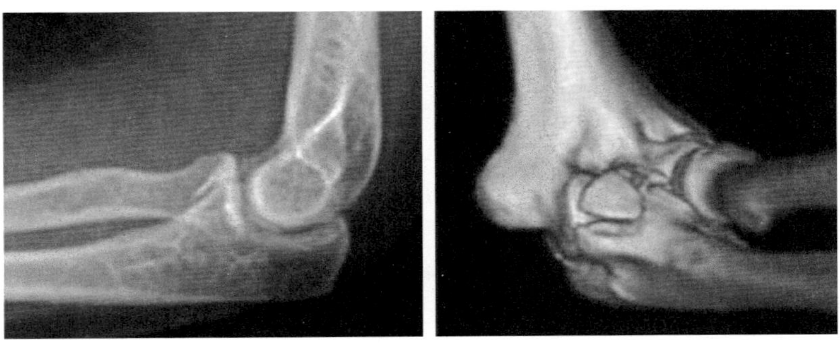

Fonte: Torneta III P, Ricci WM, Ostrum RF, McQueen MM, McKee MD, Court-Brown CM, editores. Rockwood and Green's Fractures in Adults. 9. ed. Philadelphia: Wolters Kluwer; 2020.

A. I, subtipo 1.
B. I, subtipo 2.
C. II.
D. III.

TARO 2020

431. A pseudoartrose congênita da clavícula ocorre mais frequentemente no lado
   A. direito e no 1/3 lateral.
   B. direito e no 1/3 médio.
   C. esquerdo e no 1/3 lateral.
   D. esquerdo e no 1/3 médio.

432. Na lesão SLAP aguda do ombro, é um achado artroscópico de instabilidade bíceps-labral
   A. a presença de hemorragia.
   B. a laceração do tendão do bíceps.
   C. o deslocamento de 3 mm com a tração do tendão do bíceps.
   D. a ausência de tecido de granulação na inserção do tendão do bíceps.

433. Na luxação traumática anterior do ombro, o nervo e a artéria mais frequentemente acometidos são, respectivamente, o nervo
   A. axilar e a artéria axilar.
   B. musculocutâneo e artéria axilar.
   C. axilar e a artéria circunflexa posterior do úmero.
   D. musculocutâneo e a artéria circunflexa posterior do úmero.

434. Nas lesões irreparáveis do manguito rotador, o uso da prótese reversa de ombro tem como princípio biomecânico a
   A. lateralização do *offset* umeral e a ascensão do centro de rotação da cabeça umeral.
   B. medialização do *offset* umeral e a ascensão do centro de rotação da cabeça umeral.
   C. lateralização do *offset* umeral e o abaixamento do centro de rotação da cabeça umeral.
   D. medialização do *offset* umeral e o abaixamento do centro de rotação da cabeça umeral.

435. A artrose primária de cotovelo normalmente se inicia na
   A. articulação radioulnar.
   B. articulação capitulorradial.
   C. porção anterior da articulação umeroulnar.
   D. porção posterior da articulação umeroulnar.

436. Na instabilidade rotatória posterolateral do cotovelo, a manobra diagnóstica consiste em
   A. carga axial, com estresse em valgo e antebraço pronado.
   B. carga axial, com estresse em valgo e antebraço supinado.
   C. carga torcional, com estresse em varo e antebraço pronado.
   D. carga torcional, com estresse em varo e antebraço supinado.

437. A instabilidade anterossuperior do ombro que ocorre na fase tardia da artropatia do manguito rotador decorre da insuficiência final do ligamento
   A. coracoumeral.
   B. coracoacromial.
   C. glenoumeral médio.
   D. glenoumeral superior.

438. Na semiologia do cotovelo, para investigação da compressão do nervo ulnar, a flexão máxima do cotovelo com o punho em extensão tensiona
   A. a arcada de Frohse.
   B. o ligamento de Struthers.
   C. o músculo flexor ulnar do carpo.
   D. a aponeurose posterior do tríceps e o ligamento epicôndilo-olecraniano.

439. Na fratura da extremidade proximal do úmero, são fatores preditivos de necrose avascular, segundo Hertel, o desvio da dobradiça medial
   A. maior que 2 mm e extensão metafisária maior que 8 mm.
   B. maior que 2 mm e extensão metafisária menor que 8 mm.
   C. menor que 2 mm e extensão metafisária maior que 8 mm.
   D. menor que 2 mm e extensão metafisária menor que 8 mm.

440. Na fratura do úmero distal do adulto, o sinal do duplo crescente na radiografia em perfil do cotovelo é indicativo de fratura
   A. isolada da tróclea.
   B. isolada do capítulo.
   C. do epicôndilo medial.
   D. do capítulo com extensão para tróclea.

TARO 2021

441. Na anatomia do cotovelo, o músculo indicado pela seta é o

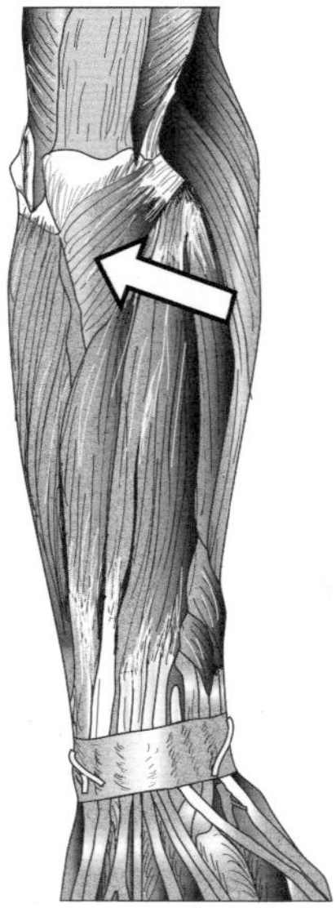

A. ancôneo, inervado pelo nervo ulnar.
B. ancôneo, inervado pelo nervo radial.
C. supinador, inervado pelo nervo ulnar.
D. supinador, inervado pelo nervo radial.

442. Nas luxações acromioclaviculares superiores, o grau de deslocamento é calculado a partir do aumento do espaço coracoclavicular normal, que varia entre
A. 8 e 10 mm.
B. 11 e 13 mm.
C. 15 e 17 mm.
D. 18 e 21 mm.

443. Na artrogripose múltipla congênita, tipicamente o cotovelo está em extensão e o ombro está em
A. rotação interna e o punho fletido.
B. rotação externa e o punho fletido.
C. rotação interna e o punho estendido.
D. rotação externa e o punho estendido.

444. Na avaliação radiográfica da redução da fratura do antebraço no adulto, a incidência para melhor visualizar a tuberosidade bicipital deve ser com o cotovelo
   A. estendido e a fonte perpendicular ao antebraço.
   B. fletido a 90 graus e a fonte perpendicular ao antebraço.
   C. estendido e a fonte com 20 graus de inclinação posterior.
   D. fletido a 90 graus e a fonte com 20 graus de inclinação posterior.

445. Na imagem a seguir da anatomia do ombro, a estrutura indicada pela seta e o local mais frequente de compressão são o nervo

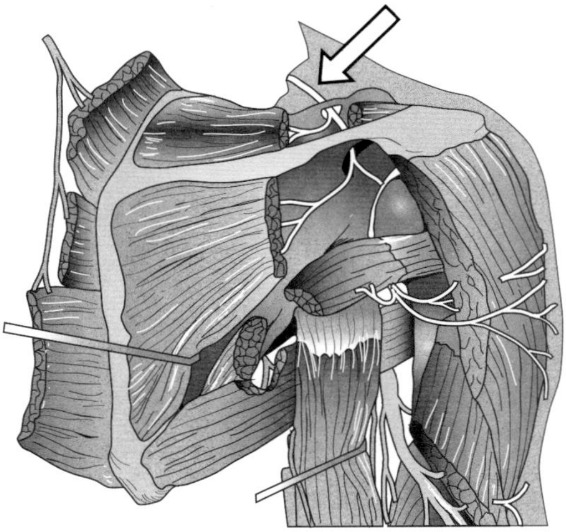

   A. supraescapular e a incisura supraescapular.
   B. supraescapular e a incisura espinoglenoidal.
   C. dorsal da escápula e a incisura supraescapular.
   D. dorsal da escápula e a incisura espinoglenoidal.

446. Na instabilidade de ombro, a técnica de *remplissage* é
   A. a plicatura capsular.
   B. a sutura da lesão labral.
   C. o fechamento do intervalo rotador.
   D. a tenodese do tendão infraespinhoso.

447. Na fratura da extremidade proximal do úmero, a complicação mais frequente da osteossíntese com placa bloqueada é
   A. o colapso em varo.
   B. a osteonecrose avascular.

C. o retardo de consolidação.
D. a perfuração condral dos parafusos.

448. Na síndrome do desfiladeiro torácico, um dos focos de compressão do plexo braquial se encontra
A. no espaço coracoclavicular.
B. no triângulo interescalênico.
C. anteriormente à musculatura peitoral.
D. na região posterior do esternocleidomastóideo.

449. Na luxação de cotovelo, o complexo ligamentar lateral insuficiente pode ser parcialmente compensado pela estabilização dinâmica na
A. flexão.
B. extensão.
C. pronação.
D. supinação.

450. Na capsulite adesiva do ombro é fator de pior prognóstico a associação com
A. diabetes tipo I.
B. hipotireoidismo.
C. hiperparatireoidismo.
D. doença de Dupuytren.

451. Na fratura da extremidade distal do úmero AO-C3 em idosos com osteoporose, o melhor resultado clínico é obtido com
A. artroplastia total do cotovelo.
B. RAFI com placas bloqueadas paralelas.
C. tratamento conservador (saco de ossos).
D. RAFI com placas bloqueadas ortogonais.

452. Na epicondilite lateral, as alterações características visualizadas na ressonância magnética são o
A. hipossinal em T1 e T2.
B. hipersinal em T1 e T2.
C. hipersinal em T2 e hipossinal em T1.
D. hipersinal em T1 e hipossinal em T2.

TARO 2022

453. As estruturas assinaladas na imagem a seguir correspondem aos tendões dos músculos

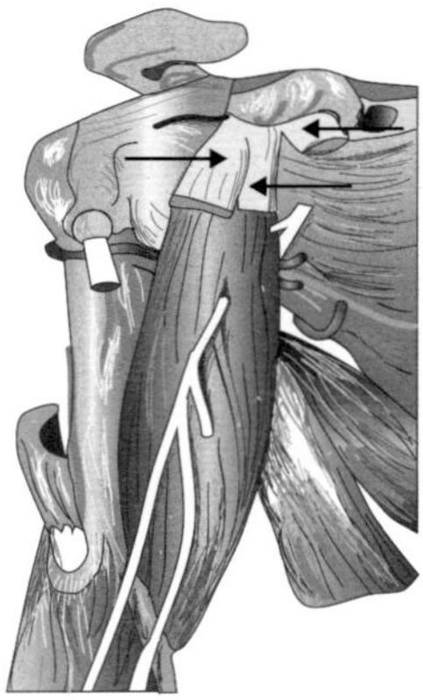

Fonte: Netter FH. Atlas de Anatomia Humana. 7. ed. Rio de Janeiro: Elsevier; 2019. Capítulo 7.

A. cabeça longa do bíceps braquial, braquial e peitoral maior.
B. cabeça curta do bíceps braquial, braquial e peitoral menor.
C. cabeça longa do bíceps braquial, coracobraquial e peitoral maior.
D. cabeça curta do bíceps braquial, coracobraquial e peitoral menor.

454. Na luxação acromioclavicular tipo 4 de Rockwood, a extremidade lateral da clavícula está desviada
A. anteriormente, através do músculo deltoide.
B. posteriormente, através do músculo trapézio.
C. anteriormente, através músculo coracobraquial.
D. posteriormente, através músculo esternocleidomastóideo.

455. Na artroplastia total do cotovelo, as complicações mais frequentes são
A. infecção e soltura asséptica.
B. insuficiência do tríceps e infecção.
C. soltura asséptica e neuropatia do ulnar.
D. neuropatia do ulnar e insuficiência do tríceps.

456. No tratamento da instabilidade glenoumeral traumática, o procedimento de *remplissage* artroscópico é mais bem indicado na presença de lesão óssea bipolar com Bankart ósseo
A. maior que 25% e lesão *offtrack*.
B. maior que 25% e lesão *ontrack*.

C. menor que 25% e lesão *offtrack*.
D. menor que 25% e lesão *ontrack*.

457. Na epicondilite lateral do cotovelo, o tendão mais frequentemente acometido e seu aspecto nas imagens de ressonância magnética são, respectivamente, o extensor
A. comum dos dedos e hipossinal em T1.
B. comum dos dedos e hipersinal em T1.
C. radial curto do carpo e hipossinal em T1.
D. radial curto do carpo e hipersinal em T1.

458. A ruptura traumática do peitoral maior ocorre mais frequentemente durante o supino com o ombro na posição de
A. flexão e contração excêntrica.
B. flexão e contração concêntrica.
C. extensão e contração excêntrica.
D. extensão e contração concêntrica.

TARO 2023

459. Na artroplastia total do cotovelo semiconstrita, o melhor resultado é observado nos pacientes com
A. artrite reumatoide.
B. doenças neurológicas.
C. sequela pós-traumática.
D. idade abaixo de 50 anos.

460. Na osteoartrite primária do ombro, a erosão óssea glenoidal localiza-se mais comumente em sua região
A. inferior.
B. anterior.
C. superior.
D. posterior.

461. Na semiologia do ombro, o sinal do corneteiro descrito por Patte determina a força do músculo
A. infraespinal
B. supraespinal.
C. subescapular.
D. redondo menor.

462. Na capsulite adesiva, as metaloproteinases envolvidas no processo são as
A. 1 e 2.
B. 1 e 7.
C. 2 e 9.
D. 7 e 9.

463. A via de acesso lateral do cotovelo descrita por Kaplan é realizada entre os músculos
A. extensor ulnar do carpo e ancôneo.
B. extensor ulnar do carpo e extensor radial curto do carpo.
C. extensor radial longo do carpo e braquiorradial.
D. extensor radial curto do carpo e extensor radial longo do carpo.

464. Na luxação acromioclavicular, o tratamento cirúrgico pela técnica de Mazzocca preconiza que as distâncias dos túneis ósseos claviculares até a superfície articular lateral da clavícula sejam de
A. 10 e 35 mm.
B. 15 e 35 mm.
C. 20 e 45 mm.
D. 30 e 45 mm.

465. O local de inserção do tendão da cabeça curta do bíceps braquial na tuberosidade bicipital do rádio e sua atuação motora primária são, respectivamente
A. proximal e flexão.
B. proximal e supinação.
C. distal e flexão.
D. distal e supinação.

466. No tratamento cirúrgico da fratura do terço proximal do úmero com placa e parafuso, a complicação mais frequente é a
A. artrofibrose.
B. osteonecrose.
C. consolidação viciosa.
D. penetração intra-articular do parafuso.

467. Na fratura exposta do terço distal do úmero, a exposição ocorre mais frequentemente na região
A. lateral.
B. medial.
C. anterior.
D. posterior.

TARO 2024

468. Paciente masculino, 15 anos, com dor no ombro. Imagem de radiografia a seguir.

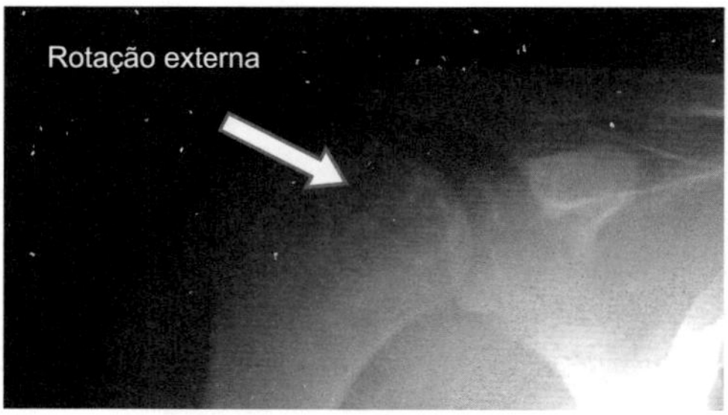

Fonte: Weinstein SL, Flynn JM. Lovell and Winter's Pediatric Orthopaedics. 7. ed. Philadelphia: Lippincott, Williams & Wilkins; 2014.

A principal hipótese diagnóstica é
A. osteossarcoma.
B. condroblastoma.
C. osteoma osteoide.
D. tumor de células gigantes.

469. Na instabilidade anterior do ombro, o principal fator para recorrência das luxações é a
A. idade.
B. hiperfrouxidão ligamentar.
C. participação em esportes de colisão.
D. participação em esportes de arremesso.

470. No tratamento cirúrgico das luxações do cotovelo, o *drop sign* no pós-operatório imediato requer
A. observação.
B. reparo do ligamento colateral medial.
C. reconstrução do ligamento colateral lateral ulnar.
D. reconstrução do ligamento colateral lateral radial.

471. Na rigidez do cotovelo decorrente de queimadura, a localização mais comum de ossificação heterotópica é a região
A. anterolateral.
B. anteromedial.
C. posterolateral.
D. posteromedial.

472. Na semiologia do cotovelo, o teste de Gardner, ou teste da cadeira, é realizado com o cotovelo e o punho, respectivamente, em
A. flexão e flexão.
B. flexão e extensão.
C. extensão e flexão.
D. extensão e extensão.

473. Na tendinopatia calcária do ombro, a porcentagem de bilateralidade concomitante é de
A. 10%.
B. 30%.
C. 50%.
D. 70%.

474. Na compressão do nervo ulnar ao nível do cotovelo, tratada cirurgicamente com descompressão isolada, a necessidade de cirurgia de revisão é maior em pacientes
A. com mais de 50 anos de idade e operados com sintomas leves.
B. com mais de 50 anos de idade e operados com sintomas graves.
C. com menos de 50 anos de idade e operados com sintomas leves.
D. com menos de 50 anos de idade e operados com sintomas graves.

475. Na artroplastia total anatômica do ombro, a fim de evitar soltura e desgaste precoce do componente glenoidal, seu raio de curvatura deve ser
A. igual ao do componente cefálico da prótese.
B. maior que o do componente cefálico da prótese.
C. menor que o do componente cefálico da prótese.
D. menor ou igual que o do componente cefálico da prótese.

476. Na fratura do colo da escápula observada no ombro flutuante, o fragmento glenoidal sofre desvio
A. distal e em varo.
B. distal e em valgo.
C. proximal e em varo.
D. proximal e em valgo.

477. Na tríade terrível do cotovelo, a lesão do ligamento colateral lateral ocorre mais frequentemente
A. em sua inserção distal.
B. intrassubstancialmente.

C. em sua inserção proximal.
D. em ambas as inserções, proximal e distal.

478. A incidência *serendipity*, para investigação de fratura luxação esternoclavicular, é realizada com inclinação
A. craniocaudal, lateral ao esterno.
B. caudocranial, lateral ao esterno.
C. craniocaudal, centrada no esterno.
D. caudocranial, centrada no esterno.

479. No tratamento cirúrgico da fratura da diáfise do úmero, a técnica de Eglseder consiste no emprego auxiliar de
A. pinos de Shanz.
B. placa de minimicro.
C. suturas não absorvíveis.
D. placa de reconstrução 3,5 mm.

480. Na propedêutica da lesão distal do bíceps, o teste do gancho tem posição do cotovelo e direção de palpação, respectivamente
A. flexão e supinação ativas, lateral para medial.
B. flexão e supinação ativas, medial para lateral.
C. flexão e supinação passivas, lateral para medial.
D. flexão e supinação passivas, medial para lateral.

481. A estrutura assinalada é o músculo

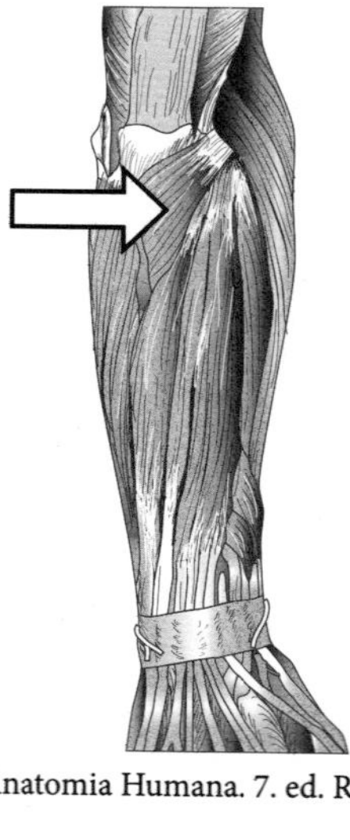

Fonte: Netter FH. Atlas de Anatomia Humana. 7. ed. Rio de Janeiro: Elsevier; 2019.

A. ancôneo.
B. supinador.
C. pronador redondo.
D. pronador quadrado.

482. As estruturas assinaladas pelos números 1 e 3 são, respectivamente, os músculos

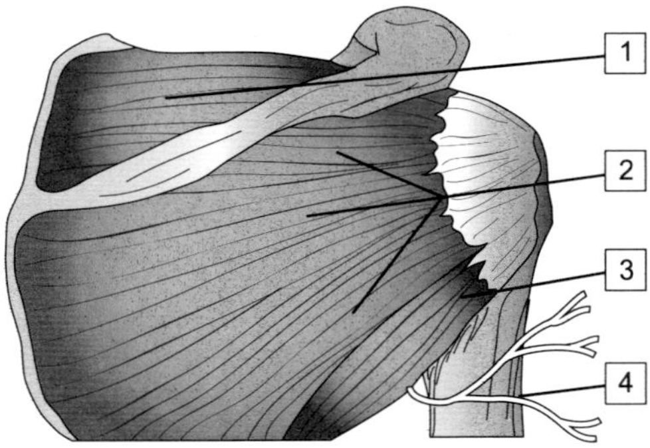

Fonte: Netter FH. Atlas de Anatomia Humana. 7. ed. Rio de Janeiro: Elsevier; 2019.

A. supraespinal e infraespinal.
B. infraespinal e redondo maior.
C. supraespinal e redondo menor.
D. subescapular e redondo menor.

SEÇÃO 7
Oncologia Ortopédica

TEOT 2021

483. Nas neoplasias ósseas malignas, a maior radiossensibilidade é observada no
   A. osteossarcoma e no linfoma.
   B. sarcoma de Ewing e no linfoma.
   C. osteossarcoma e no condrossarcoma.
   D. sarcoma de Ewing e no condrossarcoma.

484. Na biópsia do esqueleto apendicular, deve-se realizar incisão
   A. transversal e exsanguinação por elevação.
   B. longitudinal e exsanguinação por elevação.
   C. transversal e exsanguinação por compressão.
   D. longitudinal e exsanguinação por compressão.

485. No osteossarcoma, o subtipo em que por vezes é necessário o diagnóstico diferencial com sarcoma de Ewing por meio da imuno-histoquímica é o
   A. parosteal.
   B. periosteal.
   C. convencional.
   D. de pequenas células.

486. Na neurofibromatose tipo 1, o desvio da pseudoartrose da tíbia é
   A. anterolateral.
   B. anteromedial.

C. posterolateral.
D. posteromedial.

487. A propedêutica dos tumores ósseos, a tomografia computadorizada é o melhor método de imagem para diagnóstico do
A. cisto ósseo e da metástase óssea.
B. cisto ósseo e da metástase pulmonar.
C. osteoma osteoide e da metástase óssea.
D. osteoma osteoide e da metástase pulmonar.

488. A doença de Maffucci é caracterizada pela associação de múltiplos
A. encondromas e mixomas.
B. e mixomas.
C. encondromas e hemangiomas.
D. osteocondromas e hemangiomas.

489. Nas lesões pseudotumorais, o infarto ósseo se apresenta na radiografia mais frequentemente como uma lesão
A. diafisária, com centro calcificado.
B. metafisária, com centro calcificado.
C. diafisária, com periferia calcificada.
D. metafisária, com periferia calcificada.

TEOT 2022

490. Na avaliação dos tumores ósseos, as imagens a seguir sugerem o diagnóstico de

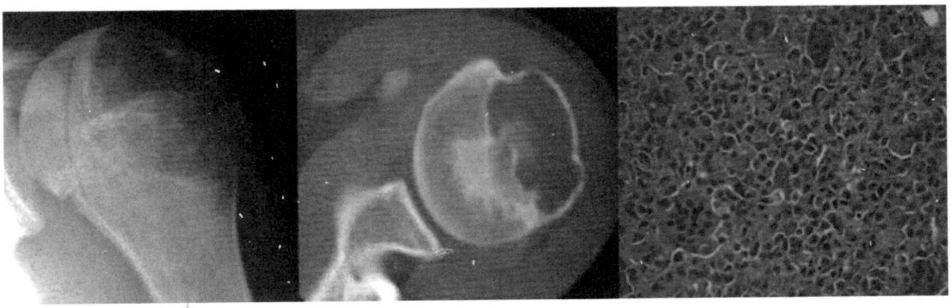

A. condroblastoma.
B. cisto ósseo aneurismático.
C. tumor de células gigantes.
D. osteossarcoma telangiectásico.

491. Na metástase óssea de carcinoma, o rádio é mais frequentemente acometido quando o tumor primário está localizado
A. no rim.
B. na mama.
C. no pulmão.
D. na próstata.

492. O desmoide cortical localiza-se
A. posterolateralmente na metáfise distal do fêmur.
B. posteromedialmente na metáfise distal do fêmur.
C. posterolateralmente na metáfise proximal da tíbia.
D. posteromedialmente na metáfise proximal da tíbia.

493. Na histologia óssea, o tipo celular derivado da linhagem hematopoiética que forma as lacunas de Howship é o
A. fibroblasto.
B. osteoclasto.
C. osteoblasto.
D. condroblasto.

TEOT 2023

494. O cisto ósseo simples em adultos acomete mais frequentemente o
A. ilíaco e o úmero.
B. fêmur e o úmero.
C. ilíaco e o calcâneo.
D. fêmur e o calcâneo.

495. No sarcoma de Ewing, é fator de pior prognóstico
A. o grau histológico.
B. a idade maior que 15 anos.
C. a lactato desidrogenase baixa.
D. a translocação t(11;22)(21;22).

496. Na propedêutica dos tumores de partes moles, a dor é mais frequente nas neoplasias de linhagem
A. fibrosa.
B. mixoide.
C. adipocítica.
D. neurogênica.

497. Na imagem a seguir, o estadiamento segundo Enneking e o diagnóstico mais provável são, respectivamente,

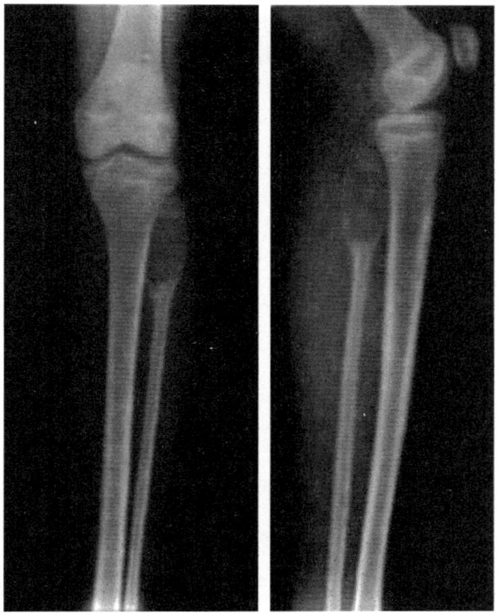

A. B1 e cisto ósseo simples.
B. B2 e cisto ósseo simples.
C. B1 e cisto ósseo aneurismático.
D. B2 e cisto ósseo aneurismático.

498. Na biópsia para diagnóstico das neoplasias ósseas, uma lesão na extremidade proximal do úmero deve ser acessada através do
A. intervalo deltopeitoral.
B. terço anterior do deltoide.
C. terço médio do deltoide.
D. terço posterior do deltoide.

499. O tumor de células gigantes se manifesta mais frequentemente como uma lesão
A. lítica e central.
B. blástica e central.
C. lítica e excêntrica.
D. blástica e excêntrica.

500. No carcinoma metastático, uma lesão óssea isolada deve ser tratada com ressecção ampla e intenção curativa quando o tumor primário está localizado
   A. no rim.
   B. na mama.
   C. no pulmão.
   D. na próstata.

TEOT 2024

501. No fibroma não ossificante, pela classificação de Ritschl, as fraturas ocorrem somente no estágio
   A. A.
   B. B.
   C. C.
   D. D.

502. Paciente masculino, 15 anos, com dor na coxa. Com a imagem radiográfica a seguir, a principal hipótese diagnóstica é

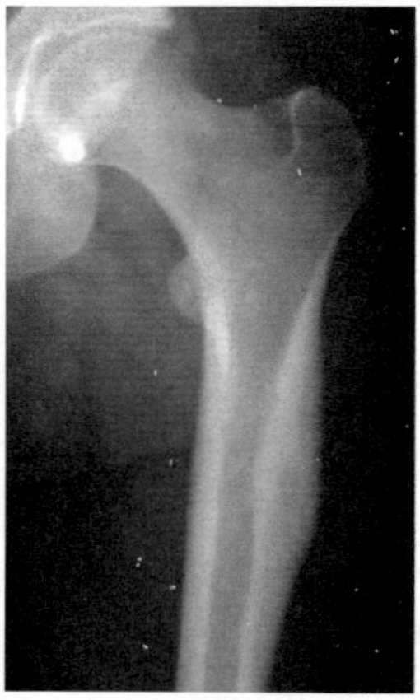

   A. osteossarcoma.
   B. condroblastoma.
   C. osteoma osteoide.
   D. tumor de células gigantes.

503. O tumor ósseo que mais frequentemente acomete os elementos anteriores da coluna é o
   A. osteocondroma.
   B. osteoma osteoide.

C. tumor de células gigantes.
D. cisto ósseo aneurismático.

504. De acordo com a escala de Mirels para tratamento de fratura iminente em ossos longos, a presença de lesão tumoral na extremidade distal do fêmur recebe
A. 1 ponto.
B. 2 pontos.
C. 3 pontos.
D. 4 pontos.

505. Na avaliação das metástases em ossos corticais, as bordas das lesões evidenciadas nas radiografias são
A. regulares e quase não há reação periosteal.
B. regulares e quase sempre existe reação periosteal.
C. irregulares e quase não há reação periosteal.
D. irregulares e quase sempre existe reação periosteal.

506. No tratamento do osteossarcoma, a avaliação do grau de necrose tumoral, segundo Huvos, está relacionada à quimioterapia
A. pré-operatória, com graus I e II acima de 90% de necrose.
B. pós-operatória, com graus I e II abaixo de 90% de necrose.
C. pré-operatória, com graus III e IV acima de 90% de necrose.
D. pós-operatória, com graus III e IV abaixo de 90% de necrose.

507. Na síndrome de Maffucci, os múltiplos hemangiomas envolvendo partes moles estão relacionados à
A. neurofibromatose.
B. encondromatose múltipla.
C. displasia fibrosa poliostótica.
D. osteocondromatose múltipla.

TEOT 2025

508. A síndrome de Mazabraud é caracterizada pela associação entre
A. displasia fibrosa poliostótica e mixomas intramusculares.
B. múltiplos fibromas não ossificantes e mixomas intramusculares.
C. displasia fibrosa poliostótica, alterações endocrinológicas e da pigmentação cutânea.
D. múltiplos fibromas não ossificantes, alterações endocrinológicas e da pigmentação cutânea.

509. A deformidade de Bessel-Hagen, que consiste em desvio ulnar do punho em razão da hipoplasia da ulna, está associada à presença de
   A. múltiplos osteomas.
   B. múltiplos osteoblastomas.
   C. encondromatose múltipla.
   D. osteocondromatose múltipla.

510. A histiocitose de células de Langerhans com lesões no crânio associada à exoftalmia e ao diabetes *insipidus* caracteriza a
   A. síndrome de Gardner.
   B. doença de Letterer-Siwe.
   C. doença de Jaffe-Campanacci.
   D. doença de Hand-Schüller-Christian.

511. O sarcoma induzido por radiação mais comum é o
   A. Ewing.
   B. osteossarcoma.
   C. condrossarcoma.
   D. histiocitoma fibroso maligno.

512. O paciente com diagnóstico de osteossarcoma com *skip metastasis* tem
   A. pior prognóstico que pacientes com osteossarcoma com metástases a distância.
   B. melhor prognóstico que pacientes com osteossarcoma com metástases a distância.
   C. prognóstico semelhante ao de pacientes com osteossarcoma sem metástases.
   D. prognóstico semelhante ao de pacientes com osteossarcoma com metástases a distância.

513. O local mais frequente de fratura em osso patológico por condrossarcoma é
   A. o anel pélvico.
   B. a coluna lombar.
   C. o fêmur proximal.
   D. o úmero proximal.

514. De acordo com Enneking, uma lesão tumoral maligna, intracompartimental, de alto grau e sem metástases a distância, está no estágio
   A. IA.
   B. IB.
   C. IIA.
   D. IIB.

TARO 2020

515. A doença de Ollier é uma condição de caráter
   A. hereditário e predominância bilateral.
   B. hereditário e predominância unilateral.
   C. não hereditário e predominância bilateral.
   D. não hereditário e predominância unilateral.

516. A condromatose sinovial é uma
   A. neoplasia mais frequente no joelho do adulto.
   B. neoplasia mais frequente no joelho da criança.
   C. metaplasia mais frequente no joelho do adulto.
   D. metaplasia mais frequente no joelho da criança.

517. Na osteogênese imperfeita, de acordo com a classificação de Sillence modificada, o diagnóstico diferencial com osteossarcoma deve ser realizado no tipo
   A. I.
   B. II.
   C. IV.
   D. V.

518. O tumor benigno mais prevalente do sacro é o
   A. cordoma.
   B. osteoblastoma.
   C. granuloma eosinofílico.
   D. tumor de células gigantes.

519. Na propedêutica do tumor glômico, o teste de Love é caracterizado pela presença de dor
   A. à pressão direta no hiponíquio.
   B. ao mergulho do dedo em água gelada.
   C. à transiluminação ungueal com lâmpada incandescente.
   D. à pressão direta sobre o tumor com um objeto pequeno e firme.

520. No estadiamento dos sarcomas ósseos pela American Joint Committee on Cancer (AJCC), o estágio III é caracterizado por
   A. metástases saltitantes.
   B. ausência de metástases.
   C. metástases pulmonares.
   D. metástases extrapulmonares.

521. O adamantinoma tem, como principal diagnóstico diferencial, a displasia
   A. fibrosa da tíbia.
   B. fibrosa do fêmur.
   C. osteofibrosa da tíbia.
   D. osteofibrosa do fêmur.

522. No osteossarcoma, o subtipo com pior prognóstico é o
   A. primário superficial.
   B. primário de alto grau.
   C. secundário à radiação.
   D. secundário à doença de Paget.

523. Na histologia dos tumores ósseos, o mieloma múltiplo apresenta células
   A. redondas com produção de amiloide.
   B. redondas sem produção de amiloide.
   C. fusiformes com produção de amiloide.
   D. fusiformes sem produção de amiloide.

TARO 2021

524. O sarcoma de tecidos moles mais comum da mão é o
   A. lipossarcoma.
   B. fibrossarcoma.
   C. rabdomiossarcoma.
   D. sarcoma epitelioide.

525. Na neurofibromatose, a manifestação esquelética mais frequente é a
   A. escoliose.
   B. sinostose radioulnar.
   C. pseudoartrose congênita da tíbia.
   D. pseudoartrose congênita de clavícula.

526. A associação entre displasia fibrosa poliostótica e mixomas intramusculares ocorre na síndrome de
   A. Mazabraud.
   B. Li-Fraumeni.
   C. McCune-Albright.
   D. Jaffe-Campanacci.

527. A neoplasia maligna não hematológica primária do osso mais frequente é
A. o osteossarcoma.
B. a metástase óssea.
C. o condrossarcoma.
D. o mieloma múltiplo.

528. O fibroma condromixoide acomete mais frequentemente a extremidade
A. proximal do fêmur.
B. distal do fêmur.
C. proximal da tíbia.
D. distal da tíbia.

529. No cordoma sacrococcígeo, a manifestação clínica inicial mais frequente é a
A. ciatalgia.
B. massa palpável.
C. retenção urinária.
D. dor lombar baixa.

530. A lesão presente na imagem radiográfica a seguir é sugestiva de

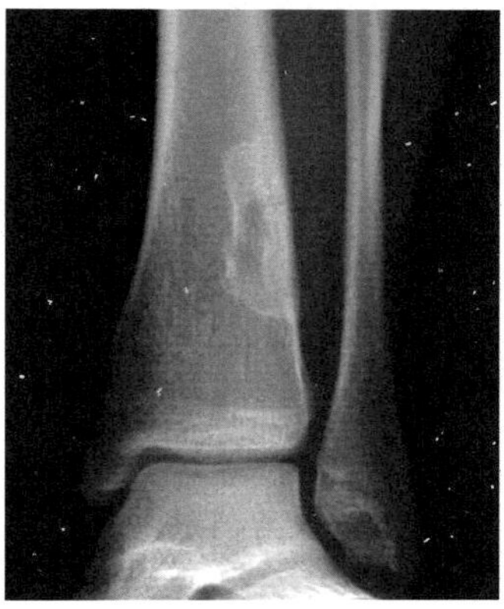

A. osteoblastoma.
B. condroblastoma.
C. osteoma osteoide.
D. fibroma não ossificante.

531. No diagnóstico dos tumores ósseos, são lesões que dispensam biópsia antes do tratamento cirúrgico o
A. osteoma osteoide e o osteocondroma.
B. osteoma osteoide e o condroblastoma.

C. tumor de células gigantes e o osteocondroma.
D. tumor de células gigantes e o condroblastoma.

532. Na sinovite vilonodular pigmentada, a biópsia sinovial evidencia hipertrofia nodular com proliferação de fibroblastos e
A. macrófagos com depósito de hemossiderina.
B. membrana sinovial com focos de hemorragia.
C. células sinoviais com depósitos de fenilalanina.
D. células sinoviais oxidadas por purinas e tiamina.

TARO 2022

533. No estadiamento das neoplasias ósseas malignas, de acordo com Enneking, a extensão extracompartimental pode ocorrer nos estágios
A. IA e IIA.
B. IA e IIB.
C. IA, IIA e III.
D. IB, IIB e III.

534. Na histiocitose de células de Langerhans, a forma sistêmica mais grave e frequentemente fatal é a doença de
A. Calvé.
B. Birbeck.
C. Letterer-Siwe.
D. Hand-Schüller-Christian.

535. No mieloma múltiplo, a queixa clínica e a localização mais frequentes são, respectivamente,
A. fraqueza e fêmur.
B. fraqueza e coluna.
C. dor óssea e fêmur.
D. dor óssea e coluna.

536. Na displasia fibrosa, a associação entre a forma poliostótica, endocrinopatia e alteração da pigmentação cutânea ocorre na síndrome de
A. Li-Fraumeni.
B. Mazabraud.
C. McCune-Albright.
D. Jaffe-Campanacci.

537. No tumor de células gigantes, a evolução é frequentemente mais agressiva quando localizado na extremidade distal
A. da tíbia.
B. do rádio.
C. do fêmur.
D. do úmero.

538. A metástase óssea de carcinoma é mais frequentemente proveniente
A. da mama e do rim.
B. do pulmão e do rim.
C. da mama e da próstata.
D. do pulmão e da próstata.

TARO 2023

539. O osteossarcoma extraósseo é mais frequente em adultos
A. abaixo de 40 anos, com prognóstico pior que o osteossarcoma intraósseo.
B. abaixo de 40 anos, com prognóstico melhor que o osteossarcoma intraósseo.
C. acima de 40 anos, com prognóstico pior que o osteossarcoma intraósseo.
D. acima de 40 anos, com prognóstico melhor que o osteossarcoma intraósseo.

540. Nas metástases ósseas, o sítio primário que mais produz lesões ósseas tipicamente radiorresistentes é
A. o rim.
B. a mama.
C. a tireoide.
D. a próstata.

541. A fratura por avulsão isolada que deve levantar suspeita de uma doença metastática oculta é a do
A. trocânter maior.
B. trocânter menor.
C. tubérculo maior.
D. tubérculo menor.

542. Na avaliação dos tumores da coluna, segundo a classificação de Tomita, a lesão extracompartimental com extensão epidural corresponde ao tipo
A. 3.
B. 4.
C. 5.
D. 6.

543. No estadiamento de sarcomas de partes moles, a tomografia computadorizada do abdome é essencial no
   A. fibrossarcoma.
   B. sarcoma sinovial.
   C. rabdomiossarcoma.
   D. lipossarcoma mixoide.

544. No sarcoma de partes moles, o estágio IIB da classificação de Enneking corresponde à lesão
   A. intracompartimental sem metástase.
   B. extracompartimental sem metástase.
   C. intracompartimental com metástase.
   D. extracompartimental com metástase.

545. O aspecto macroscópico do granuloma eosinófilo geralmente é de consistência
   A. dura e de coloração esbranquiçada.
   B. macia e de coloração esbranquiçada.
   C. dura e de coloração marrom avermelhada.
   D. macia e de coloração marrom avermelhada.

TARO 2024

546. A condromatose sinovial acomete mais frequentemente
   A. mulheres, no punho e mão.
   B. mulheres, no quadril e joelho.
   C. homens, no punho e mão.
   D. homens, no quadril e joelho.

547. Na patogênese das metástases ósseas, o único sítio primário que pode se disseminar para o esqueleto sem passar pelo sistema cava ou portal é
   A. o rim.
   B. a mama.
   C. o pulmão.
   D. a tireoide.

548. De acordo com a escala de Mirels para tratamento de fratura iminente em ossos longos patológicos, a presença de lesão tumoral blástica recebe:
   A. 0 ponto.
   B. 1 ponto.

C. 2 pontos.
D. 3 pontos.

549. Em pacientes com doença de Ollier, o condrossarcoma secundário é mais comum na
A. coluna e fêmur proximal.
B. coluna e cintura escapular.
C. pelve e fêmur proximal.
D. pelve e cintura escapular.

550. A displasia osteofibrosa (doença de Campanacci) é diagnóstico diferencial de
A. adamantinoma.
B. osteossarcoma.
C. sarcoma de Ewing.
D. tumor de células gigantes.

551. O tumor ósseo maligno mais comum na mão é o
A. fibrossarcoma.
B. osteossarcoma.
C. condrossarcoma.
D. sarcoma de Ewing.

552. Paciente do sexo masculino, 15 anos de idade, apresenta história de dor no joelho esquerdo há 1 mês. Nega febre ou emagrecimento. Não apresenta lesões na pele ou sinais flogísticos locais. Foram realizados exames de imagem que evidenciaram lesão óssea tumoral na região metafisária distal do fêmur de limites imprecisos, com reação periosteal lamelar fina tipo raios de sol. Foi submetido a biópsia que evidenciou presença de tumor ósseo maligno produtor de matriz osteoide. A sequência de tratamento para o caso é
A. amputação transfemoral, seguida de quimioterapia pós-operatória.
B. cirurgia oncológica, seguida de quimioterapia pós-operatória.
C. quimioterapia pré-operatória, seguida por cirurgia oncológica, seguida de quimioterapia pós-operatória.
D. quimioterapia pré-operatória, seguida por cirurgia oncológica, seguida de quimioterapia e radioterapia pós-operatória.

SEÇÃO 8
Ortopedia Pediátrica

TEOT 2021

553. A fratura de Tillaux no tornozelo da criança ocorre por força de rotação
   A. interna e por tração do ligamento talofibular anterior.
   B. interna e por tração do ligamento tibiofibular anterior.
   C. externa e por tração do ligamento talofibular anterior.
   D. externa e por tração do ligamento tibiofibular anterior.

554. Na tíbia vara de Blount, as crianças geralmente começam a deambular
   A. tardiamente e têm sobrepeso.
   B. tardiamente e têm baixo peso.
   C. precocemente e têm sobrepeso.
   D. precocemente e têm baixo peso.

555. Na fratura supracondiliana do úmero na criança, a complicação mais frequente é a deformidade combinada em
   A. varo, flexão e rotação externa.
   B. valgo, flexão e rotação externa.
   C. varo, extensão e rotação interna.
   D. valgo, extensão e rotação interna.

556. Na fratura da diáfise do fêmur em adolescentes com fise aberta, é contraindicado o uso de
   A. placas submusculares.
   B. hastes flexíveis de titânio.
   C. hastes rígidas com entrada trocantérica.
   D. hastes rígidas com entrada na fossa piriforme.

557. A fratura da apófise da espinha ilíaca anteroinferior nas crianças é mais comum por tração do músculo

A. sartório, em ginastas.
B. reto femoral, em ginastas.
C. sartório, em jogadores de futebol.
D. reto femoral, em jogadores de futebol.

558. Na luxação do cotovelo da criança, as imagens a seguir demonstram a lesão mais frequentemente associada, que é a fratura

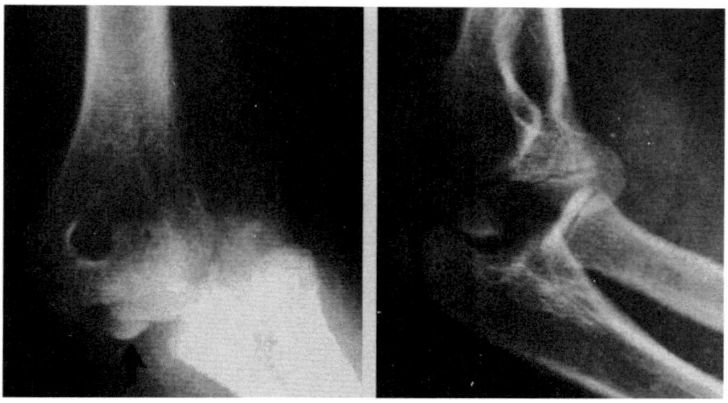

A. da tróclea.
B. do capítulo.
C. do epicôndilo lateral.
D. do epicôndilo medial.

559. No descolamento epifisário do úmero proximal em crianças abaixo de cinco anos de idade, o tipo mais frequente está ilustrado na imagem

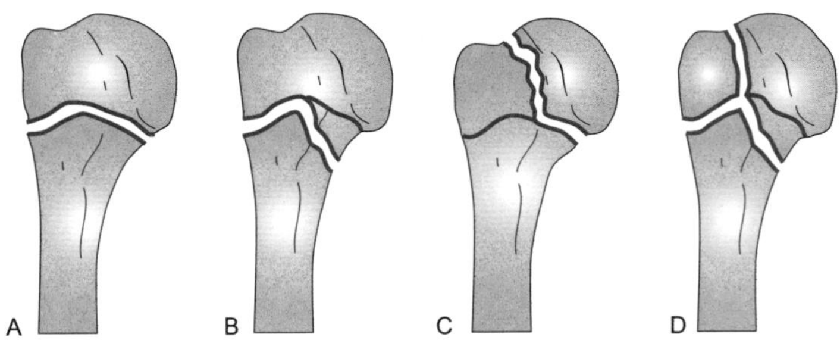

A. A.
B. B.
C. C.
D. D.

560. Na artropatia de Charcot do pé diabético, pela classificação de Eichenholtz, a consolidação óssea ocorre no estágio
   A. 0.
   B. 1.
   C. 2.
   D. 3.

561. Na fratura do terço distal dos ossos do antebraço na criança, a complicação mais frequente é a
   A. refratura.
   B. pseudoartrose.
   C. consolidação viciosa.
   D. distúrbio do crescimento.

562. Na avaliação da discrepância dos membros inferiores, a fise responsável pela maior parte do crescimento do membro é a
   A. da tíbia distal.
   B. do fêmur distal.
   C. da tíbia proximal.
   D. do fêmur proximal.

563. Na fratura supracondiliana do úmero na criança, a síndrome compartimental ocorre mais frequentemente em
   A. flexão com lesão do nervo ulnar.
   B. flexão com lesão do nervo mediano.
   C. extensão com lesão do nervo ulnar.
   D. extensão com lesão do nervo mediano.

564. Na avaliação radiográfica das lesões cervicais nas crianças, a linha espinolaminar de Swischuk é utilizada para avaliar
   A. pseudoluxação C2C3.
   B. instabilidade rotatória atlanto-axial.
   C. deslocamento anterior do odontoide.
   D. deslocamento atlanto-occipital anterior.

565. Na avaliação das deformidades angulares e rotacionais, o geno valgo fisiológico na criança é máximo na idade de
   A. 1,5 ano.
   B. 4 anos.
   C. 6 anos.
   D. 8 anos.

TEOT 2022

566. Na coxa vara do desenvolvimento, o tratamento mais apropriado para correção cirúrgica definitiva é a
   A. epifisiodese do grande trocanter.
   B. fixação percutânea do fêmur proximal.
   C. osteotomia valgizante do fêmur proximal.
   D. fixação percutânea do fêmur proximal com enxerto no colo.

567. Na mielomeningocele, o fator físico mais importante para manutenção de deambulação é a força muscular do
   A. quadríceps e do iliopsoas.
   B. iliopsoas e dos isquiotibiais.
   C. quadríceps e dos isquiotibiais.
   D. glúteo máximo e do quadríceps.

568. Na fratura da espinha tibial na criança, são complicações frequentes a instabilidade ligamentar residual e a perda de mobilidade do joelho principalmente em
   A. flexão.
   B. extensão.
   C. rotação interna.
   D. rotação externa.

569. No pé cavo da criança com doença de Charcot-Marie-Tooth, a inversão do retropé e a depressão da cabeça do primeiro metatarso se devem à manutenção da força dos músculos
   A. tibial anterior e fibular curto.
   B. tibial anterior e fibular longo.
   C. tibial posterior e fibular curto.
   D. tibial posterior e fibular longo.

570. Na infecção da coluna vertebral da criança, a osteomielite, quando comparada à discite, se caracteriza por afetar crianças com idade média de
   A. 2,5 anos e frequentemente sem febre.
   B. 2,5 anos e frequentemente com febre.
   C. 7,5 anos e frequentemente sem febre.
   D. 7,5 anos e frequentemente com febre.

571. Na fratura proximal do rádio da criança maior de 10 anos de idade, a angulação máxima aceita para o tratamento conservador é de
A. 15 graus.
B. 30 graus.
C. 45 graus.
D. 60 graus.

572. Na fratura em galho verde dos ossos do antebraço da criança, em diferentes níveis e com ápice dorsal, a redução deve ser realizada por meio de
A. simples pronação do antebraço.
B. simples supinação do antebraço.
C. tração com pronação do antebraço.
D. com supinação do antebraço.

573. Na fratura da mão na criança, as lesões fisárias ocorrem mais frequentemente
A. nos metacarpos.
B. nas falanges distais.
C. nas falanges médias.
D. nas falanges proximais.

574. Na síndrome dos maus-tratos da criança, de acordo com Kleinman, é considerada uma lesão esquelética com alta especificidade a fratura
A. da clavícula.
B. da escápula.
C. de ossos longos.
D. do corpo vertebral.

575. A fratura metatarsal na criança maior que 10 anos ocorre mais frequentemente no
A. primeiro metatarso.
B. segundo metatarso.
C. terceiro metatarso.
D. quinto metatarso.

576. Na fratura metafisária proximal da tíbia na criança, a sequela tardia mais comum é
A. o encurtamento.
B. a hiperextensão.
C. o valgo progressivo.
D. o sobrecrescimento do membro.

577. Na fratura de clavícula no recém-nascido, o trauma ocorre no púbis da mãe e geralmente acomete o lado
   A. direito, na apresentação occipito-direita-posterior.
   B. direito, na apresentação occipito-esquerda-anterior.
   C. esquerdo, na apresentação occipito-direita-posterior.
   D. esquerdo, na apresentação occipito-esquerda-anterior.

578. Na fratura tipo II de Delbet da extremidade proximal do fêmur na criança, a manobra de redução incruenta é realizada com progressiva
   A. adução seguida de rotação lateral.
   B. adução seguida de rotação medial.
   C. abdução seguida de rotação lateral.
   D. abdução seguida de rotação medial.

TEOT 2023

579. No defeito femoral focal proximal (DFFP), a imagem a seguir, levando em consideração a classificação de Aitken, corresponde ao tipo

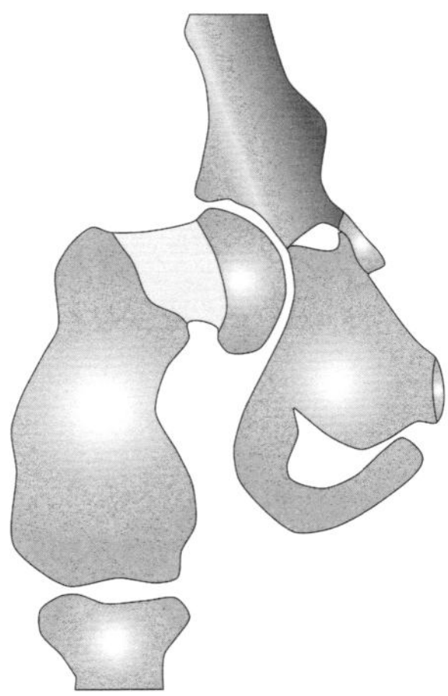

   A. A.
   B. B.
   C. C.
   D. D.

580. Na fratura tipo II de Delbet da extremidade proximal do fêmur na criança, a manobra de redução incruenta é realizada com progressiva
   A. adução seguida de rotação lateral.
   B. adução seguida de rotação medial.

C. abdução seguida de rotação lateral.
D. abdução seguida de rotação medial.

581. No tratamento da fratura da região proximal do rádio da criança, a técnica ilustrada a seguir é a de

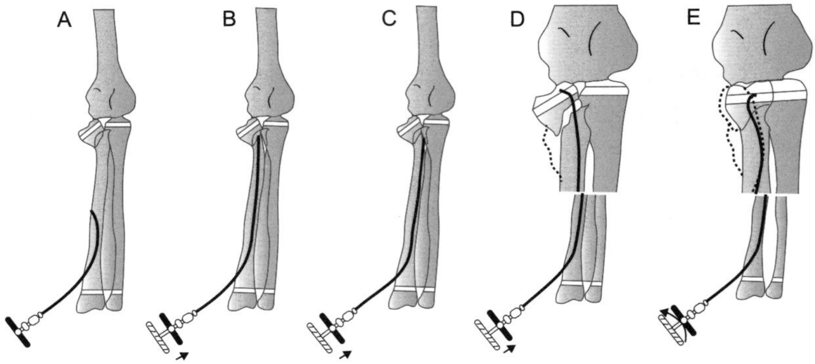

A. Israeli.
B. Jeffrey.
C. Wallace.
D. Metaizeau.

582. Na suspeita de maus-tratos na criança, há alta especificidade quando ocorre fratura
A. da clavícula.
B. da falange da mão.
C. do processo espinhoso.
D. de diáfise de osso longo.

583. Na lesão cervical baixa na criança, o mecanismo de carga axial geralmente resulta em
A. fratura luxação.
B. fratura bifacetária.
C. fratura por explosão.
D. lesão do complexo ligamentar posterior.

584. No tratamento cirúrgico da fratura diafisária do fêmur no adolescente com haste intramedular bloqueada com entrada na fossa piriforme, a complicação mais grave é
A. coxa valga.
B. subluxação do quadril.

C. fechamento precoce da fise.
D. necrose avascular da cabeça femoral.

585. As coalizões tarsais ocorrem mais comumente na faceta
A. medial da articulação talocalcaneana e entre o processo anterior do calcâneo e o navicular.
B. anterior da articulação talocalcaneana e entre o processo anterior do calcâneo e o navicular.
C. medial da articulação talocalcaneana e entre o processo lateral do calcâneo e o navicular.
D. anterior da articulação talocalcaneana e entre o processo lateral do calcâneo e o navicular.

586. A artrite séptica do quadril na criança deve ser tratada cirurgicamente de preferência pela via de acesso
A. lateral.
B. medial.
C. anterior.
D. posterior.

587. Na fratura do côndilo umeral da criança, a complicação relacionada à neuropatia tardia do ulnar é a
A. pseudartrose.
B. osteonecrose da tróclea.
C. formação do esporão lateral.
D. deformidade em rabo de peixe.

588. Na fratura da metáfise proximal da tíbia da criança, a deformidade mais comum como complicação tardia é o
A. varo.
B. valgo.
C. recurvato.
D. antecurvato.

589. Na avaliação radiográfica da displasia de desenvolvimento do quadril, o limite superior da normalidade do índice acetabular na criança é
A. 15 graus.
B. 20 graus.
C. 30 graus.
D. 40 graus.

590. Na paralisia cerebral, a criança não deambuladora que consegue mobilizar sua cadeira de rodas é classificada pelo GMFCS (*Gross Motor Function Classification System*) como tipo

A. II.
B. III.
C. IV.
D. V.

591. Na fratura da tuberosidade anterior da tíbia na criança, a lesão meniscal está mais frequentemente associada, segundo à classificação de Watson-Jones modificada por Ogden, ao tipo

A. 1.
B. 2.
C. 3.
D. 4.

592. Na fratura do quinto metatarso na criança, o centro de crescimento apofisário proximal pode ser distinguido do traço fraturário por possuir uma orientação mais

A. oblíqua.
B. coronal.
C. transversal.
D. longitudinal.

593. No tratamento do metatarso aduto com manipulação e trocas gessadas seriadas não se deve fazer

A. valgo excessivo do retropé para evitar o pé talo vertical iatrogênico.
B. valgo excessivo do retropé para evitar o pé em serpentina iatrogênico.
C. abdução excessiva do antepé para evitar o pé talo vertical iatrogênico.
D. abdução excessiva do antepé para evitar o pé em serpentina iatrogênico.

594. A fratura da falange proximal na criança devido à avulsão dos ligamentos colaterais metacarpofalangianos é, quase exclusivamente, do tipo

A. I de Salter-Harris.
B. II de Salter-Harris.
C. III de Salter-Harris.
D. IV de Salter-Harris.

TEOT 2024

595. Na fratura luxação da região proximal do antebraço na criança, o tipo B da classificação de Letts corresponde à
   A. fratura completa da ulna com desvio anterior da cabeça do rádio.
   B. fratura completa da ulna com desvio posterior da cabeça do rádio.
   C. deformidade plástica da ulna com desvio anterior da cabeça do rádio.
   D. fratura em galho verde da ulna com desvio anterior da cabeça do rádio.

596. A doença de Osgood-Schlatter tem forte associação com patela
   A. alta e alongamento do reto femoral.
   B. alta e encurtamento do reto femoral.
   C. baixa e alongamento do reto femoral.
   D. baixa e encurtamento do reto femoral.

597. A complicação mais comum da artroscopia do tornozelo é a
   A. fístula sinovial.
   B. lesão vascular.
   C. lesão neurológica.
   D. síndrome da dor complexa regional.

598. Na fratura do tornozelo na criança, segundo Dias-Tachdjian, o mecanismo de trauma em que a fíbula permanece intacta é o de
   A. supinação-inversão.
   B. supinação-flexão plantar.
   C. supinação-rotação interna.
   D. pronação-eversão-rotação externa.

599. Na displasia do desenvolvimento do quadril, a imagem tomográfica a seguir, pós-redução incruenta, demonstra

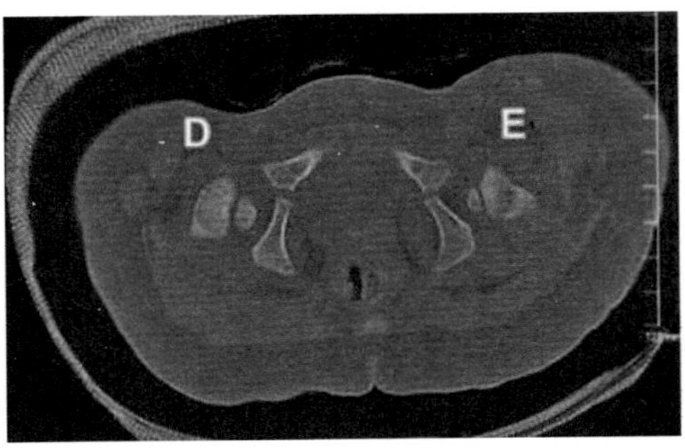

A. ambos os quadris luxados.
B. ambos os quadris reduzidos.
C. o quadril direito luxado e o esquerdo reduzido.
D. o quadril direito reduzido e o esquerdo luxado.

600. A fratura do capitato em crianças ocorre mais frequentemente com o punho em
A. flexão.
B. extensão.
C. desvio ulnar.
D. desvio radial.

601. Na epifisiólise aguda e instável, a técnica em que é realizada uma artrotomia com redução aberta suave e descompressão da cápsula é a de
A. Ganz.
B. Dunn.
C. Parsch.
D. Southwick.

602. Na luxação traumática anterior do quadril na criança, a manobra de redução ilustrada na figura a seguir é a de

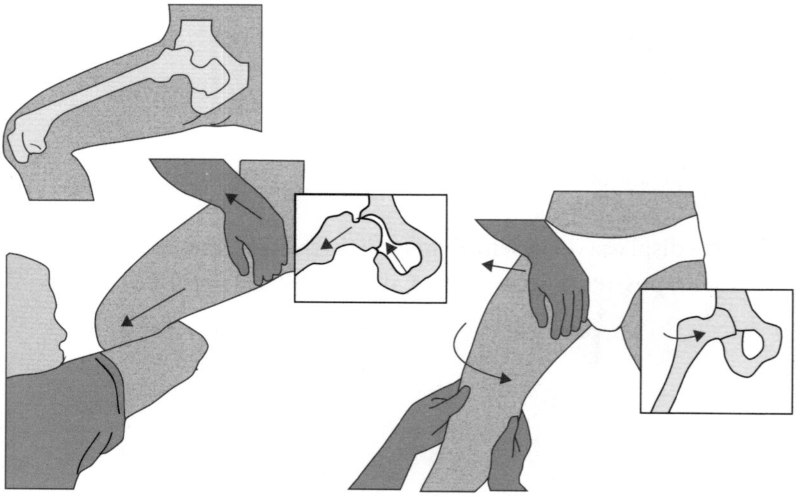

A. Allis.
B. Stimson.
C. Bigelow.
D. Stewart-Milford.

603. No pé da criança, a presença de osso acessório que mais frequentemente associa-se a sintoma é o
A. Os *fibulare*.
B. Os *trigonum*.
C. Os *vesalianum*.
D. Os *naviculare acessorium*.

604. No tratamento da doença de Blount, a órtese deve ser indicada até a idade de
A. 3 anos e usada por até um ano.
B. 6 anos e usada por até um ano.
C. 3 anos e usada até a maturidade esquelética.
D. 6 anos e usada até a maturidade esquelética.

605. Na avaliação clínica de uma criança com artrite séptica do quadril, este frequentemente encontra-se em posição de flexão,
A. adução e rotação medial.
B. adução e rotação lateral.
C. abdução e rotação medial.
D. abdução e rotação lateral.

606. Na fratura da espinha tibial da criança, o maior prejuízo funcional está mais frequentemente associado à presença de
A. estalido no joelho.
B. instabilidade residual.
C. derrame de repetição.
D. perda da extensão total.

607. Na sequela da fratura da cabeça e do colo do rádio em crianças, o movimento mais frequentemente comprometido é a
A. flexão.
B. extensão.
C. pronação.
D. supinação.

608. A coxa vara do desenvolvimento está mais frequentemente associada
A. ao pé talo vertical.
B. à escoliose congênita.
C. à síndrome de Marfan.
D. à disostose cleidocraniana.

609. Na paralisia cerebral, a técnica de Vulpius para o tratamento do pé equino é realizada na zona de alongamento
A. 1.
B. 2.
C. 3.
D. 4.

610. Na lesão fisária esternoclavicular com desvio anterior da metáfise, a inclinação da cabeça e a direção da tração do músculo esternocleidomastóideo são, respectivamente, para o lado
A. afetado e anterior.
B. afetado e posterior.
C. não afetado e anterior.
D. não afetado e posterior.

611. A mielomeningocele em uma criança que apresenta força do quadríceps e glúteo médio grau 3 ou mais, e força do complexo gastrocnêmio-sóleo grau 2 ou menos é classificada funcionalmente como
A. lombar alta.
B. lombar baixa.
C. sacral alta.
D. sacral baixa.

612. Na classificação das lesões fisárias de Salter-Harris, o tipo VI acrescentado por Rang consiste na fratura
A. intra-articular com separação parcial da epífise.
B. que acomete a placa de crescimento e a metáfise parcialmente.
C. avulsão na inserção de um ligamento, levando com ele uma porção do anel pericondral.
D. que passa a partir da superfície articular por todas as camadas da fise por meio da metáfise.

613. Na fratura da tuberosidade da tíbia no adolescente, o risco de síndrome compartimental aguda está relacionado à lesão da artéria
A. infrapatelar transversa.
B. recorrente tibial anterior.
C. genicular medial inferior.
D. recorrente tibial posterior.

614. Na fratura da diáfise do fêmur na criança, o acometimento na região proximal comparado à distal faz com que a redução seja
A. mais fácil de controlar e a deformidade residual mais tolerável.
B. mais fácil de controlar e a deformidade residual menos tolerável.
C. mais difícil de controlar e a deformidade residual mais tolerável.
D. mais difícil de controlar e a deformidade residual menos tolerável.

TEOT 2025

615. Uma criança com subluxação traumática do ligamento anular apresentará em seu exame físico cotovelo e antebraço, respectivamente, em
A. extensão e pronação.
B. extensão e supinação.
C. discreta flexão e pronação.
D. discreta flexão e supinação.

616. Nas crianças, a complicação tardia mais comum da fratura diafisária isolada da tíbia é a deformidade em
A. varo.
B. valgo.
C. antecurvo.
D. retrocurvo.

617. No tratamento cirúrgico do torcicolo congênito, a liberação proximal do músculo esternocleidomastoideo deve ser realizada na inserção óssea, a fim de evitar lesão do nervo
A. frênico.
B. acessório.
C. hipoglosso.
D. cervical transverso.

618. Nas mucopolissacaridoses, o resultado positivo no teste de queratan sulfato urinário acontece na síndrome de
A. Scheie.
B. Hurler.
C. Hunter.
D. Morquio.

619. Na artrogripose clássica, as deformidades mais comuns encontradas nos membros superiores são cotovelo e punho, respectivamente, em
A. flexão e flexão.
B. flexão e extensão.
C. extensão e flexão.
D. extensão e extensão.

620. Na coalizão tarsal, o sinal radiográfico de "nariz de tamanduá" está relacionado à coalizão
A. talonavicular.
B. talocalcaneana.
C. calcaneocuboide.
D. calcaneonavicular.

621. A associação de pioartrite com osteomielite pode ocorrer em crianças maiores de 18 meses de idade quando acomete a metáfise
A. do rádio distal.
B. da fíbula distal.
C. do fêmur distal.
D. da tíbia proximal.

622. A osteomielite por *Salmonella* é mais comum em pacientes com
A. diabetes e acomete predominantemente a região diafisária.
B. diabetes e acomete predominantemente a região metafisária.
C. doença falciforme e acomete predominantemente a região diafisária.
D. doença falciforme e acomete predominantemente a região metafisária.

623. Nas fraturas diafisárias do fêmur em crianças de 6 meses a 5 anos de idade, com menos de 2 cm de encurtamento, é recomendado o tratamento com
A. aparelho de Pavlik.
B. haste intramedular flexível.
C. placa bloqueada de pequenos fragmentos.
D. aparelho gessado imediato ou tração seguida de aparelho gessado.

624. A imagem identificada pela seta na radiografia a seguir é altamente sugestiva de

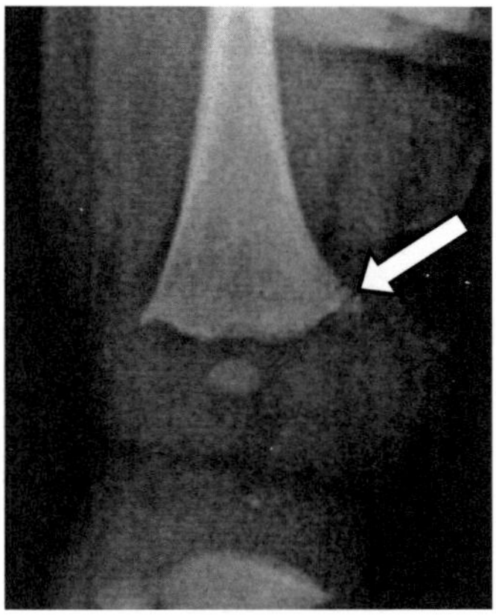

Fonte: Azar FM, Beaty JH. Campbell's Operative Orthopaedics. 14. ed. Philadelphia: Elsevier; 2021.

A. infecção.
B. maus-tratos.
C. tumor ósseo.
D. osteogênese imperfeita.

625. A refratura dos ossos do antebraço em crianças é mais comum no sexo
A. feminino, após fraturas completas.
B. masculino, após fraturas completas.
C. feminino, após fraturas do tipo galho verde.
D. masculino, após fraturas do tipo galho verde.

626. Em crianças, a complicação mais comum da fratura da extremidade distal do rádio é
A. refratura.
B. pseudartrose.
C. consolidação viciosa.
D. síndrome compartimental.

627. Em crianças com fratura da tuberosidade da tíbia, a complicação mais comum após redução fechada e fixação percutânea é
A. pseudartrose.
B. consolidação viciosa.
C. síndrome compartimental.
D. doença de Osgood-Schlatter.

628. Em crianças com fratura da região proximal do fêmur, segundo a classificação de Delbet, a maior incidência de osteonecrose da cabeça femoral ocorre no tipo

A. I.
B. II.
C. III.
D. IV.

629. As fraturas de Tillaux são decorrentes do fechamento assimétrico sequencial das regiões da fise distal da tíbia, que acontece na seguinte ordem

A. central, lateral e medial.
B. central, medial e lateral.
C. medial, central e lateral.
D. medial, lateral e central.

630. Uma criança recém-nascida é encaminhada para consulta ortopédica por deformidade bilateral nas pernas desde o nascimento. As deformidades identificadas nas radiografias a seguir podem estar associadas à

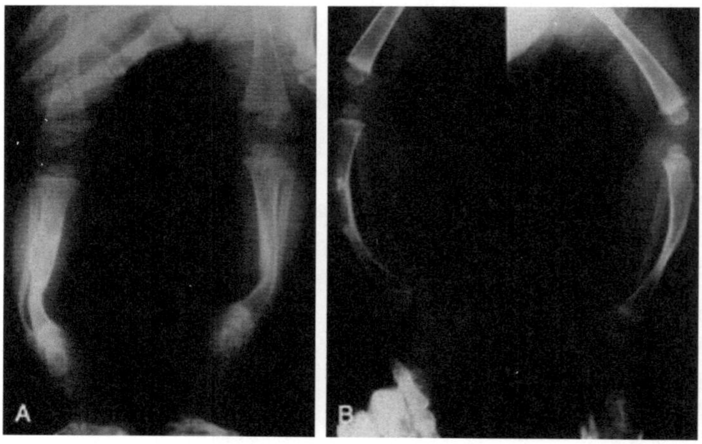

A. neurofibromatose tipo 1 e doença de STREETER.
B. neurofibromatose tipo 1 e pseudartrose congênita de tíbia.
C. neurofibromatose tipo 2 e doença de Streeter.
D. neurofibromatose tipo 2 e pseudartrose congênita de tíbia.

631. Em crianças, a fratura supracondilar do úmero com desvio posteromedial deve ser reduzida por manobra de
A. flexão e pronação.
B. flexão e supinação.
C. extensão e pronação.
D. extensão e supinação.

632. Na paralisia obstétrica, a presença da escápula alada na tentativa de rotação interna do ombro reflete o sinal
A. de Putti.
B. do corneteiro.
C. de Klumpke.
D. da gorjeta do garçom.

633. Na deficiência focal femoral proximal, o encurtamento muscular provoca alteração na função dos
A. adutores e flexores do quadril.
B. abdutores e flexores do quadril.
C. adutores e extensores do quadril.
D. abdutores e extensores do quadril.

634. Um menino de 11 anos, vítima de atropelamento por carro, apresenta-se na emergência com queixa de dor no ombro esquerdo e impotência funcional. Conforme a imagem a seguir, o diagnóstico mais provável é de

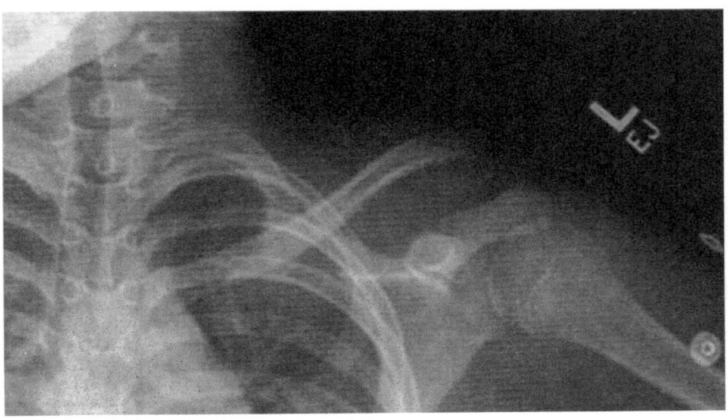

A. fratura de úmero proximal.
B. fratura do colo da escápula.
C. pseudoluxação acromioclavicular.
D. rotura dos ligamentos acromioclaviculares.

635. Na radiografia apresentada a seguir, segundo Bayne e Klug, a malformação congênita é classificada como tipo

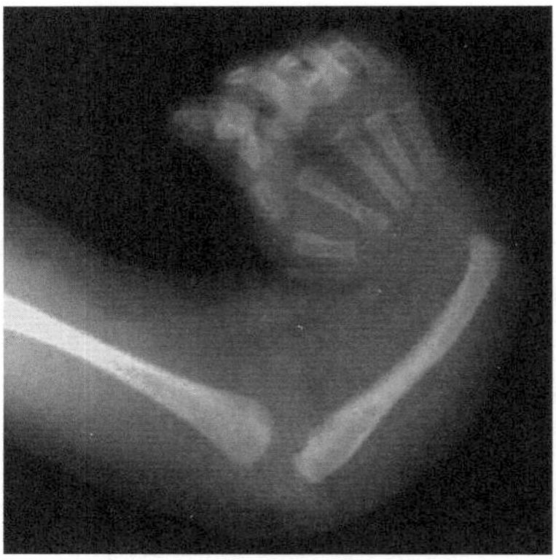

A. I.
B. II.
C. III.
D. IV.

636. Na doença de Legg-Calvé-Perthes, de acordo com a classificação de Herring, a imagem radiográfica que apresenta diminuição de mais de 50% do pilar lateral corresponde ao grupo
A. A.
B. B.
C. B/C.
D. C.

TARO 2020

637. Na osteomielite hematogênica aguda, o acometimento metafisário associado à artrite séptica é mais frequente em crianças
A. maiores que 18 meses e no joelho.
B. menores que 18 meses e no joelho.
C. maiores que 18 meses e no quadril.
D. menores que 18 meses e no quadril.

638. Na fratura metafisária proximal da tíbia na criança, a faixa etária e a complicação mais frequente são, respectivamente, entre
A. 3 a 6 anos e deformidade em varo.
B. 3 a 6 anos e deformidade em valgo.

C. 9 a 12 anos e deformidade em varo.
D. 9 a 12 anos e deformidade em valgo.

639. No trauma cervical na criança, a linha radiográfica de Swischuk avalia
A. o os *odontoideum*.
B. a invaginação basilar.
C. a pseudoluxação C2-C3.
D. a lesão do ligamento transverso.

640. Na paralisia cerebral, o tipo atetoide apresenta acometimento no nível
A. piramidal.
B. cerebelar.
C. ventricular.
D. extrapiramidal.

641. Na mielomeningocele, a presença de medula presa na ressonância magnética é
A. rara e 30% dos pacientes têm sinais clínicos.
B. rara e 70% dos pacientes têm sinais clínicos.
C. comum e 30% dos pacientes têm sinais clínicos.
D. comum e 70% dos pacientes têm sinais clínicos.

642. Na fratura dos ossos do pé da criança, é sinal radiográfico altamente sugestivo da lesão de Lisfranc, a concomitância da fratura da base do
A. primeiro metatarso e do cuboide.
B. primeiro metatarso e do cuneiforme medial.
C. segundo metatarso e do cuboide.
D. segundo metatarso e do cuneiforme medial.

643. Na fratura do côndilo lateral na criança, a dissecção extensa posterolateral no acesso cirúrgico, aumenta a incidência de
A. cúbito varo.
B. cúbito valgo.
C. osteonecrose.
D. pseudoartrose.

644. Na hemimelia fibular, podem ser observadas a hipoplasia do côndilo femoral
A. lateral e a instabilidade anteroposterior do joelho.
B. lateral e a instabilidade em varo e valgo do joelho.

C. medial e e a instabilidade anteroposterior do joelho.
D. medial e a instabilidade em varo e valgo do joelho.

645. Na síndrome compartimental da criança, o sintoma mais relevante para o diagnóstico é a
A. dor.
B. agitação.
C. parestesia.
D. ausência de pulso.

646. O tipo de maus-tratos mais frequente nas crianças é
A. o físico.
B. o sexual.
C. o emocional.
D. a negligência.

647. Na fratura patológica do fêmur em adolescente, na vigência de quimioterapia para osteossarcoma, o tratamento melhor indicado é
A. cirúrgico e suspensão da quimioterapia.
B. cirúrgico e manutenção da quimioterapia.
C. conservador e suspensão da quimioterapia.
D. conservador e manutenção da quimioterapia.

648. Na fratura supracondiliana do úmero na criança, a deformidade que pode se remodelar com o crescimento esquelético é a
A. em varo.
B. em valgo.
C. rotacional.
D. hiperextensão.

649. Na fratura do terço proximal do fêmur na criança, a complicação mais frequentemente associada ao tipo IV de Delbet é a
A. pseudoartrose.
B. necrose avascular.
C. deformidade em varo.
D. deformidade em valgo.

650. Na osteocondrite dissecante do joelho da criança, é uma indicação de tratamento cirúrgico
   A. o acometimento bilateral.
   B. a presença de fise aberta.
   C. a dor e a persistência do quadro por três meses.
   D. a persistência do quadro após fechamento da fise.

TARO 2021

651. Nas amputações em crianças, o sobrecrescimento do coto ósseo é mais frequente no
   A. fêmur e mais bem tratado com epifisiodese.
   B. úmero e mais bem tratado com epifisiodese.
   C. fêmur e mais bem tratado com enxerto osteocondral.
   D. úmero e mais bem tratado com enxerto osteocondral.

652. Na fratura isolada da diáfise da ulna na criança, a manobra de redução, descrita por Blount, consiste em aplicar uma força no sítio da fratura em
   A. varo e pressão com o polegar sobre o fragmento distal.
   B. valgo e pressão com o polegar sobre o fragmento distal.
   C. varo e pressão com o polegar sobre o fragmento proximal.
   D. valgo e pressão com o polegar sobre o fragmento proximal.

653. A lesão fisária por estresse ocorre mais frequentemente
   A. no fêmur dos corredores.
   B. no fêmur dos jogadores de futebol.
   C. nos ossos do antebraço dos ginastas.
   D. nos ossos do antebraço dos jogadores de beisebol.

654. Na luxação do cotovelo da criança, o nervo mais frequentemente lesado é o
   A. ulnar.
   B. mediano.
   C. interósseo anterior.
   D. interósseo posterior.

655. Na escoliose idiopática do adolescente, a imagem mostrada a seguir, segundo a classificação de Lenke, corresponde ao tipo

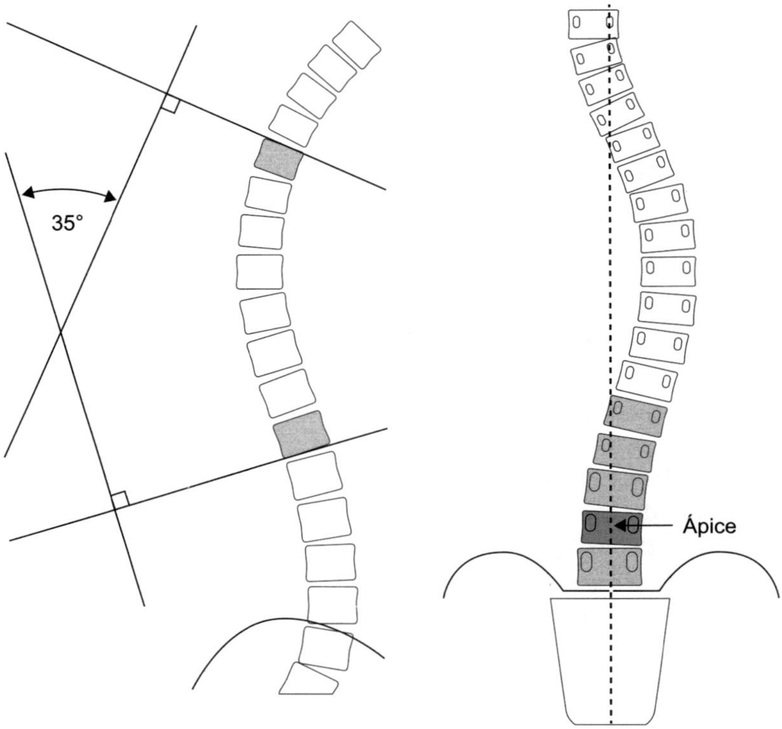

A. 1 A N.
B. 1 B N.
C. 2 B +.
D. 3 A –.

656. Na fratura triplanar do tornozelo da criança, a radiografia em perfil do tornozelo demonstra uma fratura Salter-Harris tipo
A. I.
B. II.
C. III.
D. IV.

657. Nas complicações tardias da fratura por avulsão do tubérculo tibial do adolescente, a deformidade mais frequente é o
A. recurvato.
B. antecurvato.

C. alongamento.
D. encurtamento.

658. A fratura do côndilo femoral medial Salter-Harris tipo III é mais frequentemente associada à lesão do
A. menisco medial.
B. ligamento colateral medial.
C. ligamento cruzado anterior.
D. ligamento cruzado posterior.

659. Na fratura diafisária do fêmur da criança, o maior percentual de remodelação óssea ocorre por conta de
A. translação fragmentar.
B. reorientação rotacional.
C. crescimento no local da fratura.
D. reorientação fisária e crescimento longitudinal.

660. Na fratura supracondiliana do úmero da criança com desvio posteromedial, o periósteo geralmente está roto na região
A. lateral e a pronação auxilia na redução.
B. lateral e a supinação auxilia na redução.
C. medial e a pronação auxilia na redução.
D. medial e a supinação auxilia na redução.

661. Na fratura bilateral dos ramos púbicos superior e inferior da criança, o desvio do fragmento "flutuante" ocorre geralmente pela ação do músculo
A. sartório.
B. iliopsoas.
C. reto femoral.
D. reto do abdome.

662. Na fratura irredutível com deslocamento volar da extremidade distal do antebraço em crianças, geralmente ocorre interposição pelo periósteo
A. volar e/ou tendões flexores.
B. volar e/ou pronador quadrado.
C. dorsal e/ou tendões extensores.
D. dorsal e/ou tendão do braquiorradial.

663. Na fratura da extremidade proximal do úmero da criança de 14 anos, demonstrada nas imagens a seguir, o tratamento indicado é

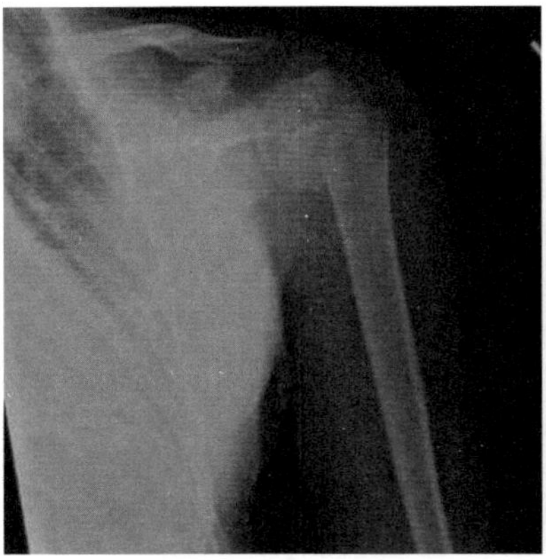
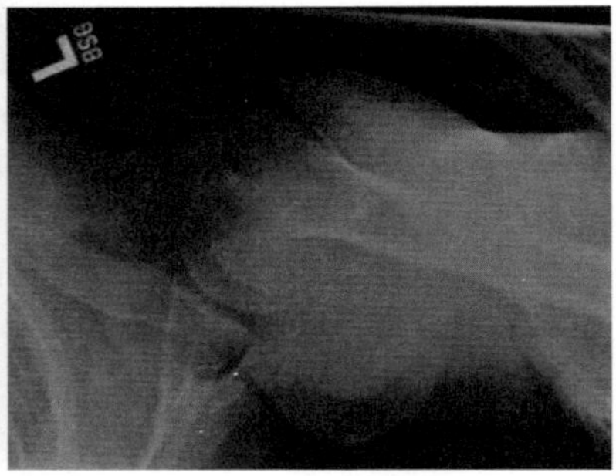

A. imobilização com tipoia.
B. redução incruenta e imobilização tipo velpeau.
C. redução cruenta e fixação com parafusos canulados.
D. redução incruenta e fixação percutânea com fios de Kirschner.

664. Na síndrome compartimental na perna da criança, o preditor mais forte para seu desenvolvimento é
A. a baixa idade.
B. o peso > 50 kg.
C. o déficit neurológico.
D. a cominuição da fratura.

665. Na paralisia cerebral, o distúrbio de movimento resultante da lesão nos gânglios da base, frequentemente relacionado a kernicterus neonatal, é a
A. ataxia.
B. atetose.
C. distonia.
D. espasticidade.

TARO 2022

666. Na fratura diafisária do fêmur na criança com menos de 6 meses, a opção preferencial de tratamento é
A. a tração cutânea.
B. a tala inguinopodálica.

C. o gesso pelvicopodálico.
D. o suspensório de Pavlik.

667. Na doença de Legg-Calvé-Perthes, o principal objetivo do tratamento é a
A. correção da dismetria residual.
B. descompressão da cabeça femoral.
C. correção do ângulo cervicodiafisário.
D. contenção da cabeça femoral no fundo do acetábulo.

668. As radiografias em perfil do pé da criança com flexão dorsal e plantar máximas, demonstradas nas imagens a seguir, caracterizam a deformidade do pé

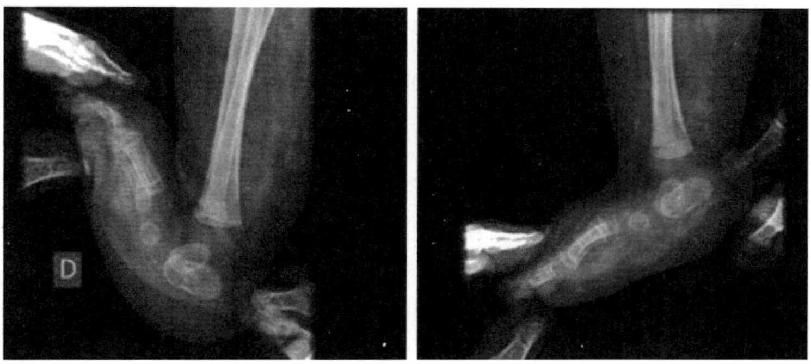

Fonte: Acervo pessoal – CET.

A. talo vertical.
B. em serpentina.
C. calcaneovalgo.
D. torto congênito.

669. Na fratura tipo compressão da coluna toracolombar na criança, de acordo com a classificação de Denis, a recomendação de estabilização cirúrgica ocorre a partir de
A. 15° de angulação e 30% de acunhamento vertebral.
B. 15° de angulação e 50% de acunhamento vertebral.
C. 30° de angulação e 30% de acunhamento vertebral.
D. 30° de angulação e 50% de acunhamento vertebral.

670. Na avaliação de lesão neurológica nas fraturas do antebraço da criança, pedimos para a criança fazer o sinal de "OK" com o indicador e o polegar para investigar a função do nervo
A. ulnar.
B. musculocutâneo.

C. interósseo anterior.
D. interósseo posterior.

671. Nas fraturas do anel pélvico da criança, conforme a classificação de Torode e Zieg modificada, considera-se instável
A. os tipos I e II.
B. os tipos III-A, III-B e IV.
C. os tipos III-B e IV.
D. somente o tipo IV.

672. A fratura juvenil de Tillaux no tornozelo é provocada por trauma em rotação
A. medial, por tração do ligamento tibiofibular anteroinferior.
B. medial, por tração do ligamento tibiofibular posteroinferior.
C. lateral, por tração do ligamento tibiofibular anteroinferior.
D. lateral, por tração do ligamento tibiofibular posteroinferior.

673. Na deformidade de Sprengel, o movimento glenoumeral apresenta-se tipicamente
A. normal com escápula normal.
B. diminuído com escápula normal.
C. normal com escápula hipoplásica.
D. diminuído com escápula hipoplásica.

674. Nas lesões fisárias da criança, quando ocorre a separação entre a epífise e a metáfise, o suprimento sanguíneo para a camada germinativa está comprometido apenas no
A. fêmur distal e tíbia proximal.
B. proximal e tíbia distal.
C. úmero proximal e rádio distal.
D. fêmur proximal e rádio proximal.

675. A parada de crescimento fisário linear ocorre mais comumente após as fraturas do tipo III e IV de Salter-Harris
A. no maléolo medial.
B. na região distal do fêmur.
C. na região proximal da tíbia.
D. na região proximal do fêmur.

676. A mucopolissacaridose tipo Morquio tem como características a cognição
A. normal e rigidez articular.
B. alterada e rigidez articular.
C. normal e hiperfrouxidão articular.
D. alterada e hiperfrouxidão articular.

677. No diagnóstico diferencial radiológico da fratura proximal do úmero na criança, o centro de ossificação da tuberosidade maior aparece entre
A. 1 a 3 anos.
B. 4 a 5 anos.
C. 6 a 7 anos.
D. 8 a 9 anos.

678. Nas luxações posteriores do cotovelo da criança, a fratura mais frequentemente associada é a
A. do colo do rádio.
B. da cabeça do rádio.
C. do epicôndilo medial.
D. do processo coronoide.

679. O sarcoma de partes moles mais prevalente em crianças e adolescentes é o
A. lipossarcoma.
B. fibrossarcoma.
C. sinoviossarcoma.
D. rabdomiossarcoma.

680. Na osteomielite de calcâneo na criança secundária a ferimento puntiforme, o patógeno mais comum é a
A. *Kingella kingae.*
B. *Salmonella species.*
C. *Klebsiella aerogenes.*
D. *Pseudomonas aeruginosa.*

681. Na artrogripose clássica, as deformidades mais frequentes nos membros superiores são
A. cotovelo em flexão e punho em flexão.
B. cotovelo em flexão e punho em extensão.
C. cotovelo em extensão e punho em flexão.
D. cotovelo em extensão e punho em extensão.

682. No pé plano flexível da criança, há maior risco de se tornar doloroso quando ocorre contratura do tendão do músculo
A. fibular longo.
B. tríceps sural.
C. tibial anterior.
D. tibial posterior.

683. Na osteogênese imperfeita, segundo a classificação de Sillence, a prevalência de escoliose é maior nos tipos
A. I e II.
B. II e III.
C. II e IV.
D. III e IV.

684. A fratura supracondiliana do úmero na criança com desvio posterolateral apresenta integridade do periósteo na região
A. medial e deve ser reduzida com pronação do antebraço.
B. medial e deve ser reduzida com supinação do antebraço.
C. lateral e deve ser reduzida com pronação do antebraço.
D. lateral e deve ser reduzida com supinação do antebraço.

685. A osteocondrose que faz parte da síndrome descrita como *little leaguer's elbow* é a de
A. Iselin.
B. Sever.
C. Panner.
D. Köhler.

686. Na fratura da extremidade distal do rádio na criança, na deformidade em "baioneta reversa" frequentemente o fragmento proximal provoca lesão de
A. nervo mediano.
B. tendões flexores.
C. tendões extensores.
D. nervo sensitivo radial.

TARO 2023

687. Na fratura do terço proximal da tíbia na criança, a direção do desvio tardio e a estrutura anatômica interposta mais frequentemente observadas são, respectivamente,
A. varo e trato iliotibial.
B. valgo e trato iliotibial.
C. varo e pata de ganso.
D. valgo e pata de ganso.

688. O sobrecrescimento ósseo após amputação em crianças é mais comum no
A. rádio e na tíbia.
B. rádio e na fíbula.
C. úmero e na tíbia.
D. úmero e na fíbula.

689. A fratura juvenil de Tillaux corresponde na classificação de Salter-Harris ao tipo
A. III e envolve a região anterolateral da tíbia distal.
B. III e envolve a região posterolateral da tíbia distal.
C. IV e envolve a região anterolateral da tíbia distal.
D. IV e envolve a região posterolateral da tíbia distal.

690. Na luxação do cotovelo da criança, a lesão do nervo radial é
A. rara e os sintomas usualmente resolvem após a redução.
B. rara e os sintomas usualmente não resolvem após a redução.
C. frequente e os sintomas usualmente resolvem após a redução.
D. frequente e os sintomas usualmente não resolvem após a redução.

691. Na deformidade de Sprengel, a técnica cirúrgica de Woodward inclui a transferência da
A. origem da musculatura paraescapular para distal.
B. inserção da musculatura paraescapular para distal.
C. origem da musculatura paraescapular para proximal.
D. inserção da musculatura paraescapular para proximal.

692. O diagnóstico diferencial da doença de Legg-Calvé-Perthes, quando ocorre bilateralmente em crianças de baixa idade é
A. a artrogripose.
B. a displasia de Meyer.

C. a síndrome unha-patela.
D. o raquitismo hipofosfatêmico.

693. No tratamento do pé cavo varo na criança, a osteotomia representada na imagem a seguir é a de

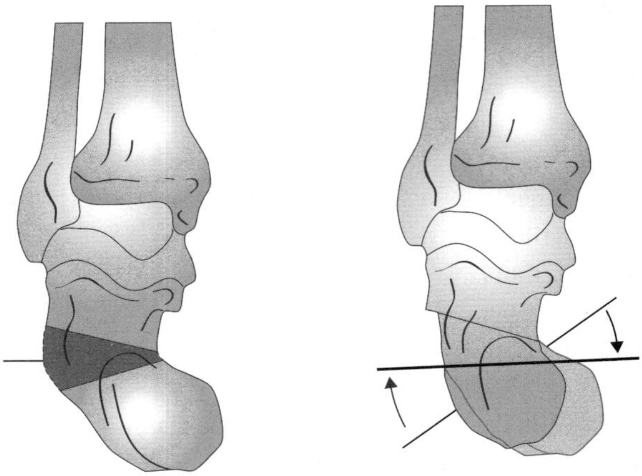

A. Cole.
B. Japas.
C. Dwyer.
D. Steindler.

694. Na avaliação das osteocondroses na infância, a imagem a seguir se refere à doença de

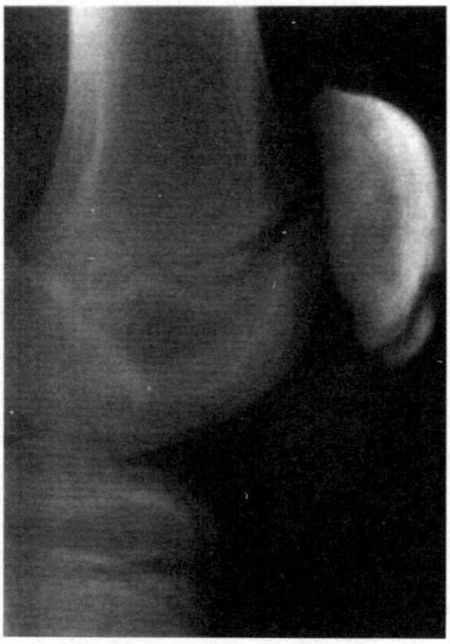

Fonte: Weinstein SL, Flynn JM. Lovell and Winter's Pediatric Orthopaedics. 8. ed. Philadelphia: Lippincott, Williams & Wilkins; 2021.

A. Van Neck e ocorre em razão de atores isquêmicos.
B. Van Neck e ocorre em razão de tração repetitiva na junção do tendão com o osso.
C. Sinding-Larsen-Johansson e ocorre em razão de fatores isquêmicos.
D. Sinding-Larsen-Johansson e ocorre em razão da tração repetitiva na junção do tendão com o osso.

695. As fraturas da asa do ilíaco em crianças são classificadas, conforme Torode e Zieg, em
A. estáveis, tipo I.
B. estáveis, tipo II.
C. instáveis, tipo I.
D. instáveis, tipo II.

696. A fratura em galho verde da metáfise proximal da tíbia em crianças usualmente é secundária à força aplicada em
A. varo com fratura em tensão da cortical lateral.
B. varo com fratura em tensão da cortical medial.
C. valgo com fratura em tensão da cortical lateral.
D. valgo com fratura em tensão da cortical medial.

697. Na fratura do terço lateral da clavícula na criança, a indicação cirúrgica mais frequente é
A. a exposição da fratura.
B. o comprometimento vascular.
C. o desvio posterior significativo.
D. o comprometimento neurológico.

698. Na fratura supracondilar do úmero na criança, a deformidade em cúbito varo é mais comumente relacionada
A. à consolidação viciosa.
B. ao fechamento da fise medial.
C. ao hipercrescimento da fise lateral.
D. ao fechamento da fise lateral e medial.

699. Na fratura do côndilo femoral medial tipo III de Salter-Harris, a estrutura que transmite a força em valgo produzindo a fratura é o
A. menisco medial.
B. ligamento colateral tibial.

C. ligamento cruzado posterior.
D. músculo semimembranáceo.

700. Na osteocondrite dissecante juvenil do joelho, a imagem na ressonância magnética ponderada em T2 que implica em instabilidade do fragmento é
A. o edema ósseo no fragmento osteocondral.
B. a perda da continuidade da superfície articular.
C. o edema ósseo no osso subcondral adjacente.
D. o hipersinal entre a lesão e o osso subcondral adjacente.

701. A fratura da região distal do rádio na infância é mais comum no
A. sexo feminino e lado dominante.
B. sexo masculino e lado dominante.
C. sexo feminino e lado não dominante.
D. sexo masculino e lado não dominante.

702. O tratamento da osteogênese imperfeita em crianças demonstrado na imagem a seguir é a osteotomia com fixação por meio da haste telescopada de

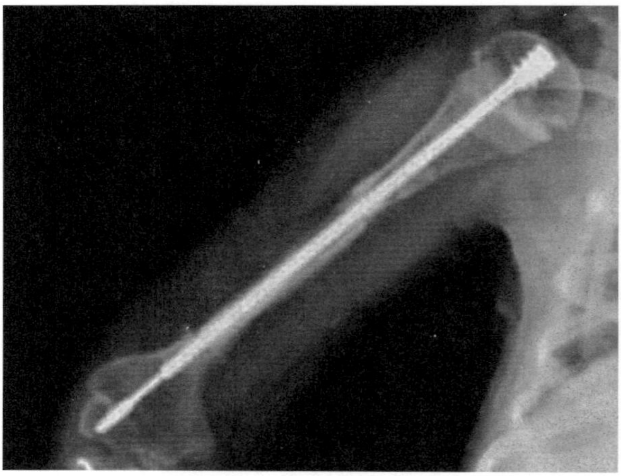

A. Sofield.
B. Steinmann.
C. Russel-Taylor.
D. Fassier-Duvall.

703. No exame físico da criança, o teste demonstrado na imagem a seguir avalia

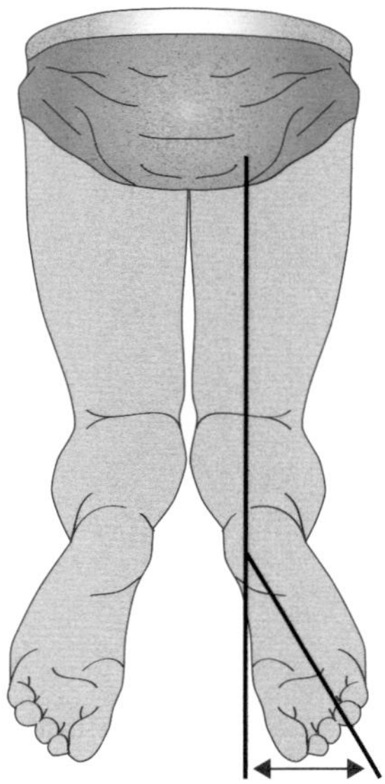

A. varo ou valgo do joelho.
B. torção tibial interna ou externa.
C. adução ou abdução dos metatarsos.
D. anteversão ou retroversão do colo femoral.

704. Em relação à epidemiologia da coxa vara do desenvolvimento, é correto afirmar que acomete
A. mais frequentemente meninos caucasianos.
B. mais frequentemente meninos, sem predileção por raça.
C. igualmente meninos e meninas caucasianos.
D. igualmente meninos e meninas, sem predileção por raça.

705. No diagnóstico diferencial das fraturas do atlas na criança, pode se confundir como traço de fratura a não fusão das conexões entre os arcos anterior e posterior, fusão esta que ocorre geralmente na idade de
A. 7 anos.
B. 9 anos.
C. 11 anos.
D. 13 anos.

TARO 2024

706. No tratamento da deformidade causada pela epifisiólise femoral proximal, a osteotomia de localização subcapital demonstrada na imagem a seguir é a de

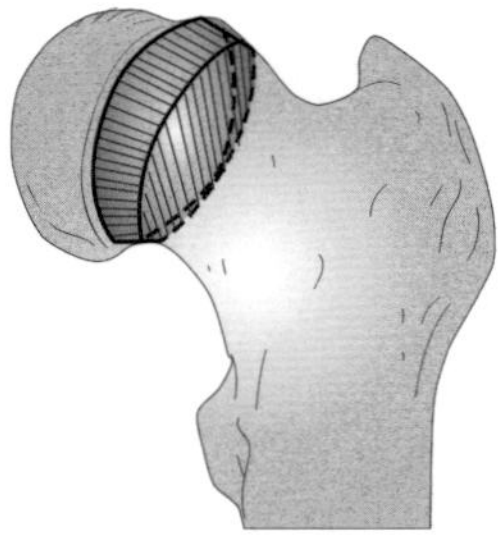

A. Dunn.
B. Kramer.
C. Imhauser.
D. Southwick.

707. No tratamento cirúrgico do paciente com mielomeningocele, o protocolo de profilaxia ao látex deve ser realizado
A. em qualquer procedimento.
B. em procedimentos urológicos e ortopédicos.
C. em procedimentos com mais de duas horas de duração.
D. se este apresentar história de hipersensibilidade ao látex.

708. No pé da criança, o último osso do tarso a se ossificar é o
A. cuboide.
B. navicular.
C. primeiro cuneiforme.
D. terceiro cuneiforme.

709. Na criança com doença de Blount, o estágio de Langenskiöld representado na imagem a seguir é o

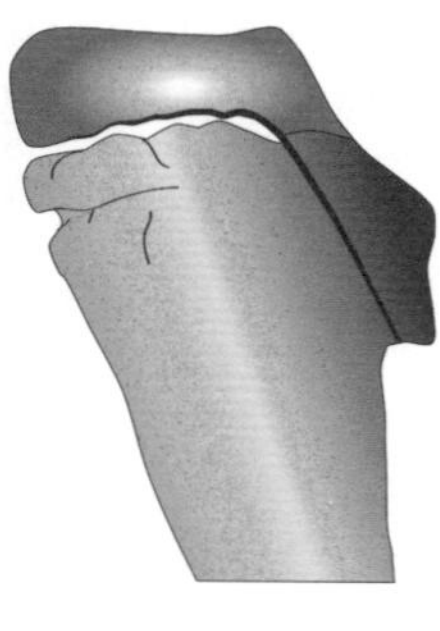

A. III.
B. IV.
C. V.
D. VI.

710. De acordo com a classificação de Meyers e Mckeever para fraturas da espinha tibial em crianças, a figura a seguir representa o tipo

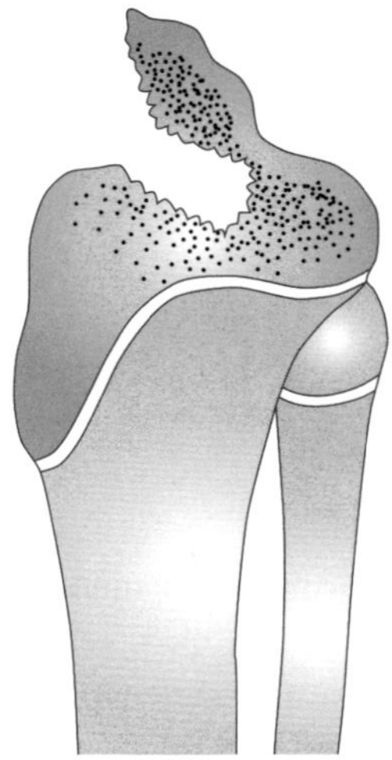

A. I.
B. II.
C. III.
D. IV.

711. Na escoliose idiopática do adolescente de ápice torácico, a convexidade da curva ocorre mais frequentemente no lado
A. direito, com a cifose torácica diminuída.
B. direito, com a cifose torácica acentuada.
C. esquerdo, com a cifose torácica diminuída.
D. esquerdo, com a cifose torácica acentuada.

712. Em crianças com SCIWORA por trauma de baixa energia em região cervical, na maioria dos casos
A. há indicação de imobilização.
B. há indicação de descompressão cirúrgica.
C. há indicação de descompressão e artrodese.
D. não há necessidade de imobilização e cirurgia.

713. A pseudoartrose congênita da clavícula ocorre mais comumente em pacientes do sexo
A. feminino, no lado direito.
B. masculino, no lado direito.
C. feminino, no lado esquerdo.
D. masculino, no lado esquerdo.

714. Na fratura do côndilo lateral da criança, de acordo com a classificação de Song, o estágio que tem risco indeterminado de desvio é o
A. 1.
B. 2.
C. 3.
D. 4.

715. A causa mais comum de escoliose dolorosa em adolescentes é
A. espondilodiscite.
B. neurofibromatose.
C. osteoma osteoide.
D. discrepância de comprimento de membros inferiores.

716. No tratamento da coxa vara do desenvolvimento, a osteotomia valgizante de Borden é realizada na região
A. subcapital.
B. basocervical.
C. mediocervical.
D. intertrocantérica.

717. Na luxação traumática do quadril em crianças, o desvio mais comum é
A. anterior, sendo que em crianças menores de cinco anos, está associada a traumas de alta energia.
B. anterior, sendo que em crianças menores de cinco anos, está associada a traumas de baixa energia.
C. posterior, sendo que em crianças menores de cinco anos, está associada a traumas de alta energia.
D. posterior, sendo que em crianças menores de cinco anos, está associada a traumas de baixa energia.

718. Nas fraturas fisárias, as linhas de Park e Harris são sinais radiográficos de
A. presença de barra óssea precoce na fise.
B. bom prognóstico com ausência de distúrbio do crescimento.

C. estímulo de hipercrescimento anormal da fise, por hiperemia local.
D. distúrbio de crescimento da fise, e resultam de retardo temporário do ritmo de crescimento normal.

719. Nas fraturas de Monteggia do tipo II de Bado em crianças, após a redução incruenta devemos manter o cotovelo imobilizado em
A. extensão.
B. flexão de 45 graus.
C. flexão de 90 graus.
D. flexão de 110 graus.

720. A osteocondrose de Freiberg acomete com maior frequência a cabeça do
A. primeiro metatarso.
B. segundo metatarso.
C. terceiro metatarso.
D. quarto metatarso.

721. Em crianças menores de 12 anos, o sobrecrescimento ósseo é mais comum após amputação diafisária
A. da tíbia.
B. do rádio.
C. do fêmur.
D. do úmero.

722. Na fratura do colo radial da criança, associada à redução espontânea de luxação traumática do cotovelo, a epífise proximal do rádio desloca-se, mais frequentemente, em direção
A. lateral.
B. medial.
C. anterior.
D. posterior.

723. A complicação mais temida relacionada à confecção inicial de bota gessada e tração excessiva durante a confecção da *spica* gessada para fratura de fêmur diafisária na criança é
A. o desvio angular em valgo.
B. síndrome compartimental.
C. o alongamento maior que 3 cm.
D. o ferimento por compressão no maléolo lateral.

724. Uma criança do sexo feminino, com desenvolvimento normal, esta semana conseguiu pela primeira vez deambular com apoio de um braço. É possível observar em sua radiografia atual do membro inferior, ossificação
A. da tuberosidade anterior da tíbia.
B. da epífise proximal da fíbula.
C. da epífise distal da tíbia.
D. do navicular.

725. A estrutura assinalada é o nervo

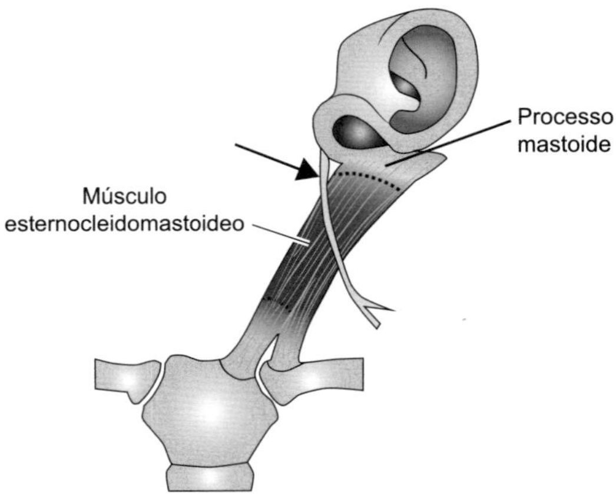

A. troclear.
B. trigêmeo.
C. acessório.
D. hipoglosso.

SEÇÃO 9
Osteometabolismo Ortopédico

TEOT 2022

726. Na anemia falciforme ocorre hiperplasia eritroide da medula hematopoiética que leva à rarefação óssea mais frequentemente
   A. na tíbia.
   B. na pelve.
   C. na coluna.
   D. no esterno.

727. O paciente portador de insuficiência renal crônica com osteoporose apresenta maior incidência de fratura
   A. no colo do fêmur.
   B. na coluna lombar.
   C. no colo do úmero.
   D. na extremidade distal do rádio.

728. No hiperparatireoidismo primário ocorre
   A. hipocalcemia e hipofosfatemia.
   B. hipercalcemia e hipofosfatemia.
   C. hipocalcemia e hiperfosfatemia.
   D. hipercalcemia e hiperfosfatemia.

729. No raquitismo por osteodistrofia renal, a análise bioquímica demonstra
   A. fosfato diminuído e PTH diminuído
   B. fosfato diminuído e PTH aumentado.
   C. fosfato aumentado e PTH diminuído.
   D. fosfato aumentado e PTH aumentado.

TEOT 2024

730. No tratamento da osteoporose, são medicamentos cuja ação principal é serem antirreabsortivos, o
   A. risedronato e a teriparatida.
   B. ibandronato e o romosozumabe.
   C. denosumabe e o romosozumabe.
   D. ácido zoledrônico e o denosumabe.

TARO 2020

731. Na hemofilia, a hemorragia intramuscular ocorre com maior frequência no
   A. sartório.
   B. psoas maior.
   C. tríceps sural.
   D. quadríceps femoral.

732. Na osteoporose senil a atividade osteoclástica encontra-se
   A. diminuída e a calciúria normal.
   B. aumentada e a calciúria normal.
   C. diminuída e a calciúria aumentada.
   D. aumentada e a calciúria aumentada.

733. No escorbuto, os achados radiográficos ocorrem mais frequentemente nos ossos
   A. chatos e notam-se áreas de calcificação epifisária.
   B. longos e notam-se áreas de calcificação epifisária.
   C. chatos e notam-se áreas de calcificação metafisária.
   D. longos e notam-se áreas de calcificação metafisária.

TARO 2022

734. No tratamento da osteoporose, os efeitos da teriparatida estão relacionados à ação
   A. anabólica e inibição da atividade osteoclástica.
   B. anabólica e estimulação da atividade osteoblástica.
   C. antirreabsortiva e inibição da atividade osteoclástica.
   D. antirreabsortiva e estimulação da atividade osteoblástica.

TARO 2024

735. No tratamento da osteoporose, o medicamento que aumenta a formação de massa óssea, e o seu tempo máximo de uso recomendado é

A. a teriparatida, 12 meses.
B. a teriparatida, 24 meses.
C. ácido zoledrônico, 36 meses.
D. ácido zoledrônico, 60 meses.

SEÇÃO 10
Pé e Tornozelo

TEOT 2021

736. Na fratura do tornozelo do adulto, a depressão articular da porção medial do plafond, segundo a classificação de Lauge-Hansen, pode ocorrer no estágio
   A. I da supinação-adução.
   B. II da supinação-adução.
   C. I da supinação-rotação lateral.
   D. II da supinação-rotação lateral.

737. Na fratura do terço proximal do quinto metatarsal, as fraturas de Jones e por estresse ocorrem, respectivamente, nas zonas
   A. I e II.
   B. II e III.
   C. I e III.
   D. II e IV.

738. A osteocondrose representada na imagem a seguir é a doença de

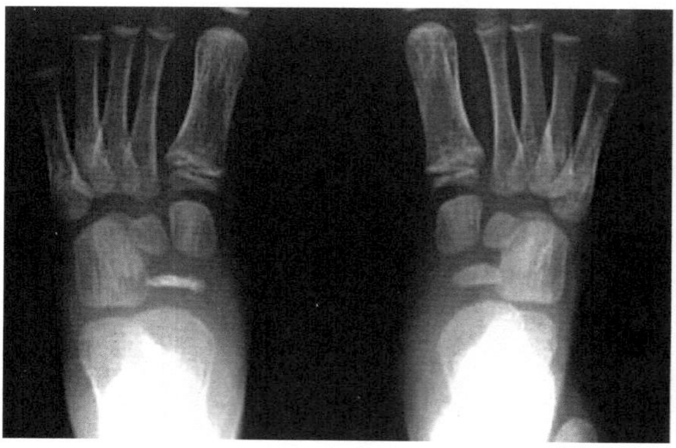

A. Iselin.
B. Köhler.
C. Panner.
D. Freiberg.

739. Na coalizão tarsal, o sinal radiográfico do "C" é visto na incidência radiográfica
A. oblíqua e indica coalizão talocalcaneana.
B. em perfil e indica coalizão talocalcaneana.
C. oblíqua e indica coalizão calcaneonavicular.
D. em perfil e indica coalizão calcaneonavicular.

740. Na via de acesso posterolateral do tornozelo, o tendão do músculo flexor longo do hálux é afastado medialmente protegendo o nervo
A. sural.
B. tibial.
C. safeno.
D. fibular superficial.

741. É diagnóstico diferencial da dor plantar no retropé, a compressão do
A. ramo calcâneo medial do nervo tibial.
B. primeiro ramo do nervo plantar lateral.
C. primeiro ramo do nervo plantar medial.
D. ramo calcâneo medial do nervo safeno.

742. No *hallux rigidus,* a queilectomia apresenta os melhores resultados em pacientes
A. maiores de 60 anos de idade e com envolvimento articular leve.
B. menores de 60 anos de idade e com envolvimento articular leve.
C. maiores de 60 anos de idade e com envolvimento articular grave.
D. menores de 60 anos de idade e com envolvimento articular grave.

743. No tratamento do pé torto congênito pelo método de Ponseti, a primeira manipulação visa corrigir o
A. varo, por supinação do antepé e dorsiflexão do primeiro metatarso.
B. cavo, por supinação do antepé e dorsiflexão do primeiro metatarso.
C. varo, por pronação do antepé e flexão plantar do primeiro metatarso.
D. cavo, por pronação do antepé e flexão plantar do primeiro metatarso.

744. Na artrite reumatoide, o acometimento do pé é caracterizado por hálux
A. varo e retropé varo.
B. varo e retropé valgo.
C. valgo e retropé varo.
D. valgo e retropé valgo.

TEOT 2022

745. Na semiologia do pé, a ausência de alinhamento do hálux com o primeiro eixo metatarsal no teste de McBride indica
A. luxação sesamoidal.
B. retração capsular lateral.
C. artrose metatarsofalangiana.
D. espasmo da musculatura abdutora do hálux.

746. O plano de dissecção profunda da via de acesso posterolateral do tornozelo está localizado entre
A. o tendão calcâneo e os tendões fibulares.
B. o tendão calcâneo e o tendão flexor longo do hálux.
C. os tendões fibulares e o tendão flexor longo do hálux.
D. os tendões fibulares e o tendão flexor longo dos dedos.

747. Na osteoartrite tibiotársica, a artrodese do tornozelo é contraindicada quando há
A. osteoartrite gotosa.
B. osteonecrose do tálus.
C. osteoartrite pós-infecciosa.
D. comprometimento vascular do membro inferior.

748. O pé talo vertical congênito apresenta-se na avaliação clínica
A. evertido em varo e rodado internamente.
B. evertido em valgo e rodado externamente.
C. invertido em varo e rodado internamente.
D. invertido em valgo e rodado externamente.

749. Na avaliação clínica do pé torto congênito, a linha bissetriz do retropé projeta-se
A. sobre o primeiro raio.
B. lateralmente ao terceiro raio.
C. medialmente ao primeiro raio.
D. entre o segundo e terceiro raio.

750. Na biomecânica do tornozelo, o fascículo distal do ligamento tibiofibular anteroinferior (ligamento de Bassett) pode causar impacto durante o movimento de
A. eversão.
B. inversão.
C. flexão dorsal.
D. plantar.

751. Na fratura do processo lateral do tálus, o mecanismo mais frequente é a associação da dorsiflexão, rotação lateral com trauma
A. axial e eversão.
B. axial e inversão.
C. torcional e inversão.
D. torcional e eversão.

TEOT 2023

752. Na correção do pé torto congênito com o método de Ponseti, após a retirada do gesso, a órtese de abdução deve ser mantida em uso contínuo por 3 a 4 meses com rotação externa do pé em
A. 70 graus, seguido de uso noturno por 2 a 4 anos.
B. 50 graus, seguido de uso noturno por 2 a 4 anos.
C. 70 graus, seguido de uso noturno por 6 a 12 meses.
D. 50 graus, seguido de uso noturno por 6 a 12 meses.

753. Nas tendinopatias do pé e tornozelo, o sinal do arco doloroso é utilizado na avaliação do tendão do
A. calcâneo.
B. fibular longo.
C. tibial anterior.
D. tibial posterior.

754. Na fratura do tornozelo, a quebra do sinal da "bola" na incidência radiográfica anteroposterior indica
A. subluxação medial.
B. encurtamento da fíbula.
C. desvio em varo do tálus.
D. fratura do tálus associada.

755. O pé cavo e o pé plano favorecem a ocorrência de fratura por estresse, respectivamente, no
A. tálus e metatarso.
B. metatarso e tálus.
C. calcâneo e metatarso.
D. metatarso e calcâneo.

756. Na artrodese da articulação metatarsofalangiana do primeiro raio, o hálux deve ser posicionado em relação ao primeiro metatarso em dorsiflexão de
A. 5 graus.
B. 15 graus.
C. 30 graus.
D. 45 graus.

TEOT 2024

757. No tratamento cirúrgico do hálux valgo do adulto, o desmoronamento é uma complicação frequente da técnica de
A. Scarf.
B. Akin.
C. Chevron.
D. Lapidus.

758. Na insuficiência ligamentar da articulação subtalar, a incidência radiográfica que pode demonstrar essa instabilidade é a
A. perfil com gaveta posterior.
B. de rotação externa com encaixe gravitacional.
C. anteroposterior com carga e rotação interna de 10 graus.
D. do estresse subtalar em inversão (incidência de Broden).

759. A deformidade de Haglund refere-se à
A. bursite retrocalcaneana.
B. osteofitose insercional do calcâneo.
C. exostose posterossuperior da tuberosidade calcânea.
D. exostose insercional da aponeurose plantar no calcâneo.

760. No tratamento do pé torto congênito bilateral, a órtese de abdução (Denis Browne) deve ser posicionada com os pés em rotação lateral de
A. 50 graus.
B. 60 graus.

C. 70 graus.
D. 80 graus.

TEOT 2025

761. Na artroplastia total do tornozelo, o procedimento adjuvante mais frequentemente realizado é
A. a artrodese da subtalar.
B. a osteotomia do calcâneo.
C. a reconstrução do complexo ligamentar lateral.
D. o alongamento percutâneo do tendão de Aquiles.

762. No pé cavo da doença de Charcot-Marie-Tooth, em relação aos músculos, observamos que
A. o tibial posterior e o fibular longo estão fortes.
B. o tibial posterior e o fibular longo estão fracos.
C. o tibial posterior está forte e o fibular longo está fraco.
D. o tibial posterior está fraco e o fibular longo está forte.

763. Na artropatia de Charcot do tornozelo, o tratamento cirúrgico na fase inflamatória está associado a
A. síndrome de compartimento.
B. piora da sensibilidade e da propriocepção.
C. melhora da dor e do processo inflamatório.
D. altas taxas de complicações e riscos de falhas.

764. Na figura apresentada a seguir, as estruturas anatômicas assinaladas pelas setas 1 e 2 são, respectivamente,

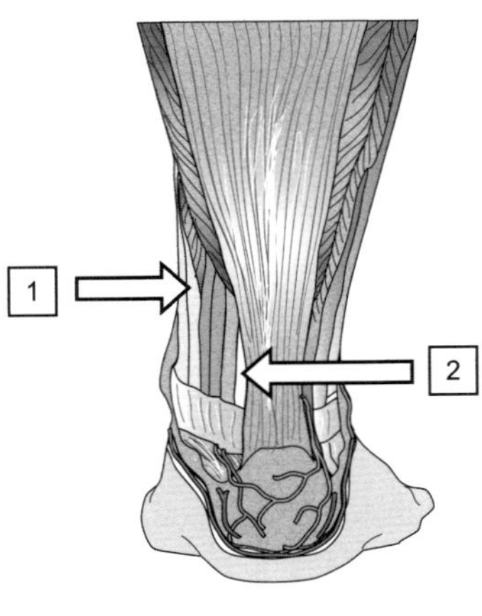

A. tendão do flexor comum dos dedos e tendão do flexor longo do hálux.
B. tendão do plantar delgado e tendão flexor longo do hálux.
C. tendão do flexor longo do hálux e tendão tibial posterior.
D. tendão do plantar delgado e tendão do tibial posterior.

765. Na figura apresentada a seguir, a estrutura anatômica apontada pela seta é a inserção do

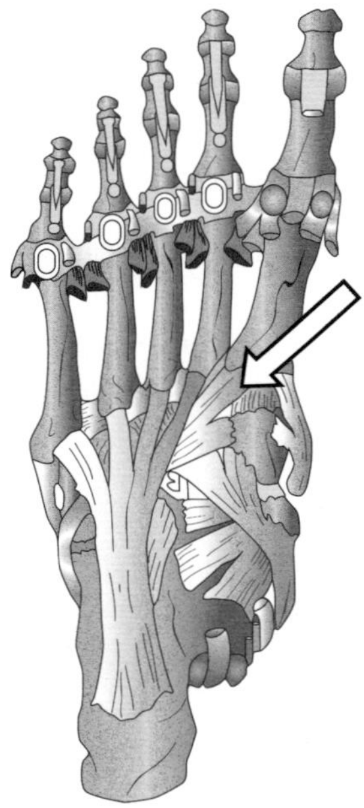

A. tendão fibular longo.
B. de Lisfranc.
C. tendão adutor do hálux.
D. tendão flexor curto do hálux.

766. Na classificação de Lauge-Hansen para as fraturas maleolares, a sequência de lesão que corresponde à fratura classificada como Weber é
A. lesão do complexo ligamentar lateral ou avulsão do maléolo lateral, seguida pela fratura avulsão do maléolo medial.
B. lesão do complexo ligamentar lateral ou avulsão do maléolo lateral, seguida pela fratura vertical do maléolo medial.
C. lesão do complexo ligamentar lateral, seguida pela lesão da sindesmose anterior, seguida pela fratura vertical do maléolo medial.
D. lesão do complexo ligamentar lateral, seguida pela lesão da sindesmose, seguida pela fratura oblíqua do maléolo lateral abaixo da sindesmose.

767. Na instabilidade crônica da articulação metatarsofalangeana do segundo dedo, a primeira estrutura a falhar é
A. a placa plantar.
B. a cápsula dorsal.
C. o ligamento colateral lateral.
D. o ligamento colateral acessório.

768. Na tuberculose óssea, quando há presença de lesões isoladas no pé, os ossos mais acometidos são
A. tálus e navicular.
B. tálus e calcâneo.
C. cuboide e calcâneo.
D. navicular e cuboide.

769. Na biomecânica do tornozelo, a subluxação lateral do tálus em 1 mm diminui a área de contato da articulação tíbio-társica em
A. 10%.
B. 22%.
C. 30%.
D. 42%.

TARO 2020

770. Na biomecânica do tornozelo, o efeito do eixo
A. oblíquo da articulação determina rotação interna do pé durante a dorsiflexão.
B. oblíquo da articulação determina rotação interna do pé durante a flexão plantar.
C. transverso da articulação determina rotação interna do pé durante a dorsiflexão.
D. transverso da articulação determina rotação interna do pé durante a flexão plantar.

771. No pé torto congênito, a transposição da inserção do tendão do músculo tibial anterior para o cuneiforme lateral ou cuboide está indicada para a correção da deformidade em
A. equino valgo fixo do retropé.
B. equino varo dinâmico do retropé.
C. inversão ou supinação fixa do mediopé.
D. inversão ou supinação dinâmica do mediopé.

772. No pé talo vertical, nas incidências radiográficas em AP e perfil, o ângulo de Kite está, respectivamente,
A. diminuído e diminuído.
B. diminuído e aumentado.
C. aumentado e diminuído.
D. aumentado e aumentado.

773. Na artroplastia do tornozelo, as fraturas que ocorrem mais frequentemente no intraoperatório são as
A. do tálus.
B. do maléolo medial.
C. do maléolo posterior.
D. da metáfise distal da tíbia.

774. Na doença do tendão de calcâneo, o termo tendinose refere-se à lesão
A. reversível com processo inflamatório.
B. reversível sem processo inflamatório.
C. irreversível com processo inflamatório.
D. irreversível sem processo inflamatório.

775. Na via de acesso anterior ao tornozelo, quando utilizada a abordagem entre os tendões tibial anterior e o extensor longo do hálux, o feixe neurovascular é afastado
A. lateralmente com o tendão tibial anterior.
B. medialmente com o tendão tibial anterior.
C. lateralmente com o tendão extensor longo dos dedos.
D. medialmente com o tendão extensor longo dos dedos.

776. No pé plano flexível, as deformidades encontradas no retropé e no antepé são, respectivamente, o
A. varismo e a pronação.
B. varismo e a supinação.
C. valgismo e a pronação.
D. valgismo e a supinação.

777. No pé cavo, o ângulo de Kite tendendo a zero, na incidência radiográfica em anteroposterior com apoio, indica
A. varismo do retropé.
B. pronação do antepé.
C. valgismo do retropé.
D. supinação do antepé.

778. No hálux valgo com ângulo articular metatarsal distal maior que 15 graus, a osteotomia que permite correção adicional do valgismo é a de
A. Akin.
B. Ludloff.
C. Chevron.
D. Mitchell.

TARO 2021

779. No entorse do tornozelo, há significativa mudança da mobilidade subtalar quando ocorre lesão dos ligamentos talofibular anterior e
A. mola.
B. deltoide.
C. bifurcado.
D. talocalcâneo interósseo.

780. Na visão posterior da perna e do tornozelo, demonstrada na imagem a seguir, o músculo assinalado pela seta é o

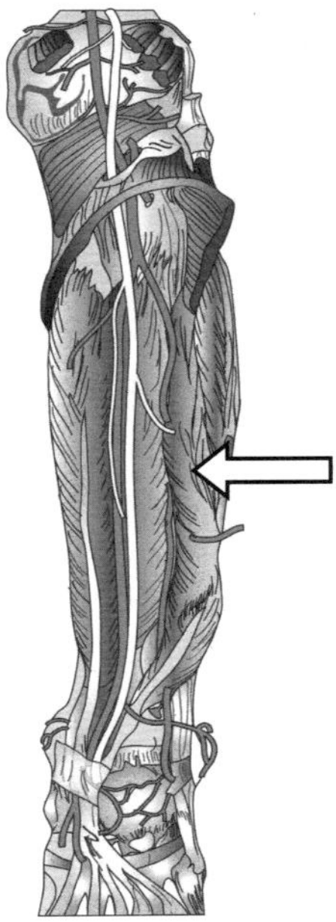

A. tibial posterior.
B. fibular profundo.
C. fibular superficial.
D. flexor longo do hálux.

781. Na confecção dos portais artroscópicos do tornozelo, para visualizar o nervo fibular superficial e evitar sua lesão iatrogênica, devemos realizar a

A. flexão dorsal do tornozelo.
B. flexão plantar e eversão do pé.
C. flexão plantar e inversão do pé.
D. pronação e rotação externa do tornozelo.

782. Na fratura trimaleolar do tornozelo, o ligamento que está usualmente preservado é o

A. de Chaput.
B. de Wagstafe.
C. tibiofibular anteroinferior.
D. tibiofibular posteroinferior.

783. Em uma paciente de 15 anos de idade, com dor no pé, claudicação e a imagem radiográfica a seguir, o diagnóstico mais provável é a doença de

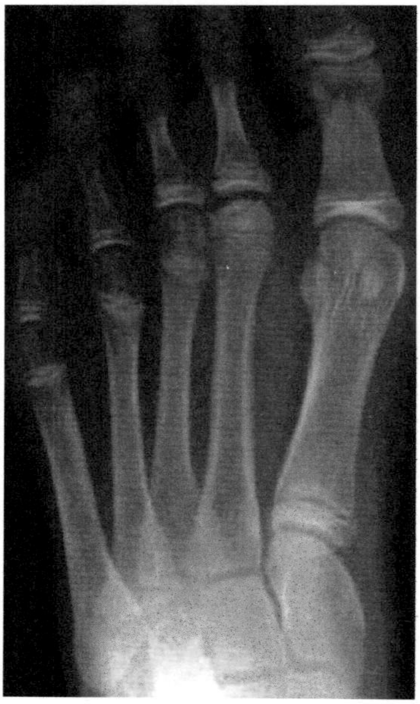

A. Sever.
B. Iselin.
C. Köhler.
D. Freiberg.

784. Nas coalizões tarsais, o achado do exame físico predominantemente associado ao pé plano é
A. a abdução do antepé.
B. a deformidade em valgo do retropé.
C. o encurtamento dos tendões fibulares.
D. a diminuição da mobilidade da articulação subtalar.

785. A tendinopatia do fibular longo é avaliada no exame físico com o tornozelo em eversão
A. ativa e o examinador empurrando a cabeça do primeiro metatarso para dorsal.
B. ativa e o examinador empurrando a cabeça do primeiro metatarso para plantar.
C. passiva e o examinador empurrando a cabeça do primeiro metatarso para dorsal.
D. passiva e o examinador empurrando a cabeça do primeiro metatarso para plantar.

786. Na síndrome do pé diabético, o principal fator preditivo para o desenvolvimento de úlceras é a
A. estase venosa.
B. microangiopatia.
C. macroangiopatia.
D. neuropatia periférica.

787. Na deformidade do segundo dedo do pé, é fator anatômico relevante a presença de
A. um músculo interósseo dorsal e um interósseo plantar.
B. dois músculos interósseos dorsais e dois interósseos plantares.
C. nenhum músculo interósseo dorsal e dois interósseos plantares.
D. dois músculos interósseos dorsais e nenhum músculo interósseo plantar.

788. Na recidiva precoce do pé torto congênito, o tratamento preconizado é
A. transferência do tendão tibial anterior.
B. método de PONSETI com gessos seriados.
C. tenotomia percutânea do tendão calcâneo.
D. correção cirúrgica dos tecidos moles e ósseo.

789. Na fratura do tálus, a reabsorção linear subcondral no domus, que é indicativa de integridade vascular, é observada na radiografia por volta da

A. 1ª a 3ª semana.
B. 4ª a 5ª semana.
C. 6ª a 8ª semana.
D. 10ª a 11ª semana.

TARO 2022

790. Na imagem a seguir, a estrutura anatômica apontada pela seta é o ligamento

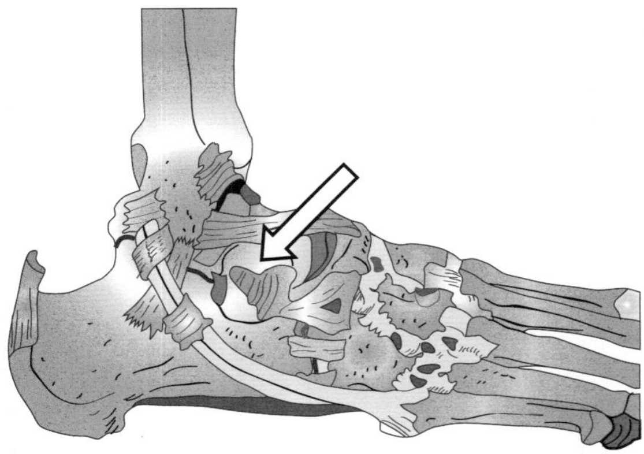

A. bifurcado.
B. mola ou *spring*.
C. talocalcaneano lateral.
D. talocalcaneano interósseo.

791. Na avaliação radiográfica do hálux valgo, o limite superior da normalidade do ângulo de valgismo da primeira articulação metatarsofalangeana está entre

A. 0 e 5 graus.
B. 7 e 12 graus.
C. 15 e 20 graus.
D. 25 e 30 graus.

792. Na lesão osteocondral do tálus, o tratamento depende de uma variedade de fatores, incluindo

A. sexo.
B. genética.

C. tamanho da lesão.
D. índice de massa corpórea.

793. Na tendinopatia calcária, dentre os estágios descritos por Sakar e Uhthoff, aquele em que ocorre a dor aguda de forte intensidade é o de
A. repouso.
B. calcificante.
C. pré-calcificação.
D. pós-calcificação.

794. Nas fraturas do calcâneo, a incidência radiográfica de Broden é indicada para avaliar a
A. integridade do sustentáculo do tálus.
B. integridade da faceta articular anterior da subtalar.
C. perda da altura e aumento da largura do calcâneo.
D. integridade da faceta articular posterior da subtalar.

795. Na torção do tornozelo, o teste da gaveta anterior positivo indica a lesão do ligamento
A. fibulocalcâneo.
B. fibulotalar anterior.
C. fibulotalar posterior.
D. porção anterior do deltoide.

796. O parâmetro linear que consiste na distância entre os calcanhares dos dois pés durante a fase de duplo apoio na marcha é
A. o passo.
B. a passada.
C. a cadência.
D. a velocidade.

TARO 2023

797. No hálux valgo nos pacientes do sexo masculino, a diferenciação em relação a pacientes do sexo feminino é apresentar
A. idade de início mais precoce.
B. de menor gravidade.
C. menor prevalência de história familiar.
D. ângulo articular metatarsal distal diminuído.

798. No tratamento de pé talo vertical, a técnica minimamente invasiva que utiliza manipulações e trocas gessadas tipo Ponseti reverso é a descrita por
A. Mann.
B. Dobbs.
C. Mosca.
D. Staheli.

799. A manifestação clínica mais comum no pé reumatoide é o
A. pé plano.
B. hálux valgo.
C. dedos em garra.
D. valgismo do retropé.

800. Durante a marcha normal, o tornozelo suporta carga equivalente
A. ao peso corporal.
B. à metade do peso corporal.
C. a duas vezes o peso corporal.
D. a cinco vezes o peso corporal.

801. Na abordagem cirúrgica medial do tornozelo, a linha C marcada na imagem a seguir corresponde ao acesso de

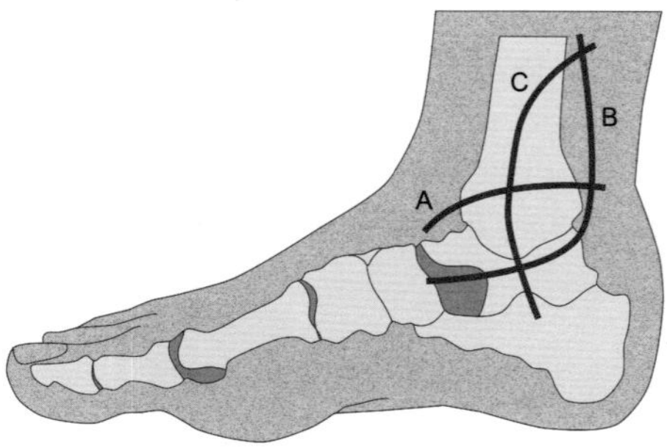

A. Kocher.
B. Broomhead.
C. Koenig e Schaefer.
D. Colonna e Ralston.

802. Com relação ao tendão calcâneo, o fator de risco para o paciente sofrer ruptura é
A. ter anteversão femoral diminuída.
B. fazer uso prolongado de cefalosporina.
C. ser portador de hipersupinação subtalar.
D. ter lesão prévia do tendão calcâneo contralateral.

803. Com relação à classificação anatômica da artropatia de Charcot, o tipo que cursa com fratura por avulsão da tuberosidade posterior do calcâneo é o

A. 2.
B. 3A.
C. 3B.
D. 4.

804. A síndrome artrogripótica caracterizada por aparência sibilante da face, desvio ulnar das mãos e pés tortos rígidos é a de

A. Larsen.
B. Möbius.
C. Freeman-Sheldon.
D. Cornelia de Lange.

805. A fratura por estresse do navicular tem localização mais frequente no plano

A. sagital, no terço central.
B. coronal, no terço central.
C. sagital, no terço proximal.
D. coronal, no terço proximal.

TARO 2024

806. Na classificação de Dimeglio para o pé torto congênito, a presença de prega medial recebe

A. 1 ponto.
B. 2 pontos.
C. 3 pontos.
D. 4 pontos.

807. No tratamento cirúrgico da instabilidade lateral crônica do tornozelo, a técnica de Chrisman-Snook utiliza como reforço o

A. tendão fibular curto.
B. fibular longo.
C. tendão semitendíneo.
D. tecido ligamentar e retinacular remanescente.

808. Na artroscopia do tornozelo, o portal anteromedial deve ser confeccionado antes do portal anterolateral

A. devido à facilidade técnica.
B. para evitar a sinovite lateral.

C. porque há menos estruturas em risco.
D. para melhor visualização da articulação tibiotalar.

809. No tratamento do pé equinovaro em pacientes com paralisia cerebral, o alongamento do tendão tibial posterior associado com a transferência do hemitendão tibial anterior é o procedimento de
A. Hoffer.
B. Rancho.
C. Turco.
D. Green.

810. A fratura do tornozelo infantil tipo Tillaux é classificada por Salter-Harris como tipo
A. II, e localização anterolateral.
B. III, e localização anterolateral.
C. III, e localização anteromedial.
D. IV, e localização anteromedial.

811. A fratura da tuberosidade do calcâneo que necessita rápida redução e fixação por conta do elevado risco de lesão de partes moles é do tipo
A. I.
B. II.
C. III.
D. IV.

812. A complicação mais comum do tratamento cirúrgico do hálux valgo é
A. rigidez.
B. recidiva.
C. hipercorreção.
D. necrose avascular.

813. A estrutura assinalada corresponde ao ramo sensitivo do nervo

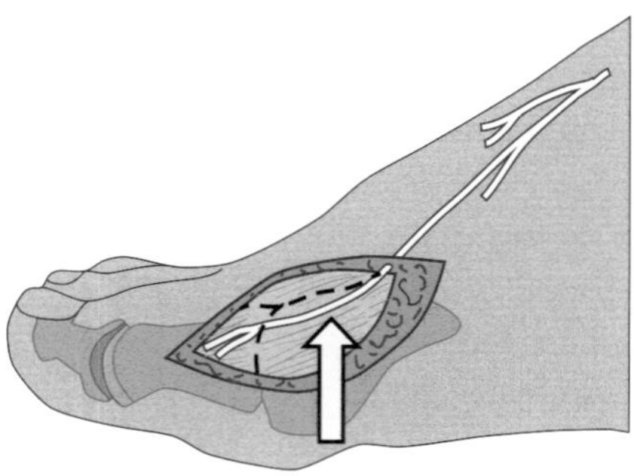

A. adutor do hálux.
B. fibular profundo.
C. abdutor do hálux.
D. fibular superficial.

814. A estrutura assinalada é o músculo

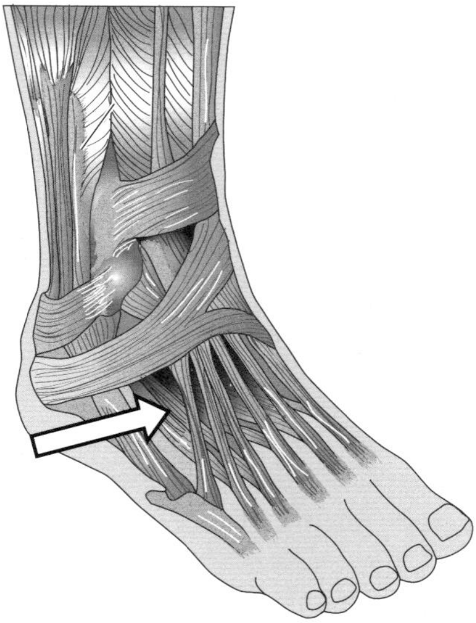

A. lumbrical.
B. quadrado dorsal.
C. interósseo dorsal.
D. extensor curto dos dedos.

815. No tratamento cirúrgico da deformidade em martelo flexível dos pododáctilos, a técnica de Girdlestone-Taylor-Parrish consiste na
A. ressecção dos côndilos da falange média com interposição.
B. tenotomia do flexor longo dos dedos associada à secção dos ligamentos colaterais.
C. transferência do tendão flexor longo dos dedos para o capuz extensor da articulação interfalângica proximal.
D. tenotomia do tendão flexor longo dos dedos associada à fixação temporária da articulação interfalangiana proximal.

SEÇÃO 11
Quadril

TEOT 2021

816. Na lesão do anel pélvico, a fixação do pino de Schanz pela técnica supra-acetabular utiliza o "sinal da lágrima" como um dos parâmetros radiográficos. Este sinal representa
   A. a tábua interna do ílio e o topo da incisura ciática maior inferiormente.
   B. a tábua interna do ílio e o topo da incisura ciática menor inferiormente.
   C. as tábuas interna e externa do ílio e o topo da incisura ciática maior inferiormente.
   D. as tábuas interna e externa do ílio e o topo da incisura ciática menor inferiormente.

817. Na doença de Legg-Calvé-Perthes ocorre limitação da amplitude de movimento do quadril, predominantemente da
   A. adução e rotação interna.
   B. adução e rotação externa.
   C. abdução e rotação interna.
   D. abdução e rotação externa.

818. Na epifisiólise proximal do fêmur, a imagem a seguir representa a técnica de

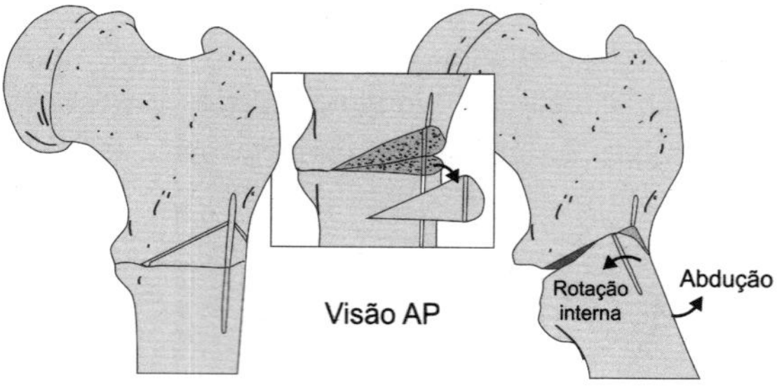

A. Dunn.
B. Loder.
C. Kramer.
D. Southwick.

819. Na displasia do desenvolvimento do quadril, a radiografia em falso perfil é útil para avaliar a displasia
A. lateral do acetábulo.
B. medial do acetábulo.
C. anterior do acetábulo.
D. posterior do acetábulo.

820. Na fratura da diáfise de fêmur no adulto, a ocorrência de fratura atípica está associada ao uso prolongado de
A. teriparatida.
B. bisfosfonatos.
C. corticosteroides.
D. carbonato de cálcio.

821. O mecanismo de ressalto interno do quadril acontece quando o tendão do
A. iliopsoas atrita com a eminência iliopectínea ou a cabeça femoral.
B. iliopsoas atrita com a eminência iliopectínea ou o trocanter menor.
C. reto femoral atrita com a eminência iliopectínea ou a cabeça femoral.
D. reto femoral atrita com a eminência iliopectínea ou o trocanter menor.

822. No diagnóstico diferencial entre sinovite transitória e pioartrite do quadril, é um dos critérios de Kocher
A. derrame articular na ultrassonografia.
B. aumento da alfa-1 glicoproteína ácida.
C. não apoiar o membro inferior afetado.
D. supressão do sinal na epífise na ressonância magnética.

823. Na fase de apoio monopodálico durante a corrida, o mecanismo abdutor do quadril exerce uma força em relação ao peso corporal de até
A. 3 vezes.
B. 5 vezes.
C. 7 vezes.
D. 10 vezes.

824. Na fratura-luxação posterior do quadril, a lesão ocorre com articulação em
A. adução e flexão.
B. adução e extensão.
C. abdução e flexão.
D. abdução e extensão.

825. Na fratura transtrocanteriana, a fragilidade da parede lateral acarreta
A. medialização do fêmur com aumento de *offset*.
B. lateralização do fêmur com aumento de *offset*.
C. medialização do fêmur com diminuição de *offset*.
D. lateralização do fêmur com diminuição de *offset*.

826. Na fratura do acetábulo, o tratamento conservador está indicado para fraturas
A. da dupla coluna.
B. transversas baixas.
C. desviadas da coluna anterior.
D. da parede posterior com grande fragmento.

827. A via de acesso demonstrada na imagem a seguir é

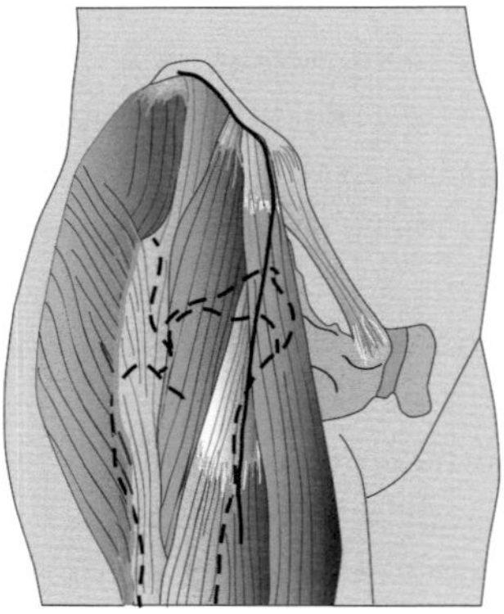

A. Hardinge.
B. Kocher.
C. Ludloff.
D. Smith-Petersen.

828. Na marcha por insuficiência do glúteo máximo, observa-se no início da fase de apoio, a inclinação do tronco
A. anteriormente.
B. posteriormente.

C. para o lado afetado.
D. para o lado oposto.

TEOT 2022

829. A principal hipótese diagnóstica para uma lesão lítica excêntrica acometendo a epífise distal do fêmur de uma paciente com 30 anos de idade é
A. condroblastoma.
B. tumor de células gigantes.
C. cisto ósseo aneurismático.
D. condrossarcoma de células claras.

830. No tratamento da displasia do desenvolvimento do quadril, o gesso em "posição humana" é realizado com o quadril em
A. hiperflexão e abdução máxima.
B. flexão de 90 graus e abdução máxima.
C. hiperflexão e abdução menor que a máxima.
D. flexão de 90 graus e abdução menor que a máxima.

831. Na deficiência focal proximal do fêmur, o segmento femoral está em
A. adução e rotação interna.
B. adução e rotação externa.
C. abdução e rotação interna.
D. abdução e rotação externa.

832. Na lesão crônica do tendão quadricipital, a técnica demonstrada na imagem a seguir é a de

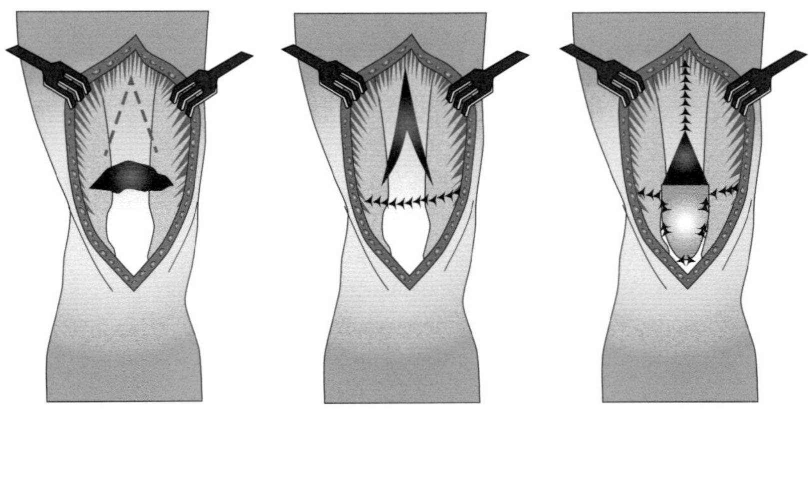

A. Scuderi.
B. Kelikian.
C. Krackow.
D. Codivilla.

833. O uso de dispositivo cefalomedular é indicado nos casos de fraturas ipsilaterais associadas do fêmur dos tipos AO
A. 32A3 e 31B1.2.
B. 32A3 e 31B2.2.
C. 33A2 e 31B1.2.
D. 33A2 e 31B2.2.

834. Na artroplastia do quadril, para diminuir o estresse no osso trabecular da pelve com um componente acetabular cimentado, deve-se utilizar
A. polietilenos finos e remover o osso subcondral.
B. polietilenos finos e preservar o osso subcondral.
C. polietilenos espessos e remover o osso subcondral.
D. polietilenos espessos e preservar o osso subcondral.

835. Na luxação anterior do quadril, a lesão mais frequente e que predispõe a maior incidência de necrose da cabeça femoral é a fratura por
A. torção.
B. avulsão.
C. impacção.
D. cisalhamento.

836. A sinovite transitória do quadril acomete mais frequentemente
A. meninas com idade média de 6 anos.
B. meninas com idade média de 2 anos.
C. meninos com idade média de 6 anos.
D. meninos com idade média de 2 anos.

837. O ramo profundo da artéria circunflexa femoral medial emerge na região posterior do fêmur entre os
A. músculos quadrado femoral e gêmeo inferior.
B. músculos quadrado femoral e gêmeo superior.
C. músculos gêmeo inferior e obturador externo.
D. músculos gêmeo superior e obturador externo.

838. No diagnóstico diferencial da osteonecrose da cabeça femoral, a característica da osteoporose transitória na ressonância magnética é
   A. a perda da densidade óssea.
   B. o amolecimento da cartilagem subcondral.
   C. a proliferação das células mieloproliferativas.
   D. o edema medular se estendendo para região intertrocantérica.

TEOT 2023

839. Na epifisiólise proximal do fêmur, o sinal radiográfico de SCHAM representa uma alteração de densidade óssea localizada na região
   A. inferomedial do colo.
   B. superolateral do colo.
   C. inferomedial da cabeça.
   D. superolateral da cabeça.

840. Na semiologia do quadril, os testes utilizados para avaliar dor no músculo piriforme são
   A. Ely e Phelps.
   B. Pace e Phelps.
   C. Ely e Freiberg.
   D. Pace e Freiberg.

841. A displasia do quadril do adulto jovem se caracteriza, radiograficamente, por ângulo centro-borda lateral
   A. menor que 20 graus, e o ângulo de Tönnis tipicamente está abaixo de 10 graus.
   B. menor que 20 graus, e o ângulo de Tönnis tipicamente está acima de 10 graus.
   C. maior que 20 graus, e o ângulo de Tönnis tipicamente está abaixo de 10 graus.
   D. maior que 20 graus, e o ângulo de Tönnis tipicamente está acima de 10 graus.

842. A fratura periprotética do fêmur tipo B2 de Vancouver, após artroplastia de quadril, tem como tratamento preferencial a
   A. manutenção da haste e osteossíntese com placa bloqueada.
   B. manutenção da haste e osteossíntese com placa bloqueada e fios de cerclagem.

C. revisão com troca por componente femoral mais longo cimentado.
D. revisão com troca por componente femoral mais longo não cimentado.

843. Na lesão crônica do tendão quadricipital, a técnica demonstrada na imagem a seguir é a de

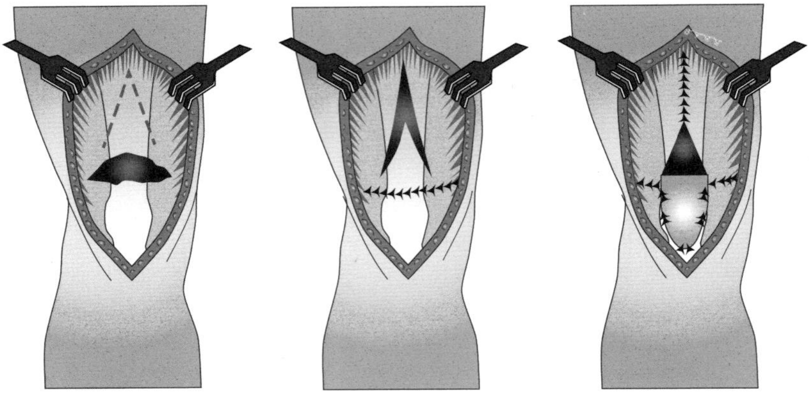

A. Scuderi.
B. Kelikian.
C. Krackow.
D. Codivilla.

844. Na fratura da cabeça do fêmur, de acordo com a classificação de Pipkin, a necrose avascular é mais frequente nos tipos
A. I e II.
B. I e III.
C. II e III.
D. III e IV.

845. Na fratura do colo do fêmur no adulto, de acordo com a classificação de Garden, no tipo III a cabeça femoral encontra-se em
A. varo e flexão.
B. varo e extensão.
C. valgo e flexão.
D. valgo e extensão.

846. Na biomecânica aplicada à artroplastia do quadril, a diminuição no módulo de elasticidade da haste femoral provoca
   A. aumento do estresse na haste e aumento do estresse no osso.
   B. aumento do estresse na haste e diminuição do estresse no osso.
   C. diminuição do estresse na haste e aumento do estresse no osso.
   D. diminuição do estresse na haste e diminuição do estresse no osso.

847. No tratamento da fratura da extremidade distal do fêmur, a placa bloqueada lateral deve ser colocada em rotação
   A. interna de 10 graus.
   B. interna de 30 graus.
   C. externa de 10 graus.
   D. externa de 30 graus.

TEOT 2024

848. Na artroscopia do quadril, o primeiro portal a ser realizado na técnica "de dentro para fora" (*inside-out*) é o
   A. anterior.
   B. anterolateral.
   C. posterolateral.
   D. anterior acessório.

849. Na avaliação radiográfica da artrose do quadril, o tipo C de Dorr apresenta maior perda óssea nas corticais
   A. medial e anterior.
   B. medial e posterior.
   C. lateral e anterior.
   D. lateral e posterior.

850. O conceito inicial de artroplastia do quadril de Charnley inclui
   A. medialização do componente acetabular e diminuição do braço de alavanca dos abdutores.
   B. medialização do componente acetabular e osteotomia do grande trocanter com reinserção lateralizada.
   C. lateralização do componente acetabular e diminuição do braço de alavanca dos abdutores.
   D. lateralização do componente acetabular e osteotomia do grande trocanter com reinserção lateralizada.

851. A fratura periprotética demonstrada na imagem radiográfica a seguir, é classificada como Vancouver

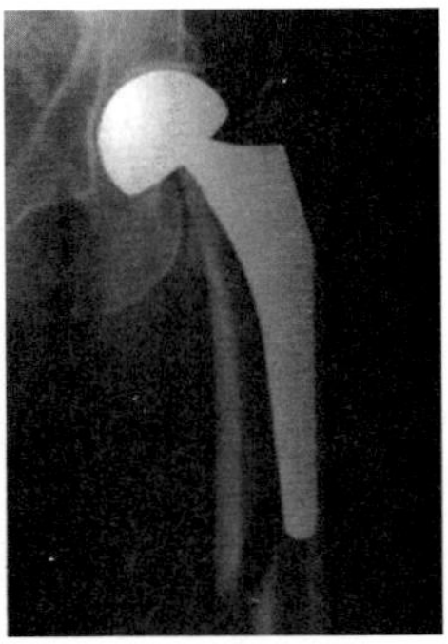

A. B1.
B. B2.
C. B3.
D. C.

852. Na fratura do colo femoral submetida ao acesso lateral direto de Hardinge não deve ser realizada dissecção proximal maior que 3 cm a 5 cm do trocanter maior, por risco de lesão do nervo
A. ciático.
B. femoral.
C. glúteo inferior.
D. glúteo superior.

853. Na propedêutica do quadril, o teste demonstrado na imagem a seguir é o de

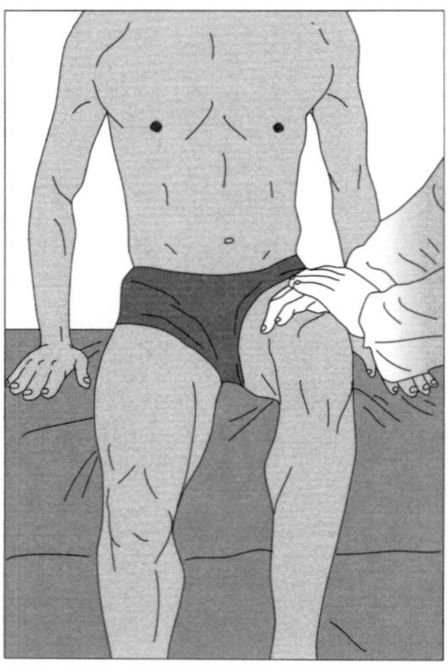

A. Ludloff, realizado para avaliar lesão do iliopsoas e fratura-avulsão do trocanter menor.
B. Ludloff, realizado para avaliar lesão do reto femoral e fratura-avulsão da espinha ilíaca anteroinferior.
C. Bragard, realizado para avaliar lesão do iliopsoas e fratura-avulsão do trocanter menor.
D. Bragard, realizado para avaliar lesão do reto femoral e fratura-avulsão da espinha ilíaca anteroinferior.

854. Na fratura da diáfise do fêmur, as complicações relacionadas ao ponto de entrada da haste femoral anterógrada são os riscos de
A. lesão do nervo glúteo superior e dano à artéria circunflexa femoral medial.
B. lesão do nervo glúteo superior e dano à artéria circunflexa femoral lateral.
C. lesão do nervo glúteo inferior e dano à artéria circunflexa femoral medial.
D. lesão do nervo glúteo inferior e dano à artéria circunflexa femoral lateral.

TEOT 2025

855. Na osteonecrose do quadril, as imagens de ressonância magnética a seguir demonstram o método de

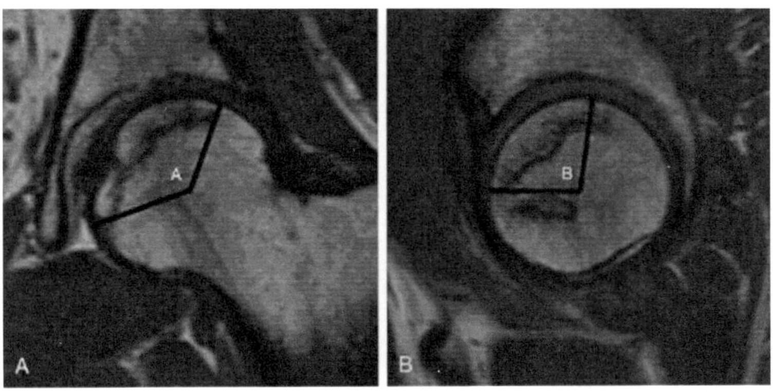

A. Ficat, cuja soma dos ângulos tem valor preditivo quanto ao colapso subcondral.
B. Ficat, cuja soma dos ângulos não tem valor preditivo quanto ao colapso subcondral.

C. Kerboul, cuja soma dos ângulos tem valor preditivo quanto ao colapso subcondral.
D. Kerboul, cuja soma dos ângulos não tem valor preditivo quanto ao colapso subcondral.

856. Na semiologia do quadril, a manobra utilizada para avaliação de impacto femoroacetabular é o teste de
A. Craig.
B. Phelps.
C. Freiberg.
D. McCarthy.

857. Os vasos *corona mortis* devem ser identificados e afastados ou ligados na via de acesso de
A. Hardinge.
B. Stoppa modificada.
C. Gibson modificada.
D. Kocher-Langenbeck.

858. Os músculos assinalados a seguir são, respectivamente,

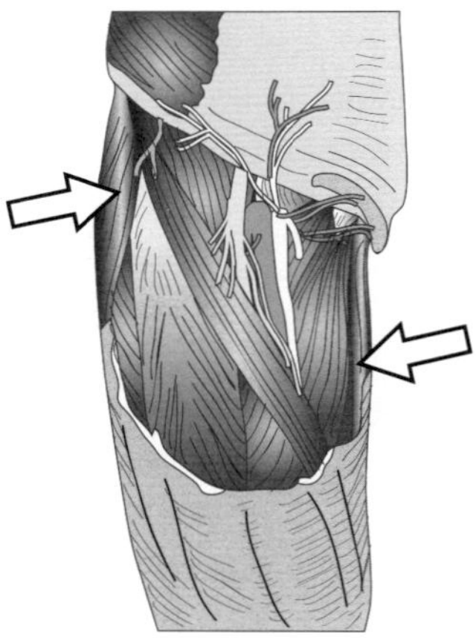

A. glúteo médio e grácil.
B. glúteo médio e adutor longo.
C. tensor da fáscia lata e grácil.
D. tensor da fáscia lata e adutor longo.

859. Na imagem de ressonância magnética de quadril apresentada a seguir, as estruturas indicadas pelas setas são

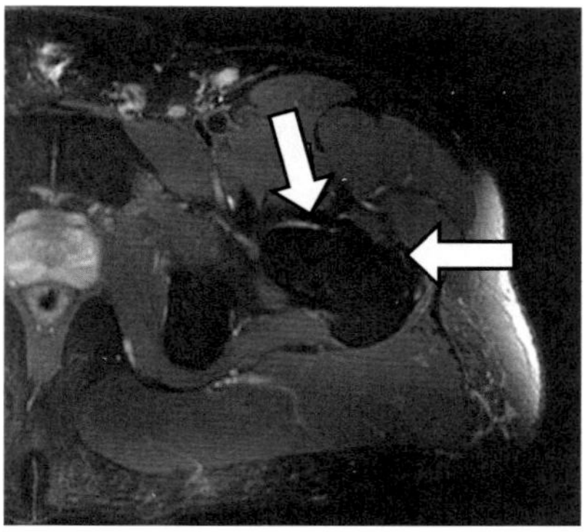

Fonte: Arquivo da CET.

A. cápsula articular e tendão do músculo glúteo médio.
B. cápsula articular e tendão do músculo glúteo mínimo.
C. tendão dos músculos reto femoral e glúteo médio.
D. tendão dos músculos reto femoral e glúteo mínimo.

860. No quadril do adulto, as lesões da cabeça femoral por impactação são mais comuns na luxação
A. anterior, com maior risco de necrose avascular.
B. anterior, com menor risco de necrose avascular.
C. posterior, com maior risco de necrose avascular.
D. posterior, com menor risco de necrose avascular.

TARO 2020

861. Na epifisiolise proximal do fêmur, são fatores biomecânicos associados à etiologia
A. o aumento da anteversão e o aumento do ângulo cervicodiafisário.
B. o aumento da anteversão e a diminuição do ângulo cervicodiafisário.
C. a diminuição da anteversão e o aumento do ângulo cervicodiafisário.
D. a diminuição da anteversão e a diminuição do ângulo cervicodiafisário.

862. Na displasia do desenvolvimento do quadril diagnosticada tardiamente (nove meses de idade), o achado mais confiável é
A. o sinal de Hart.
B. o teste de Barlow.

C. o teste de Ortolani.
D. o sinal de Peter-Bade.

863. Na deficiência focal femoral proximal, a contratura muscular do quadril é em flexão,
A. adução e rotação interna.
B. adução e rotação externa.
C. abdução e rotação interna.
D. abdução e rotação externa.

864. Na fratura do terço distal do fêmur decorrente de trauma de alta energia, a artéria poplítea apresenta maior risco de lesão quando associada à lesão
A. meniscal.
B. ligamentar.
C. do mecanismo extensor.
D. do terço proximal da fíbula.

865. Na fratura transtrocantérica, a fratura mais frequentemente associada é a da extremidade distal do
A. rádio ipsilateral.
B. rádio contralateral.
C. úmero ipsilateral.
D. úmero contralateral.

866. Durante o tratamento cirúrgico da fratura subtrocanteriana do fêmur, com haste cefalomedular, é indicação de revisão imediata da síntese
A. o desvio em varo de 10 graus.
B. o desvio rotacional de 10 graus.
C. o encurtamento de 2,5 cm.
D. a flexão do fragmento proximal de 15 graus.

867. Na formação embriológica do quadril, o acetábulo e a cabeça do fêmur são derivados
A. do mesmo tecido de células mesenquimais.
B. de diferentes tecidos de células mesenquimais.
C. de diferentes tecidos e de células mesenquimais diferentes.
D. do mesmo tecido, porém, de células mesenquimais diferentes.

868. Na artroscopia do quadril, a lesão do nervo cutâneo femoral lateral é uma complicação que ocorre com a
A. medialização do portal anterior.
B. lateralização do portal anterior.
C. medialização do portal anterolateral.
D. lateralização do portal anterolateral.

869. Na pseudoartrose do fêmur, quando há desvio angular e translacional, o centro de rotação da angulação (Cora) nas incidências radiográficas em AP e perfil encontra-se
A. no mesmo nível.
B. em níveis diferentes.
C. em posição mais distal no fragmento distal.
D. em posição mais proximal no fragmento distal.

870. Na fratura periprotética na imagem a seguir, a melhor forma de tratamento é a osteossíntese interna com

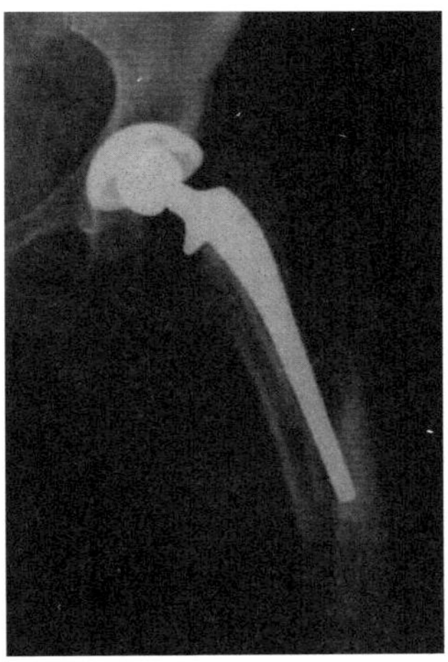

A. uso de enxerto ósseo.
B. uso de cerclagem isolada.
C. revisão do componente femoral.
D. manutenção do componente femoral.

871. Na artroplastia total do quadril, a *jump distance* é a distância necessária para a cabeça femoral
A. sair do acetábulo e equivale à metade do seu diâmetro.
B. sair do acetábulo e equivale ao dobro do seu diâmetro.

C. percorrer até a borda do componente acetabular e equivale à metade do seu diâmetro.
D. percorrer até a borda do componente acetabular e equivale ao dobro do seu diâmetro.

TARO 2021

872. Na osteotomia valgizante do fêmur proximal, a radiografia em AP necessária para seu planejamento deve ser realizada em
A. adução máxima, para verificar a extrusão da cabeça.
B. abdução máxima, para verificar a extrusão da cabeça.
C. adução máxima, para verificar a centralização da cabeça.
D. abdução máxima, para verificar a centralização da cabeça.

873. Na fratura supracondiliana do fêmur, o risco de lesão da artéria poplítea é
A. maior do que na luxação do joelho e na fratura da extremidade proximal da tíbia.
B. menor do que na luxação do joelho e na fratura da extremidade proximal da tíbia.
C. maior do que na luxação do joelho, e menor do que na fratura da extremidade proximal da tíbia.
D. menor do que na luxação do joelho, e maior do que na fratura da extremidade proximal da tíbia.

874. No acesso posterior ao quadril, a estrutura vascular que deve ser preservada para manutenção da viabilidade da cabeça femoral é o ramo
A. transverso da artéria circunflexa lateral.
B. transverso da artéria circunflexa medial.
C. ascendente da artéria circunflexa medial.
D. descendente da artéria circunflexa lateral.

875. Na displasia do desenvolvimento do quadril (DDQ), a limitação da abdução do quadril é um sinal clínico
A. sem relevância.
B. imperceptível em displasias bilaterais.
C. mais evidente em displasias unilaterais.
D. relevante somente quando associado à hiperlordose.

876. Na marcha normal, a rotação pélvica no plano transverso proporciona, em conjunto com a flexão do quadril, um deslocamento
A. anterior que resulta em menor oscilação vertical do tronco.
B. posterior que resulta em menor oscilação vertical do tronco.
C. anterior que resulta em menor oscilação horizontal do tronco.
D. posterior que resulta em menor oscilação horizontal do tronco.

877. Nas luxações posteriores do quadril, para ocorrer fratura da borda acetabular ou cisalhamento da cabeça femoral, o fêmur deve estar
A. mais aduzido e com rotação interna.
B. mais aduzido e com rotação externa.
C. menos aduzido e com rotação externa.
D. menos aduzido e com rotação interna.

878. Na fratura do acetábulo, a artroplastia total de quadril imediata está indicada para indivíduos idosos com fratura
A. da coluna anterior.
B. diafisária associada.
C. do colo do fêmur associada.
D. da dupla coluna com congruência secundária.

879. Na artrite séptica do quadril, a característica mais comum observada no exame físico é
A. o edema local.
B. a atitude viciosa.
C. a hiperemia e dor palpação.
D. a claudicação e não apoio do membro na marcha.

880. Na osteíte púbica, o sinal de fenda (*cleft signal*) observado na ressonância magnética decorre da
A. aderência na parede média por mioma uterino.
B. tendinose insercional do músculo reto do abdome.
C. tendinose insercional do músculo adutor magno no púbis.
D. lesão do ligamento capsular que envolve o disco fibrocartilaginoso.

881. Na fixação *in situ* para tratamento da epifisiolise femoral superior, a fim de minimizar o risco de necrose avascular, a posição do parafuso canulado deve evitar o quadrante epifisário
A. anteroinferior.
B. anterossuperior.

C. posteroinferior.
D. posterossuperior.

882. Na fratura diafisária do fêmur no paciente obeso, a principal vantagem da utilização da haste intramedular retrógrada em relação à anterógrada é a menor
A. dificuldade em realizar a fluoroscopia.
B. dificuldade de fresagem do canal medular.
C. dificuldade de encontrar o ponto de entrada correto.
D. probabilidade de desenvolver trombose venosa profunda.

TARO 2022

883. Na semiologia do quadril, o teste ativo do músculo piriforme é realizado com o paciente promovendo força contra resistência de
A. adução e rotação lateral.
B. adução e rotação medial.
C. abdução e rotação lateral.
D. abdução e rotação medial.

884. A via de acesso demonstrada nas figuras a seguir, é a descrita por

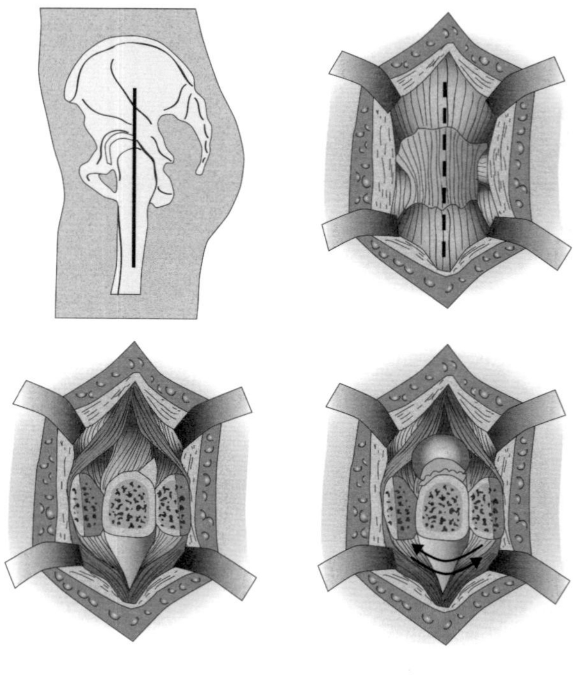

A. Osborne.
B. Hardinge.
C. Mcfarland.
D. McLauchlan.

885. A fratura transtrocanteriana do fêmur está mais comumente associada à fratura do
A. acetábulo ipsilateral.
B. rádio distal ipsilateral.
C. tornozelo contralateral.
D. úmero proximal contralateral.

886. Na avaliação da displasia do desenvolvimento do quadril, os ângulos alfa entre 43 e 60 graus e beta entre 55 e 77 graus, de acordo com a classificação ultrassonográfica de GRAF, representam o tipo
A. I.
B. II.
C. III.
D. IV.

887. Na epifisiólise proximal do fêmur, o ângulo demonstrado na imagem a seguir é o de

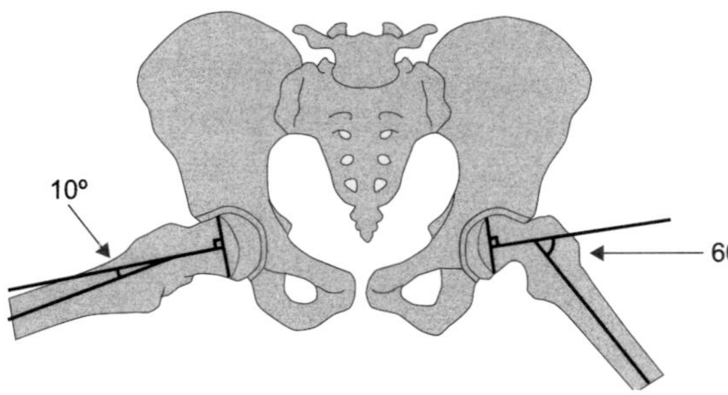

A. Klein.
B. Drehmann.
C. Southwick.
D. Trethowan.

888. Na fratura diafisária do fêmur, a passagem da tração esquelética transfemoral deve ser realizada de
A. medial para lateral para evitar lesão do nervo femoral.
B. medial para lateral para evitar lesão da artéria femoral.

C. lateral para medial para evitar lesão do nervo femoral.
D. lateral para medial para evitar lesão da artéria femoral.

889. Na avaliação das metástases ósseas, para predição do risco de fratura patológica, aplicando-se o sistema de Mirels a uma lesão lítica que acometa metade da largura da diáfise do fêmur e provoque dor moderada, obtém-se
A. 7 pontos.
B. 8 pontos.
C. 9 pontos.
D. 10 pontos.

890. Na artroscopia do quadril, o nervo representado na figura a seguir, pode ser lesionado durante a realização do portal

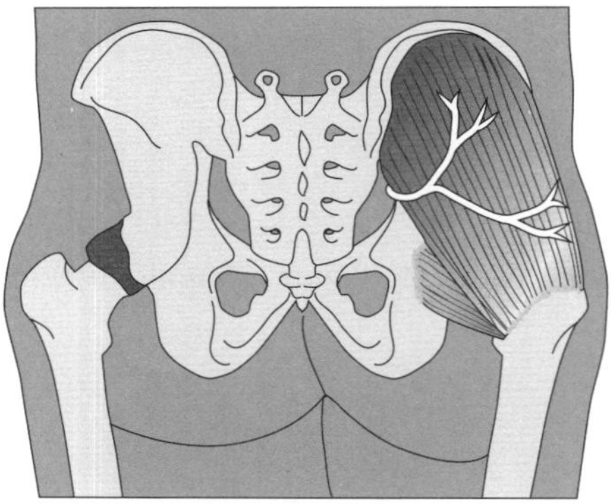

A. anterior.
B. posterior.
C. anterolateral.
D. posterolateral.

891. No ressalto interno do quadril, o músculo que geralmente está envolvido na origem do impacto é o
A. piriforme.
B. iliopsoas.
C. trato iliotibial.
D. adutor magno.

892. No tratamento da fratura do colo do fêmur do adulto, o valor do índice de Garden aceitável para avaliar a qualidade da redução na incidência radiográfica em perfil deve estar entre
   A. 30 e 60 graus.
   B. 60 e 90 graus.
   C. 120 e 160 graus.
   D. 160 e 180 graus.

TARO 2023

893. Na semiologia do quadril, o teste que sugere impacto femoroacetabular anterior e/ou lesão labial anterior é o
   A. de Ely.
   B. de Freiberg.
   C. dinâmico do impacto rotatório interno (DIRI).
   D. dinâmico do impacto rotatório externo (DIRE).

894. Na displasia do desenvolvimento do quadril, no teste de Klisic, quando há luxação, o dedo indicador e o dedo médio do examinador formam uma linha reta imaginária direcionada para
   A. o umbigo.
   B. o púbis.
   C. um ponto acima do umbigo.
   D. um ponto entre o púbis e o umbigo.

895. Na fratura subtrocantérica do fêmur, o tratamento com haste cefalomedular em relação à placa-pino deslizante (DHS) tem como vantagens apresentar
   A. menor braço de alavanca e menor colapso em varo durante a consolidação da fratura.
   B. menor braço de alavanca e menor colapso em valgo durante a consolidação da fratura.
   C. maior braço de alavanca e menor colapso em varo durante a consolidação da fratura.
   D. maior braço de alavanca e menor colapso em valgo durante a consolidação da fratura.

896. No tratamento cirúrgico da osteonecrose da cabeça femoral, a imagem a seguir corresponde à técnica de

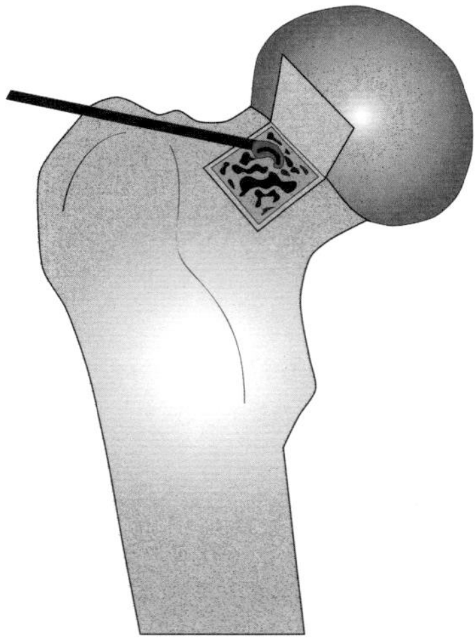

A. *light bulb*, utilizada nos casos de osteonecrose tipo I e II de Ficat.
B. *light bulb*, utilizada nos casos de osteonecrose tipo IIb e III de Ficat.
C. *trapdoor*, utilizada nos casos de osteonecrose tipo I e II de Ficat.
D. *trapdoor*, utilizada nos casos de osteonecrose tipo IIb e III de Ficat.

897. Na avaliação do paciente com ruptura do glúteo médio, além da marcha de Trendelenburg o teste mais reprodutível é dor na
A. palpação do grande trocanter, com cerca de 50% de especificidade e sensibilidade.
B. abdução contra resistência do quadril, com cerca de 50% de especificidade e sensibilidade.
C. palpação do grande trocanter, com mais de 70% de especificidade e sensibilidade.
D. abdução contra resistência do quadril, com mais de 70% de especificidade e sensibilidade.

898. Na fratura da diáfise do fêmur, as fraturas associadas mais comuns são
A. tíbia e fíbula, seguidas de tornozelo.
B. tíbia e fíbula, seguidas de esterno e costela.
C. fêmur distal, seguido de tornozelo.
D. fêmur distal, seguido de esterno e costela.

899. Na avaliação radiográfica da região proximal do fêmur, as letras A e B indicadas na imagem a seguir correspondem respectivamente a

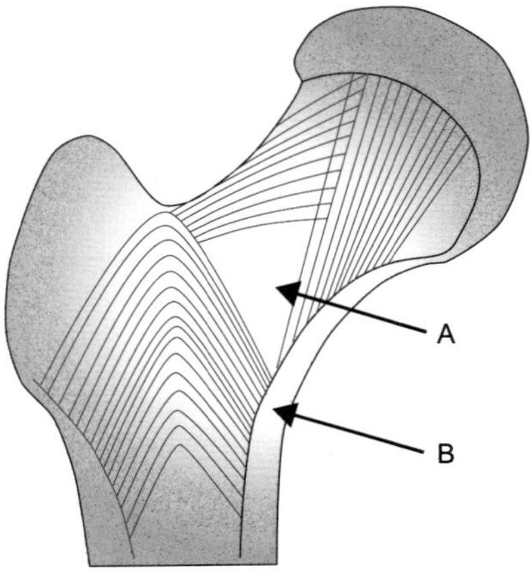

A. triângulo de Ward e arco de Adam.
B. triângulo de Kaplan e arco de Adam.
C. triângulo de Ward e arco de Kaplan.
D. triângulo de Kaplan e arco de Kaplan.

TARO 2024

900. Na displasia do desenvolvimento do quadril, a redução incruenta do quadril é considerada instável quando o quadril permanece reduzido apenas em
A. adução ampla e/ou na rotação interna maior que 15 graus.
B. adução ampla e/ou na rotação externa maior que 15 graus.
C. abdução ampla e/ou na rotação interna maior que 15 graus.
D. abdução ampla e/ou na rotação externa maior que 15 graus.

901. Na artrose de quadril, a categorização radiográfica de Dorr, o formato femoral *stovepipe* ("chaminé") e *champagne flute* ("taça de champanhe") correspondem, respectivamente aos tipos
A. C e A.
B. C e B.
C. A e C.
D. A e B.

902. Na fratura do quadril do idoso, o risco de segunda fratura em dois anos após a primeira é cerca de
A. 10% nos homens, e em mais de 70% dos casos é do mesmo tipo de fratura da primeira.
B. 10% nos homens, e em menos de 50% dos casos é do mesmo tipo de fratura da primeira.
C. 5% nos homens, e em mais de 70% dos casos é do mesmo tipo de fratura da primeira.
D. 5% nos homens, e em menos de 50% dos casos é do mesmo tipo de fratura da primeira.

903. O padrão mais comum de lesão proximal do fêmur associado à fratura da diáfise é a fratura
A. subcapital.
B. transcervical.
C. basocervical sem desvio.
D. basocervical com desvio.

904. Na propedêutica do quadril e com base na figura abaixo, o teste realizado e a estrutura avaliada são, respectivamente,

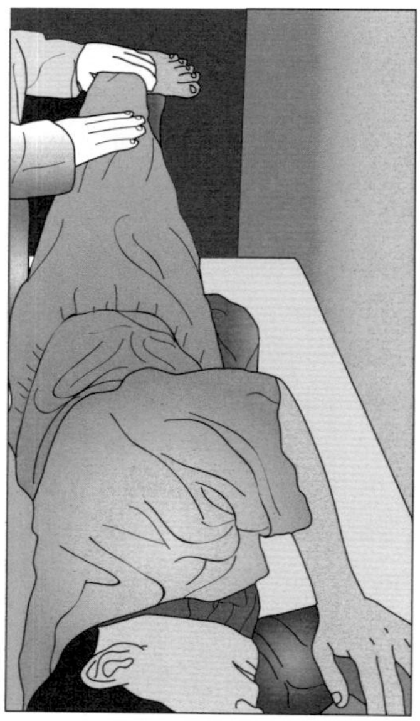

A. Ober, trato iliotibial.
B. Ober, músculo glúteo médio.
C. Phelps, trato iliotibial.
D. Phelps, músculo glúteo médio.

905. Na artroscopia do quadril, a confecção do portal anterior transpassa os músculos
   A. sartório e reto femoral.
   B. sartório e piriforme
   C. glúteo médio e mínimo.
   D. glúteo médio e reto femoral.

906. Na biomecânica do quadril normal, a força realizada pelos abdutores deve ser aproximadamente
   A. 1,5 vez o peso corporal e a carga sobre a cabeça femoral na elevação da perna estendida é similar à carga na fase de apoio da marcha.
   B. 2,5 vezes o peso corporal e a carga sobre a cabeça femoral na elevação da perna estendida é similar à carga na fase de apoio da marcha.
   C. 1,5 vez o peso corporal e a carga sobre a cabeça femoral na elevação da perna estendida é aproximadamente 50% da carga na fase de apoio da marcha.
   D. 2,5 vezes o peso corporal e a carga sobre a cabeça femoral na elevação da perna estendida é aproximadamente 50% da carga na fase de apoio da marcha.

907. A fratura periprotética de quadril tipo B2 de Vancouver corresponde à fratura
   A. ao nível da haste femoral, com prótese estável e bom estoque ósseo.
   B. ao nível da haste femoral, com prótese instável e bom estoque ósseo.
   C. abaixo do nível da haste femoral, com prótese estável e bom estoque ósseo.
   D. ao nível da haste femoral, com prótese estável e estoque ósseo comprometido.

908. Paciente do sexo feminino, oito anos, com dor e claudicação no quadril direito há dois meses, com piora na última semana. O exame a seguir é mais compatível com o diagnóstico de

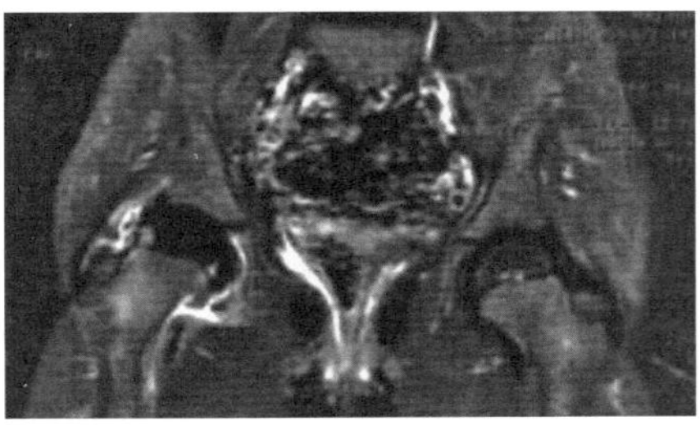

   A. Legg-Calvé-Perthes.
   B. displasia epifisária múltipla.
   C. epifisiólise femoral proximal.
   D. osteomielite de fêmur proximal.

909. Paciente do sexo feminino, 64 anos, relata dor no quadril esquerdo há um ano, de início insidioso e progressivo, com piora na última semana. Refere dor intensa à palpação da região lateral do quadril, particularmente sobre o grande trocanter. A paciente apresenta dor exacerbada nos testes de rotação externa contra resistência e de abdução contra resistência. O diagnóstico mais provável é

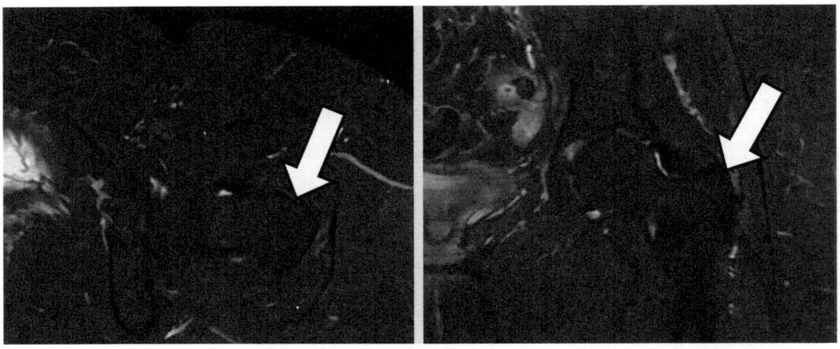

Fonte: Arquivo CET.

A. osteoartrite do quadril.
B. impacto femoroacetabular.
C. fratura por estresse do fêmur proximal.
D. síndrome dolorosa do grande trocanter.

910. A seta indica o tendão do músculo

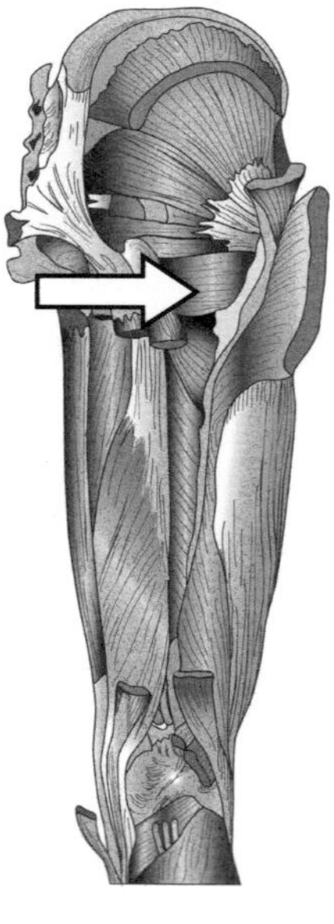

A. piriforme.
B. glúteo médio.
C. gêmeo superior.
D. quadrado femoral.

911. O nervo assinalado é o

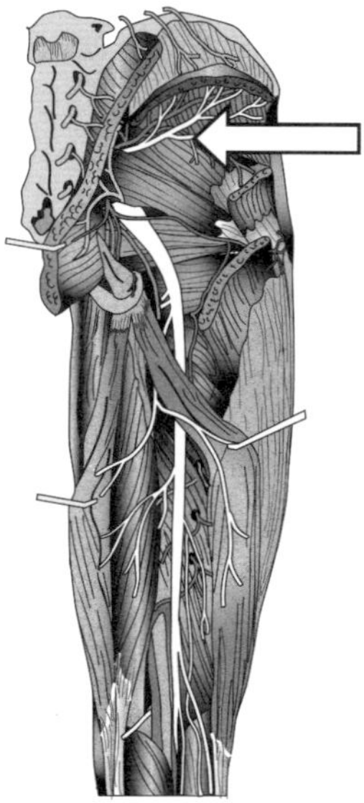

A. ilioinguinal.
B. obturatório.
C. glúteo superior.
D. cutâneo femoral posterior.

SEÇÃO 12
Reconstrução e Alongamento Ósseo

TEOT 2021

912. Na pseudartrose infectada, a técnica de tratamento apresentada nas imagens a seguir, que consiste na indução de membrana vascularizada, é a de

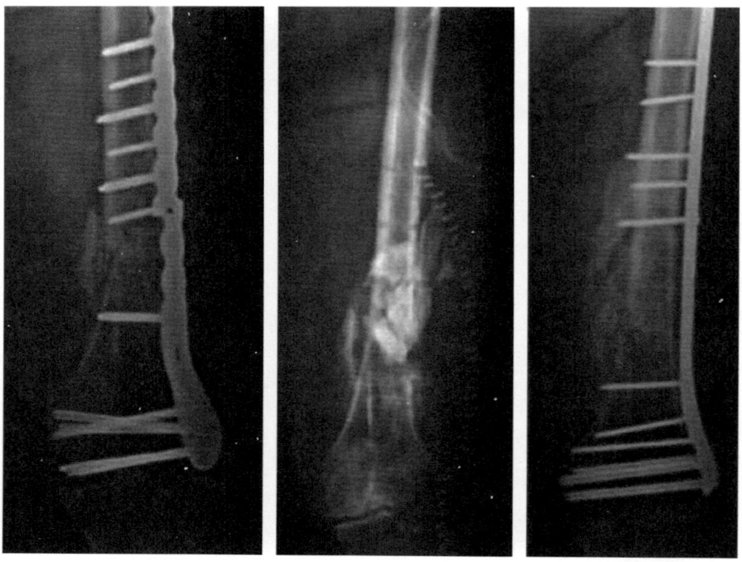

A. Judet.
B. Papineau.
C. Masquelet.
D. RIA (*reamer irrigator-aspirator*).

913. Na fixação externa monoplanar, o aumento da estabilidade é obtido com
A. o aumento da distância da barra ao osso e a diminuição do diâmetro dos pinos de Schanz.
B. a diminuição da distância da barra ao osso e a diminuição do diâmetro dos pinos de Schanz.
C. o aumento da distância da barra ao osso e o aumento do diâmetro dos pinos de Schanz.
D. a diminuição da distância da barra ao osso e o aumento do diâmetro dos pinos de Schanz.

TEOT 2024

914. No tratamento cirúrgico da pseudartrose atrófica com encurtamento, pelo método de Ilizarov, é realizada
A. distração com corticotomia diafisária e alongamento único.
B. compressão com corticotomia diafisária e alongamento único.
C. distração com corticotomia metafisária e alongamento gradual.
D. compressão com corticotomia metafisária e alongamento gradual.

SEÇÃO 13
Trauma

TEOT 2021

915. Na fratura do anel pélvico, é achado radiográfico sugestivo de cisalhamento vertical a
   A. fratura isolada dos ramos.
   B. fratura do córtex sacral anterior.
   C. diástase da sínfise púbica de 2,5 cm.
   D. fratura do processo transverso de L5.

916. No politraumatizado, a tríade letal é composta por hipotermia,
   A. acidose e anúria.
   B. alcalose e anúria.
   C. acidose e coagulopatia.
   D. alcalose e coagulopatia.

TEOT 2022

917. A deformidade tipo B resultante da osteonecrose da tróclea é sequela das fraturas
   A. dos côndilos lateral ou medial.
   B. do côndilo lateral ou supracondiliana.
   C. supracondiliana ou descolamento fisário do úmero distal.
   D. do côndilo medial ou descolamento fisário do úmero distal.

918. Na fratura por estresse nas mulheres, a frequência relativa em relação aos homens é
A. maior e acomete mais a tíbia e a fíbula.
B. menor e acomete mais a tíbia e a fíbula.
C. maior e acomete mais a pelve e o fêmur.
D. menor e acomete mais a pelve e o fêmur.

919. A fratura do acrômio que apresenta desvio inferior com comprometimento do espaço subacromial é classificada por Kuhn como tipo
A. I.
B. II.
C. III.
D. IV.

920. Na fratura subtrocanteriana, a classificação de Russel-Taylor tem como foco o desvio do traço de fratura com extensão para
A. fossa piriforme e envolvimento do grande trocanter.
B. diáfise femoral e envolvimento do grande trocanter.
C. fossa piriforme e envolvimento do pequeno trocanter.
D. diáfise femoral e envolvimento do pequeno trocanter.

921. Na fratura diafisária do osso longo com traço transverso, a razão de deformação (*strain*), em relação ao traço multifragmentado, é
A. maior, sendo melhor indicado estabilização relativa.
B. menor, sendo melhor indicado estabilização relativa.
C. maior, sendo melhor indicado estabilização absoluta.
D. menor, sendo melhor indicado estabilização absoluta.

922. Na fratura periprotética femoral, a classificação de Vancouver fundamenta-se na
A. idade do paciente e no estoque ósseo.
B. idade do paciente e no tipo de fixação da prótese.
C. estabilidade do componente femoral e no estoque ósseo.
D. estabilidade do componente femoral e no tipo de fixação da prótese.

TEOT 2023

923. No politraumatizado, o mediador inflamatório que mais se correlaciona com a gravidade do trauma é a
A. IL-1.
B. IL-6.

C. IL-10.
D. IL-11.

924. Na avaliação radiográfica da fratura do tálus, a incidência de Canale é realizada com angulação da ampola do aparelho em relação ao plano horizontal de
A. 45 graus e o pé com 15 graus de rotação medial.
B. 45 graus e o pé com 15 graus de rotação lateral.
C. 75 graus e o pé com 15 graus de rotação medial.
D. 75 graus e o pé com 15 graus de rotação lateral.

925. Na fratura diafisária do úmero, quando realizada a osteossíntese por meio da técnica minimamente invasiva (Livani-Belangero), o nervo com maior risco de lesão é o
A. axilar.
B. radial.
C. mediano.
D. musculocutâneo.

926. No tratamento da fratura do calcâneo, a redução aberta e fixação interna pela via de acesso medial isolada está indicada quando há acometimento
A. do processo anterior.
B. do sustentáculo do tálus.
C. isolado da faceta posterior.
D. das facetas média e posterior.

927. No tratamento da fratura transtrocanteriana com sistema de placa-parafuso deslizante, o maior preditor de fratura da parede lateral é a
A. cominuição do calcar.
B. fratura com traço reverso.
C. fratura contralateral prévia.
D. espessura da parede lateral.

928. No tratamento da fratura luxação crônica de Monteggia, a técnica de Bell-Tawse é utilizada para a reconstrução do ligamento
A. anular com tendão do bíceps braquial.
B. anular com tendão do tríceps braquial.
C. colateral lateral com tendão do bíceps braquial.
D. colateral lateral com tendão do tríceps braquial.

929. No tratamento cirúrgico das fraturas do antebraço em adultos, a lesão nervosa mais frequente é a
A. neuropraxia do interósseo anterior.
B. neuropraxia do interósseo posterior.
C. neurotmese do interósseo anterior.
D. neurotmese do interósseo posterior.

TEOT 2024

930. A fratura dos ossos do antebraço no adulto é mais comum no sexo
A. feminino, acima de 40 anos de idade.
B. feminino, abaixo de 40 anos de idade.
C. masculino, acima de 40 anos de idade.
D. masculino, abaixo de 40 anos de idade.

931. Na fratura do calcâneo, a avaliação tomográfica segundo Sanders utiliza a imagem de maior espessura da articulação subtalar na faceta
A. média, no corte sagital.
B. média, no corte coronal.
C. posterior, no corte sagital.
D. posterior, no corte coronal.

932. No tratamento da fratura do terço proximal do úmero, a complicação mais frequente é a
A. rigidez.
B. pseudartrose.
C. osteonecrose.
D. consolidação viciosa.

933. O paciente com fratura desviada do colo do tálus tratado cirurgicamente, por conta do risco de necrose, deve ser acompanhado por pelo menos
A. 12 meses.
B. 24 meses.
C. 36 meses.
D. 48 meses.

934. A complicação neurovascular mais comum após a fratura da clavícula é
A. aneurisma da artéria subclávia.
B. estiramento agudo do plexo braquial.
C. trombose subaguda da veia subclávia.
D. compressão crônica do plexo braquial.

935. Na fratura de acetábulo, a figura a seguir representa um corte tomográfico axial, sendo que os planos A e B demonstram respectivamente a orientação do traço de fratura

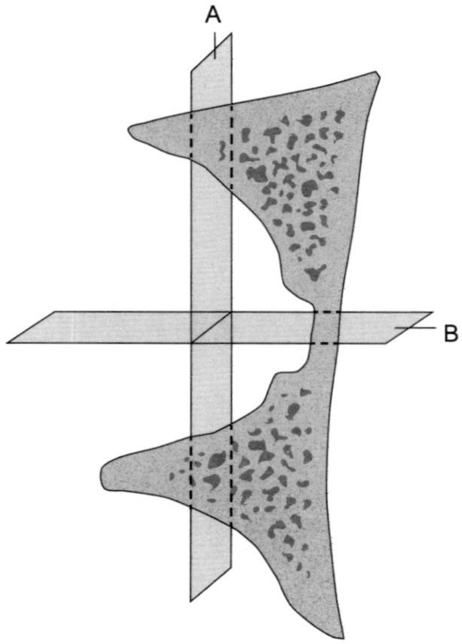

A. transversa e da coluna.
B. transversa e da parede.
C. da coluna e transversa.
D. da parede e transversa.

TEOT 2025

936. Na fratura do terço proximal do úmero no paciente adulto, a lesão neurológica mais frequentemente associada é a do nervo
A. axilar.
B. radial.
C. supraescapular.
D. musculocutâneo.

937. Nas fraturas transtrocanterianas do fêmur, a espessura da parede lateral é a distância, em milímetros, entre um ponto
A. 3 cm distal ao tubérculo inominado do trocanter maior até um ponto na linha da fratura do fragmento distal, angulado 135 graus.
B. 3 cm distal ao tubérculo inominado do trocanter maior até um ponto na linha da fratura do fragmento distal, angulado 150 graus.

C. 6 cm distal ao tubérculo inominado do trocanter maior até um ponto na linha da fratura do fragmento distal, angulado 135 graus.
D. 6 cm distal ao tubérculo inominado do trocanter maior até um ponto na linha da fratura do fragmento distal, angulado 150 graus.

938. A síndrome compartimental da coxa ocorre mais frequentemente no compartimento
A. lateral.
B. medial.
C. anterior.
D. posterior.

939. Na imagem radiográfica a seguir, a localização da fratura e sua respectiva classificação são

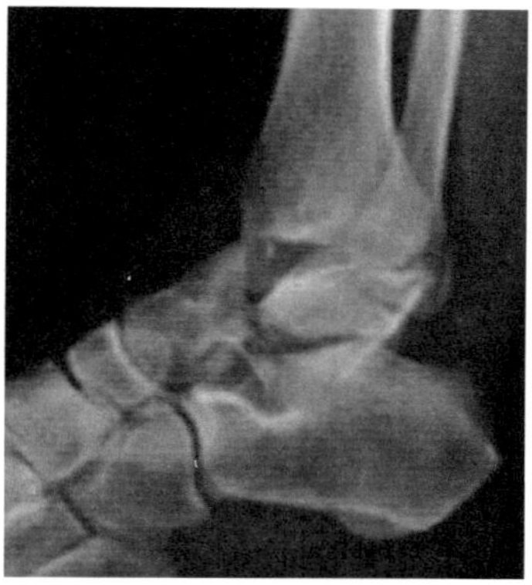

A. colo do tálus; Hawkins II.
B. colo do tálus; Hawkins III.
C. corpo do tálus; Hawkins II.
D. corpo do tálus; Hawkins III.

940. A ruptura do tendão patelar acontece mais frequentemente em pacientes com
A. mais de 40 anos, com extensão para o tecido retinacular e perda completa da extensão do joelho.
B. menos de 40 anos, com extensão para o tecido retinacular e perda completa da extensão do joelho.
C. mais de 40 anos, sem extensão para o tecido retinacular e sem perda completa da extensão do joelho.
D. menos de 40 anos, sem extensão para o tecido retinacular e sem perda completa da extensão do joelho.

941. No tratamento cirúrgico com haste cefalomedular da fratura subtrocanteriana, o ponto de entrada excessivamente lateral favorece a ocorrência de mal alinhamento em

A. varo.
B. valgo.
C. antecurvato.
D. retrocurvato.

942. A consolidação viciosa de fratura do côndilo femoral medial produz deformidade do joelho em

A. rotação lateral, flexão e varo.
B. rotação medial, flexão e varo.
C. rotação lateral, extensão e valgo.
D. rotação medial, extensão e valgo.

943. A fratura de Monteggia tipo 2 na classificação de Bado que ocorre na junção da metáfise com a diáfise da ulna é subclassificada como tipo

A. 2A.
B. 2B.
C. 2C.
D. 2D.

944. As fraturas do olécrano tipo 2B na classificação de Mayo devem ser tratadas, preferencialmente, com

A. imobilização axilopalmar.
B. osteossíntese com banda de tensão.
C. osteossíntese com placa e parafusos.
D. parafuso intramedular de compressão.

945. Na fratura do anel pélvico, a lesão geniturinária ocorre mais comumente em

A. homens e a lesão mais comum é intraperitoneal.
B. homens e a lesão mais comum é extraperitoneal.
C. mulheres e a lesão mais comum é intraperitoneal.
D. mulheres e a lesão mais comum é extraperitoneal.

946. Para balancear a reação inflamatória sistêmica ao trauma e evitar que ela se torne muito destrutiva,

A. os linfócitos liberam IL-6, IL-8 e IL-12.
B. os linfócitos liberam IL-4, IL-10 e IL-13.

C. os monócitos e os macrófagos liberam IL-6, IL-8 e IL-12.
D. os monócitos e os macrófagos liberam IL-4, IL-10 e IL-13.

947. Nas fraturas diafisárias da tíbia no adulto, são fatores de risco para síndrome compartimental aguda a fratura do terço
A. distal e sexo feminino.
B. distal e sexo masculino.
C. proximal e sexo feminino.
D. proximal e sexo masculino.

TARO 2020

948. Na consolidação das fraturas diafisárias, a maior parte da resposta vascular provém do
A. endósteo.
B. periósteo.
C. osso cortical.
D. tecido mole adjacente.

949. Na fratura de Monteggia do tipo I de Bado, após redução incruenta, a imobilização gessada é realizada com o antebraço
A. pronado e cotovelo fletido 60 graus.
B. pronado e cotovelo fletido 110 graus.
C. supinado e cotovelo fletido 60 graus.
D. supinado e cotovelo fletido 110 graus.

950. A placa de neutralização tem como função proteger o
A. foco de fratura das forças de flexão.
B. parafuso de tração das forças de flexão.
C. foco de fratura das forças de cisalhamento.
D. parafuso de tração das forças de cisalhamento.

951. Na fratura do processo coronoide, segundo a classificação de O'Driscoll, o tipo II acomete a
A. base e associa-se à tríade terrível.
B. faceta anteromedial e associa-se à tríade terrível.
C. base e associa-se à instabilidade rotatória posteromedial.
D. faceta anteromedial e associa-se à instabilidade rotatória posteromedial.

952. Na fratura de Maisonneuve, o mecanismo de trauma consiste na
A. supinação-adução.
B. pronação-abdução.
C. pronação-rotação externa.
D. supinação-rotação externa.

953. O osso do tarso mais frequentemente fraturado é o
A. tálus.
B. cuboide.
C. calcâneo.
D. navicular.

954. Na fratura do escafoide, o mecanismo de trauma mais frequente é a queda com
A. hiperflexão e desvio ulnar do punho.
B. hiperflexão e desvio radial do punho.
C. hiperextensão e desvio ulnar do punho.
D. hiperextensão e desvio radial do punho.

955. No tratamento conservador da fratura da diáfise umeral, a contração muscular ativa, o efeito hidráulico das partes moles e a gravidade são os princípios do tratamento com
A. tipoia Velpeau.
B. órtese de Sarmiento.
C. gesso circular axilopalmar.
D. tala tipo pinça de confeiteiro.

TARO 2021

956. Na fratura do terço médio da clavícula, o fragmento distal sofre translação
A. anterior, inferior e medial associada à rotação anterior.
B. posterior, inferior e lateral associada à rotação posterior.
C. anterior, superior e lateral associada à rotação posterior.
D. posterior, superior e medial associada à rotação anterior.

957. Na fratura do colo femoral, o índice que avalia a qualidade da redução pelo alinhamento das trabéculas é o de
A. Lowell, cujos valores aceitáveis são de 128-135 graus no AP.
B. Lowell, cujos valores aceitáveis são de 160-180 graus no AP.
C. Garden, cujos valores aceitáveis são de 160-180 graus no AP.
D. Garden, cujos valores aceitáveis são de 128-135 graus no AP.

958. No paciente politraumatizado, o melhor marcador inflamatório para avaliar a gravidade da síndrome da resposta inflamatória sistêmica (SIRS) é
A. o TNF.
B. a IL-1.
C. a IL-6.
D. o interferon beta.

959. São vantagens das placas bloqueadas em relação às placas convencionais, a preservação do fluxo sanguíneo
A. endosteal e a resistência ao deslocamento da placa.
B. periosteal e a resistência ao deslocamento da placa.
C. endosteal e a resistência ao deslocamento do parafuso.
D. periosteal e a resistência ao deslocamento do parafuso.

960. Para prevenir a discrepância dos membros inferiores durante a osteossíntese das fraturas multifragmentárias da diáfise femoral, devemos realizar
A. primeiramente a fixação distal.
B. o alinhamento anatômico do fêmur.
C. a mensuração do comprimento do fêmur comparando-o com o lado contralateral.
D. a avaliação da congruência e do diâmetro das corticais do fêmur no local da fratura.

961. A fratura isolada do trocanter menor está frequentemente associada a
A. tumor e deve sempre ser fixada.
B. trauma em flexão e deve sempre ser fixada.
C. tumor e deve-se investigar extensão da fratura.
D. trauma em flexão e deve-se investigar extensão da fratura.

962. A função do parafuso de tração no tratamento da fratura é converter
A. força linear em torque.
B. torque em compressão.
C. compressão em torque.
D. compressão em força linear.

963. No tratamento das fraturas abertas, de acordo com a classificação HOST, a presença de doença sistêmica múltipla ocorre no tipo
A. A.
B. B.
C. C.
D. D.

TARO 2022

964. Na fratura da diáfise da clavícula, o tratamento com haste intramedular é mais bem indicado nas fraturas
A. segmentares.
B. multifragmentares.
C. com traço oblíquo longo.
D. com traço transverso ou oblíquo curto.

965. Na fratura da extremidade proximal do úmero no adulto com deformidade em valgo, o mecanismo de trauma é a queda com a mão espalmada e ombro em posição de
A. flexão, adução e rotação externa.
B. flexão, abdução e rotação interna.
C. extensão, adução e rotação externa.
D. extensão, abdução e rotação interna.

966. Na fratura do acetábulo, em relação à medida do arco acetabular (ângulo de Matta) podemos afirmar que
A. deve ser avaliada em radiografias com tração.
B. a parede posterior deve ser avaliada em separado.
C. medidas maiores que 45° indicam tratamento cirúrgico.
D. está indicada para avaliar fraturas de ambas as colunas.

967. No controle de danos do paciente politraumatizado, dentre os fatores que influenciam na pontuação da escala de *Mangled Extremity Severity Score* (MESS), temos
A. isquemia e idade.
B. tempo de sangramento.
C. somente lesões ósseas.
D. doenças sistêmicas prévias.

968. Para cumprir o princípio de banda de tensão, uma placa precisa ser colocada no osso longo na sua face
A. volar.
B. dorsal.
C. convexa.
D. côncava.

TARO 2023

969. No tratamento da fratura de escápula pela via de Judet, a tração excessiva do músculo infraespinal pode causar lesão
   A. do nervo axilar.
   B. do nervo supraescapular.
   C. da artéria circunflexa anterior.
   D. do tendão cabeça longa tríceps.

970. Na via de acesso posterior para tratamento da fratura do acetábulo, a tenotomia do piriforme e obturador interno deve ser a pelo menos
   A. 1,5 cm do grande trocanter para evitar lesionar ramos da artéria circunflexa medial.
   B. 0,5 cm do grande trocanter para evitar lesionar ramos da artéria circunflexa lateral.
   C. 1,5 cm do grande trocanter para evitar lesionar ramos da artéria circunflexa lateral.
   D. 0,5 cm do grande trocanter para evitar lesionar ramos da artéria circunflexa medial.

971. A fratura do colo femoral é mais comumente associada às fraturas de membros
   A. superiores, principalmente terço distal do rádio e terço proximal do úmero, e a mortalidade maior ocorre quando associada ao úmero.
   B. superiores, principalmente terço distal do rádio e terço proximal do úmero, e a mortalidade maior ocorre quando associada ao rádio.
   C. inferiores, principalmente diáfise femoral e terço proximal da tíbia, e a mortalidade maior ocorre quando associada à tíbia.
   D. inferiores, principalmente diáfise femoral e terço proximal da tíbia, e a mortalidade maior ocorre quando associada à diáfise femoral.

972. O sinal clínico que sugere fratura-luxação Essex-Lopresti é a
   A. diminuição da pronação.
   B. diminuição da supinação.
   C. dor à palpação da articulação radiulnar distal.
   D. dor à palpação da articulação radiulnar proximal.

973. A pontuação da escala de *Mangled Extremity Severity Score* (MESS) leva em consideração
   A. isquemia e idade.
   B. tempo de sangramento.
   C. somente lesões ósseas.
   D. doenças sistêmicas prévias.

974. O mecanismo de lesão da fratura de Galeazzi desviada com ápice volar é causado por compressão axial associada à posição do antebraço em
   A. pronação com flexão do punho.
   B. supinação com flexão do punho.
   C. pronação com extensão do punho.
   D. supinação com extensão do punho.

TARO 2024

975. O teste de Pillings, ou teste de compressão lateral da perna, avalia
   A. o ligamento deltoide.
   B. o ligamento fibulocalcaneano.
   C. o ligamento fibulotalar anterior.
   D. a sindesmose tibiofibular distal.

976. Nas lesões do sistema musculoesquelético por projetil de arma de fogo, a indicação de retirada do projétil, pelo risco de intoxicação por chumbo, ocorre quando este está localizado
   A. intra-articular.
   B. intramuscular.
   C. intraósseo na diáfise de ossos longos.
   D. intraósseo na metáfise de ossos longos.

977. No tratamento conservador da fratura da clavícula, é fator de risco para a ocorrência de pseudoartrose
   A. sexo masculino.
   B. trauma de alta energia.
   C. encurtamento maior que 1,5 cm.
   D. contato entre os fragmentos menor que 50%.

978. Na fratura dos ossos do antebraço, a síndrome compartimental
A. ocorre em 10% dos casos.
B. é mais comum no sexo feminino.
C. exige descompressão de todos os compartimentos do antebraço.
D. exige descompressão tanto do túnel do carpo como do *lacertus fibrosus*.

979. Nas fraturas do acetábulo, a transversa corresponde a
A. 5 a 19% dos casos, sendo do tipo elementar de Letournel.
B. 5 a 19% dos casos, sendo do tipo associada de Letournel.
C. 23 a 35% dos casos, sendo do tipo elementar de Letournel.
D. 23 a 35% dos casos, sendo do tipo associada de Letournel.

980. O escore de determinação de risco de não união (NURD) numa fratura tem como atributo de maior pontuação a história de
A. fratura exposta.
B. sexo masculino.
C. retalho cirúrgico.
D. síndrome do compartimento.

981. Paciente do sexo masculino, 49 anos, destro, sem dores prévias no ombro direito, vítima de queda de cavalo há dois dias com apoio sobre o membro superior direito, e desde então tem dor intensa e não consegue colocar a mão nas costas – *sic*. Radiografias no atendimento descartaram fratura. O exame abaixo foi solicitado para elucidar o quadro. O diagnóstico e a conduta mais apropriada são

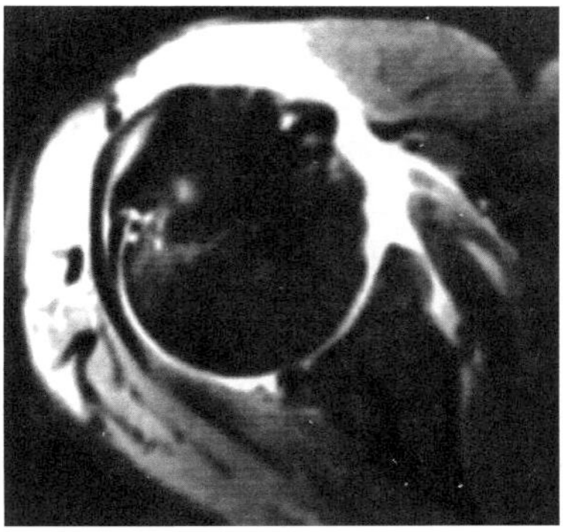

A. lesão do infraespinal; tratamento clínico com reabilitação física.
B. lesão do infraespinal; tratamento cirúrgico com reparo da lesão.
C. lesão do subescapular; tratamento cirúrgico com reparo da lesão.
D. lesão do subescapular; tratamento clínico com reabilitação física.

982. Paciente do sexo feminino, 70 anos, vítima de queda ao solo e trauma no ombro esquerdo. Diagnosticada com fratura do terço proximal do úmero, conduzida em tratamento clínico. No quarto mês de seguimento estava assintomática, em boa evolução no ganho de movimentos, mas iniciou quadro de dor intensa refratária ao uso de analgésicos simples. O exame abaixo foi solicitado para elucidar o quadro, e explicitou a alteração destacada pela seta. O provável diagnóstico da paciente é

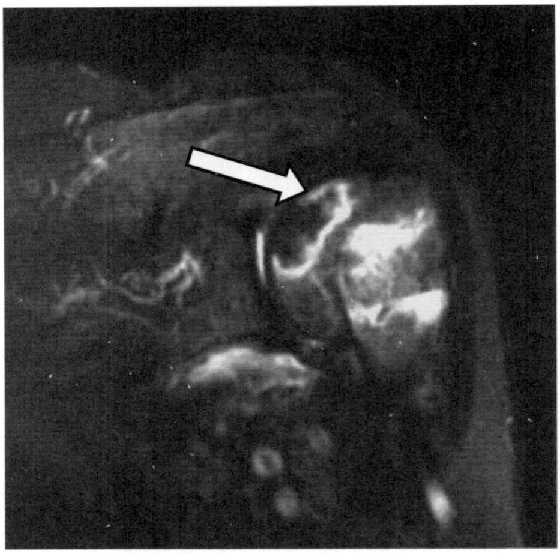

A. osteomielite.
B. pseudartrose.
C. osteonecrose.
D. consolidação viciosa.

983. Paciente, 45 anos, vítima de queda de três metros de altura, deu entrada no pronto atendimento apresentando dor, deformidade aparente em varo do tornozelo e edema acentuado. Após exame físico, as radiografias mostraram uma fratura do pilão tibial 43 C3 associada à fratura cominutiva do 1/3 distal da fíbula. O paciente foi levado ao centro cirúrgico e a opção mais adequada na urgência é

A. tratamento definitivo com redução fechada e fixação percutânea da fratura do pilão tibial com placas bloqueadas.
B. tratamento estagiado com fixação com placa em ponte na fíbula e fixador externo transarticular.
C. tratamento estagiado com ligamentotaxia e fixador externo transarticular.
D. tratamento definitivo com fixador externo circular tipo Ilizarov.

984. Paciente do sexo masculino, de 14 anos de idade, com desenvolvimento normal, estava jogando tênis e apresentou fratura da tuberosidade da tíbia, o mecanismo de trauma mais provável foi

A. flexão forçada do joelho.
B. extensão forçada do joelho.
C. movimento rotacional do joelho.
D. trauma direto na região anterior do joelho.

985. No manejo inicial da lesão do anel pélvico tipo B1 de Tile, a redução é realizada com os membros inferiores em

A. flexão e adução.
B. flexão e abdução.
C. rotação interna e adução.
D. rotação interna e abdução.

986. Nas fraturas de sacro, conforme a classificação de Denis, as fraturas e as lesões neurológicas, respectivamente, ocorrem mais frequentemente nas zonas

A. I e II.
B. I e III.
C. II e III.
D. ambas na zona II.

SEÇÃO 14
Trauma Esportivo

TEOT 2021

987. A lesão muscular por estiramento ocorre com maior frequência nos músculos
   A. biarticulares e por contração excêntrica.
   B. uniarticulares e por contração excêntrica.
   C. biarticulares e por contração concêntrica
   D. uniarticulares e por contração concêntrica.

TEOT 2024

988. Na lesão aguda do ligamento cruzado anterior, o padrão típico do edema ósseo encontrado na ressonância magnética acomete o côndilo femoral
   A. lateral e o planalto tibial lateral.
   B. lateral e o planalto tibial medial.
   C. medial e o planalto tibial lateral.
   D. medial e o planalto tibial medial.

TEOT 2025

989. Na avaliação complementar de um paciente com instabilidade anterior do ombro, a imagem de ressonância magnética que melhor avalia a lesão labial anterior é a no plano
   A. axial.
   B. sagital.
   C. coronal.
   D. coronal oblíqua.

990. Em corredores, a lesão muscular dos isquiotibiais mais comum é a do músculo
A. grácil.
B. semitendíneo.
C. bíceps femoral.
D. semimembranoso.

991. Na fase aguda da lesão muscular, imediatamente após o trauma, as células mais abundantes no local da lesão são
A. linfócitos.
B. monócitos.
C. macrófagos.
D. polimorfonucleares.

992. No diagnóstico clínico da ruptura do tendão bicipital distal, o *Hook test* deve ser realizado
A. de lateral para medial, em supinação ativa.
B. de medial para lateral, em supinação ativa.
C. de lateral para medial, em supinação passiva.
D. de medial para lateral, em supinação passiva.

993. Na avaliação clínica do joelho, o sinal de Pisani indica a presença de
A. cisto meniscal.
B. cisto de Baker.
C. lesão em menisco discoide.
D. tensão excessiva do retináculo lateral.

994. Na restrição à hiperextensão do joelho, o ligamento cruzado posterior
A. não age como restritor.
B. age como restritor antes do ligamento cruzado anterior.
C. age como restritor após a ruptura do ligamento cruzado anterior.
D. age como restritor simultaneamente ao ligamento cruzado anterior.

995. Na ressonância magnética de um paciente com lesão no ligamento cruzado anterior do joelho, a presença de edema ósseo na região posteromedial da tíbia é sinal secundário
A. de lesão da raiz meniscal.
B. de lesão meniscal em rampa.
C. de lesão do ligamento colateral medial.
D. da própria lesão do ligamento cruzado anterior.

TARO 2021

996. Os campos visuais gerados por óticas artroscópicas de 2,7 mm e 4,0 mm são, respectivamente,
   A. 45 graus e 65 graus.
   B. 45 graus e 90 graus.
   C. 65 graus e 90 graus.
   D. 90 graus e 115 graus.

TARO 2022

997. A tríade da mulher atleta apresenta fatores de risco para ocorrência de
   A. pubalgia.
   B. espondilolistese.
   C. fratura por estresse.
   D. lesão condral no joelho.

998. A lesão do atleta do tipo *turf toe*, ocorre
   A. no sesamoide e o mecanismo de lesão é a carga axial com antepé em dorsiflexão.
   B. no sesamoide e o mecanismo de lesão é a carga axial com antepé em flexão plantar.
   C. na placa plantar e o mecanismo de lesão é a carga axial com antepé em dorsiflexão.
   D. na placa plantar e o mecanismo de lesão é a carga axial com antepé em flexão plantar.

TARO 2024

999. A tríade da mulher atleta compreende anorexia associada à
   A. hipermenorreia e alta densidade óssea.
   B. hipermenorreia e baixa densidade óssea.
   C. oligomenorreia ou amenorreia e alta densidade óssea.
   D. oligomenorreia ou amenorreia e baixa densidade óssea.

1000. Paciente com 54 anos, corredor de maratona, apresentando dor intensa na região posterior do calcâneo esquerdo, hiperemia e aumento de volume local há 15 dias (ver foto a seguir). Nega dor no calcâneo direito. Apresenta também no exame físico uma contratura dos músculos gastrocnêmio-sóleo. O paciente refere não haver melhora com a medicação analgésica e anti-inflamatória. Conforme o quadro clínico e os exames de imagem apresentados, a principal hipótese diagnóstica e a conduta correta são, respectivamente,

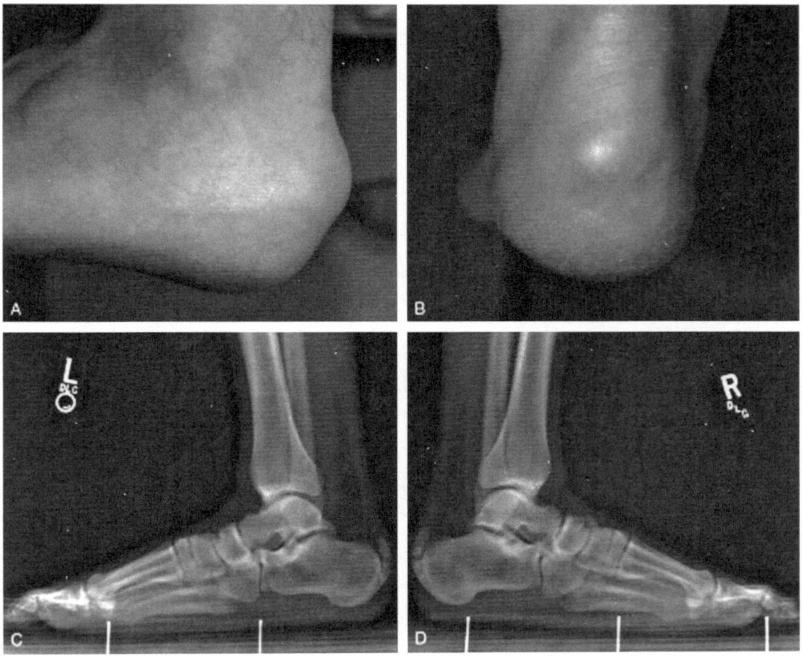

A. síndrome de Haglund; infiltração com corticoide.
B. síndrome de Haglund; infiltração com plasma rico em plaquetas.
C. tendinopatia insercional crônica do calcâneo; ressecção cirúrgica do esporão e da bursa.
D. tendinopatia insercional crônica do calcâneo; conservador, fisioterapia e mudança de calçados por seis meses.

Respostas Comentadas

Seção 1 — Ciência Básica

1. Resposta correta: *A*

A infecção musculoesquelética acomete muito mais frequentemente os membros inferiores do que os membros superiores ou esqueleto axial. O quadril foi a articulação mais frequentemente envolvida, ocorrendo em 54% dos pacientes. Newton et al. relataram que o quadril e o joelho foram as articulações mais comumente afetadas em sua série de 186 pacientes com artrite séptica.

Referência: Morrissy RT, Weinstein SL, editores. Lovell and Winter's Pediatric Orthopaedics. 7. ed. Philadelphia: Lippincott, Williams & Wilkins; 2013. Capítulo 12, p. 37.

2. Resposta correta: *D*

A maturação do biofilme bacteriano em infecções pós-osteossíntese está diretamente associada à produção e deposição de uma matriz exopolissacarídea. O texto descreve que: "Depois, as bactérias crescem, multiplicam-se, formam microcolônias e são estabelecidos canais de água que proporcionam a circulação de nutrientes e codificações genéticas para a maturação do biofilme e produção da matriz exopolissacarídea, que se acumulará em camadas cada vez mais espessas".

Além disso, define o biofilme como: "uma estrutura de agregação bacteriana à superfície dos implantes entremeada por matriz exopolissacarídea".

Essa matriz exopolissacarídea é um componente estrutural crítico que permite a consolidação do biofilme, conferindo proteção às bactérias contra antibióticos e mecanismos de defesa do hospedeiro.

Por que as demais alternativas estão incorretas?

A. **Fibronectina:** atua na fase inicial de adesão bacteriana à superfície do implante (formando um filme condicionante), mas não está envolvida na maturação do biofilme.
B. **Fibrinogênio:** também participa do filme inicial que favorece a adesão bacteriana, mas não compõe a matriz madura do biofilme.
C. **Proteoglicano:** não é mencionado no contexto da formação do biofilme.

Referência: Motta Filho GR, Barros Filho TEP. Ortopedia e Traumatologia. 1. ed. Rio de Janeiro: Elsevier; 2017. Capítulo 14.4.

3. Resposta correta: *A*

As fibras musculares do tipo I (também denominadas fibras de contração lenta ou oxidativas) dependem predominantemente do metabolismo oxidativo de triglicerídeos para a produção de energia. Essa dependência as torna particularmente vulneráveis à depleção de oxigênio durante episódios isquêmicos, como os que ocorrem na síndrome compartimental aguda. Em contraste, as fibras do tipo II (fibras de contração rápida) têm metabolismo primariamente anaeróbico, o que confere maior resistência à hipóxia.

Referência: Torneta III P, Ricci WM, Ostrum RF, McQueen MM, McKee MD, Court-Brown CM, editores. Rockwood and Green's Fractures in Adults. 9. ed. Philadelphia: Wolters Kluwer; 2020. Capítulo 16, p. 888.

4. Resposta correta: *C*

As características do líquido sinovial na artrite séptica (grupo III: infeccioso inflamatório, que inclui a artrite piogênica/séptica), são:

- **Glicose diminuída:** a Tabela 22.1 mostra que a diferença entre os níveis de glicose no sangue e no líquido sinovial aumenta conforme a gravidade da inflamação. Na artrite séptica, essa diferença é de 30 a 50 mg/100 mL, indicando que a glicose no líquido sinovial está significativamente diminuída em relação ao sangue. O texto reforça: "A artrite séptica reduz o nível de glicose no fluido articular mais do que em outras condições, e essa descoberta é de importância diagnóstica".
- **Proteína elevada:** o conteúdo total de proteínas no líquido sinovial normalmente é de cerca de 1,8 g/dL, mas na artrite séptica se eleva para valores próximos aos do soro, chegando a 4,2 g/dL na artrite piogênica (artrite séptica), conforme a tabela.

Referência: Herring JA. Tachdjian's pediatric orthopaedics. 6. ed. Philadelphia: Elsevier; 2022. Capítulo 22, p. 931.

5. Resposta correta: ***C***

Os ramos perfurantes da artéria femoral profunda emergem perpendicularmente ao eixo longitudinal do fêmur, atravessando os músculos adutores em intervalos regulares de cerca de 3 cm. Essa disposição anatômica é clinicamente relevante durante abordagens cirúrgicas laterais na coxa, pois esses ramos devem ser identificados e cuidadosamente ligados para evitar sangramento significativo.

Referência: Torneta III P, Ricci WM, Ostrum RF, McQueen MM, McKee MD, Court-Brown CM, editores. Rockwood and Green's Fractures in Adults. 9. ed. Philadelphia: Wolters Kluwer; 2020. Capítulo 53.

6. Resposta correta: ***B***

A protamina é o antídoto indicado para reverter o efeito anticoagulante das heparinas, incluindo a heparina de baixo peso molecular (HBPM), como a enoxaparina. O texto especifica que, em casos de sangramento devido ao uso de enoxaparina, a administração de protamina é recomendada, embora sua eficácia seja menor do que na reversão da heparina não fracionada. A dose sugerida é de 1 mg de protamina para cada 1 mg de enoxaparina administrada nas últimas 8 horas, com administração lenta intravenosa para evitar efeitos adversos. As demais alternativas não são corretas para esse contexto:

- Fator VIIa (A) pode ser usado em casos refratários, mas não é o antídoto de escolha para enoxaparina.
- Vitamina K (C) é específica para a reversão dos antagonistas da vitamina K (ex.: varfarina), não das heparinas.
- Ácido tranexâmico (D) é um antifibrinolítico, não reverte o efeito da enoxaparina.

Portanto, em pacientes com trombose venosa profunda que apresentam sangramento pelo uso profilático de enoxaparina, o antídoto indicado é a protamina.

Referência: Azar FM, Beaty JH. Campbell's Operative Orthopaedics. 14. ed. Philadelphia: Elsevier; 2021. Capítulo 1, p. 13.

7. Resposta correta: ***B***

A imagem mostra uma vista anterior da pelve e região lombar, com destaque para os músculos da parede abdominal posterior (psoas maior, quadrado lombar e ilíaco) e os nervos que emergem do plexo lombar. A seta indica um nervo que atravessa a parede abdominal, situado superiormente ao músculo ilíaco e lateral ao psoas maior. De acordo com o *Atlas de Anatomia Humana* de Netter, 7ª edição, Capítulo 8, o nervo ílio-hipogástrico é o primeiro ramo do plexo lombar, originando-se das raízes L1 (com possível contribuição de T12), e percorre exatamente essa topografia: emerge lateralmente ao músculo psoas maior, cruza anteriormente ao quadrado lombar e segue entre o músculo transverso do abdome e o oblíquo interno, acima do nervo ilioinguinal. Essa relação anatômica pode ser visualizada nas ilustrações do atlas (ver especialmente as lâminas do Capítulo 8, que mostram os nervos do plexo lombar e sua relação com os músculos posteriores do abdome).

- O nervo femoral (alternativa A) é mais volumoso, emerge lateralmente ao psoas maior, mas segue para baixo em direção à coxa, não cruzando a parede abdominal superiormente.
- O nervo genitofemoral (alternativa C) emerge sobre a face anterior do psoas maior, não lateralmente.
- O nervo cutâneo-femoral lateral (alternativa D) também surge lateralmente ao psoas maior, mas está mais inferior, próximo à espinha ilíaca anterossuperior.

Referência: Netter FH. Atlas de Anatomia Humana. 7. ed. Rio de Janeiro: Elsevier; 2019. Capítulo 8.

8. Resposta correta: *D*

O vidro bioativo é classificado como um material osteocondutor. Esta propriedade refere-se à capacidade de atuar como uma matriz tridimensional que permite a migração, adesão e proliferação de células osteoprogenitoras, facilitando a formação de osso novo ao longo de sua superfície. O texto especifica que o vidro bioativo não possui células vivas (não é osteogênico), não contém fatores de crescimento que induzam diferenciação celular (não é osteoindutor) e obviamente não inibe a formação óssea. Sua principal função é servir de arcabouço estrutural para a condução do crescimento ósseo, caracterizando-se como um substituto ósseo osteocondutor por excelência.

Referência: Azar FM, Beaty JH. Campbell's Operative Orthopaedics. 14. ed. Philadelphia: Elsevier; 2021. Capítulo 53.

9. Resposta correta: *B*

As lesões do tendão do músculo glúteo médio são significativamente mais frequentes em mulheres acima de 50 anos. A tendinopatia e as rupturas do glúteo médio apresentam maior incidência nesse grupo demográfico, e são consideradas uma das principais causas de dor lateral do quadril em mulheres pós-menopausa. Essa prevalência é atribuída a fatores hormonais, à maior incidência de alterações degenerativas tendíneas e à anatomia do quadril feminino, que favorecem o desenvolvimento dessas lesões com o avançar da idade.

Referência: Azar FM, Beaty JH. Campbell's Operative Orthopaedics. 14. ed. Philadelphia: Elsevier; 2021. Capítulo 48.

10. Resposta correta: *B*

Os pacientes com não consolidação (pseudoartrose) nos ossos do antebraço apresentam o menor escore de qualidade de vida relacionada à saúde (QVRS) entre as não consolidações de ossos longos. O texto destaca: "Pacientes com pseudoartroses do antebraço apresentaram as menores pontuações de utilidade". O estudo citado no material comparou o impacto na QVRS de diferentes localizações de não consolidação, utilizando um escore de utilidade (em que 1,0 representa saúde perfeita e 0,0 representa morte). Os resultados mostraram:

- **Antebraço:** escore médio de 0,68, inferior a condições como diabetes tipo 1 (0,88), acidente vascular cerebral (0,81) e AIDS (0,79).
- **Outras localizações (como fêmur e tíbia):** não tiveram escores tão reduzidos quanto os do antebraço.

O antebraço possui alta demanda funcional para atividades diárias (rotação, preensão, manipulação fina). A não consolidação nessa região compromete significativamente a autonomia, causando dor crônica, perda de força e limitação de movimentos, o que explica o maior impacto na qualidade de vida em comparação a ossos como úmero, fêmur ou tíbia.

Referência: Torneta III P, Ricci WM, Ostrum RF, McQueen MM, McKee MD, Court-Brown CM, editores. Rockwood and Green's Fractures in Adults. 9. ed. Philadelphia: Wolters Kluwer; 2020. Capítulo 29.

11. Resposta correta: *C*

A tuberculose osteoarticular no esqueleto apendicular acomete mais frequentemente as grandes articulações dos membros inferiores, com destaque para o quadril e o joelho. O texto afirma: "O envolvimento apendicular observado com menos frequência geralmente afeta as principais articulações de sustentação de peso dos membros inferiores, mais comumente o quadril e o joelho, seguidos em frequência pelo pé, cotovelo e mão. Praticamente qualquer outro osso ou articulação pode ser afetado".

Referência: Azar FM, Beaty JH. Campbell's Operative Orthopaedics. 14. ed. Philadelphia: Elsevier; 2021. Capítulo 23.

12. Resposta correta: *D*

Em mulheres, a tríade da atleta (anorexia nervosa, osteoporose e amenorreia) é o principal fator, enquanto nos homens o esforço físico intenso e repetitivo é o determinante mais comum.

"As fraturas por estresse podem ocorrer em pacientes mais jovens e geralmente estão associadas à atividade física repetitiva intensa em homens ou à tríade de anorexia nervosa, osteoporose e amenorreia em pacientes do sexo feminino".

Referência: Torneta III P, Ricci WM, Ostrum RF, McQueen MM, McKee MD, Court-Brown CM, editores. Rockwood and Green's Fractures in Adults. 9. ed. Philadelphia: Wolters Kluwer; 2020. Capítulo 52, p. 3582.

13. Resposta correta: *A*

A imagem apresentada mostra uma técnica de amputação do retropé em que o calcâneo é osteotomizado e mantido, e fixado ao aspecto distal da tíbia para criar um coto de sustentação, preservando o apoio plantar do calcâneo. Essa técnica é característica da amputação de Boyd.

Referência: Azar FM, Beaty JH. Campbell's Operative Orthopaedics. 14. ed. Philadelphia: Elsevier; 2021. Capítulo 14.

14. Resposta correta: *A*

Alguns patógenos aderem a implantes protéticos, formando biofilmes, dificultando a detecção por culturas convencionais, que muitas vezes resultam negativas por causa da proteção conferida pela matriz extracelular. A sonicação é empregada para desalojar esses microrganismos, permitindo sua identificação por meio da cultura do fluido obtido. Trampuz et al. desenvolveram um método específico de sonicação, demonstrando maior sensibilidade diagnóstica em comparação às culturas convencionais, em especial em infecções polimicrobianas. Outros autores confirmaram esses achados, sugerindo que o uso rotineiro da sonicação em infecções articulares periprotéticas melhora significativamente a detecção de infecções clínicas e ocultas. No entanto, sua sensibilidade pode ser reduzida quando o paciente recebeu tratamento antibiótico previamente, mesmo com suspensão da medicação 14 dias antes da cirurgia. A combinação da sonicação com PCR multiplex oferece resultados diagnósticos comparáveis aos das culturas de tecido periprotético ou do próprio fluido de sonicação, com a vantagem de menor tempo de processamento e uso de um procedimento totalmente automatizado.

Referência: Torneta III P, Ricci WM, Ostrum RF, McQueen MM, McKee MD, Court-Brown CM, editores. Rockwood and Green's Fractures in Adults. 9. ed. Philadelphia: Wolters Kluwer; 2020. Capítulo 4, p. 1350.

15. Resposta correta: *D*

Em amputações transumerais, a secção óssea deve ser realizada ao menos 3,8 cm proximal à articulação do cotovelo, para permitir a protetização adequada. A osteotomia angular é uma técnica que melhora o controle rotacional e pode eliminar a necessidade de suspensão por cinto de ombro nas próteses mioelétricas. Essa osteotomia exige ao menos 6 cm de osso residual, realizada em ângulo de 70° e fixada com placa e parafusos por abordagem posterior. Em amputações mais proximais, como na prega axilar, a abordagem protética se assemelha àquela da desarticulação do ombro. Preservar de 5 a 7 cm do úmero proximal, especialmente a cabeça umeral, é recomendável por razões estéticas e de estabilidade da prótese.

Referência: Azar FM, Beaty JH. Campbell's Operative Orthopaedics. 14. ed. Philadelphia: Elsevier; 2021. Capítulo 18, p. 746.

16. Resposta correta: *C*

A sinovite vilonodular pigmentada (SVNP) pode se apresentar nas formas localizada ou difusa. A forma localizada, também chamada de sinovite nodular focal, é uma lesão pediculada única, histologicamente semelhante ao tumor de células gigantes da bainha do tendão. Já a forma difusa envolve toda a sinóvia da articulação e afeta mais comumente o joelho. Outras articulações podem ser acometidas, como quadril, tornozelo, ombro e punho. Os sintomas incluem dor e edema monoarticular, podendo haver sintomas mecânicos e presença de massa palpável. O diagnóstico pode ser retardado por causa da inespecificidade clínica. Na aspiração articular, costuma-se encontrar líquido serossanguinolento. As radiografias simples podem ser normais, embora erosões ósseas sejam citadas. Na ressonância magnética, encontram-se massas intra-articulares hipodensas em T1 e T2, o que permite avaliar a extensão da doença. O tratamento visa aliviar sintomas, reduzir a recorrência e preservar a articulação. A excisão marginal é indicada na forma localizada, geralmente por via artroscópica, com baixas taxas de recorrência (0% a 8%). Para a forma difusa, recomenda-se sinovectomia total, e a radioterapia é a opção complementar se a cirurgia não for suficiente. Em casos com degeneração articular avançada, a artroplastia deve ser considerada.

Referência: Azar FM, Beaty JH. Campbell's Operative Orthopaedics. 14. ed. Philadelphia: Elsevier; 2021. Capítulo 28, p. 1057-8.

17. Resposta correta: *A*

O broto do membro se forma a partir da condensação celular no mesoderma, revestido pelo ectoderma. O mesoderma somático origina músculos, nervos e vasos sanguíneos, enquanto o mesoderma lateral dá origem a tendões, ossos e cartilagens. Na extremidade do broto, o ectoderma se espessa na junção entre suas porções dorsal e ventral, formando a crista ectodérmica apical, que estimula o crescimento do membro ao promover a proliferação das células mesenquimais. Próximo a essa crista, surgem células musculares e cartilaginosas que originam os músculos e os modelos cartilaginosos dos ossos. O ectoderma restante participa da formação da pele.

Referência: Motta Filho GR, Barros Filho TEP. Ortopedia e Traumatologia. 1. ed. Rio de Janeiro: Elsevier; 2017. Capítulo 1, p. 87.

18. Resposta correta: *A*

Durante a sétima semana embrionária, ocorre um fenômeno complexo de rotação axial dos membros. Inicialmente, os quatro membros são paralelos, com o polegar (ou hálux) em posição cefálica (pré-axial) e o quinto dedo em posição caudal (pós-axial). No membro superior, o olécrano aponta lateralmente, os extensores do punho estão anteriormente posicionados, e as mãos se curvam sobre o tórax. Os membros superiores sofrem rotação lateral de 90°, resultando na orientação anatômica definitiva: o cotovelo passa a apontar posteriormente, enquanto o polegar e os extensores se posicionam lateralmente. No membro inferior, o hálux inicialmente está na margem cefálica, e a patela, lateralmente. Ao contrário do membro superior, os membros inferiores sofrem rotação medial de 90°. A patela e o quadríceps se tornam anteriores, o hálux assume posição medial, e o quinto dedo, lateral.

Referência: Motta Filho GR, Barros Filho TEP. Ortopedia e Traumatologia. 1. ed. Rio de Janeiro: Elsevier; 2017. Capítulo 1.1, p. 90.

19. Resposta correta: *B*

Os nomes do músculo assinalado (seta 1) e da respectiva estrutura que o transpassa (seta 2) da ilustração da questão são, respectivamente, coracobraquial e nervo musculocutâneo.

Referência: Netter FH. Atlas de Anatomia Humana. 7. ed. Rio de Janeiro: Elsevier; 2019. Capítulo 7.

20. Resposta correta: *A*

As seções apontadas na ilustração da questão são, respectivamente, veia cefálica e músculo peitoral maior.

Referência: Netter FH. Atlas de Anatomia Humana. 7. ed. Rio de Janeiro: Elsevier; 2019. Capítulo 7.

21. Resposta correta: *C*

A estrutura assinalada pela seta na ilustração da questão é a cabeça curta do músculo bíceps femoral.

Referência: Netter FH. Atlas de Anatomia Humana. 7. ed. Rio de Janeiro: Elsevier; 2019. Capítulo 8.

22. Resposta correta: *C*

A artéria indicada pela seta é a genicular superior medial.

Referência: Netter FH. Atlas de Anatomia Humana. 7. ed. Rio de Janeiro: Elsevier; 2019. Capítulo 8.

23. Resposta correta: *A*

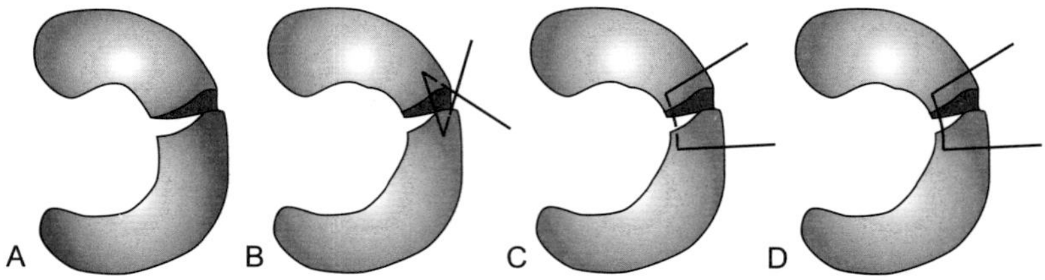

Reparo de fora para dentro da lesão radial completa do menisco lateral esquerdo.

- **A.** Desbridamento da porção central do menisco ao redor da ruptura radial completa em padrão semilunar.
- **B.** A primeira sutura é um ponto horizontal cruzado. Essa sutura é essencial para fornecer vetores de redução na lesão sem deslocamento lateral do menisco.
- **C.** A segunda sutura é um ponto horizontal não cruzado que entra na periferia do menisco e sai na superfície inferior.
- **D.** A terceira e última sutura também é um ponto horizontal não cruzado que sai na superfície superior do menisco, mais centralmente localizado do que a primeira sutura.

Referência: Azar FM, Beaty JH. Campbell's Operative Orthopaedics. 14. ed. Philadelphia: Elsevier; 2021. Capítulo 51, p. 2596.

24. Resposta correta: *C*

Estudos radiográficos auxiliam no diagnóstico das lesões do ligamento cruzado anterior (LCA). Embora radiografias simples geralmente sejam normais, certos achados são sugestivos de lesão. A fratura da eminência tibial indica avulsão da inserção tibial do LCA, enquanto a fratura de Segond – avulsão da cápsula lateral apontada pela seta na figura – é patognomônica de sua ruptura.

Referência: Azar FM, Beaty JH. Campbell's Operative Orthopaedics. 14. ed. Philadelphia: Elsevier; 2021. Capítulo 45, p. 2283.

25. Resposta correta: *C*

De acordo com o *Atlas de Anatomia Humana* de Netter (7. ed., cap. 7), o nervo fibular profundo origina-se do nervo fibular comum logo após este contornar a face lateral do colo da fíbula. Ele atravessa o septo intermuscular anterior e desce no compartimento anterior da perna, acompanhado pela artéria tibial anterior, entre o músculo tibial anterior e o extensor longo dos dedos. É responsável pela inervação motora dos músculos do compartimento anterior da perna e do dorso do pé e pela inervação sensitiva do espaço interdigital entre o hálux e o segundo dedo. A imagem descrita mostra a estrutura na posição anatômica correspondente ao seu trajeto profundo e anterior, justificando o gabarito *C* – nervo fibular profundo.

Referência: Netter FH. Atlas de Anatomia Humana. 7. ed. Rio de Janeiro: Elsevier; 2019. Capítulo 7.

26. Resposta correta: *B*

A estrutura apontada é o músculo fibular longo, situado na face lateral da perna. Segundo o *Atlas de Anatomia Humana* de Netter (7. ed., cap. 7), o fibular longo origina-se na cabeça e porção proximal da face lateral da fíbula e na fáscia profunda da perna. Suas fibras descem superficialmente ao músculo fibular curto, passam posteriormente ao maléolo lateral, atravessam a planta do pé obliquamente e inserem-se na base do 1º metatarso e cuneiforme medial. Sua função principal é a eversão do pé e o auxílio na flexão plantar do tornozelo, além de contribuir para o suporte do arco plantar transverso. A localização superficial e mais proximal, bem como o trajeto oblíquo em relação à fíbula, confirmam a resposta *B* – fibular longo.

Referência: Netter FH. Atlas de Anatomia Humana. 7. ed. Rio de Janeiro: Elsevier; 2019. Capítulo 7.

27. Resposta correta: *D*

O fosfato de cálcio, segundo o *Rockwood and Green's Fractures in Adults* (9. ed., cap. 3), é um substituto ósseo osteocondutor, ou seja, oferece uma matriz para que células formadoras de osso colonizem e depositem matriz óssea, mas não induz ativamente a diferenciação dessas células. Sua reabsorção ocorre a partir de cerca de 6 meses, de forma lenta e acompanhada da substituição pelo osso neoformado, o que o torna útil para preencher defeitos ósseos onde se desejam suporte mecânico inicial e integração biológica gradual. Isso confirma o gabarito *D* – osteocondutora e reabsorvido a partir de 6 meses.

Referência: Torneta III P, Ricci WM, Ostrum RF, McQueen MM, McKee MD, Court-Brown CM, editores. Rockwood and Green's Fractures in Adults. 9. ed. Philadelphia: Wolters Kluwer; 2020. Capítulo 3.

28. Resposta correta: *A*

De acordo com o *Exame Físico em Ortopedia* (Barros Filho & Lech, 3. ed., cap. 5), a marcha festinante é típica da doença de Parkinson sintomática e caracteriza-se por passos curtos, com aceleração progressiva, tronco inclinado para frente e redução do balanço dos membros superiores. Esses achados resultam da combinação de rigidez, bradicinesia e déficit de controle postural, levando o paciente a parecer "perseguir o próprio centro de gravidade". Assim, confirma-se o gabarito *A* – festinante, com passos encurtados.

Referência: Barros Filho TEP, Lech O. Exame físico em Ortopedia. 3. ed. São Paulo: Sarvier; 2017. Capítulo 5.

29. Resposta correta: *D*

O método de Sauvegrain utiliza radiografias do cotovelo para estimar a idade óssea e é considerado mais confiável em adolescentes. Conforme descrito no *Lovell and Winter's Pediatric Orthopaedics* (8. ed., cap. 1), ele avalia o desenvolvimento dos centros de ossificação do cotovelo, que apresentam sequência previsível e bem documentada nessa faixa etária. Em adolescentes, métodos tradicionais baseados no punho, como o de Greulich & Pyle, perdem precisão em função da proximidade do fechamento das fises carpais, o que torna o Sauvegrain mais indicado. Portanto, confirma-se o gabarito *D* – cotovelo, sendo mais confiável nos adolescentes.

Referência: Weinstein SL, Flynn JM. Lovell and Winter's Pediatric Orthopaedics. 8. ed. Philadelphia: Lippincott, Williams & Wilkins; 2021. Capítulo 1.

30. Resposta correta: *A*

Na consolidação óssea, o tabagismo atrapalha porque a nicotina:

- Causa vasoconstrição.
- Inibe a diferenciação dos tecidos e a angiogênese nas fases iniciais do reparo.
- Interfere diretamente na função dos osteoblastos (células formadoras de osso).

Isso explica o maior risco de atraso de consolidação e pseudoartrose em fumantes.

Referência: Motta Filho GR, Barros Filho TEP. Ortopedia e Traumatologia. 1. ed. Rio de Janeiro: Elsevier; 2017. Capítulo. 2.2.

31. Resposta correta: *B*

O FRAX® (Fracture Risk Assessment Tool) é um algoritmo desenvolvido pela Organização Mundial da Saúde (OMS) para estimar o risco de fraturas em pacientes com osteoporose ou risco aumentado. Segundo *Ortopedia e Traumatologia* (Motta Filho & Barros Filho, 1. ed., cap. 13.6), o algoritmo utiliza variáveis clínicas – incluindo índice de massa corpórea (IMC) – associadas ou não ao T-*score* do colo do fêmur para calcular a probabilidade de fratura de quadril e de fratura osteoporótica maior em 10 anos. Portanto, no contexto da questão, o cálculo do

FRAX® considera o IMC e estima o risco de fratura de quadril em 10 anos, confirmando o gabarito *B*.

Referência: Motta Filho GR, Barros Filho TEP. Ortopedia e Traumatologia. 1. ed. Rio de Janeiro: Elsevier; 2017. Capítulo 13.6.

32. Resposta correta: *C*

Na síndrome compartimental aguda, o ponto-chave do diagnóstico é a avaliação clínica seriada, pois os sinais e sintomas podem evoluir rapidamente. Segundo *Skeletal trauma: basic science, management and reconstruction* (5. ed., p. 440), a identificação precoce depende principalmente da observação repetida de achados clínicos, como dor desproporcional ao estímulo, dor à mobilização passiva, parestesia e tensão aumentada no compartimento. A avaliação única pode não captar a progressão do quadro, e sinais como ausência de pulso são tardios.

Referência: Browner BD, Jupiter J, Krettek C, Anderson AP. Skeletal trauma: basic science, management and reconstruction. 5. ed. Philadelphia: Saunders; 2015. p. 440.

33. Resposta correta: *C*

O ácido tranexâmico, muito usado em cirurgias de grande porte, como artroplastias e nos politraumatizados, cujo principal objetivo é reduzir o sangramento intra e pós-operatório, é um derivado sintético do aminoácido lisina, agindo como agente antifibrinolítico e inibidor da ativação do plasminogênio em plasmina, prevenindo a degradação da fibrina. É importante salientar que seu uso não está relacionado ao aumento nas taxas de trombose venosa profunda.

Referência: Torneta III P, Ricci WM, Ostrum RF, McQueen MM, McKee MD, Court-Brown CM, editores. Rockwood and Green's Fractures in Adults. 9. ed. Philadelphia: Wolters Kluwer; 2020. p. 1251.

34. Resposta correta: *C*

Em relação aos enxertos substitutos ósseos, a biocerâmica tem como principal propriedade a osteocondução, que proporciona a formação de um arcabouço poroso passivo, mimetizando a arquitetura do osso esponjoso, que facilita a migração, fixação e proliferação de células mesenquimais que então se diferenciam em células osteoprogenitoras e, logo, culminam com a formação do tecido ósseo. No mesmo grupo, temos ainda o sulfato de cálcio, cimento de fosfato de cálcio, tricálcio fosfato, beta-tricálcio fosfato, hidroxiapatita, colágeno, vidro bioativo e os polímeros sintéticos.

Referências: Azar FM, Canale ST, Beaty JH. Campbell's Operative Orthopaedics. 13. ed. Philadelphia: Saunders; 2017. Capítulo 1, p. 15.

Browner BD, Jupiter J, Krettek C, Anderson AP. Skeletal trauma: basic science, management and reconstruction. 5. ed. Philadelphia: Saunders; 2015. p. 70.

35. Resposta correta: *D*

Na análise do líquido sinovial, o objetivo define o tipo de frasco em que ele deve ser acondicionado, de tal sorte que, para citologia e citometria, a recomendação é usar anticoagulante EDTA na dose de 1 mg para cada 1 mL de líquido sinovial, lembrando que essa análise costuma ser rápida, e costuma ser o primeiro parâmetro normalmente avaliado acerca das características do líquido sinovial.

Referência: Leite NM, Faloppa F. Propedêutica Ortopédica e Traumatologia. 1. ed. Porto Alegre: Artmed; 2013. Capítulo 6, p. 74.

36. Resposta correta: *A*

A maioria das alterações congênitas ocorre no período precoce da gestação (entre as semanas 4 e 8), visto que é nessa fase que ocorre o crescimento rápido dos membros superiores. O desenvolvimento do membro é controlado pelos chamados centros de sinalização, que se definem em três eixos: proximal-distal, anteroposterior e dorsal-ventral. Os centros de sinalização são chamados de sulco ectodérmico apical, zona de atividade polarizada e centro de Wingless. Os três são independentes, porém a alteração em um deles já compromete todo o desenvolvimento. O eixo anteroposterior é regulado pela zona de atividade polarizada, responsável pelo crescimento na direção radioulnar, pré- e pós-axiais, de tal sorte que falhas nesse local podem gerar polidactilias e mão em espelho.

Referência: Hebert S, Barros Filho TEP, Xavier R, Pardini Junior AG. Ortopedia e Traumatologia: Princípios e Prática. 5. ed. Porto Alegre: Artmed; 2017. Capítulo 6, p. 166.

37. Resposta correta: *C*

O consenso internacional de infecções periprotéticas realizado em 2013 considera, no diagnóstico de infecção, a presença de um critério maior ou a presença de três critérios menores. São eles:

Critérios maiores:

1. Presença de fístula ativa com trajeto comunicando com a articulação.
2. Duas culturas periprotéticas positivas indicando o mesmo germe em ambas.

Critérios menores (ter pelo menos três presentes):

1. Proteína C reativa (PCR) e velocidade de hemossedimentação (VHS) positivas.
2. Aumento de leucócitos no líquido sinovial ou teste leucócito estearase ++.
3. Aumento da porcentagem de neutrófilos no líquido sinovial.

4. Histologia positiva do tecido periprotético positiva.
5. Uma amostra simples de cultura positiva.

Referência: Azar FM, Canale ST, Beaty JH. Campbell's Operative Orthopaedics. 13. ed. Philadelphia: Saunders; 2017. p. 264.

38. Resposta correta: *A*

Apesar de a fratura de estresse e a fratura pós-insuficiência serem resultados da perda de equilíbrio entre os microdanos e o reparo ósseo, a fratura pós-estresse acontece por excesso de carga em um osso normal, enquanto a fratura por insuficiência ocorre com uma carga normal em um osso doente. As fraturas por estresse podem ser classificadas de várias formas; uma delas é dividi-las em alto e baixo risco. De alto risco são aquelas que apresentam chance maior de consolidação tardia ou não consolidação, risco de refratura e consequências significativas em longo prazo se progredirem para fratura completa. Os locais considerados de alto risco são colo femoral (lado da tensão), patela (lado da tensão), córtex tibial anterior, maléolo medial, colo do tálus, córtex dorsal do navicular, metáfise proximal do quinto metatarso e sesamoides do hálux. As demais localizações são consideradas de baixo risco.

Referência: Torneta III P, Ricci WM, Ostrum RF, McQueen MM, McKee MD, Court-Brown CM, editores. Rockwood and Green's Fractures in Adults. 9. ed. Philadelphia: Wolters Kluwer; 2020. Capítulo 23.

39. Resposta correta: *D*

As lesões musculares são as lesões comuns no esporte, com incidência que varia de 10% a 55% de todas as lesões, e podem ser causadas por contusões, estiramentos ou lacerações. O estiramento e a ruptura muscular são mais frequentes em esportes de salto e mudança de velocidade. O diagnóstico é clínico e conta ainda com o auxílio da ultrassonografia e da ressonância magnética. No caso do gastrocnêmio, ele é propenso a lesões porque cruza duas articulações e tem uma alta proporção de músculos de fibras rápidas do tipo II. Classicamente, o *tennis leg* é referido como lesão da junção miotendínea distal, em especial na cabeça medial, por ser a mais ativa e de forma parcial em mais de 60% dos casos.

Referência: Motta Filho GR, Barros Filho TEP. Ortopedia e Traumatologia. 1. ed. Rio de Janeiro: Elsevier; 2017. Capítulo 15.4.

40. Resposta correta: *C*

Os enxertos ósseos apresentam três propriedades básicas de estímulo à formação óssea: a osteogênese, a osteoindução e a osteocondução. A osteogênese é quando o enxerto leva à área receptora de células vivas ósseas ou da medula, capazes de sintetizar diretamente o osso novo (enxerto vivo). A osteocondução proporciona um arcabouço estrutural poroso que estimulam células que formarão tecido ósseo. A osteoindução é a habilidade do enxerto de estimular a transformação de células mesenquimais em osteoblastos através de citocinas, como a proteína morfogenética do osso. A osteogênese está presente apenas no autoenxerto de osso vivo, como esponjoso ou aspirado de medular óssea. Enxertos homólogos, substitutos e biocerâmicas apresentam apenas osteoindução e osteocondução em graus diferentes.

Referência: Azar FM, Beaty JH. Campbell's Operative Orthopaedics. 14. ed. Philadelphia: Elsevier; 2021. Capítulo 1.

41. Resposta correta: *B*

A osteomielite hematogênica apresenta predileção pela região metafisária de ossos de crescimento rápido. Uma vez estabelecidas no tecido ósseo, bactérias iniciam sua multiplicação e destruição do tecido adjacente à fise, resultando em morte de osteoblastos, reabsorção de trabéculas e processo inflamatório modulados por diferentes citocinas, incluindo prostaglandinas e interleucinas. Com a resposta inflamatória e a proliferação bacteriana, formam-se o exsudato purulento e um abscesso subperiosteal. O periósteo sofre descolamento com restrição do sangue no osso cortical e necrose óssea. A viabilidade do periósteo mantém-se e desenvolve um tecido osteoide como invólucro ao osso necrótico, formando assim o sequestro ósseo.

Referência: Weinstein SL, Flynn JM. Lovell and Winter's pediatric orthopaedics. 7. ed. Philadelphia: Lippincott, Williams & Wilkins; 2014. Capítulo 12.

42. Resposta correta: *A*

Vários fatores são capazes de afetar a consolidação óssea normal. Incluímos idade, sexo, nefropatias, obesidade, osteoporose, artrite, estado nutricional, obesidade, diabetes, tabagismo, energia do trauma, localização da fratura, lesões associadas, exposição à radiação, deficiência de vitamina D e medicamentos (corticoesteroides, quimioterapia e anti-inflamatórios não esteroides, opioides e anticoagulantes). Quanto aos anti-inflamatórios não esteroides (AINES), eles interferem nas fases iniciais do processo de cicatrização que envolvem a produção de prostaglandinas e outros mediadores como a ciclo-oxigenase. Portanto, tanto os AINES seletivos de COX-2 quanto os não seletivos interferem no processo de cicatrização óssea.

Referência: Torneta III P, Ricci WM, Ostrum RF, McQueen MM, McKee MD, Court-Brown CM, editores. Rockwood and Green's Fractures in Adults. 9. ed. Philadelphia: Wolters Kluwer; 2020. Capítulo 29.

43. Resposta correta: *D*

A amputação é um dos procedimentos cirúrgicos mais antigos descritos. Estima-se incidência anual de 180 mil casos de amputação por ano nos Estados Unidos. Com o envelhecimento da população, provavelmente haverá aumento desse número. Apesar de a etiologia incluir infecções, deformidades congênitas graves, traumas complexos e neoplasias malignas, cerca de 90% dos casos de amputação no Mundo Ocidental se deve à doença vascular periférica. Destes, 50%, são pacientes com diabetes, especialmente quando associada a neuropatias graves. Essa indicação é mais comum em indivíduos entre 50 e 75 anos. Deformidades congênitas e traumas são indicações mais frequentes em crianças e adultos jovens.

Referência: Azar FM, Beaty JH. Campbell's Operative Orthopaedics. 14. ed. Philadelphia: Elsevier; 2021. Capítulo 14.

44. Resposta correta: *D*

A cicatrização do músculo esquelético segue uma ordem de três fases em sequência: destruição, reparo e remodelação. A fase de reparo consiste na limpeza tecidual inicial por meio da fagocitose do tecido necrótico, na regeneração das miofibrilas e na produção de tecido cicatricial conectivo, assim como na neoformação vascular e no crescimento neural. Isso é possível pela presença de reserva de células indiferenciadas, denominado de células-satélite, presentes na lâmina basal de cada miofibrila. Em resposta à lesão, essas células inicialmente se proliferam e diferenciam-se em miofibrilas.

Referência: Motta Filho GR, Barros Filho TEP. Ortopedia e Traumatologia. 1. ed. Rio de Janeiro: Elsevier; 2017. Capítulo 15.4.

45. Resposta correta: *B*

Após a coleta do material da artrocentese, o líquido deve ser colocado em frascos com diferentes materiais de conservação e com objetivos diferentes. Apesar do EDTA sem o anticoagulante ideal para análise do líquido sinovial, a avaliação da presença de cristais é mais bem realizada com a utilização de um frasco com heparina sódica. Outros anticoagulantes, como a heparina com lítio, o oxalato de potássio e o EDTA, podem formar cristais que se comportam como artefatos, e são fagocitados pelos leucócitos.

Referência: Leite NM, Faloppa F. Propedêutica Ortopédica e Traumatologia. 1. ed. Porto Alegre: Artmed; 2013. Capítulo 6.

46. Resposta correta: *C*

As infecções ósseas e articulares são condições desafiadoras para o ortopedista. Ao contrário de infecções em outros órgãos, o acometimento ósseo não acarreta resultados tão favoráveis com uso exclusivo de antimicrobianos. Diferentes germes podem causar osteomielite e estão associados a diferentes fatores predisponentes relacionados com o hospedeiro. Apesar de o germe mais frequente envolvido ser o estafilococo, condições especiais apresentam prevalência maior de outros germes específicos. Nessa situação, podemos citar *Pseudomonas* nos usuários de drogas e *Salmonella* nas hemoglobinopatias, especialmente na anemia falciforme. Nesse caso, o diagnóstico diferencial com crise hemolítica pode ser difícil, e o acometimento pode ser predominantemente diafisário.

Referência: Azar FM, Beaty JH. Campbell's Operative Orthopaedics. 14. ed. Philadelphia: Elsevier; 2021. Capítulo 21.

47. Resposta correta: *D*

A medicina nuclear é um método útil na propedêutica de diferentes órgãos e sistemas do corpo. Na cintilografia óssea, utilizam-se fosfatos marcadores com diferentes radioisótopos ou fármacos que se distribuem no esqueleto, avaliando tanto o fluxo sanguíneo quanto o metabolismo ósseo. Esse método ajuda no diagnóstico de infecções, tumores, doenças osteometabólicas e traumas. No diagnóstico de infecções, em especial nas periprotéticas, ela pode ser útil nos casos em dúvida. Entretanto, a sensibilidade da cintilografia com o 99m-tecnécio é a mais utilizada; a associação de outros marcadores aumenta sua sensibilidade e especificidade. Nas infecções, a combinação com a cintilografia com gálio-67 é a mais utilizada e é considerada positiva quando a captação com o gálio-67 é maior que com o 99m-tecnécio.

Referência: Leite NM, Faloppa F. Propedêutica Ortopédica e Traumatologia. 1. ed. Porto Alegre: Artmed; 2013. Capítulo 34.

48. Resposta correta: *B*

A anatomia da coxa estabelece três compartimentos separados por septos intermusculares. O compartimento anterior inclui o quadríceps, o músculo sartório, o nervo femoral, o nervo safeno e a artéria e veia femorais. O compartimento medial contém o grupo muscular adutor e seu suprimento neurovascular, as artérias femoral profunda e obturadora, e o nervo obturador. No compartimento posterior estão os músculos bíceps femoral, semimembranoso e semitendíneo, ramos arteriais do nervo femoral profundo e o nervo ciático. O mais acometido por síndrome do compartimento é o anterior, pela maior rigidez de seus septos, em especial o trato iliotibial.

Referência: Azar FM, Beaty JH. Campbell's Operative Orthopaedics. 14. ed. Philadelphia: Elsevier; 2021. Capítulo 48.

49. Resposta correta: *D*

A perna apresenta quatro compartimentos anatômicos musculares: anterior, lateral e posterior profundo e superficial. Na síndrome de compartimento da perna, é fundamental que a fasciotomia acesse os quatro compartimentos. Isso é conseguido por meio de duas incisões distintas. O compartimento anterior e o lateral devem ser abordados pelo acesso lateral, enquanto os compartimentos posteriores devem ser abordados pelo acesso posteromedial – lembrando que ambos os compartimentos devem ser liberados em toda a sua extensão.

Referência: Herring JA. Tachdjian's Pediatric Orthopaedics. 6. ed. Philadelphia: Elsevier; 2022. Capítulo 27.

50. Resposta correta: *B*

Segundo a MusculoSkeletal Infection Society (MSIS) – critérios maiores:

1. Há um trajeto fistuloso comunicando-se até a prótese.
2. Um patógeno é isolado por cultura de pelo menos duas amostras separadas de tecido ou fluido obtidas da articulação protética afetada.

Critérios menores:

1. Velocidade de hemossedimentação sérica elevada (> 30 mm/h) e concentração sérica de proteína C reativa (> 10 mg/L).
2. Contagem elevada de leucócitos sinoviais (> 1.100 células/uL para joelho, > 3.000 células/uL para quadril).
3. Percentual elevado de neutrófilos sinoviais (PMN%): > 64% para joelhos, > 80% para quadril.
4. Presença de purulência na articulação afetada.
5. Isolamento de um microrganismo em uma cultura de tecido ou fluido periprotético.
6. Mais de cinco neutrófilos por campo de alta ampliação em cinco campos de alta ampliação observados na análise histológica do tecido periprotético em × 400 de ampliação.

Referência: Torneta III P, Ricci WM, Ostrum RF, McQueen MM, McKee MD, Court-Brown CM, editores. Rockwood and Green's Fractures in Adults. 9. ed. Philadelphia: Wolters Kluwer; 2020. Capítulo 28.

51. Resposta correta: *D*

Em 1999, Kocher e colaboradores desenvolveram um algoritmo utilizando quatro preditores para distinguir sinovite transitória de artrite séptica do quadril. Os preditores utilizados foram histórico de febre, impossibilidade de apoio do membro, VHS de pelo menos 40 mm/h e contagem sérica de leucócitos > 12.000/mm^3. A probabilidade de artrite séptica foi inferior a 0,2% na ausência de preditores, 3,0% para a presença de um preditor, 40% para dois preditores e 93% para os quatro preditores presentes.

Referência: Herring JA. Tachdjian's Pediatric Orthopaedics. 6. ed. Philadelphia: Elsevier; 2022. Capítulo 22.

52. Resposta correta: *A*

A síndrome compartimental crônica do esforço (SCCE) é mais comum em corredores recreativos adultos jovens, atletas de elite e militares. Os compartimentos anterior e lateral são os mais frequentemente afetados, e os sintomas são bilaterais em cerca de 75% dos pacientes.

Referência: Azar FM, Beaty JH. Campbell's Operative Orthopaedics. 14. ed. Philadelphia: Elsevier; 2021. Capítulo 48.

53. Resposta correta: *A*

As causas mais comuns da síndrome compartimental da coxa são traumatismo contuso (com ou sem fratura) e lesão vascular. Outras causas citadas de síndrome compartimental aguda da coxa incluem politraumatismo, isquemia arterial, queimaduras, compressão de membros secundária ao abuso de drogas, uso de torniquete para cirurgia na perna, uso de calças militares antichoque, uso excessivo de músculos, ferimentos penetrantes por arma de fogo, ruptura e contusão ou distensão do tendão do quadríceps, outras distensões musculares da coxa e ossificação heterotópica.

Referência: Azar FM, Beaty JH. Campbell's Operative Orthopaedics. 14. ed. Philadelphia: Elsevier; 2021. Capítulo 48.

54. Resposta correta: *D*

A fisiopatologia da síndrome compartimental envolve uma agressão à homeostase tecidual local normal, resultando em aumento da pressão tecidual, diminuição do fluxo sanguíneo capilar e necrose tecidual local causada pela privação de oxigênio. Evidências experimentais sugerem que necrose muscular significativa pode ocorrer em pacientes com fluxo sanguíneo normal se a pressão intracompartimental for aumentada para mais de 30 mmHg por mais de 8 horas. Pressões mais altas demonstraram causar maior comprometimento da viabilidade neuromuscular em períodos mais curtos.

Referência: Azar FM, Beaty JH. Campbell's Operative Orthopaedics. 14. ed. Philadelphia: Elsevier; 2021. Capítulo 48.

55. Resposta correta: *C*

Pauwels foi o primeiro a definir e aplicar o princípio da banda de tensão na fixação de fraturas e pseudoartroses. Este princípio de engenharia se aplica à conversão de forças de tração em forças de compressão no lado convexo de um osso submetido à carga excêntrica. Isso é realizado pela colocação de uma banda de tensão (placa óssea) sobre a fratura, no lado tensionado (ou convexo) do osso. As forças de tensão são neutralizadas pela banda de tensão nessa posição e convertidas em forças de compressão. Se a placa for aplicada no lado compressivo (ou côncavo) do osso, é provável que ela se deforme e haja falha. Portanto, um princípio básico da placa de banda de tensão é que ela deve ser aplicada no lado tensionado (convexo) do osso para que o próprio osso receba as forças de compressão.

Referência: Azar FM, Beaty JH. Campbell's Operative Orthopaedics. 14. ed. Philadelphia: Elsevier; 2021. Capítulo 53.

56. Resposta correta: *C*

O ácido tranexâmico é um derivado sintético do aminoácido lisina que atua como agente antifibrinolítico e inibidor competitivo na ativação do plasminogênio em plasmina, prevenindo a degradação da fibrina.

Referência: Torneta III P, Ricci WM, Ostrum RF, McQueen MM, McKee MD, Court-Brown CM, editores. Rockwood and Green's Fractures in Adults. 9. ed. Philadelphia: Wolters Kluwer; 2020. Capítulo 25.

57. Resposta correta: *A*

Antes da era dos antibióticos, a mortalidade por artrite séptica chegava a dois terços dos pacientes acometidos. Hoje em dia, varia de 10% a 20%, dependendo da idade, presença de patologias renais e cardíacas associadas e imunossupressão. Pacientes com idade acima de 65 anos e infecção no ombro, cotovelo e em múltiplos sítios têm taxa de mortalidade mais elevada. Em relação às complicações locais, o prejuízo da função articular pode chegar a 40% e osteomielite em cerca de 8% dos casos.

Referência: Motta Filho GR, Barros Filho TEP. Ortopedia e Traumatologia. 1. ed. Rio de Janeiro: Elsevier; 2017. Capítulo 14.3.

58. Resposta correta: *C*

A tuberculose comumente afeta o sistema pulmonar, mas pode afetar praticamente qualquer sistema orgânico do corpo. A tuberculose óssea é responsável por 10% a 20% dos casos de tuberculose. Cerca de 50% dos pacientes com tuberculose óssea apresentam envolvimento pulmonar, e 30% a 50% dos pacientes com doença óssea apresentam envolvimento vertebral, mais frequentemente na coluna torácica inferior.

Referência: Azar FM, Beaty JH. Campbell's Operative Orthopaedics. 14. ed. Philadelphia: Elsevier; 2021. Capítulo 23.

59. Resposta correta: *D*

Sarmiento descreveu uma modificação da técnica de Syme que produz um coto menos bulboso e permite o uso de uma prótese mais estética. Ele recomendou a transecção da tíbia e da fíbula a cerca de 1,3 cm proximal à articulação do tornozelo e à excisão dos maléolos medial e lateral. Isso produz um coto com circunferência apenas ligeiramente maior do que a porção diafisária da perna e permite a adaptação de uma prótese que incorpora um encaixe expansível, em vez de uma janela removível.

Referência: Azar FM, Beaty JH. Campbell's Operative Orthopaedics. 14. ed. Philadelphia: Elsevier; 2021. Capítulo 15.

60. Resposta correta: *C*

Radiografias simples podem demonstrar edema de tecidos moles, reação periosteal e opacidade ao redor de estruturas ósseas secundárias à elevação do periósteo, achados de radiotransparências bem definidas dentro de estruturas ósseas que podem representar um abscesso intraósseo. Já a presença de um sequestro pode aparecer como uma lesão esclerótica focal com borda translúcida. A osteólise pode estar presente entre 10 e 21 dias após a infecção óssea, momento em que o osso perde de 30% a 50% de seu conteúdo mineral. Reabsorção óssea, formação de sequestro e/ou neoformação óssea no periósteo ou endósteo representam sinais tardios na infecção estabelecida.

Referência: Tornetta III P, Ricci WM, Ostrum RF, McQueen MM, McKee MD, Court-Brown CM, editores. Rockwood and Green's Fractures in Adults. 9. ed. Philadelphia: Wolters Kluwer; 2020. Capítulo 28.

61. Resposta correta: *C*

As ponderações mais utilizadas na ressonância magnética do joelho de rotina são T1, T2 e DP (densidade protônica). O que distingue essas ponderações é o tempo de repetição (TR) e o tempo de eco (TE): T1 tem TR e TE curtos, T2 tem TR e TE longos, e DP tem TR longo e TE curto. A variação intrínseca do sinal com base nos valores de T1, T2 e DP de cada tecido faz que a água tenha sinal baixo na ponderação T1 e alto na ponderação T2, por exemplo.

Referência: Motta Filho GR, Barros Filho TEP. Ortopedia e Traumatologia. 1. ed. Rio de Janeiro: Elsevier; 2017. Capítulo 9.2.

62. Resposta correta: *D*

A determinação do eixo anteroposterior de crescimento do membro superior está sob o controle de uma área de tecido na face posterior do broto do membro, chamada de zona de atividade polarizadora (ZPA) ou região polarizadora.

Referência: Weinstein SL, Flynn JM. Lovell and Winter's Pediatric Orthopaedics. 8. ed. Philadelphia: Lippincott, Williams & Wilkins; 2021. Capítulo 1.

Seção 2 — Coluna

63. Resposta correta: *A*

A osteomielite vertebral piogênica e a discite em geral resultam da disseminação hematogênica de bactérias. A bactéria pode ser originada de uma infecção no trato urinário, trato respiratório, tecidos moles ou outro lugar. Embora anteriormente, pensava-se que a infecção se espalhava pelo plexo venoso de Batson, o que tem sido refutado. A propagação arterial da infecção tem origem na placa terminal da vértebra. A placa terminal é altamente vascularizada, uma área com alto volume e fluxo sanguíneo lento – ambiente que fornece condições propícias para a semeadura e o crescimento de microrganismos.

Referência: Azar FM, Canale ST, Beaty JH. Campbell's Operative Orthopaedics. 13. ed. Philadelphia: Saunders; 2017. Capítulo 42.

64. Resposta correta: *B*

Nas fraturas em explosão, é particularmente importante reconhecer a presença de fraturas da lâmina orientadas verticalmente que, particularmente quando deslocadas, podem ter a dura-máter ou as raízes nervosas aprisionadas e estão associadas às lesões traumáticas da dura-máter em até 19% dos casos. As lesões da dura-máter nessas circunstâncias são orientadas longitudinalmente ao longo do seu aspecto e podem ser bastante longas.

Referência: Torneta III P, Ricci WM, Ostrum RF, McQueen MM, McKee MD, Court-Brown CM, editores. Rockwood and Green's Fractures in Adults. 9. ed. Philadelphia: Wolters Kluwer; 2020. Capítulo 48.

65. Resposta correta: *C*

Para avaliação das fraturas da coluna cervical subaxial, a imagem lateral é a mais frequentemente utilizada. A cifose segmentar pode ser determinada usando a técnica de Cobb. Cifose superior a 11° pode indicar comprometimento do complexo ligamentar posterior (CLP) e instabilidade.

Referência: Torneta III P, Ricci WM, Ostrum RF, McQueen MM, McKee MD, Court-Brown CM, editores. Rockwood and Green's Fractures in Adults. 9. ed. Philadelphia: Wolters Kluwer; 2020. Capítulo 47.

66. Resposta correta: *C*

A maioria dos pacientes com espondilolistese ístmica apresenta deformidades de baixo grau (deslizamento < 50%); 90% a 95% envolvem o nível L5-S1, com 5% a 8% em L4-L5, e muito poucos nos níveis mais cefálicos. Deslizamentos de baixo grau são muito mais comuns do que aqueles com mais de 50%, em uma proporção de 10:1. A apresentação clínica típica é de um paciente com dor lombar axial que tende a ser mecânica e dor radicular com distribuição em L5.

Referência: Azar FM, Canale ST, Beaty JH. Campbell's Operative Orthopaedics. 13. ed. Philadelphia: Saunders; 2017. Capítulo 40.

67. Resposta correta: *B*

Mehta desenvolveu um método para diferenciar, nas escolioses infantis, curvas progressivas de curvas em resolução com base na medição do ângulo costovertebral. A diferença do ângulo costovertebral (DACV) é a diferença entre os valores angulares nos lados côncavo e convexo da curva. Mehta relatou que 83% das curvas eram resolutivas se a DACV fosse menor que 20° e que 84% das curvas progrediram se a DACV fosse maior que 20°. Ela também descreveu uma aparência radiográfica bifásica com base na relação das costelas apicais com a vértebra apical. Na fase 1, a cabeça da costela de cada lado da vértebra apical não se sobrepõe ao corpo vertebral. Na fase 2, a cabeça da costela se sobrepõe ao lado convexo do corpo vertebral. As curvas da fase 2 são progressivas.

Referência: Azar FM, Canale ST, Beaty JH. Campbell's Operative Orthopaedics. 13. ed. Philadelphia: Saunders; 2017. Capítulo 44.

68. Resposta correta: *D*

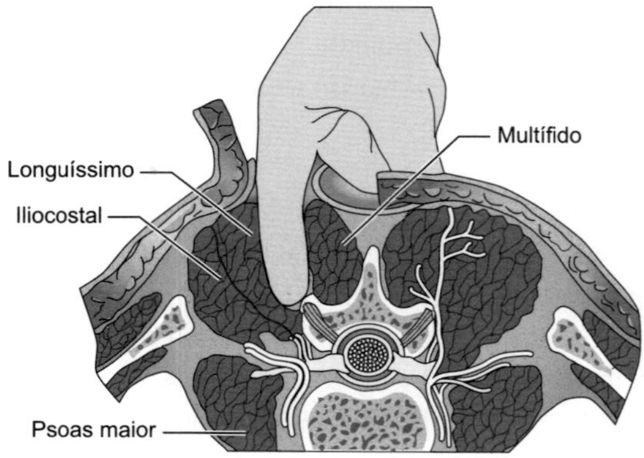

No acesso paraespinhal lombar, após a abertura da fáscia, entra-se em um plano de clivagem natural, situado entre os músculos multífido e longuíssimo.

Referência: Azar FM, Canale ST, Beaty JH. Campbell's Operative Orthopaedics. 13. ed. Philadelphia: Saunders; 2017. Capítulo 37.

69. Resposta correta: *C*

Na avaliação de fraturas tipo explosão de Jefferson em C1, a estabilidade, indicada pela integridade do ligamento transverso, é determinada pelo deslocamento das massas laterais de C1 em uma incidência transoral. Se a projeção combinada das massas laterais de C1 em relação às de C2 exceder 6,9 mm (regra de Spence), infere-se uma ruptura do ligamento transverso.

Referência: Torneta III P, Ricci WM, Ostrum RF, McQueen MM, McKee MD, Court-Brown CM, editores. Rockwood and Green's Fractures in Adults. 9. ed. Philadelphia: Wolters Kluwer; 2020. Capítulo 47.

70. Resposta correta: *D*

A síndrome de Klippel-Feil é uma forma de torcicolo congênito indolor associada a anomalias ósseas e falha na segmentação da coluna cervical. Essas fusões podem envolver a junção craniocervical (occipital-C2), a coluna cervical subaxial ou ambas, e tipicamente produzem um pescoço curto e alado, combinado com uma linha capilar posterior baixa. Uma inclinação da cabeça associada e a perda do movimento cervical completam a tríade clínica comumente referida na síndrome.

Referência: Herring JA. Tachdjian's Pediatric Orthopaedics. 6. ed. Philadelphia: Elsevier; 2022. Capítulo 8.

71. Resposta correta: *D*

A histiocitose de células de Langerhans, anteriormente chamada de histiocitose X por conta de sua etiologia desconhecida, refere-se a um grupo de doenças com características patológicas semelhantes. Como a doença pode afetar praticamente qualquer sistema orgânico do corpo, há uma ampla gama de apresentações clínicas. Radiograficamente, a histiocitose de células de Langerhans pode apresentar diversas aparências. O achatamento acentuado do corpo vertebral, ou vértebra plana, é uma manifestação comum. Embora a histiocitose de células de Langerhans seja a causa mais comum de vértebra plana, outros processos patológicos devem ser considerados no diagnóstico diferencial, se a situação clínica o justificar. Outras causas de vértebra plana incluem sarcoma de Ewing, linfoma, leucemia, doença de Gaucher, cisto ósseo aneurismático e infecção.

Referência: Azar FM, Beaty JH. Campbell's Operative Orthopaedics. 14. ed. Philadelphia: Elsevier; 2021. Capítulo 26.

72. Resposta correta: *B*

A dor facetária em geral é de intensidade baixa a moderada, com raras agudizações, porém contínua. Pacientes queixam-se de aumento da dor quando permanecem em pé por períodos superiores a 30 minutos, e geralmente revelam alívio dos sintomas ao sentar-se ou deitar-se. Não há limitação para atividades físicas, mas comumente há queixa de dor após exercícios. A presença de dor referida é menos frequente, mas geralmente se direciona para os glúteos e menos comumente para a face posterior da coxa. Exames de imagem podem demonstrar tropismo facetário, hipertrofia das facetas e líquido no interior das articulações.

Referência: Motta Filho GR, Barros Filho TEP. Ortopedia e Traumatologia. 1. ed. Rio de Janeiro: Elsevier; 2017. Capítulo 4.4.

73. Resposta correta: *B*

A braquialgia pode ser causada pela compressão de uma raiz cervical por uma hérnia de disco posterolateral ou pelo estreitamento do forame de conjugação pela hipertrofia facetária e/ou osteófitos. Na estenose foraminal, a compressão e a tração da raiz podem ser acentuadas pelos movimentos cervicais. A hiperextensão pode reduzir a dimensão dos foramens e exacerbar os sintomas de braquialgia.

Referência: Sizínio H, Barros Filho TEP, Xavier R, Pardini Júnior AG. Ortopedia e Traumatologia: Princípios e Prática. 5. ed. Porto Alegre: Artmed; 2017. Capítulo 2.1.

74. Resposta correta: *B*

Denis et al. categorizaram 236 fraturas sacrais em três tipos, com base em três zonas. As fraturas da zona 1 são laterais ao neuroforame e foram as mais comuns na série, representando 50% das lesões, com uma incidência de 6% de lesões em L5 e S1. As lesões da zona 2 são através do neuroforame e representaram 34% das lesões, e 28% desses pacientes apresentavam déficits neurológicos unilaterais nos níveis de L5, S1 ou S2. As lesões da zona 3 são mediais ao forame e envolvem o canal vertebral, compreendendo os 16% restantes das lesões. No estudo original de Denis, 60% dos pacientes apresentavam sintomas neurológicos que envolviam disfunção intestinal e da bexiga, e 76% apresentavam disfunção sexual. Em um estudo mais recente, Khan et al. revisaram uma série de 683 pacientes consecutivos e encontraram taxas muito menores de lesão neurológica e menores taxas de lesões de nível mais alto. O estudo revelou 453 (66%) lesões na zona I, 172 (25%) na zona II e 58 (9%) na zona III. Déficits neurológicos associados ocorreram em apenas 3,5% dos pacientes, com 1,9% de lesões na zona I, 6% na zona II e 9% nas lesões na zona III. Eles também descobriram que pacientes com lesões neurológicas eram mais propensos a apresentar fraturas deslocadas ou cominutivas. Pacientes com lesões de dissociação espinopélvica tiveram 17% de chance de lesão neurológica.

Referência: Azar FM, Beaty JH. Campbell's Operative Orthopaedics. 14. ed. Philadelphia: Elsevier; 2021. Capítulo 41.

75. Resposta correta: *C*

No trauma raquimedular, é essencial distinguir dois conceitos que muitas vezes se confundem: choque neurogênico e choque medular. O choque neurogênico resulta de lesões cervicais ou torácicas altas e provoca instabilidade hemodinâmica pela perda do tônus simpático no coração e na circulação periférica. Clinicamente, apresenta-se com hipotensão e bradicardia, podendo haver também hipotermia pela falta de regulação autonômica da vasodilatação. O tratamento envolve reposição com cristaloides, transfusão de hemocomponentes quando necessário e uso de vasopressores com ação alfa- e beta-adrenérgica (dopamina, dobutamina ou noradrenalina). A meta é manter pressão arterial média entre 85 e 90 mmHg e saturação de oxigênio próxima de 100%, a fim de prevenir isquemia medular secundária. O choque medular, por sua vez, é um fenômeno neurológico transitório que surge logo após a lesão. Caracteriza-se por perda súbita de todos os reflexos abaixo do nível acometido, associada à flacidez muscular e ausência de função motora e sensitiva. A ausência dos reflexos bulbocavernoso e anal constitui achado típico. Não há tratamento específico, e o quadro é autolimitado, com recuperação geralmente entre 24 e 48 horas. O retorno progressivo dos reflexos de distal para proximal, começando pelos sacrais, marca o fim do choque medular.

Assim, a alternativa correta é a C, pois a recuperação ocorre habitualmente entre 24 e 48 horas.

Referência: Azar FM, Beaty JH. Campbell's Operative Orthopaedics. 14. ed. Philadelphia: Elsevier; 2021. Capítulo 41.

76. Resposta correta: *B*

A classificação de Böhler foi uma das primeiras propostas, baseada em achados radiográficos simples. Tem importância histórica, mas não é utilizada para definir conduta atualmente.

A classificação de Denis introduziu o conceito das três colunas da coluna vertebral (anterior, média e posterior), considerando a instabilidade quando há falha da coluna média. Descreve quatro mecanismos principais de lesão: compressão, *burst*, flexo-distração (Chance) e fratura-luxação. É didática, mas não estabelece critérios objetivos de tratamento.

A classificação AO organiza as fraturas segundo a morfologia e a gravidade:

- **Tipo A:** fraturas por compressão.
- **Tipo B:** lesões por distração.
- **Tipo C:** fraturas-luxações com rotação ou cisalhamento.

É bastante detalhada e útil para comparações em estudos, embora seja complexa para uso rotineiro.

A TLICS (*Thoracolumbar Injury Classification and Severity Score*) é a mais aplicada na prática. Além da morfologia da fratura, considera o estado neurológico do paciente e a integridade do complexo ligamentar posterior. Cada item recebe uma pontuação, cuja soma orienta a conduta:

- **≤ 3 pontos:** tratamento conservador.
- **≥ 5 pontos:** indicação cirúrgica.
- **4 pontos:** pode ser manejado de forma operatória ou não, conforme o caso clínico.

TLICS	
Mecanismo de fratura	**Pontos**
Compressão	1
Burst	1
Translação/rotação	3
Distração	4
Envolvimento neurológico	
Intacta	0
Raiz nervosa	2
Cordão, cone medular, incompleto	3
Cordão, cone medular, completo	2
Cauda equina	3
Integridade do complexo ligamentar posterior	
Intacta	0
Lesão suspeita/indeterminada	2
Lesão	3

Escore ≤ 3: tratamento não operatório; escore ≥ 5: tratamento operatório; escore 4: tratamento não operatório ou operatório, dependendo de qualificadores como condições médicas comórbidas e outras lesões.
Fonte: Vaccaro AR, Zeiller SC, Hulbert RJ, Anderson PA, Harris M, Hedlund R, et al. The thoracolombar injury severity score: a proposed treatment algorithm. J Spinal Disord Tech. 2005;18(3):209-15.

Referência: Azar FM, Beaty JH. Campbell's Operative Orthopaedics. 14. ed. Philadelphia: Elsevier; 2021. Capítulo 41.

77. Resposta correta: *D*

Os fascículos grácil e cuneiforme, localizados na coluna posterior, são responsáveis pela condução de informações de tato fino, vibração e propriocepção. Esses tratos apresentam organização somatotrópica bem definida. No fascículo grácil, que leva fibras provenientes dos membros inferiores e das regiões sacrais e lombares, as fibras sacrais situam-se na região mais medial, enquanto as lombares ficam logo laterais a elas. Já no fascículo cuneiforme, que conduz fibras dos membros superiores (torácicas altas e cervicais), as fibras ocupam posição mais lateral. Assim, em um corte axial da medula cervical, a área mais medial da coluna posterior corresponde às fibras sacrais, seguida lateralmente pelas lombares, depois pelas torácicas e, mais externamente, pelas cervicais. Essa disposição explica alguns achados clínicos: lesões centrais tendem a comprometer inicialmente fibras sacrais, enquanto lesões periféricas podem poupá-las. Já nos tratos espinotalâmicos e no trato corticospinal lateral (piramidal), a organização é inversa. Na imagem, a região assinalada é o trato ascendente: fascículo grácil.

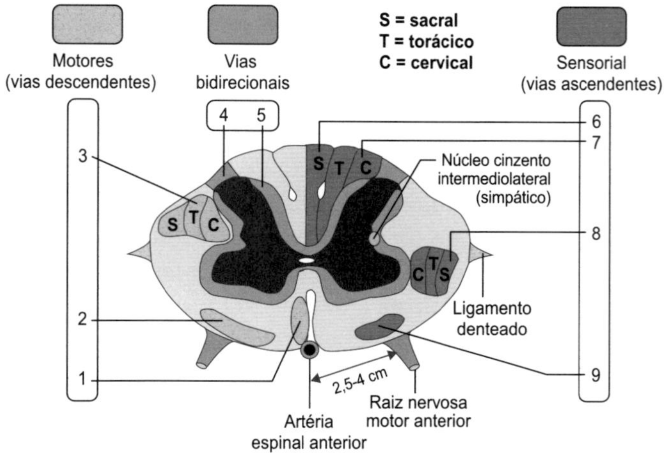

Nº	Trato	Função	Lado do corpo
1	Trato corticospinal anterior	Movimento voluntário	Oposto
2	Trato vestibulospinal	Facilita o tônus dos extensores	Mesmo lado
3	Trato corticospinal lateral (piramidal)	Movimento voluntário	Mesmo lado
4	Fascículo dorsolateral	Dor e temperatura	Bidirecional
5	Fascículo próprio	Conexões espinais curtas	Bidirecional
6	Fascículo grácil	Posição e tato fino	Mesmo lado
7	Fascículo cuneiforme	Posição e tato fino	Mesmo lado
8	Trato espinotalâmico lateral	Dor e temperatura	Oposto
9	Trato espinotalâmico anterior	Tato leve	Oposto

Referência: Azar FM, Beaty JH. Campbell's Operative Orthopaedics. 14. ed. Philadelphia: Elsevier; 2021. Capítulo 37.

78. Resposta correta: *B*

A dissociação escapulotorácica é uma lesão rara e grave, em geral causada por traumas de alta energia. Caracteriza-se pelo desvio lateral da escápula, associado a fratura da clavícula ou luxações esternoclavicular e acromioclavicular, além de lesões extensas de partes moles e possível comprometimento neurovascular. O diagnóstico é feito por radiografia, sendo descrito por Kelbed quando a distância entre a margem medial da escápula e a coluna vertebral é 1,5 vez maior que a do lado oposto. O prognóstico costuma ser reservado, pois, mesmo com revascularização, a função do membro frequentemente permanece comprometida em razão de lesões neurológicas.

Referência: Motta Filho GR, Barros Filho TEP. Ortopedia e Traumatologia. 1. ed. Rio de Janeiro: Elsevier; 2017. Capítulo 2.28.

79. Resposta correta: *C*

Na fixação com parafuso sacroilíaco, a principal preocupação é respeitar os limites ósseos de segurança para evitar lesão de estruturas neurovasculares. O parâmetro seguro, visto na radioscopia, é manter o trajeto do implante anterior à cortical posterior de S1, que corresponde ao limite do canal sacral, evitando risco de violação neural. O posicionamento deve ser feito com base em três incidências fluoroscópicas principais:

- ***Inlet*:** garante que o parafuso não ultrapasse a cortical anterior do sacro, onde estão grandes vasos.
- ***Outlet*:** assegura que o parafuso não invada os forames sacrais inferiores.
- **Sacral lateral:** auxilia a definir o ponto de entrada e manter a trajetória dentro do corpo de S1.

A técnica consiste em inserir o fio-guia no ponto seguro da asa sacral, avançando até o corpo de S1 sob controle de radioscopia, seguido pela passagem do parafuso canulado, em geral de 6,5 a 7,3 mm. O objetivo é atravessar a articulação sacroilíaca de forma perpendicular, garantindo a compressão estável da lesão.

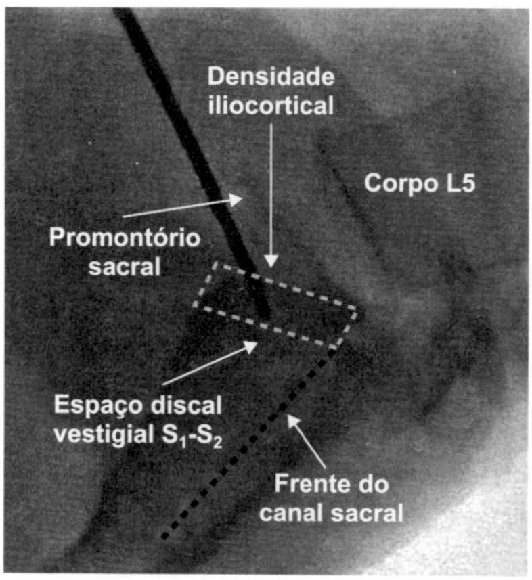

Referência: Torneta III P, Ricci WM, Ostrum RF, McQueen MM, McKee MD, Court-Brown CM, editores. Rockwood and Green's Fractures in Adults. 9. ed. Philadelphia: Wolters Kluwer; 2020. Capítulo 49.

80. Resposta correta: *C*

A coluna cervical apresenta grande mobilidade, com distribuição específica dos movimentos entre seus segmentos. Cerca de 50% da flexão e extensão ocorrem entre o occipício e C1, enquanto 50% da rotação está concentrada entre C1 e C2. Na flexão, o queixo deve alcançar o tórax; na extensão, o paciente deve ser capaz de olhar para o teto; na rotação, o queixo deve quase se alinhar com o ombro; e, na inclinação lateral, a orelha deve aproximar-se do ombro, atingindo cerca de 45°. O exame físico inicia-se pela inspeção, avaliando posturas antálgicas, hematomas e cicatrizes. Na palpação, podem ser identificados marcos anatômicos úteis: o osso hioide corresponde a C3-C4, a cartilagem tireoide a C4-C5 e o cricoide a C5-C6, referências importantes em procedimentos cirúrgicos cervicais. A palpação também busca espasmos ou retrações musculares, principalmente no esternocleidomastóideo e no trapézio.

Referência: Leite NM, Faloppa F. Propedêutica Ortopédica e Traumatologia. 1. ed. Porto Alegre: Artmed; 2013. Capítulo 12.

81. Resposta correta: *B*

Na hérnia de disco cervical, a compressão radicular gera um padrão característico: dor de início proximal (na região cervical e no ombro) que se irradia ao longo do trajeto do dermátomo, associada a parestesia distal, geralmente nas extremidades do membro superior. Essa diferença entre a origem da dor e a localização da alteração sensitiva ajuda a identificar a natureza radicular da queixa. Exemplos clínicos por raiz:

- **C5:** dor no pescoço e ombro, parestesia no braço lateral até a face anterior do ombro.
- **C6:** dor cervical irradiada para braço e antebraço lateral, parestesia no polegar.
- **C7:** dor cervical irradiada para braço posterior e antebraço, parestesia no dedo médio.
- **C8:** dor em região cervical baixa e ombro, irradiada para antebraço medial, parestesia nos 4º e 5º dedos.

Referência: Motta Filho GR, Barros Filho TEP. Ortopedia e Traumatologia. 1. ed. Rio de Janeiro: Elsevier; 2017. Capítulo 4.1.

82. Resposta correta: *C*

A espondilolistese é definida como o escorregamento de uma vértebra sobre a adjacente. A diferenciação entre os tipos segue a classificação de Wiltse, que descreve cinco categorias: dismórfica (tipo I), ístmica (tipo II), degenerativa (tipo III), traumática (tipo IV) e patológica (tipo V). Na prática clínica, os subtipos mais comuns são a ístmica e a degenerativa. A ístmica ocorre por defeito da *pars interarticularis* (espondilólise), em geral relacionado a microtraumas repetitivos em jovens atletas. O nível mais acometido é o L5-S1, com início habitual na infância ou adolescência. Muitas vezes é assintomática, mas pode causar lombalgia mecânica e, em casos avançados, compressão radicular por estreitamento foraminal. A degenerativa decorre da degeneração discal e facetária, levando à instabilidade segmentar progressiva. É mais comum em mulheres acima dos 50 anos e predomina no nível L4-L5, associando-se a lombalgia crônica e sintomas de estenose do canal.

Referência: Motta Filho GR, Barros Filho TEP. Ortopedia e Traumatologia. 1. ed. Rio de Janeiro: Elsevier; 2017. Capítulo 4.11.

83. Resposta correta: *C*

A classificação clássica das fraturas do odontoide, descrita por Anderson e D'Alonzo, considera três tipos:

- **Tipo I:** avulsão da ponta do processo odontoide (rara, geralmente estável).
- **Tipo II:** fratura no istmo ou *waist* do odontoide (a mais comum e instável).
- **Tipo III:** fratura que se estende para o corpo do áxis (C2), com maior chance de consolidação.

Embora seja simples e amplamente aceita, essa classificação é descritiva e não fornece parâmetros objetivos para definir conduta ou prognóstico, visto que a tipo II tem diferentes prognósticos e tratamentos. Para suprir essa limitação, Grauer et al. propuseram uma subclassificação do tipo II, levando em conta obliquidade, deslocamento e cominuição:

- **IIa:** fratura transversa, pouco ou nada deslocada.
- **IIb:** traço oblíquo da anterossuperior para a posteroinferior – padrão ideal para fixação anterior com parafuso, pois a compressão favorece a estabilidade.
- **IIc:** traço oblíquo da anteroinferior para a posterossuperior, em geral associado à cominuição – não indicado para fixação anterior, pois a compressão tende a deslocar ainda mais os fragmentos, aumentando risco de falha.

Referência: Torneta III P, Ricci WM, Ostrum RF, McQueen MM, McKee MD, Court-Brown CM, editores. Rockwood and Green's Fractures in Adults. 9. ed. Philadelphia: Wolters Kluwer; 2020. Capítulo 47.

84. Resposta correta: *D*

Para um paciente com doença de Scheuermann de ápice torácico, o colete Milwaukee é recomendado por ser a única órtese que pode aplicar efetivamente uma força corretiva de três pontos a uma vértebra apical torácica. O colete também deve diminuir a lordose lombar e ajudar a corrigir o equilíbrio sagital negativo.

Referência: Herring JA. Tachdjian's Pediatric Orthopaedics. 6. ed. Philadelphia: Elsevier; 2022. Capítulo 10.

85. Resposta correta: *C*

Cerca de 50% dos pacientes com tuberculose óssea apresentam envolvimento pulmonar, e 30% a 50% dos pacientes com doença óssea apresentam envolvimento vertebral, mais frequentemente na coluna torácica inferior. Uma apresentação peridiscal ocorre em aproximadamente 80% dos pacientes, com acometimento do corpo vertebral anterior e progressão contígua e eventual extensão para as vértebras adjacentes.

Referência: Azar FM, Beaty JH. Campbell's Operative Orthopaedics. 14. ed. Philadelphia: Elsevier; 2021. Capítulo 42.

86. Resposta correta: *C*

A ativação de vias apoptóticas foi detectada em até 6 horas após a lesão, tanto em neurônios quanto em oligodendrócitos. Esses processos podem propagar a zona de lesão na medula espinal e causar danos adicionais. A gliose da medula espinhal inicia-se aproximadamente 1 semana após o estabelecimento da zona de lesão medular. A atividade dos macrófagos remove hematomas e tecidos marcados para degradação celular, deixando cavidades císticas na medula espinhal.

Referência: Torneta III P, Ricci WM, Ostrum RF, McQueen MM, McKee MD, Court-Brown CM, editores. Rockwood and Green's Fractures in Adults. 9. ed. Philadelphia: Wolters Kluwer; 2020. Capítulo 46.

87. Resposta correta: *A*

A escoliose é a manifestação esquelética mais comum da neurofibromatose. Tipicamente, ocorre na coluna torácica; apresenta uma curvatura curta e acentuadamente angulada; e envolve de quatro a seis vértebras.

Referência: Herring JA. Tachdjian's Pediatric Orthopaedics. 6. ed. Philadelphia: Elsevier; 2022. Capítulo 9.

88. Resposta correta: *B*

Lesões da articulação sacroilíaca e algumas fraturas sacrais verticalmente instáveis podem ser tratadas com parafusos iliossacrais percutâneos. A melhor trajetória é horizontal, com fixação no corpo S1. Para lesões na zona 2 de Denis, a compressão deve ser evitada para reduzir o risco de lesão da raiz L5, que corre o risco de ser comprimida iatrogenicamente dentro da fratura.

Referência: Azar FM, Beaty JH. Campbell's Operative Orthopaedics. 14. ed. Philadelphia: Elsevier; 2021. Capítulo 41.

89. Resposta correta: *C*

Foi relatado que a doença de Paget pode resultar em estenose do canal vertebral central ou lateral. Além disso, essa doença é uma forma de estenose espinhal que responde bem ao tratamento médico com calcitonina.

Referência: Azar FM, Beaty JH. Campbell's Operative Orthopaedics. 14. ed. Philadelphia: Elsevier; 2021. Capítulo 39.

90. Resposta correta: *D*

O acesso interlaminar é normalmente usado para hérnias posterolaterais em L5-S1.

Referência: Azar FM, Beaty JH. Campbell's Operative Orthopaedics. 14. ed. Philadelphia: Elsevier; 2021. Capítulo 39.

91. Resposta correta: *B*

Lesões da articulação sacroilíaca e algumas fraturas sacrais verticalmente instáveis podem ser tratadas com parafusos iliossacrais percutâneos. A melhor trajetória é horizontal, com fixação no corpo S1. Para lesões na zona 2 de Denis, a compressão deve ser evitada para reduzir o risco de lesão da raiz L5, que corre o risco de ser comprimida iatrogenicamente dentro da fratura.

Referência: Azar FM, Beaty JH. Campbell's Operative Orthopaedics. 14. ed. Philadelphia: Elsevier; 2021. Capítulo 56.

92. Resposta correta: *A*

Uma lesão comum em pacientes pediátricos é a lesão medular sem anormalidade radiográfica (SCIWORA), descrita pela primeira vez por Pang e Wilberger. Essa condição é caracterizada por uma lesão medular, completa ou incompleta, na ausência de qualquer anormalidade radiográfica.

Referência: Azar FM, Beaty JH. Campbell's Operative Orthopaedics. 14. ed. Philadelphia: Elsevier; 2021. Capítulo 41.

93. Resposta correta: *C*

Spence et al. publicaram seu trabalho em 1970 sobre lesões do ligamento transverso associadas a fraturas de C1 em 10 espécimes de cadáveres. Eles descobriram que, se o deslocamento lateral total das massas laterais fosse de 6,9 mm ou mais, o ligamento transverso provavelmente estaria incompetente. Essa determinação, baseada em radiografias simples, é conhecida como regra de Spence. Posteriormente, essa regra foi revisada para 8,1 mm, a fim de levar em conta a ampliação em radiografias simples.

Referência: Azar FM, Beaty JH. Campbell's Operative Orthopaedics. 14. ed. Philadelphia: Elsevier; 2021. Capítulo 41.

94. Resposta correta: *D*
Mais de 60% da lordose lombar é oriunda dos discos em L4-5 e L5-S1, que contribuem com −20 graus e −28 graus para a medida lordótica regional.
Referência: Azar FM, Beaty JH. Campbell's Operative Orthopaedics. 14. ed. Philadelphia: Elsevier; 2021. Capítulo 39.

95. Resposta correta: *B*
A osteomielite vertebral piogênica e a discite representam de 3% a 5% de todos os casos de osteomielite piogênica. Há uma distribuição etária bimodal, com um pequeno pico na infância e, em seguida, um pico maior na idade adulta, por volta dos 50 anos. Homens são afetados com mais frequência do que mulheres. A osteomielite piogênica e a discite são mais comuns na coluna lombar (50% a 60%), seguidas pelas colunas torácica (30% a 40%) e cervical (10%). Dezessete por cento dos pacientes infectados apresentam déficits neurológicos. Infecções na parte superior da coluna têm maior probabilidade de apresentar déficit neurológico. Infecções nas regiões cervical e torácica também têm maior probabilidade de serem multifocais, com focos de infecção não contíguos. A incidência relatada de focos distantes de infecção varia de 10% a 35% e requer exames de imagem de toda a coluna. O organismo mais comum relatado é o *S. aureus* (65%). Usuários de drogas têm maior probabilidade de apresentar infecções por *Pseudomonas aeruginosa*. Infecções causadas por espécies de *Enterococcus* e *Streptococcus* estão associadas à endocardite como principal fonte de infecção.
Referência: Azar FM, Beaty JH. Campbell's Operative Orthopaedics. 14. ed. Philadelphia: Elsevier; 2021. Capítulo 42.

96. Resposta correta: *D*
Na escoliose degenerativa, os sintomas de claudicação neurogênica estão presentes em 71% a 90% dos pacientes, e em geral são esses os sintomas que os levam a procurar atendimento médico, com a deformidade incidentalmente observada. Esses sintomas comumente não melhoram com a flexão do tronco, e, para obter alívio, os pacientes apoiam o tronco com os braços ou assumem a posição supina. Isso contrasta com o paciente comum com estenose espinhal e claudicação neurogênica.
Referência: Azar FM, Beaty JH. Campbell's Operative Orthopaedics. 14. ed. Philadelphia: Elsevier; 2021. Capítulo 39.

97. Resposta correta: *D*
A síndrome medular posterior envolve as colunas dorsais da medula espinhal e produz perda da propriocepção e da sensibilidade vibratória, preservando

outras funções sensoriais e motoras. Essa síndrome é rara e, em geral, é causada por tumores, mas pode ocorrer com uma lesão por extensão.

A síndrome medular anterior comumente é causada por uma lesão por hiperflexão na qual fragmentos ósseos ou de disco comprimem a artéria espinhal anterior e a medula. É caracterizada por perda motora completa, perda da discriminação de dor e temperatura abaixo do nível da lesão. As colunas posteriores são preservadas em graus variados, resultando na preservação do tato profundo, da propriocepção e da sensibilidade vibratória. O prognóstico para recuperação significativa nessa lesão é ruim.

A síndrome de Brown-Séquard é uma lesão em qualquer um dos lados da medula espinhal. Em geral é o resultado de uma fratura unilateral da lâmina ou pedículo, lesão penetrante ou lesão rotacional resultando em subluxação. Caracteriza-se por fraqueza motora com perda da propriocepção no lado da lesão e perda contralateral da sensação de dor e temperatura. O prognóstico é bom, com melhora neurológica significativa frequente.

A síndrome da medula central é a mais comum. Consiste em lesão na área central da medula espinhal, incluindo substância cinzenta e branca. Os neurônios motores das extremidades superiores, localizados centralmente nos tratos corticospinais, são os mais gravemente afetados, e os tratos das extremidades inferiores são afetados em menor extensão. Geralmente os pacientes apresentam tetraparesia, envolvendo as extremidades superiores em maior grau do que as inferiores, com maior disfunção distalmente nas extremidades do que proximalmente. Esses pacientes frequentemente têm recuperação parcial precoce. Podem ter compressão medular preexistente e não apresentar instabilidade vertebral. O prognóstico varia, mas mais de 50% apresentam retorno do controle esfincteriano, tornam-se deambuladores e apresentam melhora da função das mãos. Essa síndrome habitualmente resulta de uma lesão por hiperextensão em um indivíduo idoso com osteoartrite preexistente na coluna vertebral.

Referência: Azar FM, Beaty JH. Campbell's Operative Orthopaedics. 14. ed. Philadelphia: Elsevier; 2021. Capítulo 41.

98. Resposta correta: *C*

A hérnia de disco C5-6, na porção foraminal, causa compressão da raiz C6. Fraqueza pode ser observada no bíceps e nos extensores radial longo e curto do carpo. O bíceps é duplamente inervado por C5 e C6, enquanto os extensores longos são duplamente inervados por C6 e C7. Os reflexos braquiorradial e bíceps também podem estar diminuídos nesse nível. Testes sensoriais geralmente indicam sensibilidade diminuída na região proximal lateral do antebraço, polegar e indicador.

Compressão da raiz nervosa C6
Déficit sensitivo
Face lateral do antebraço, polegar e dedo indicador
Fraqueza motora
Bíceps
Extensor radial longo e curto do carpo
Alteração de reflexo
Bíceps
Braquiorradial

Indicativo de hérnia de disco em C5-6 ou outra condição patológica local nesse nível.

Referência: Azar FM, Beaty JH. Campbell's Operative Orthopaedics. 14. ed. Philadelphia: Elsevier; 2021. Capítulo 38.

99. Resposta correta: *A*

Mehta desenvolveu um método para diferenciar curvas em resolução de curvas progressivas na escoliose idiopática infantil com base na medição do ângulo costovertebral. Ela avaliou a relação entre a cabeça convexa da costela e o corpo vertebral da vértebra apical traçando uma linha perpendicular à placa terminal vertebral apical e outra do meio do pescoço à cabeça média da costela correspondente; o ângulo formado pela intersecção dessas linhas é o costovertebral. A diferença do ângulo costovertebral (DACV) é a diferença entre os valores dos ângulos costovertebrais nos lados côncavo e convexo da curva.

Referência: Azar FM, Beaty JH. Campbell's Operative Orthopaedics. 14. ed. Philadelphia: Elsevier; 2021. Capítulo 44.

100. Resposta correta: *B*

A classificação SLIC classifica e pontua a gravidade das lesões da coluna cervical subaxial. O sistema atribui valores dentro de três categorias de lesões (morfologia da lesão, estabilidade do complexo discoligamentar e lesão neurológica). Os tipos de lesão incluem fraturas por compressão ou explosão, lesão por tração e lesão rotacional ou translacional. O estado do complexo discoligamentar é definido como intacto, indeterminado ou rompido. O estado neurológico pode ser pontuado como intacto, lesão da raiz, lesão medular completa e lesão medular incompleta; há também um modificador para compressão medular persistente com déficit neurológico que adiciona um ponto adicional. Uma coluna normal tem pontuação de 0. A lesão mais grave (por exemplo, lesão translacional com ruptura do complexo discoligamentar e lesão medular incompleta com compressão persistente da medula) produz uma pontuação de

10. Lesões que resultam em pontuações de 3 ou menos em geral são tratadas de forma não cirúrgica, enquanto aquelas com pontuações superiores a 5 geralmente são tratadas com cirurgia. O tratamento de lesões com pontuação 4 em geral é determinado por outros fatores, como lesões concomitantes, comorbidades médicas e/ou a presença de déficit neurológico.

Referência: Azar FM, Beaty JH. Campbell's Operative Orthopaedics. 14. ed. Philadelphia: Elsevier; 2021. Capítulo 41.

101. Resposta correta: *D*

Vários estudos descreveram a história natural da escoliose congênita e descobriram que a taxa de deterioração e a gravidade da curva dependem tanto do tipo de anomalia quanto do local em que ela ocorre. A mais progressiva de todas as anomalias é uma barra na concavidade, unilateral e não segmentada com uma hemivértebra na convexidade da curva. A taxa média de progressão da curva é de 6° a 7° por ano antes dos 10 anos de idade. A maioria das curvas excederá 50° aos 2 anos de idade. A segunda em gravidade é uma barra unilateral e não segmentada. Em média, três vértebras são geralmente afetadas. A taxa média de progressão da curva é de 5° por ano, com a curva excedendo 50° aos 10 anos de idade e 70° na maturidade esquelética. A próxima em gravidade de risco de progressão é a dupla hemivértebra na convexidade. Essas curvas em geral progridem de 3° a 4° por ano, a maioria excedendo 50° aos 10 anos e 70° na maturidade esquelética. Uma hemivértebra totalmente segmentada progredirá de forma relativamente lenta, a 1° a 2° por ano.

Referência: Azar FM, Beaty JH. Campbell's Operative Orthopaedics. 14. ed. Philadelphia: Elsevier; 2021. Capítulo 40.

102. Resposta correta: *A*

Classificação de Wiltse, Newman e Macnab:

- **Tipo I, displásica:** anormalidades congênitas das facetas sacrais superiores ou inferiores da quinta vértebra lombar que permitem o deslizamento de L5 sobre S1. Nenhum defeito da *pars interarticularis* está presente nesse tipo.
- **Tipo II, ístmica:** defeito na *pars interarticularis* que permite o deslizamento anterior de L5 sobre S1. Três tipos de espondilolistese ístmica são reconhecidos: lítica – uma fratura por estresse da *pars interarticularis*; uma *pars interarticularis* alongada, mas intacta; uma fratura aguda da *pars interarticularis.*
- **Tipo III, degenerativa:** essa lesão resulta de instabilidade intersegmentar de longa duração com subsequente remodelação dos processos articulares no nível da listese.
- **Tipo IV, traumática:** esse tipo resulta de fraturas que não sejam a *pars interarticularis*, como o pedículo, a lâmina ou a faceta.

- **Tipo V, patológico:** esse tipo resulta de doença óssea generalizada ou localizada e fraqueza estrutural do osso, como osteogênese imperfeita.

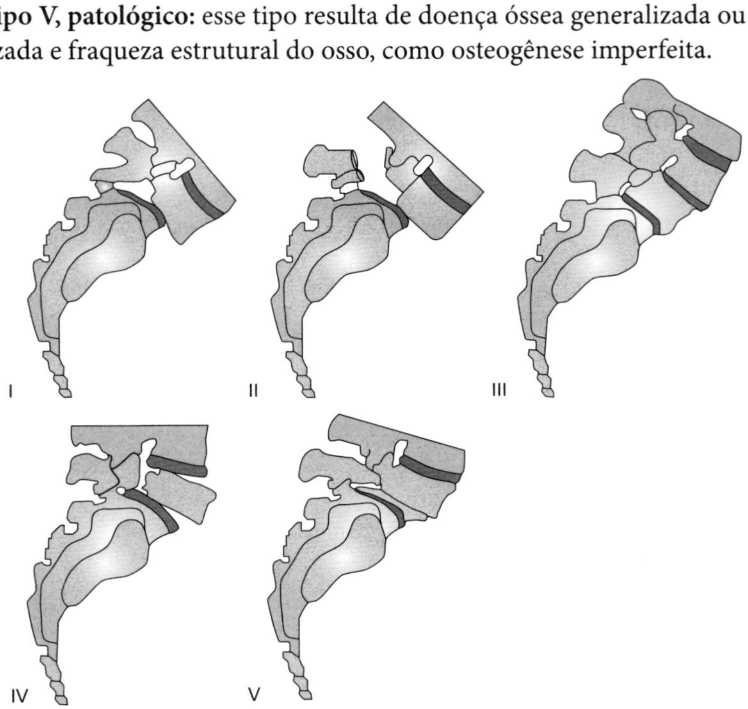

Referência: Azar FM, Beaty JH. Campbell's Operative Orthopaedics. 14. ed. Philadelphia: Elsevier; 2021. Capítulo 44.

103. Resposta correta: *D*

A técnica com parafusos de massa lateral em C1 com parafusos pediculares em C2 (técnica de Harms) ou massa lateral de C1 com parafusos translaminares em C2 (técnica de Wright) e hastes tornou-se mais popular, atingindo índices de consolidação que chegam a 97%.

Referência: Motta Filho GR, Barros Filho TEP. Ortopedia e Traumatologia. 1. ed. Rio de Janeiro: Elsevier; 2017. Capítulo 2.30.

104. Resposta correta: *D*

Na classificação *AO Spine*, as fraturas do tipo:

A – consistem em lesões por compressão ou carga axial. Esse grupo é dividido em cinco subtipos:

- A0 designa lesões clinicamente insignificantes, como fraturas do processo espinhoso ou do processo transverso.
- A1 são fraturas por compressão ou impactação em cunha envolvendo uma única placa terminal e não envolvem a cortical posterior do corpo vertebral.

- A2 envolvem ambas as placas terminais, mas não a cortical vertebral posterior.
- A3 são "fraturas de explosão incompletas" que incluem uma fratura de uma única placa terminal e da cortical vertebral posterior.
- A4 são "fraturas de explosão completas" que envolvem fraturas de ambas as placas terminais e da cortical vertebral posterior.

B – consistem em lesões por flexão nas quais a banda de tensão anterior ou posterior falha, mas sem deslocamento translacional. Esse grupo é dividido ainda em três tipos:

- B1 são representadas unicamente pelas fraturas epônimas "Chance", que consistem em uma falha óssea completa de uma única vértebra que se estende transversalmente da banda de tensão posterior e se move anteriormente através dos processos transversos, pedículos e corpo vertebral.
- B2 são definidas como todas as outras lesões por flexão-distração e incluem a falha da banda de tensão posterior, com ou sem envolvimento ósseo, frequentemente com uma fratura tipo A associada do corpo vertebral mais caudal do segmento intervertebral envolvido. Ao contrário das lesões B1, que envolvem uma única vértebra, as lesões B2 ocorrem no nível intervertebral, afetando tipicamente as estruturas ligamentares posteriores ou o espaço discal entre duas vértebras.
- B3 consistem em uma falha de hiperextensão da banda de tensão anterior e são mais comumente observadas em pacientes com doença anquilosante da coluna vertebral.

C – são as mais instáveis e designam uma falha completa de três colunas de estabilizadores ósseos e de tecidos moles, levando à translação ou luxação. Embora seja incomum, essa categoria inclui lesões por tração graves com ruptura completa de todas as articulações de tecidos moles, mesmo na ausência de deslocamento translacional.

Lesões do tipo B2 e C podem estar associadas a fraturas do tipo A. Como as fraturas do tipo A associadas podem potencialmente influenciar o tratamento, exigindo reconstrução da coluna anterior, qualquer fratura do tipo A associada deve ser especificada separadamente após a designação do tipo B ou C. Por exemplo, uma lesão de flexão-distração T12-L1 com fratura incompleta de L1 seria classificada como uma lesão T12-L1 B2; L1 A3. A classificação revisada da coluna toracolombar AO também inclui uma classificação do exame neurológico de acordo com o seguinte sistema de cinco níveis e dois modificadores de caso para designar circunstâncias que podem influenciar o tratamento ou o prognóstico.

Referência: Torneta III P, Ricci WM, Ostrum RF, McQueen MM, McKee MD, Court-Brown CM, editores. Rockwood and Green's Fractures in Adults. 9. ed. Philadelphia: Wolters Kluwer; 2020. Capítulo 48.

105. Resposta correta: *A*

Na osteogênese imperfeita, pode se desenvolver deformidade grave da coluna vertebral devido à combinação de osteoporose acentuada, fraturas por compressão das vértebras e hiperfrouxidão ligamentar. A escoliose, cifose ou ambas, resultantes, podem ser muito graves e incapacitantes. A escoliose está presente em 20% a 40% dos pacientes. O tipo mais comum de curvatura é a escoliose torácica.

Referência: Herring JA. Tachdjian's Pediatric Orthopaedics. 6. ed. Philadelphia: Elsevier; 2022. Capítulo 38.

106. Resposta correta: *C*

Lesões por flexo-distração da coluna toracolombar são especialmente relevantes na população pediátrica, pois essa lesão ocorre mais comumente em passageiros do banco traseiro, sobretudo quando não há cinto de segurança de cinco pontos. Um achado clássico em lesões ligamentares por flexão-distração é o sinal da "faceta vazia". Ele ocorre quando o processo articular inferior da vértebra superior não está mais em contato com o processo articular superior da vértebra inferior. A faceta aparece vazia na imagem axial da tomografia computadorizada.

Referência: Waters PM, Skaggs DL, Flynn JM. Rockwood and Wilkins' Fractures in Children. 9. ed. Philadelphia: Lippincott, Williams & Wilkins; 2019. p. 1320-22.

107. Resposta correta: *A*

A imagem representa uma peça anatômica da coluna lombar parcialmente seccionada no plano mediano. Pode-se observar a representação de vários ligamentos da coluna, e dentre eles estão posicionados, de anterior para posterior: ligamento longitudinal anterior, ligamento longitudinal posterior, ligamento amarelo, ligamento interespinhoso e ligamento supraespinal. O ligamento apontado pela seta é o amarelo.

Referência: Netter FH. Atlas de Anatomia Humana. 7. ed. Rio de Janeiro: Elsevier; 2019. p. 168.

108. Resposta correta: *A*

A imagem representa a vista posterior de uma peça anatômica da coluna cervical alta após remoção da membrana tectorial e ligamento cruciforme, apresentando os ligamentos profundos dessa região. Dentre eles estão o ligamento apical, ligamento atlanto-occipital anterior e ligamento alar. O ligamento apontado pela seta é o alar.

Referência: Netter FH. Atlas de Anatomia Humana. 7. ed. Rio de Janeiro: Elsevier; 2019. p. 30.

109. Resposta correta: *C*

Complicações do tratamento com cimentação percutânea ocorrem secundariamente ao extravasamento de cimento, embolia ou formação de novas fraturas, tipicamente em níveis adjacentes ao nível da aplicação. A lesão neurológica é uma complicação rara. O extravasamento de cimento é comum, mas em geral não é problemático, ocorrendo em 9 de 10 pacientes e está relacionado com menor viscosidade do cimento, injeção de volumes maiores de cimento e fraturas mais graves. O vazamento de cimento ocorre mais comumente através da placa terminal para o espaço discal (45%), paravertebral (35%), epidural (20%) e pré-vertebral (18%). Complicações neurológicas ocorrem em 0,1% dos pacientes, mas podem ser graves e exigir descompressão.

Referência: Torneta III P, Ricci WM, Ostrum RF, McQueen MM, McKee MD, Court-Brown CM, editores. Rockwood and Green's Fractures in Adults. 9. ed. Philadelphia: Wolters Kluwer; 2020. p. 3141-2.

110. Resposta correta: *D*

A acetazolamida deve ser utilizada por 3 dias em pacientes que apresentaram lesão na dura-máter. Esse medicamento atua como um dreno químico, diminuindo a produção de líquido cefalorraquidiano (LCR) no plexo coroide por meio da inibição da anidrase carbônica. Os pacientes serão aconselhados a permanecer deitados por 72 horas após a cirurgia somente se apresentarem dor de cabeça em ortostase.

Referência: Azar FM, Beaty JH. Campbell's Operative Orthopaedics. 14. ed. Philadelphia: Elsevier; 2021. p. 1754.

111. Resposta correta: *C*

As infecções epidurais têm uma baixa incidência de 2 a 10 casos por 10 mil internações hospitalares por ano e têm aumentado com o envelhecimento da população. A incidência aumenta em imunossuprimidos e usuários de drogas intravenosas. A morbidade e a mortalidade podem ser altas em pacientes com infecções epidurais que apresentam déficit neurológico significativo e quando o diagnóstico é tardio. A maioria dos abscessos epidurais ocorre na região lombar baixa. As causas da infecção são iguais às da osteomielite e da discite: extensão direta de estruturas adjacentes infectadas, o que é de longe o mais comum; disseminação hematogênica; e inoculação iatrogênica.

Referência: Azar FM, Beaty JH. Campbell's Operative Orthopaedics. 14. ed. Philadelphia: Elsevier; 2021. p. 1929.

112. Resposta correta: *D*

Uma hérnia de disco cervical central com compressão da medula leva a sinais de mielopatia. Se a lesão for alta na região cervical, pode cursar com parestesia, fraqueza, atrofia e fasciculação nas mãos. O sinal de Hoffman (medula cervical alta) ou o reflexo radial invertido podem estar presentes quando a patologia está no nível C5-6 ou acima dele. Entretanto, os primeiros e mais comuns sintomas são aqueles de envolvimento do trato corticospinhal. Os sinais primários são clônus sustentado, hiper-reflexia e reflexo de Babinski.

Referência: Azar FM, Beaty JH. Campbell's Operative Orthopaedics. 14. ed. Philadelphia: Elsevier; 2021. p. 1962.

113. Resposta correta: *D*

White, Southwick e Panjabi desenvolveram um *checklist* para o diagnóstico da instabilidade clínica da coluna cervical subaxial. Esse *checklist* inclui critérios radiográficos a serem considerados na determinação da instabilidade clínica. A cada critério é atribuído um valor de ponto, e, se for atingido um total de 5 pontos, é provável que haja instabilidade clínica. Os critérios que pontuam dois pontos são: lesão dos elementos anteriores, lesão dos elementos posteriores, translação de 3,5 mm, angulação sagital maior que 11 graus, teste do estiramento positivo e lesão medular.

Referência: Azar FM, Beaty JH. Campbell's Operative Orthopaedics. 14. ed. Philadelphia: Elsevier; 2021. p. 1867.

114. Resposta correta: *D*

O objetivo para o manejo da pressão arterial em um paciente com traumatismo raquimedular é uma pressão arterial média de 85 a 90 mmHg com manutenção de 100% de saturação de oxigênio. Se a hipotensão não responder após ressuscitação volêmica e transfusão, devem-se administrar medicamentos para manter a pressão arterial média na faixa desejada. Agentes como dobutamina, dopamina ou norepinefrina, com propriedades agonistas α e β, são preferíveis aos agonistas α puros, como a fenilefrina, que podem levar à bradicardia reflexa.

Referência: Azar FM, Canale ST, Beaty JH. Campbell's Operative Orthopaedics. 13. ed. Philadelphia: Saunders; 2017. p. 1767.

115. Resposta correta: *C*

O nível de L4 tem sua representação motora com o músculo tibial anterior, inervado pelo nervo fibular profundo. O teste para L4 é realizado com resistência à flexão dorsal do pé. O nível L5 é testado pela extensão ativa do hálux. Nesse nível, ainda há os extensores dos dedos e o glúteo médio, inervados, respectivamente, pelo nervo fibular profundo e pelo nervo glúteo superior. O nervo fibular superficial tem suas origens em S1, e sua função motora pode ser observada nos músculos fibulares longo e curto.

Referência: Leite NM, Faloppa F. Propedêutica Ortopédica e Traumatologia. 1. ed. Porto Alegre: Artmed; 2013. p. 184.

116. Resposta correta: *D*

A tuberculose esquelética representa atualmente de 10% a 20% de todos os casos de tuberculose extrapulmonar, estando a doença pulmonar ativa presente em menos da metade de todos os casos. A coluna vertebral é o local mais comum da tuberculose esquelética e responsável por 50% dos casos. Qualquer nível da coluna pode estar envolvido, sendo a região torácica inferior o segmento mais comum, seguido da região lombar, dorsal superior, cervical e sacral. A espondilodiscite tuberculosa envolve o disco intervertebral apenas no final do processo da doença, quando a disseminação subligamentar da infecção pode criar múltiplos níveis de envolvimento do corpo vertebral.

Referência: Herring JA. Tachdjian's Pediatric Orthopaedics. 5. ed. Philadelphia: Elsevier; 2014. p. 1062.

117. Resposta correta: *C*

É classificada como degenerativa a espondilolistese tipo III de Wiltse, o tipo mais comum. É resultado da instabilidade segmentar decorrente da degeneração discal e da remodelação facetária, ocorrendo, portanto, mais tardiamente na vida. Esse tipo de listese é mais comum no nível L4-L5, em geral em mulheres com mais de 50 anos, particularmente as de ascendência africana. Pacientes com espondilolistese degenerativa têm maior probabilidade de instabilidade, por isso é importante obter radiografias em ortostase, pois a espondilolistese pode não ser visível em exames de imagem em decúbito dorsal, como a ressonância magnética.

Referência: Azar FM, Beaty JH. Campbell's Operative Orthopaedics. 14. ed. Philadelphia: Saunders; 2021. p. 1804.

118. Resposta correta: *A*

A doença de Charcot-Marie-Tooth (CMT) é hereditária e degenerativa, acomete os sistemas nervosos central e periférico e causa atrofia muscular e perda da propriocepção. A atrofia muscular se instala de maneira lenta e progressiva na forma autossômica dominante, enquanto, na forma recessiva, a manifestação é mais agressiva, e os primeiros sintomas aparecem em torno da primeira e segunda décadas de vida. As deformidades dos pés com cavismo acentuado podem provocar dor na cabeça dos metatarsais, dedos em garra, fadiga e dificuldade de calçar sapatos, em razão da elevação acentuada do dorso do pé. O cavismo puro dos pés não é o achado mais frequente, sendo, em geral, mais um dos componentes de pés equinos varos adutos. A escoliose é uma associação incomum na CMT e ocorre em 10% dos pacientes. A curva tende a ser leve ou moderada e, com frequência, não requer tratamento. O aumento da cifose atinge cerca de 50% dos pacientes com escoliose, e o tratamento com coletes é bem tolerado e propicia resultados satisfatórios.

Referência: Leite NM, Faloppa F. Propedêutica Ortopédica e Traumatologia. 1. ed. Porto Alegre: Artmed; 2013. p. 298.

119. Resposta correta: *B*

Nos casos de fratura-explosão, deve-se reconhecer a presença de fraturas da lâmina orientadas verticalmente, pois, quando desviadas, podem ter a dura-máter ou raízes nervosas aprisionadas no interior do traço de fratura. A fratura vertical da lâmina se associa a rupturas traumáticas da dura-máter em até 19% dos casos.

Referência: Torneta III P, Ricci WM, Ostrum RF, McQueen MM, McKee MD, Court-Brown CM, editores. Rockwood and Green's Fractures in Adults. 9. ed. Philadelphia: Wolters Kluwer; 2020. p. 3113-4.

120. Resposta correta: *B*

A compressão da raiz de L4 pode estar presente na hérnia de disco centrolateral do nível L3-L4 ou em uma patologia foraminal no nível L4-L5. Dor e hipoestesia podem ser localizadas na face anteromedial da perna, e é considerada zona autônoma de sensibilidade a região do maléolo medial. Pode haver fraqueza muscular para extensão do tornozelo, que pode ser evidenciada pela incapacidade de caminhar sobre o calcanhar. O teste de reflexo pode revelar um reflexo do patelar diminuído ou ausente.

Referência: Azar FM, Beaty JH. Campbell's Operative Orthopaedics. 14. ed. Philadelphia: Saunders; 2021. p. 1743.

121. Resposta correta: *D*

A principal síndrome da estenose lombar é a claudicação neurogênica intermitente. Ela ocorre por uma compressão e/ou isquemia das raízes nervosas lombossacrais em razão do estreitamento do canal vertebral. Os sintomas tipicamente não respeitam dermátomos e se relacionam com as atividades, piorando durante a caminhada com a região lombar estendida e quando o paciente fica por um longo período de pé. O alívio dos sintomas frequentemente ocorre com a flexão da coluna lombar. Estes sintomas não se desenvolvem imediatamente ao se iniciar a marcha, mas se agravam a ponto de interrompê-la.

Os pacientes geralmente são capazes de caminhar entre 40 e 500 metros e precisam de cerca de 10 minutos de repouso para que os sintomas melhorem. O diagnóstico diferencial da claudicação neurogênica intermitente deve ser feito com a claudicação vascular.

Referência: Motta Filho GR, Barros Filho TEP. Ortopedia e Traumatologia. 1. ed. Rio de Janeiro: Elsevier; 2017. p. 1692.

122. Resposta correta: *B*

Hérnias de disco centrais podem apresentar compressão da medula espinhal (mielopatia) e mostram sinais e sintomas únicos e variados. A dor é mal localizada e intensa, podendo ser apenas uma queixa leve. Dor aguda ocasional ou formigamento generalizado podem ser relatados com a extensão do pescoço. Ocasionalmente, está associada a uma sensação generalizada de fraqueza nas extremidades inferiores e a uma sensação de instabilidade. Dormência global nas extremidades superiores e dificuldade na coordenação motora fina são achados comuns. Distúrbios da marcha também podem ser encontrados. Os sinais de hérnia de disco da linha média são os de compressão da medula espinhal. Se a lesão for alta na região cervical, parestesias, fraqueza, atrofia e, ocasionalmente, fasciculações podem ocorrer nas mãos. Um sinal de Hoffman pode estar presente quando a patologia está no nível de C5-C6 ou acima dele. Em níveis mais caudais, a mielopatia pode se apresentar com clônus sustentado, reflexos hiperativos e reflexo de Babinski.

Referência: Azar FM, Beaty JH. Campbell's Operative Orthopaedics. 14. ed. Philadelphia: Saunders; 2021. p. 1691.

123. Resposta correta: *D*

Os critérios de Sorensen são usados para o diagnóstico da doença de Scheuermann e aplicados em radiografias laterais da coluna vertebral realizadas em ortostase. A magnitude da cifose é determinada pelo método de Cobb. As vértebras inclinadas cranial e mais caudalmente na deformidade cifótica são selecionadas. Uma linha é traçada ao longo da placa terminal superior da vértebra cranial e da placa terminal inferior da vértebra mais caudal. As linhas são traçadas perpendicularmente à linha ao longo das placas terminais, e o ângulo que elas formam é o grau de cifose. Os critérios para o diagnóstico da doença de Scheuermann típica são:

1. Mais de 5° de acunhamento de pelo menos três vértebras adjacentes no ápice da deformidade.
2. Irregularidades da placa terminal vertebral.
3. Cifose torácica > 50°.

A doença de Scheuermann atípica da coluna lombar é caracterizada por irregularidade das placas terminais vertebrais, presença de nódulos de Schmorl e estreitamento dos discos intervertebrais, sem encunhamento dos corpos vertebrais ou cifose.

Referência: Azar FM, Beaty JH. Campbell's Operative Orthopaedics. 14. ed. Philadelphia: Elsevier; 2021. p. 2116.

124. Resposta correta: *C*

São marcos dermatomais importantes no exame neurológico: a linha do mamilo (T4), o apêndice xifoide (T7), a cicatriz umbilical (T10), a região inguinal (T12, L1) e a região perianal (S4 e S5).

Referência: Azar FM, Beaty JH. Campbell's Operative Orthopaedics. 14. ed. Philadelphia: Elsevier; 2021. p. 1839.

125. Resposta correta: *B*

A descompressão da espondilolistese raramente é necessária em pacientes mais jovens devido à probabilidade de resolução dos sintomas após a realização de fusão *in situ*. A descompressão será indicada na presença de déficit neurológico motor objetivo, não apenas sintomas radiculares ou tensão na musculatura isquiotibial. A descompressão inclui a remoção da lâmina frouxa de L5 (procedimento de Gill), mas não deve parar por aí. A descompressão adequada da raiz nervosa L5 requer a remoção do calo hipertrófico local e do tecido fibrótico na região do pedículo. Esse calo exerce efeito compressivo, e a simples remoção do segmento laminar frouxo de L5 é insuficiente.

Referência: Herring JA. Tachdjian's Pediatric Orthopaedics. 5. ed. Philadelphia: Elsevier; 2016. p.341.

126. Resposta correta: *D*

A ruptura do disco C5-C6 com compressão da raiz de C6 pode ser confundida com outros níveis radiculares em razão da inervação dupla das estruturas. Pode-se notar fraqueza no bíceps e nos extensores radial longo e curto do carpo. O bíceps é duplamente inervado por C5 e C6, enquanto os extensores longos são duplamente inervados por C6 e C7. Os reflexos braquiorradial e bicipital também podem estar diminuídos nesse nível. Testes sensoriais geralmente indicam diminuição da sensibilidade na porção lateral do antebraço, polegar e indicador.

Referência: Azar FM, Beaty JH. Campbell's Operative Orthopaedics. 14. ed. Philadelphia: Elsevier; 2021. p.1692.

127. Resposta correta: *D*

Em crianças menores de 8 anos, a lesão cervical ocorre com mais frequência na região atlantoaxial por conta da maior mobilidade dessa articulação, relacionada à frouxidão ligamentar característica dessa faixa etária. Essa condição torna as estruturas cervicais mais suscetíveis a deslocamentos durante traumas, aumentando o risco de lesões nessa área específica. Essa característica anatômica e funcional é descrita por Waters, Skaggs e Flynn.

Referência: Waters PM, Skaggs DL, Flynn JM. Rockwood and Wilkins' Fractures in Children. 9. ed. Philadelphia: Lippincott, Williams & Wilkins; 2019. Capítulo 20.

128. Resposta correta: *A*

As infecções que acometem as vértebras, conhecidas como osteomielites vertebrais, representam uma parcela relativamente pequena de todas as osteomielites piogênicas, correspondendo a apenas 3% a 5% dos casos. Esse dado reforça que, embora sejam menos frequentes, essas infecções têm importância clínica significativa devido à complexidade do diagnóstico e do tratamento.

Referência: Azar FM, Beaty JH. Campbell's Operative Orthopaedics. 14. ed. Philadelphia: Elsevier; 2021. Capítulo 42.

129. Resposta correta: *A*

Durante o acesso cirúrgico à coluna cervical alta, a dissecção lateral do arco posterior de C1 deve ser limitada a no máximo 1,5 cm da linha média para evitar lesão da artéria vertebral. Essa estrutura passa lateralmente ao arco de C1 e, se comprometida, pode causar complicações graves, como sangramento significativo e risco neurológico. Essa recomendação está descrita por Torneta III P et al.

Referência: Torneta III P, Ricci WM, Ostrum RF, McQueen MM, McKee MD, Court-Brown CM, editores. Rockwood and Green's Fractures in Adults. 9. ed. Philadelphia: Wolters Kluwer; 2020. Capítulo 47.

130. Resposta correta: *D*

Na fratura do atlas em adultos, a suspeita de lesão do ligamento transverso surge quando o afastamento entre as massas laterais é superior a 6,9 mm. Esse aumento do espaço indica instabilidade significativa, uma vez que o ligamento transverso é fundamental para manter a integridade da articulação atlantoaxial.

Referência: Azar FM, Beaty JH. Campbell's Operative Orthopaedics. 14. ed. Philadelphia: Elsevier; 2021. Capítulo 41.

131. Resposta correta: *C*

Na via de acesso lateral à coluna lombar para a técnica XLIF, o nível com maior risco de lesão do plexo lombar é L4/L5. Isso ocorre porque, nesse nível, o plexo apresenta uma posição mais anterior e horizontalizada, mais vulnerável durante a dissecção e a colocação dos instrumentos cirúrgicos.

Referência: Azar FM, Beaty JH. Campbell's Operative Orthopaedics. 14. ed. Philadelphia: Elsevier; 2021. Capítulo 37.

132. Resposta correta: *A*

A SCIWORA (*Spinal Cord Injury Without Radiographic Abnormality*) ocorre mais frequentemente em crianças e acomete sobretudo a coluna cervical. Isso se deve à maior elasticidade dos tecidos moles e à imaturidade ligamentar, permitindo que a medula sofra lesão mesmo sem fraturas ou alterações visíveis em exames radiográficos.

Referência: Waters PM, Skaggs DL, Flynn JM. Rockwood and Wilkins' Fractures in Children. 9. ed. Philadelphia: Lippincott, Williams & Wilkins; 2019. Capítulo 20.

133. Resposta correta: *C*

A imagem demonstra uma escoliose congênita causada por defeito de formação, caracterizado por uma hemivértebra semissegmentada. Nesse tipo de anomalia, a hemivértebra está parcialmente separada das vértebras adjacentes, resultando em assimetria no crescimento e deformidade progressiva da coluna.

Referência: Herring JA. Tachdjian's Pediatric Orthopaedics. 6. ed. Philadelphia: Elsevier; 2022. Capítulo 9.

134. Resposta correta: *C*

A região para colocação dos pinos anteriores é a anterolateral do crânio 1 cm superior à margem supraorbitária, evitando o nervo supratroclear, ramo zigomaticotemporal. Os pinos posteriores devem ser colocados na região posterolateral do crânio, de maneira que fiquem em oposição aos anteriores. O halo deve estar acima da orelha.

Referência: Motta Filho GR, Barros Filho TEP. Ortopedia e Traumatologia. 1. ed. Rio de Janeiro: Elsevier; 2017. Capítulo 2.30.

135. Resposta correta: *B*

O padrão clássico na osteomielite é hipossinal em T1 e hipersinal em T2. Além disso, costuma-se observar realce após contraste (gadolínio) e comprometimento do disco intervertebral nos casos de discite associada.

Referência: Motta Filho GR, Barros Filho TEP. Ortopedia e Traumatologia. 1. ed. Rio de Janeiro: Elsevier; 2017. Capítulo 4.2.

136. Resposta correta: *A*

A hérnia de disco foraminal em C7/T1 comprime a raiz nervosa C8, que emerge nesse nível.

- **Sensibilidade (dermátomo):** a raiz C8 inerva principalmente a face medial da mão, incluindo o quinto dedo (mínimo) e parte do quarto dedo.
- **Motricidade (miótomo):** a raiz C8 também é responsável pela inervação de parte dos músculos intrínsecos da mão, especialmente interósseos e lumbricais.

A compressão radicular pode levar a fraqueza de preensão e dificuldade em movimentos finos, como pinça e abertura/fechamento dos dedos.

Referência: Leite NM, Faloppa F. Propedêutica Ortopédica e Traumatologia. 1. ed. Porto Alegre: Artmed; 2013. Capítulo 12.

137. Resposta correta: *A*

A classificação AO Spine para fraturas da coluna toracolombar é baseada na morfologia da fratura e divide os tipos principais em A (compressão), B (distração) e C (translação/rotação). Dentro do tipo A, que representa fraturas por compressão axial, há subdivisões (A1 a A4) com base na extensão e complexidade da fratura. Fraturas tipo A:

- A1 – fratura por compressão simples, do corpo vertebral, geralmente confinada à coluna anterior (sem comprometimento da parede posterior).
- A2 – fratura por compressão envolvendo um ou ambos os platôs vertebrais, ainda sem fratura da parede posterior.
- A3 – fratura em explosão incompleta (*burst*), com fratura da parede posterior, mas com envolvimento parcial da vértebra.
- A4 – fratura em explosão completa, com fratura da parede posterior e fragmentação mais extensa de todo o corpo vertebral.

Assim, o elemento anatômico que distingue as fraturas A3 e A4 das A1 e A2 é justamente o comprometimento da parede posterior do corpo vertebral.

Referência: Torneta III P, Ricci WM, Ostrum RF, McQueen MM, McKee MD, Court-Brown CM, editores. Rockwood and Green's Fractures in Adults. 9. ed. Philadelphia: Wolters Kluwer; 2020. Capítulo 48.

138. Resposta correta: *C*

Quando o fragmento herniado se localiza medialmente à raiz nervosa, ou seja, entre a raiz e a linha média do canal vertebral, ele tende a comprimir a raiz por sua face medial. Ao inclinar o tronco para o lado do sintoma (do lado da dor), ocorre um afastamento da raiz nervosa em relação ao fragmento herniado, o que pode aliviar a compressão e reduzir a dor radicular. Essa postura diminui a tensão sobre a raiz, pois o forame intervertebral se amplia desse lado, promovendo maior espaço para a raiz nervosa e aliviando o conflito mecânico com o disco herniado. Essa resposta postural contrasta com o que se observa nas hérnias extraforaminais ou laterais à raiz, nas quais a inclinação para o lado da dor piora os sintomas, pois aumenta a compressão da raiz contra o fragmento lateralizado.

Referência: Leite NM, Faloppa F. Propedêutica Ortopédica e Traumatologia. 1. ed. Porto Alegre: Artmed; 2013. Capítulo 12.

139. Resposta correta: *A*

A espondilolistese ístmica resulta de um defeito (lise) na *pars interarticularis*, em geral bilateral, que permite o deslizamento anterior do corpo vertebral de L5 sobre o sacro. A técnica de Gill foi descrita como abordagem cirúrgica indicada para portadores de escorregamentos associados à lise ístmica e instabilidade vertebral. A técnica consiste em ressecção dos elementos posteriores móveis (processos articulares e lâminas de L5), permitindo descompressão dos elementos neurais. A espondilolistese ístmica por apresentar lise bilateral dos elementos posteriores na altura da *pars interarticularis* tem indicação de tratamento por meio dessa técnica.

Referência: Herring JA. Tachdjian's Pediatric Orthopaedics. 6. ed. Philadelphia: Elsevier; 2022. Capítulo 11.

140. Resposta correta: *C*

A chamada "fratura do enforcado" (*hangman's fracture*) corresponde a uma fratura bilateral da *pars interarticularis* do áxis (C2), em geral associada a trauma em hiperextensão e distração, mecanismo de lesão que ocorre em diversos traumas, inclusive no ato de enforcamento. Essa região anatômica situa-se entre as facetas articulares superior e inferior da vértebra, e a lesão leva à instabilidade do segmento C2-C3.

Referência: Azar FM, Beaty JH. Campbell's Operative Orthopaedics. 14. ed. Philadelphia: Elsevier; 2021. Capítulo 47.

141. Resposta correta: *A*

O abscesso epidural vertebral localizado na região cervical apresenta maior risco de rápida compressão medular, devido ao menor espaço disponível no canal vertebral e à alta densidade de fibras nervosas críticas nessa região. Mesmo pequenas coleções podem levar a déficits neurológicos graves e potencialmente irreversíveis em pouco tempo. Por isso, nesses casos, a conduta cirúrgica precoce para drenagem e descompressão é preferencial, visando preservar a função neurológica e evitar complicações fatais.

Referência: Azar FM, Beaty JH. Campbell's Operative Orthopaedics. 14. ed. Philadelphia: Elsevier; 2021. Capítulo 42.

142. Resposta correta: *C*

Na síndrome facetária lombar, a inervação de cada articulação zigoapofisária (facetária) é fornecida por dois ramos mediais dos nervos espinhais: o ramo medial no mesmo nível e o ramo medial do nível imediatamente acima. Assim, a faceta L4-L5 recebe fibras sensitivas dos ramos mediais de L3 e L4. Portanto, para avaliação diagnóstica por bloqueio anestésico, ambos devem ser infiltrados, garantindo dessensibilização completa da articulação e maior acurácia no teste.

Referência: Azar FM, Beaty JH. Campbell's Operative Orthopaedics. 14. ed. Philadelphia: Elsevier; 2021. Capítulo 39.

143. Resposta correta: *A*

O método de Nash-Moe é um sistema radiográfico usado para estimar o grau de rotação vertebral nas curvas escolióticas, auxiliando tanto na avaliação inicial quanto no acompanhamento da evolução da escoliose idiopática. Baseia-se na análise da projeção das sombras das pedículas vertebrais em radiografias anteroposteriores. Embora seja simples e de baixo custo, o método é semiquantitativo e sujeito a variações interobservador, devendo ser interpretado em conjunto com outras medidas radiográficas, como o ângulo de Cobb e avaliação clínica.

Referência: Herring JA. Tachdjian's Pediatric Orthopaedics. 6. ed. Philadelphia: Elsevier; 2022. Capítulo 9.

144. Resposta correta: *B*

Os marcos anatômicos descritos – mamilo, processo xifoide e cicatriz umbilical – correspondem, de forma clássica, aos dermátomos T4, T7 e T10, respectivamente. Essas relações auxiliam na avaliação clínica, permitindo inferir o nível neurológico acometido a partir de alterações de sensibilidade.

Referência: Motta Filho GR, Barros Filho TEP. Ortopedia e Traumatologia. 1. ed. Rio de Janeiro: Elsevier; 2017. Capítulo 4.

145. Resposta correta: *B*

A fratura *teardrop* é uma lesão grave da coluna cervical, caracterizada pelo destacamento de um fragmento ósseo em forma de "gota" (*teardrop*) da porção anteroinferior do corpo vertebral. Quando ocorre na coluna cervical baixa (geralmente em C5 ou C6), está frequentemente associada a um mecanismo de flexão-compressão de alta energia, como em mergulhos rasos ou colisões automobilísticas. Esse mecanismo provoca fratura por explosão anterior e, frequentemente, lesão do complexo ligamentar posterior, resultando em instabilidade mecânica e risco elevado de lesão medular, que pode se manifestar como tetraplegia.

Referência: Torneta III P, Ricci WM, Ostrum RF, McQueen MM, McKee MD, Court-Brown CM, editores. Rockwood and Green's Fractures in Adults. 9. ed. Philadelphia: Wolters Kluwer; 2020. Capítulo 47.

146. Resposta correta: *C*

Na avaliação radiográfica da espondilolistese, a incidência pélvica (IP) é um parâmetro morfológico fundamental, obtido em radiografias panorâmicas em perfil da pelve e coluna lombossacra. A IP é definida como o ângulo entre a linha perpendicular à placa terminal superior de S1 e a linha que conecta o centro dessa placa ao centro da cabeça femoral. Por ser uma medida anatômica fixa em cada indivíduo após o final do crescimento, a IP não se altera com a postura e está diretamente relacionada à morfologia pélvica e à curvatura sagital da coluna.

Referência: Azar FM, Beaty JH. Campbell's Operative Orthopaedics. 14. ed. Philadelphia: Elsevier; 2021. Capítulo 40.

147. Resposta correta: *C*

A síndrome medular central é a síndrome medular mais comum. Geralmente, os pacientes apresentam tetraparesia, com comprometimento mais acentuado dos membros superiores em comparação aos membros inferiores, com maior disfunção nas porções distais dos membros do que nas proximais. Essa síndrome acontece comumente após uma lesão por hiperextensão em indivíduos mais velhos com osteoartrite preexistente da coluna vertebral. Também pode ocorrer em pacientes mais jovens, em casos de lesões por flexão.

Referência: Azar FM, Beaty JH. Campbell's Operative Orthopaedics. 14. ed. Philadelphia: Elsevier; 2021. Capítulo 41.

148. Resposta correta: *B*

Os aspectos de imagem que favorecem uma fratura por insuficiência benigna são a retropulsão de fragmento ósseo para a região epidural, a presença de áreas com sinal da medular óssea preservada, a identificação de bandas horizontais com hipossinal em todas as sequências no interior do corpo vertebral fraturado, a presença do sinal do líquido (material com sinal hiperintenso, semelhante ao líquido, permeando o foco de fratura) e a presença de múltiplas fraturas.

Referência: Motta Filho GR, Barros Filho TEP. Ortopedia e Traumatologia. 1. ed. Rio de Janeiro: Elsevier; 2017. Capítulo 4.2.

149. Resposta correta: *A*

São fraturas usualmente ligadas a acidentes automobilísticos, classicamente associadas ao uso de cinto de segurança abdominal, e apresentam baixa incidência de déficit neurológico. Em mais da metade dos casos, registram-se lesões de órgãos abdominais. Ao contrário da maioria das lesões por distração, por terem boa superfície de contato ósseo, podem ser tratadas de maneira incruenta, como já referido, desde que o CLP permaneça íntegro. O manuseio é feito com órtese em hiperextensão, em média, por 3 meses.

Referência: Motta Filho GR, Barros Filho TEP. Ortopedia e Traumatologia. 1. ed. Rio de Janeiro: Elsevier; 2017. Capítulo 2.31.

150. Resposta correta: *A*

A síndrome medular central é a mais comum. Consiste em uma lesão da área central da medula espinhal, incluindo substância cinzenta e branca. Os neurônios motores dos membros superiores localizados centralmente nos tratos corticospinais são os mais gravemente afetados, enquanto os tratos dos membros inferiores são afetados em menor grau. Geralmente, os pacientes apresentam uma tetraparesia envolvendo mais intensamente os membros superiores do que os inferiores, com maior disfunção distal do que proximal nos membros. A preservação sensitiva é variável, mas, em geral, a sensibilidade sacral ao estímulo doloroso (*pinprick*) é mantida. Esses pacientes frequentemente apresentam recuperação parcial precoce e podem ter compressão medular preexistente, sem instabilidade vertebral associada. O prognóstico é variável, mas mais de 50% dos pacientes recuperam o controle esfincteriano intestinal e vesical, tornam-se deambuladores e apresentam melhora da função manual. Essa síndrome em geral resulta de uma lesão em hiperextensão em indivíduos idosos com osteoartrite preexistente da coluna. A medula espinhal é comprimida entre o corpo vertebral anteriormente e o ligamento amarelo encunhado e a lâmina posteriormente. Também pode ocorrer em pacientes mais jovens com lesões em flexão.

Referência: Azar FM, Beaty JH. Campbell's Operative Orthopaedics. 14. ed. Philadelphia: Elsevier; 2021. Capítulo 41.

151. Resposta correta: *A*

Harris et al. descreveram a mensuração do intervalo básio-atlas e do intervalo básio-dente (IBA-IBD), ambos devendo ser menores que 12 mm. O método IBA-IBD, conforme descrito por Harris et al., é o mais confiável utilizando radiografias laterais. Com o uso de tomografia computadorizada helicoidal, é possível uma análise mais detalhada das relações ósseas. O método que empregamos para diagnosticar a presença de luxação atlanto-occipital é o método de Harris, avaliando cada uma das articulações côndilo occipital-C1 quanto à congruência e concentricidade. Normalmente, essas articulações medem de 0,5 a 1 mm e devem ser concêntricas.

Referência: Azar FM, Beaty JH. Campbell's Operative Orthopaedics. 14. ed. Philadelphia: Elsevier; 2021. Capítulo 41.

152. Resposta correta: *A*

As infecções da coluna vertebral são condições relativamente incomuns, mas graves, representando de 3% a 5% de todos os casos de osteomielite. Infelizmente, atrasos no diagnóstico e tratamento são comuns devido à forma como essas infecções se apresentam. Os sintomas podem ser vagos, e não há sinais clínicos patognomônicos nem exames laboratoriais definitivos para estabelecer o diagnóstico. As infecções da coluna podem ser categorizadas em diferentes grupos com base na localização da infecção, no modo de transmissão e no patógeno causador. A localização pode ser no corpo vertebral, espaço discal, região paravertebral ou espaço epidural. A transmissão da infecção pode ocorrer por disseminação hematogênica, propagação contígua ou inoculação direta. Os patógenos podem ser Gram-positivos – sendo o *Staphylococcus aureus* o mais comum –, Gram-negativos, fungos ou bacilos álcool-ácido resistentes (como o da tuberculose).

Referência: Azar FM, Beaty JH. Campbell's Operative Orthopaedics. 14. ed. Philadelphia: Elsevier; 2021. Capítulo 42.

153. Resposta correta: *D*

Em casos de estenose foraminal no nível C4-C5, sem compressão central, o comprometimento ocorre predominantemente na raiz nervosa C5, a responsável por inervar o músculo deltoide e, em menor grau, o bíceps braquial. Clinicamente, o paciente pode apresentar dor localizada ou irradiada para a região lateral do ombro e parte superior do braço, além de parestesias na mesma distribuição. Pode ocorrer fraqueza na abdução do ombro por conta da disfunção do deltoide e, ocasionalmente, leve diminuição da força na flexão do cotovelo. O reflexo bicipital pode estar diminuído ou ausente no lado acometido. Como não há compressão medular, sinais de mielopatia, como alterações de marcha, espasticidade, hiper-reflexia ou sinal de Hoffman não estão presentes.

Referência: Azar FM, Beaty JH. Campbell's Operative Orthopaedics. 14. ed. Philadelphia: Elsevier; 2021. Capítulo 38.

154. Resposta correta: *A*

Na estenose lateral lombar, existe a diminuição do canal radicular, que pode ser dividido em três zonas de acordo com Lee. A zona 1 é o recesso lateral e a área situada sob a apófise articular superior, medial ao pedículo, e também chamada zona subarticular. A zona 2 é a porção do canal radicular distal (abaixo do pedículo) e é chamada zona foraminal. A zona 3 é a área lateral ao pedículo e é referida como a zona extraforaminal.

Referência: Motta Filho GR, Barros Filho TEP. Ortopedia e Traumatologia. 1. ed. Rio de Janeiro: Elsevier; 2017. Capítulo 4.8.

155. Resposta correta: *A*

De modo geral, a escoliose do adulto pode ser amplamente dividida em duas categorias: deformidade decorrente da progressão de uma escoliose idiopática do adolescente (EIA) não tratada ou tratada de forma inadequada, e a escoliose *de novo*, que corresponde à escoliose degenerativa primária resultante da degeneração assimétrica dos discos intervertebrais e das articulações facetárias.

Referência: Azar FM, Beaty JH. Campbell's Operative Orthopaedics. 14. ed. Philadelphia: Elsevier; 2021. Capítulo 39.

156. Resposta correta: *D*

A coluna lombar caracteriza-se por uma região de lordose, com valor máximo de lordose segmentar nos níveis L4-L5 e L5-S1. O ápice sagital da coluna lombar situa-se geralmente em L3. Mais de 60% da lordose lombar é gerada pelos discos de L4-L5 e L5-S1, que contribuem, respectivamente, com cerca de –20° e –28° para a lordose regional.

Referência: Azar FM, Beaty JH. Campbell's Operative Orthopaedics. 14. ed. Philadelphia: Elsevier; 2021. Capítulo 39.

157. Resposta correta: *C*

A estenose de canal associada à cervicobraquialgia tem como diagnósticos diferenciais as síndromes compressivas dos nervos periféricos. Nessas situações, os locais mais frequentes de compressões dos nervos periféricos no membro superior são ao nível:

- das raízes cervicais.
- do cotovelo: os nervos ulnar, radial e mediano.
- do punho: os nervos mediano e ulnar.
- das regiões mais proximais do membro superior:
  - Síndrome do desfiladeiro cervicotorácico.
  - Síndrome do espaço quadrilátero.
  - Compressão do nervo supraescapular.

A síndrome do desfiladeiro cervicotorácico caracteriza-se por sinais e sintomas causados por compressão dos elementos do plexo braquial, artéria ou veias subclávias na saída da caixa torácica. Representa um grupo de desordens heterogêneas e potencialmente incapacitantes no membro superior e que são causadas por compressão extrínseca entre a primeira costela e a clavícula. São vários os pontos em que as estruturas vasculares e nervosas podem ser comprimidas:

1. Triângulo formado pelos músculos escalenos anterior e médio.
2. Entre a clavícula e o músculo subclávio, anteriormente, e a primeira costela, posteriormente.

3. Entre o processo coracoide e o músculo peitoral menor, anteriormente, e a membrana costocoracoidiana posteriormente.

Os fatores que podem contribuir para ocasionar a compressão das estruturas vasculares e nervosas são divididos em:

A. **Dinâmicos:** a elevação do braço produz estreitamento do espaço costoclavicular e também tende a comprimir a artéria axilar contra o processo coracoide. A inatividade física produz diminuição do tônus dos músculos cervicoescapulares e permite que os ombros "caiam", o que contribui para comprimir as estruturas vasculonervosas.

B. **Congênitos:** a presença da costela cervical diminui o espaço por onde os vasos e nervos passam, possibilitando o aparecimento dos sintomas de compressão. Outras possíveis causas são as anomalias de inserção dos músculos escalenos e os desvios da coluna vertebral causados por escoliose.

C. **Outros fatores:** pseudoartrose hipertrófica da clavícula ou calo ósseo exuberante; tromboses arteriais ou venosas; compressão direta ocasionada por tumores do ápice pulmonar (Pancoast), tumores primários ou metastáticos que envolvam a coluna vertebral ou os ossos adjacentes.

Referência: Motta Filho GR, Barros Filho TEP. Ortopedia e Traumatologia. 1. ed. Rio de Janeiro: Elsevier; 2017. Capítulo 7.4.

Seção 3 — Dor

158. Resposta correta: *C*

Classicamente, a fisiopatologia da dor é caracterizada por quatro estações ou etapas em seu processamento: transdução, condução ou transmissão, modulação e percepção. A transdução é a primeira fase, na qual os nociceptores (terminações nervosas especializadas) são ativados por estímulos nocivos (ex.: térmicos, mecânicos ou químicos) e há uma transformação desses estímulos em potencial de ação. A transmissão é a segunda fase na qual tais informações são trafegadas por fibras aferentes (fibras Aδ e C) até o corno dorsal da medula espinhal. No corno posterior da medula, temos a primeira sinapse entre o neurônio de primeira ordem e o de segunda ordem, em que ocorre a modulação das informações de dor provenientes da periferia. Esta modulação se dá por mecanismos complexos que envolvem interneurônios inibitórios que sofrem ação de vias periféricas não dolorosas e de vias descendentes supressoras da dor (noradrenérgicas e serotoninérgicas). Por fim, temos a percepção, que é a etapa final, na qual o cérebro interpreta o sinal como dor, associando-a a componentes sensoriais, emocionais e cognitivos. Portanto, a alternativa correta é a *C*.

Referência: Motta Filho GR, Barros Filho TEP. Ortopedia e Traumatologia. 1. ed. Rio de Janeiro: Elsevier; 2017. Capítulo 1.8.

159. Resposta correta: *C*

Esta questão explora o conceito das estações da dor, nas quais temos a transdução, transmissão, modulação e percepção. A fase em que temos o envolvimento de vias inibitórias ou excitatórias refere-se à modulação da dor, na qual vias que envolvem neurotransmissores como a serotonina e noradrenalina têm a capacidade de regular a qualidade e quantidade de nocicepção que será passada adiante.

Referência: Motta Filho GR, Barros Filho TEP. Ortopedia e Traumatologia. 1. ed. Rio de Janeiro: Elsevier; 2017. Capítulo 1.8.

160. Resposta correta: *C*

A alodínia é uma característica marcante da síndrome complexa de dor regional (SCDR) e está corretamente definida na alternativa *C*. A alodínia ocorre quando um estímulo não nocivo (ex.: toque leve ou calor morno) é interpretado como doloroso pelo sistema nervoso. Isso difere da hiperalgesia (alternativa *B*: resposta exagerada a um estímulo doloroso) e da hiperestesia (alternativa *A*: aumento da sensibilidade geral). A alternativa *D* descreve um cenário mais associado à sensibilização central, e não à alodínia.

Referência: Motta Filho GR, Barros Filho TEP. Ortopedia e Traumatologia. 1. ed. Rio de Janeiro: Elsevier; 2017. Capítulo 17.5.

Seção 4 — Joelho

161. Resposta correta: *C*

Na artroscopia de joelho, a localização dos portais influencia diretamente o acesso visual e instrumental às estruturas intra-articulares. O portal medial é usado principalmente para acesso e visualização das estruturas do compartimento medial e menisco medial. Quando esse portal é confeccionado muito alto, a trajetória dos instrumentos e o ângulo de visão da ótica ficam desfavoráveis para alcançar o corno posterior do menisco medial. Isso ocorre porque o ponto de entrada elevado altera o alinhamento com o plano articular, dificultando a penetração no espaço posterior do compartimento medial e comprometendo a visibilidade dessa região. Assim, o problema principal não é o risco de lesão direta de estruturas (como o tendão patelar ou a gordura de Hoffa), mas a limitação do campo visual - em especial da porção posterior do menisco -, justificando o gabarito como "visualização inadequada do corno posterior do menisco".

Referência: Azar FM, Canale ST, Beaty JH. Campbell's Operative Orthopaedics. 13. ed. Philadelphia: Saunders; 2017. Capítulo 49.

162. Resposta correta: *A*

A alternativa correta é a *A*. O sinal do "duplo LCP" (*double PCL sign*) na ressonância magnética é característico da lesão meniscal em "alça de balde" do menisco medial. Nessa lesão, um fragmento deslocado do menisco medial, geralmente resultado de ruptura longitudinal, migra para a região intercondilar anterior ao ligamento cruzado posterior (LCP) no plano sagital. Esse fragmento deslocado aparece na imagem como uma estrutura paralela e anterior ao LCP, simulando um "segundo LCP".

O ligamento de Wrisberg é uma das bandas do ligamento meniscofemoral posterior e não está relacionado ao aparecimento do sinal do "duplo LCP". Assim como em casos de lesão do LCA, não se observa a duplicação da imagem do LCP.

Da mesma forma, lesões parciais do LCP mostram-se na ressonância magnética com espessamento, alterações de sinal intraligamentares ou descontinuidade parcial, mas não formam uma imagem que imite um segundo LCP. O aspecto é bem descrito na literatura como um achado específico e de alta acurácia diagnóstica para esse tipo de ruptura meniscal, permitindo a diferenciação de outras lesões intra-articulares.

Referência: Motta Filho GR, Barros Filho TEP. Ortopedia e Traumatologia. 1. ed. Rio de Janeiro: Elsevier; 2017. Capítulo 9.3.

163. Resposta correta: *B*

A alternativa *B* é correta porque, nas lesões do ligamento cruzado posterior (LCP) associadas à lesão do canto posterolateral do joelho, o nervo fibular comum é o mais frequentemente acometido. Isso ocorre porque o nervo fibular comum passa próximo à cabeça da fíbula, em íntima relação com as estruturas do canto posterolateral (ligamento colateral lateral, tendão do poplíteo, ligamento poplíteo-fibular). Traumas nessa região, especialmente em mecanismos de hiperextensão ou forças em varo associadas à rotação externa, podem causar estiramento ou ruptura do nervo, resultando em déficits sensitivos no dorso do pé e fraqueza para dorsiflexão (pé caído).

O nervo tibial está mais protegido na fossa poplítea, localizado medialmente, e raramente é lesado em traumas isolados do canto posterolateral. Lesões do nervo tibial são mais comuns em luxações posteriores de joelho de alta energia.

O nervo fibular profundo é um dos ramos do fibular comum, assim como o nervo fibular superficial. Lesões isoladas desses nervos são incomuns no trauma posterolateral. Normalmente o acometimento ocorre no nervo fibular comum, antes da divisão em seus ramos.

Referência: Motta Filho GR, Barros Filho TEP. Ortopedia e Traumatologia. 1. ed. Rio de Janeiro: Elsevier; 2017. Capítulo 9.5.

164. Resposta correta: *B*

A alternativa *B* é correta porque, na paralisia cerebral, a marcha agachada (*crouch gait*) é caracterizada, durante a fase de apoio, por: flexão persistente do joelho, flexão do quadril e excessiva dorsiflexão do tornozelo. Essa alteração resulta de desequilíbrio muscular crônico, fraqueza dos extensores de quadril e joelho e encurtamento dos músculos isquiotibiais e sóleo. A combinação dessas deformidades leva o paciente a manter uma postura "agachada" para se estabilizar durante a marcha. O equino (excessiva flexão plantar) é típico da marcha em "ponteiro" (*tip-toe gait*), não da marcha agachada, na qual há dorsiflexão exagerada. A extensão do quadril é mais comum em padrões rígidos ou espásticos específicos, não no *crouch gait*.

Referência: Motta Filho GR, Barros Filho TEP. Ortopedia e Traumatologia. 1. ed. Rio de Janeiro: Elsevier; 2017. Capítulo 11.5.

165. Resposta correta: *C*

A classificação de Watson-Jones, modificada por Ogden, para fraturas da tuberosidade tibial proximal, descreve o tipo III como:

- Fratura que envolve a tuberosidade da tíbia com extensão através da placa de crescimento e invasão da articulação (fratura intra-articular).

- O traço de fratura acomete a epífise e atravessa a fise, podendo haver deslocamento do fragmento.

Na radiografia apresentada, observa-se uma linha de fratura que parte da tuberosidade tibial e se estende proximalmente até a superfície articular da tíbia, característica do tipo III. Relembrando a classificação e justificando por que as outras alternativas estão incorretas:

- Tipo I: fratura isolada da tuberosidade sem acometimento da fise ou articulação (extra-articular). Não corresponde à imagem, pois aqui há extensão articular.
- Tipo II: fratura que envolve a tuberosidade e se estende até a fise, mas sem alcançar a superfície articular. A imagem mostra invasão articular, portanto não é tipo II.
- Tipo IV: fratura com traço que atravessa a fise e separa a epífise da metáfise, envolvendo toda a epífise. É mais extensa e não limitada à região da tuberosidade como na imagem. Portanto, a alternativa correta é a *C*.

Referência: Waters PM, Skaggs DL, Flynn JM. Rockwood and Wilkins' Fractures in Children. 9. ed. Philadelphia: Lippincott, Williams & Wilkins; 2019. Capítulo 26.

166. Resposta correta: *D*

A incidência axial de Merchant é a melhor para visualizar fraturas marginais e verticais da patela em adultos. Nessa projeção, o raio central é direcionado de forma tangencial à articulação femoropatelar, permitindo a avaliação detalhada das margens e da face articular da patela. Isso evidencia traços de fratura que não ficam bem demonstrados em incidências de perfil ou anteroposterior, especialmente os verticais, que podem ser ocultos pelo alinhamento ósseo nessas outras posições. A incidência de perfil mostra bem fraturas transversas da patela e avaliação do deslocamento, mas não é ideal para detectar traços marginais ou verticais. A incidência oblíqua pode auxiliar na avaliação de algumas fraturas complexas, mas não fornece a visão tangencial necessária para identificar com clareza as fraturas marginais ou verticais da patela, bem como a incidência anteroposterior, que é útil para avaliação geral do joelho e do alinhamento, mas pouco sensível para detectar fraturas verticais da patela por causa da sobreposição óssea. A alternativa correta é a *D*.

Referência: Motta Filho GR, Barros Filho TEP. Ortopedia e Traumatologia. 1. ed. Rio de Janeiro: Elsevier; 2017. Capítulo 2.42.

167. Resposta correta: *D*

A alternativa D é correta porque, no acesso posteromedial ao joelho descrito por Galla e Lobenhoffer e modificado por Fakler, a via de dissecção é realizada entre o músculo semimembranoso e a cabeça medial do gastrocnêmio.

Essa abordagem permite uma exposição adequada das estruturas do canto posteromedial do joelho, minimizando o risco de lesão neurovascular, já que o feixe poplíteo está mais profundo e protegido medialmente. A separação nesse plano anatômico oferece um acesso seguro para o reparo de lesões ligamentares e capsulares, especialmente em lesões complexas associadas a fraturas ou instabilidade ligamentar. A abordagem entre o grácil e semitendíneo é utilizada mais comumente em abordagens para reconstrução de ligamento cruzado anterior/ligamento cruzado posterior com retirada de enxertos de tendões flexores. A abordagem entre o semitendíneo e semimembranoso é usada em outros contextos de acesso medial superficial, mas não fornece a exposição necessária da região posteromedial profunda. E a dissecção entre o grácil e o gastrocnêmio medial não segue o plano cirúrgico seguro recomendado para a abordagem posteromedial profunda e não é descrita na técnica original ou modificada.

Referência: Azar FM, Canale ST, Beaty JH. Campbell's Operative Orthopaedics. 13. ed. Philadelphia: Saunders; 2017. Capítulo 1.

168. Resposta correta: *B*

Segundo a classificação de Schenck para luxações de joelho, o tipo KD II envolve lesão dos dois ligamentos cruzados (anterior e posterior), com preservação dos ligamentos colaterais medial (LCM) e lateral (LCL). Portanto, a alternativa *B* é a correta.

Recordando, a classificação é baseada no número e no tipo de ligamentos principais lesados:

- KD I: lesão de apenas um ligamento cruzado (anterior ou posterior) associada à lesão mínima ou parcial de estruturas colaterais.
- II: lesão completa de ambos os cruzados, mantendo íntegros os dois colaterais.
- KD III: lesão dos dois cruzados + lesão de um dos colaterais (III-M para medial, III-L para lateral).
- KD IV: lesão dos quatro principais ligamentos (dois cruzados + dois colaterais).
- KD V: luxação de joelho com fratura associada.

Referência: Motta Filho GR, Barros Filho TEP. Ortopedia e Traumatologia. 1. ed. Rio de Janeiro: Elsevier; 2017. Capítulo 9.5.

169. Resposta correta: *D*

Na fratura complexa do planalto tibial que exige uma abordagem anterolateral estendida para maior exposição da superfície articular, realiza-se a osteotomia do epicôndilo lateral, mantendo em continuidade o ligamento colateral lateral (LCL) e o tendão do músculo poplíteo. Essa técnica permite um rebatimento controlado dessas estruturas, aumentando a visualização da articulação tibiofemoral lateral e facilitando a redução anatômica e fixação da fratura, sem comprometer a estabilidade ligamentar após a reinserção anatômica do fragmento osteotomizado.

A osteotomia do tubérculo de Gerdy com o trato iliotibial, sugestão da alternativa *A*, está incorreta porque essa abordagem é utilizada em alguns acessos para osteotomias tibiais ou exposição limitada do platô lateral, mas não fornece a ampliação articular necessária para fraturas complexas como a técnica descrita na questão.

Na alternativa *B*, desinserção subperiosteal do LCL no fêmur, também está incorreta, pois a desinserção direta do LCL aumenta o risco de lesão ligamentar permanente e não é a técnica preconizada para este tipo de acesso. E a osteotomia da cabeça da fíbula com o LCL, apresentada na alternativa *C*, não está correta por essa abordagem ser mais agressiva, com riscos neurovasculares (especialmente ao nervo fibular comum), e não é a via de escolha para exposição anterolateral do joelho.

Portanto, alternativa correta: *D*.

Referência: Motta Filho GR, Barros Filho TEP. Ortopedia e Traumatologia. 1. ed. Rio de Janeiro: Elsevier; 2017. Capítulo 2.43.

170. Resposta correta: *B*

A via de acesso subvasto anteromedial do joelho preserva a vascularização da patela ao poupar a artéria genicular descendente. Essa artéria, ramo da artéria femoral, participa da rede anastomótica peripatelar, especialmente irrigando a região anterior e medial da patela e a cápsula articular adjacente. Ao manter intacta a artéria genicular descendente durante a abordagem subvasto, minimiza-se o risco de comprometimento vascular e necrose patelar — complicação possível em vias que desinserem o vasto medial ou seccionam ramos arteriais relevantes.

A alternativa *A* cita a artéria retinacular superior. Essa denominação não é usada como referência principal na preservação vascular patelar; a irrigação é descrita em termos de artérias geniculares e seus ramos retinaculares.

Na alternativa *C*, o ramo safeno da artéria femoral está incorreto, porque esse ramo é responsável pela irrigação cutânea medial da perna, e não pela irrigação significativa da patela.

Na alternativa *D*, a artéria genicular superior medial também faz parte da rede anastomótica peripatelar, mas na abordagem subvasto anteromedial ela não é o vaso-chave, cuja preservação caracteriza a técnica; a ênfase está na preservação da artéria genicular descendente. Portanto, a alternativa *B* é a resposta certa.

Referência: Azar FM, Beaty JH. Campbell's Operative Orthopaedics. 14. ed. Philadelphia: Elsevier; 2021. Capítulo 1.

171. Resposta correta: *C*

Classificação de Watanabe:

- **Tipo I – completo:** menisco em formato discoide ocupando quase toda a superfície tibial.
- **Tipo II – incompleto:** menisco aumentado, mas não cobre totalmente a superfície tibial.
- **Tipo III – Wrisberg:** morfologia quase normal, porém com inserção posterior anômala (ausência de fixação meniscotibial posterior e presença apenas do ligamento de Wrisberg).
- **Tipo IV:** variante rara descrita posteriormente, com características mistas.

A alternativa *C* é correta porque, na classificação de Watanabe para menisco discoide, o tipo III corresponde ao menisco discoide incompleto, também chamado de tipo Wrisberg. No tipo III, o menisco mantém um formato mais próximo do normal, mas apresenta inserção posterior anômala — geralmente ausência do ligamento meniscotibial posterior e fixação apenas pelo ligamento de Wrisberg. Isso confere maior mobilidade ao menisco, predispondo a instabilidade e sintomas de estalido ("*snap*") no joelho, mesmo sem ruptura meniscal evidente. Na figura apresentada, observa-se a fixação posterior exclusiva pelo ligamento de Wrisberg, compatível com o tipo III da classificação de Watanabe.

Referência: Sizínio H, Barros Filho TEP, Xavier R, Pardini Júnior AG. Ortopedia e Traumatologia: Princípios e Prática. 5. ed. Porto Alegre: Artmed; 2017. Capítulo 15.

172. Resposta correta: *A*

Segundo as recomendações cirúrgicas para artroplastia total do joelho (ATJ) em casos de valgo grave, quando o cirurgião utiliza os côndilos posteriores como referência para o corte femoral, existe a limitação anatômica da hipoplasia do côndilo femoral lateral. No joelho em valgo grave, o côndilo lateral costuma ser hipoplásico e desgastado, fazendo que a sua utilização como referência provoque rotação interna indesejável do componente femoral. Essa rotação interna altera a mecânica patelofemoral, prejudica o balanço ligamentar e pode levar a mau alinhamento no plano axial.

A alternativa *B* está incorreta porque a hipoplasia lateral reduz a largura posterior do côndilo e "encurta" essa referência, levando à rotação interna (não externa). As alternativas *C* e *D* estão incorretas, pois o côndilo medial normalmente está preservado no valgo grave; o problema é no lateral. Portanto, a alternativa correta é a *A*.

Referência: Azar FM, Beaty JH. Campbell's Operative Orthopaedics. 14. ed. Philadelphia: Elsevier; 2021. Capítulo 7.

173. Resposta correta: *B*

Na reconstrução do ligamento cruzado anterior (LCA) utilizando enxerto do tendão patelar (osso-tendão-osso), o enxerto é mais curto e mais rígido do que os enxertos obtidos dos tendões flexores (como semitendíneo e grácil). Por essas características biomecânicas — maior rigidez e menor elasticidade —, o enxerto de tendão patelar não requer tanta tensão na fixação para garantir estabilidade adequada, pois sofre menos alongamento sob carga. Portanto, é indicada menor tensão na fixação em comparação com enxertos dos flexores.

A alternativa *A* está incorreta porque a maior rigidez e menor comprimento dispensam tensão excessiva, que poderia até prejudicar a integração e aumentar o risco de dor anterior no joelho.

A alternativa *C* está incorreta, pois o enxerto de tendão patelar não é "menos curto e rígido", e sim o oposto.

E a alternativa *D* é incorreta, pois essa descrição se aplica mais aos enxertos dos flexores, que são mais longos e menos rígidos, não ao patelar.

Referência: Azar FM, Beaty JH. Campbell's Operative Orthopaedics. 14. ed. Philadelphia: Elsevier; 2021. Capítulo 45.

174. Resposta correta: *B*

A alternativa *B* é a correta. A fratura osteocondral do joelho ocorre mais frequentemente em adolescentes e está comumente associada às luxações patelares. Isso acontece porque, em adolescentes, a cartilagem de crescimento ainda está aberta, e a junção osteocondral é mais vulnerável a forças de cisalhamento. Durante a luxação da patela, especialmente lateral, ocorre impacto do bordo medial da patela contra o côndilo femoral lateral, o que pode destacar fragmentos osteocondrais. Embora luxações patelares possam ocorrer em adultos, a incidência de fratura osteocondral associada é mais alta em adolescentes devido à fragilidade da interface osteocondral nesta faixa etária. Portanto, a alternativa *A* está incorreta.

A alternativa *C* está incorreta pelo anteriormente exposto, e as lesões do LCM (ligamento colateral medial) não são a principal causa de fraturas osteocondrais. Na alternativa *D*, apesar de adolescentes serem o grupo mais suscetível a fraturas osteocondrais, a associação típica não é com lesões do LCM, mas com luxações patelares.

Referência: Sizínio H, Barros Filho TEP, Xavier R, Pardini Júnior AG. Ortopedia e Traumatologia: Princípios e Prática. 5. ed. Porto Alegre: Artmed; 2017. Capítulo 61.

175. Resposta correta: *C*

O defeito posteromedial da tíbia é uma malformação congênita rara caracterizada por encurtamento tibial e deformidade em angulação posterior e medial da diáfise, frequentemente associada ao pé calcaneovalgo. O pé calcaneovalgo é a posição típica nesses casos em função da orientação alterada da tíbia e à posição relativa do pé, com dorsiflexão excessiva e eversão. Essa associação é bem descrita em neonatos e lactentes diagnosticados com o defeito.

Na alternativa *A*, embora também seja uma deformidade congênita do pé, o talovertical não está classicamente associado ao defeito posteromedial da tíbia. Na alternativa *B*, a neurofibromatose tipo 1 se associa mais a pseudoartrose congênita da tíbia, e não ao defeito posteromedial. Na alternativa *D*, a pseudoartrose congênita da tíbia é uma entidade distinta, frequentemente ligada à neurofibromatose, sem relação direta com o defeito posteromedial descrito. Portanto, a alternativa *C* é a correta.

Referência: Herring JA. Tachdjian's pediatric orthopaedics. 6. ed. Philadelphia: Elsevier; 2022. Capítulo 18.

176. Resposta correta: *B*

A alternativa *B* é correta porque o método preferencial para o tratamento da pseudoartrose diafisária da tíbia em pacientes adultos é o uso de haste intramedular fresada fechada. Esse método oferece várias vantagens:

- Fornece estabilidade mecânica rígida ao foco de pseudoartrose.
- Preserva o suprimento sanguíneo periosteal, pois a fratura não é exposta.
- O fresamento do canal intramedular estimula a neoformação óssea pela liberação de células osteogênicas e fatores de crescimento.
- Permite mobilização precoce e carga progressiva, favorecendo a consolidação.

Embora possa ser usada em casos selecionados, placas e parafusos, referidos na alternativa *A*, a placa exige exposição ampla, maior risco de infecção e prejuízo do suprimento sanguíneo local, não constituindo-se, assim, na primeira escolha. Da mesma maneira, a osteotomia da fíbula com enxerto ósseo da alternativa *C* pode ser utilizada como técnica adjuvante em alguns casos, mas isoladamente não é o tratamento preferencial. A abordagem aberta aumenta o risco de infecção e lesão vascular do osso; o método fechado é preferível pela menor morbidade e melhor preservação da biologia da fratura. Por isso a alternativa *D* não é a escolha.

Referência: Azar FM, Beaty JH. Campbell's Operative Orthopaedics. 14. ed. Philadelphia: Elsevier; 2021. Capítulo 29.

177. Resposta correta: *C*

Em pacientes com joelho flutuante (fraturas ipsilaterais de fêmur e tíbia), a aplicação de tração excessiva durante a cirurgia para colocação de haste intramedular aumenta o risco de paralisia do nervo fibular.

O nervo fibular comum é particularmente vulnerável porque passa superficialmente ao redor do colo da fíbula. Em situações de tração excessiva, especialmente com a perna em rotação interna, ocorre estiramento significativo desse nervo, resultando em neuropraxia ou lesões mais graves, levando ao quadro clínico típico de "pé caído" (*foot drop*) e alteração sensitiva no dorso do pé.

A alternativa *A* está incorreta, pois, embora a lesão vascular seja possível em fraturas complexas, não é a complicação mais comum decorrente da tração excessiva no contexto descrito. Lesões ligamentares podem ocorrer no trauma inicial, mas não é a complicação característica da tração excessiva no intraoperatório; portanto, a alternativa *B* está incorreta.

A síndrome compartimental também pode ocorrer em joelho flutuante em função do trauma, mas não está diretamente associada ao uso de tração excessiva durante a fixação com haste intramedular. Logo, a alternativa *D* está incorreta.

Referência: Torneta III P, Ricci WM, Ostrum RF, McQueen MM, McKee MD, Court-Brown CM, editores. Rockwood and Green's Fractures in Adults. 9. ed. Philadelphia: Wolters Kluwer; 2020. Capítulo 54.

178. Resposta correta: *B*

Nas fraturas distais da tíbia, o fator de maior relevância para mau prognóstico é a cominuição articular. Quando a superfície articular da tíbia distal está fragmentada, torna-se mais difícil restaurar a congruência anatômica, e mesmo pequenas incongruências aumentam significativamente o risco de degeneração articular precoce (artrose pós-traumática). Além disso, a cominuição articular está associada a maior instabilidade, necessidade de fixação complexa e pior recuperação funcional.

Embora a fratura exposta, da alternativa *A*, aumente o risco de infecção e complicações de partes moles, não é o fator mais determinante para mau prognóstico funcional articular quando comparado à perda da congruência articular. A cominuição metafisária pode dificultar a estabilidade da fixação, mas tem menor impacto direto sobre o prognóstico funcional em longo prazo que a cominuição articular. E a trombose venosa profunda é uma complicação sistêmica grave, mas não um fator anatômico determinante de mau prognóstico da fratura em si.

Referência: Azar FM, Beaty JH. Campbell's Operative Orthopaedics. 14. ed. Philadelphia: Elsevier; 2021. Capítulo 54.

179. Resposta correta: *A*

A alternativa *A* é correta porque, nas fraturas do planalto tibial em adultos, o padrão que em geral acomete o osso osteoporótico é o de depressão central. Esse tipo de fratura ocorre tipicamente em pacientes idosos em função da baixa densidade mineral óssea, que facilita o colapso da superfície articular sob carga axial, sem necessariamente haver grande componente de cisalhamento ou fragmentação lateral/medial. O resultado é um afundamento central da superfície articular, muitas vezes envolvendo ambos os côndilos, mas sem dissociação importante da metáfise com a diáfise.

Comprometimento bicondilar, embora possa ocorrer, é mais comum em traumas de alta energia em pacientes mais jovens com osso não osteoporótico. A dissociação metáfise-diafisária, em geral vista em fraturas de alta energia, tem mecanismo de cisalhamento significativo, não sendo o padrão típico do osso osteoporótico. E o afundamento do côndilo medial é mais raro; o côndilo lateral é mais vulnerável pela anatomia e pelo mecanismo de trauma, e no osso osteoporótico a depressão tende a ser central.

Referência: Azar FM, Beaty JH. Campbell's Operative Orthopaedics. 14. ed. Philadelphia: Elsevier; 2021. Capítulo 54.

180. Resposta correta: *A*

A alternativa correta é a *A*. Na manobra da gaveta anterior do joelho, estender o joelho reduz a ação do menisco medial como restritor secundário da anteriorização da tíbia. O menisco medial, devido à sua inserção mais firme na cápsula e no ligamento colateral medial, atua como estabilizador secundário, especialmente na posição de flexão de 90°. Ao aproximar o joelho da extensão, sua tensão e influência na limitação do deslocamento anterior da tíbia diminuem, permitindo uma avaliação mais isolada da função do ligamento cruzado anterior (LCA).

Está incorreto fletir levemente o joelho, pois, mesmo com leve flexão, o menisco medial ainda atua significativamente como restritor, interferindo na avaliação isolada do LCA. A rotação medial da tíbia aumenta a tensão no menisco medial, potencialmente reduzindo a anteriorização da tíbia e mascarando a frouxidão do LCA. Fletir completamente o joelho e retornar à posição de 90° está incorreto, pois o teste tradicional é feito a 90°, mas sem flexão prévia como estratégia para reduzir a ação meniscal.

Referência: Azar FM, Beaty JH. Campbell's Operative Orthopaedics. 14. ed. Philadelphia: Elsevier; 2021. Capítulo 45.

181. Resposta correta: *C*

O mecanismo de *screw home* do joelho consiste na rotação lateral (externa) da tíbia em relação ao fêmur durante a extensão terminal do joelho, quando o pé está livre. Esse movimento ocorre nos últimos 20-30° de extensão e resulta do formato assimétrico dos côndilos femorais, especialmente do côndilo medial, que é mais longo. Conforme o joelho se estende, o côndilo lateral completa seu movimento antes do medial, provocando a rotação externa da tíbia para "travar" o joelho em extensão, aumentando sua estabilidade sem gasto muscular significativo.

Na alternativa *A*, a patela realmente tende a deslocar-se lateralmente na extensão, mas isso não define o mecanismo de *screw home*. Portanto, está incorreta. A posteriorização da tíbia em relação ao fêmur durante a flexão descreve o movimento de rolamento/deslizamento posterior da tíbia na flexão, não o travamento em extensão. Na alternativa *D*, a redução do joelho pelo trato iliotibial nos casos de subluxação anterior descreve um papel funcional do trato iliotibial em instabilidade, não o mecanismo fisiológico de travamento. Portanto, está incorreta.

Referência: Azar FM, Beaty JH. Campbell's Operative Orthopaedics. 14. ed. Philadelphia: Elsevier; 2021. Capítulo 7.

182. Resposta correta: *C*

A alternativa *C* é a correta. Para a luxação congênita do joelho em hiperextensão, o tratamento inicial mais indicado no período neonatal é a manipulação suave associada a alongamentos progressivos. No recém-nascido, as estruturas capsuloligamentares e musculotendíneas ainda têm grande elasticidade, permitindo que a flexão progressiva do joelho seja obtida de forma não invasiva. O objetivo é alongar gradualmente o quadríceps encurtado e reduzir a subluxação ou luxação, evitando rigidez e necessidade precoce de cirurgia.

A alternativa *A* é incorreta. A conduta expectante pode resultar em contraturas fixas e dificuldade de correção tardia.

A tração cutânea pode ser utilizada em alguns casos mais graves, mas não é o tratamento inicial de escolha para o recém-nascido com tecidos ainda maleáveis.

A liberação cirúrgica do tendão quadricipital está incorreta. É reservada para casos que não respondem ao tratamento conservador inicial ou quando há diagnóstico tardio com deformidade rígida.

Referência: Herring JA. Tachdjian's pediatric orthopaedics. 6. ed. Philadelphia: Elsevier; 2022. Capítulo 18.

183. Resposta correta: *A*

A marcha é dividida em duas fases: a fase de apoio, que compreende 60% do ciclo, e a fase de balanço, com 40%. A fase de apoio é subdividida em 5 subfases (apoio do calcanhar, aplanamento do pé, acomodação intermediária, desprendimento do calcanhar e desprendimento dos dedos, estas duas últimas chamadas de impulso). A fase de balanço, por sua vez, é dividida em 3 subfases (aceleração, oscilação intermediária e desaceleração). A fase de balanço inicia-se com o desprendimento dos dedos e continua-se com a elevação do pé com uma flexão plantar de 10°, com um movimento em forma de arco com flexão do quadril em 15° e do joelho em 60°, movendo-se para frente nesse período inicial da aceleração, que corresponde a 10% da fase de balanço. Nas fases subsequentes, temos que a flexão do joelho seria de 25° na fase de oscilação intermediária e 0° na desaceleração.

Referência: Barros Filho TEP, Lech O. Exame físico em Ortopedia. 3. ed. São Paulo: Sarvier; 2017. Capítulo 5.

184. Resposta correta: *B*

É bastante raro que um joelho se apresente luxado no serviço de emergência, já que a ocorrência mais comum é termos redução espontânea. Quando isso ocorre, é importante fazer a redução o mais rápido possível para evitar um comprometimento neurovascular. A presença de um sulco medial (*dimple sign*) indica irredutibilidade, que vai necessitar de redução aberta, pois a cápsula articular e até mesmo o ligamento colateral medial podem ficar encarcerados e interpostos, impedindo a redução fechada.

Referência: Waters PM, Skaggs DL, Flynn JM. Rockwood and Wilkins' Fractures in Children. 9. ed. Philadelphia: Lippincott, Williams & Wilkins; 2019. Capítulo 60.

185. Resposta correta: *B*

A tensão no enxerto, necessária para restabelecer a estabilidade, tem de ser específica ao tecido (enxerto) e depende do comprimento e da rigidez dele. Menos tensão é necessária para um enxerto de tendão patelar em relação aos flexores, porque a parte tendinosa do patelar é menor no seu comprimento e mais rígido.

Referência: Azar FM, Beaty JH. Campbell's Operative Orthopaedics. 14. ed. Philadelphia: Elsevier; 2021. Capítulo 45.

186. Resposta correta: *A*

Algumas técnicas foram descritas para possibilitar a previsão de discrepância nos membros inferiores de crianças e assim auxiliar o cirurgião na tomada de decisão sobre o momento certo de fazer o procedimento de equalização. Dentre esses métodos, temos o de Menelaus, que é um método que não necessita de gráficos especiais e só leva em conta a idade cronológica, e não a idade óssea. Menelaus acredita que, nas crianças com mais de 9 anos de idade, o fêmur distal irá crescer 9 mm por ano e a tíbia proximal, 6 mm por ano. Ele ainda relata que o crescimento cessa nas meninas com 14 anos e nos meninos com 16 anos.

Referência: Motta Filho GR, Barros Filho TEP. Ortopedia e Traumatologia. 1. ed. Rio de Janeiro: Elsevier; 2017. Capítulo 11.13.

187. Resposta correta: *A*

O termo "pseudoartrose congênita da tíbia" representa uma terminologia inacurada, já que a pseudoartrose representa uma falsa articulação entre o osso não consolidado em uma fratura da tíbia, o que não acontece no momento do nascimento. Por isso o termo "displasia tibial congênita" é preferido, e a deformidade em arqueamento anterolateral é a mais comum. A displasia e a deformidade estão comumente presentes no nascimento, e é apenas mera questão de tempo até que a primeira fratura ocorra e a consequente pseudoartrose.

Referência: Herring JA. Tachdjian's pediatric orthopaedics. 6. ed. Philadelphia: Elsevier; 2022. Capítulo 18.

188. Resposta correta: *B*

O centro de rotação angular (CORA) é o ponto em que uma deformidade óssea pode ser abordada para se conseguir a correção. É formada pela intersecção do eixo proximal com o eixo distal do osso deformado, e o ângulo formado entre esses dois eixos é a medida da deformidade nesse plano. Tanto faz utilizar-se do eixo mecânico ou do eixo anatômico para mensurar o CORA, porém é importante lembrar que não se deve misturar os eixos, isto é, utilizar apenas o eixo mecânico ou o eixo anatômico.

Referência: Torneta III P, Ricci WM, Ostrum RF, McQueen MM, McKee MD, Court-Brown CM, editores. Rockwood and Green's Fractures in Adults. 9. ed. Philadelphia: Wolters Kluwer; 2020. Capítulo 30.

189. Resposta correta: *C*

O mau alinhamento é um problema comum nas fraturas do terço proximal da tíbia tratadas com haste intramedular, devido à grande discrepância entre a largura da metáfise tibial e o tamanho da haste. Angulação em valgo e desvio anterior do fragmento proximal são as deformidades mais frequentemente encontradas. A deformidade em valgo pode ser causada pela realização de um ponto de entrada muito medial que acaba sendo direcionado lateralmente, e o desvio anterior devido a um ponto de entrada muito distal ou que foi direcionado muito posteriormente. Outro fator que pode causar um desvio anterior é bloquear a haste com o joelho em flexão, pois o tendão patelar causa uma extensão do fragmento proximal.

Referência: Azar FM, Beaty JH. Campbell's Operative Orthopaedics. 14. ed. Philadelphia: Elsevier; 2021. Capítulo 54.

190. Resposta correta: *C*

A rotação do componente femoral tem efeito não só no espaço de flexão, mas também no *tracking* patelar. Uma vez que o corte tibial é feito perpendicular ao eixo mecânico, a rotação do componente femoral deve ser alterada de sua posição anatômica para criar um espaço de flexão retangular com tensão igual nos ligamentos colaterais medial e lateral. Para se chegar a essa condição, o componente femoral deve ser rodado externamente 3° em relação ao eixo dos côndilos posteriores. Com relação ao *tracking* patelar, um componente femoral implantado em rotação interna leva a má excursão (*tracking*) patelar e consequente aumento da inclinação (*tilt*) patelar lateral e instabilidade femoropatelar.

Referência: Azar FM, Beaty JH. Campbell's Operative Orthopaedics. 14. ed. Philadelphia: Elsevier; 2021. Capítulo 7.

191. Resposta correta: *C*

La Prade et al. descreveram uma técnica de reconstrução anatômica do canto posterolateral do joelho, baseados na anatomia da inserção do ligamento colateral lateral, tendão do poplíteo e o ligamento poplíteo-fibular. É considerada uma técnica de *double sling* tibiofibular.

Referência: Azar FM, Beaty JH. Campbell's Operative Orthopaedics. 14. ed. Philadelphia: Elsevier; 2021. Capítulo 45.

192. Resposta correta: *A*

Uma patela bipartida pode ser facilmente confundida com uma fratura de patela quando há história de trauma. Essa variante anatômica reflete a fusão incompleta de um ou mais centros de ossificação. Nas radiografias simples, suas bordas geralmente são lisas e corticadas. O achado em geral é bilateral, e o padrão mais comum de patela bipartida é o superolateral e não está associada à dor, edema ou comprometimento do mecanismo extensor.

Referência: Torneta III P, Ricci WM, Ostrum RF, McQueen MM, McKee MD, Court-Brown CM, editores. Rockwood and Green's Fractures in Adults. 9. ed. Philadelphia: Wolters Kluwer; 2020. Capítulo 59.

193. Resposta correta: *A*

A fratura do planalto tibial Schatzker IV é uma fratura luxação causada por mecanismo de trauma com uma força em varo, e não raramente ocorre a lesão do complexo ligamentar lateral, nervo fibular e estruturas neurovasculares. É uma fratura com enorme potencial de envolvimento do envelope de partes moles, por isso é muito importante estar atento às condições delas.

Referência: Motta Filho GR, Barros Filho TEP. Ortopedia e Traumatologia. 1. ed. Rio de Janeiro: Elsevier; 2017. Capítulo 2.43.

194. Resposta correta: *C*

Ellis et al. descreveram o ângulo de incongruência talonavicular lateral para diferenciar as insuficiências do tendão tibial posterior em leve (tipo IIa) e severa (tipo IIb); nas insuficiências severas, ele é significativamente aumentado.

O ângulo de incongruência talonavicular lateral é determinado, traçando-se uma linha unindo a extensão lateral da superfície articular do tálus (ponto A) e a extensão lateral da superfície do navicular (ponto B); a segunda linha é traçada entre o aspecto lateral do colo do tálus em seu segmento mais estreito (ponto C) e a extensão lateral da superfície articular do tálus (ponto A). O intervalo entre essas duas linhas forma o ângulo de incongruência talonavicular lateral. No caso mostrado, trata-se de um ângulo normal.

Referência: Azar FM, Beaty JH. Campbell's Operative Orthopaedics. 14. ed. Philadelphia: Elsevier; 2021. Capítulo 83.

195. Resposta correta: *D*

O menisco discoide pode ser diagnosticado durante o exame artroscópico sistemático do joelho submetido à cirurgia em função de outro problema qualquer que esteja causando sintomas. Quando isso acontece, a patologia em questão deve ser tratada, e o menisco discoide deve ser deixado intacto, a menos que haja uma lesão.

Referência: Azar FM, Beaty JH. Campbell's Operative Orthopaedics. 14. ed. Philadelphia: Elsevier; 2021. Capítulo 51.

196. Resposta correta: *A*

A presença de artrite reumatoide é uma contraindicação para a osteotomia proximal da tíbia, já que nesses pacientes a doença costuma ser tricompartimental. Além disso, a condição osteoporótica do osso desses indivíduos costuma fazer que a cirurgia seja muito mais exigente do que nos pacientes com osteoartrite, com aumento da chance de fratura na articulação durante o procedimento, avulsão do tendão patelar, além da perda da fixação.

Referência: Azar FM, Beaty JH. Campbell's Operative Orthopaedics. 14. ed. Philadelphia: Elsevier; 2021. Capítulo 9.

197. Resposta correta: *C*

Pacientes com quadro de instabilidade femoropatelar, com luxações recorrentes, devem ser submetidos ao tratamento cirúrgico. Quando temos um paciente com um mau alinhamento e um TA-GT igual ou superior a 20 mm e tróclea normal, deve ser submetido a uma osteotomia da tuberosidade tibial. No caso da presença de uma displasia troclear, esse índice passa a ser considerado a partir dos 15 mm.

Referência: Azar FM, Beaty JH. Campbell's Operative Orthopaedics. 14. ed. Philadelphia: Elsevier; 2021. Capítulo 47.

198. Resposta correta: *B*

A manobra de Lachman é o teste de exame físico mais sensível para avaliar o deslocamento anterior da tíbia. Ele apresenta cerca de 95% de sensibilidade. Excursão aumentada em relação ao joelho oposto e a ausência de um firme *endpoint* ao realizar a manobra sugerem fortemente uma lesão do ligamento cruzado anterior.

Referência: Azar FM, Beaty JH. Campbell's Operative Orthopaedics. 14. ed. Philadelphia: Elsevier; 2021. Capítulo 45.

199. Resposta correta: *B*

Quando o ponto de entrada da haste intramedular indicada nas fraturas da tíbia proximal é muito medial, a fresagem faz que um canal oblíquo proximal seja criado, e isso acaba fazendo que uma deformidade em valgo seja criada ao se inserir a haste.

Referência: Torneta III P, Ricci WM, Ostrum RF, McQueen MM, McKee MD, Court-Brown CM, editores. Rockwood and Green's Fractures in Adults. 9. ed. Philadelphia: Wolters Kluwer; 2020. Capítulo 62.

200. Resposta correta: *C*

Os ligamentos meniscofemorais são estruturas acessórias do ligamento cruzado posterior (LCP) e participam do controle da translação posterior da tíbia — por isso, são restritores secundários da translação posterior (função semelhante ao LCP, que é o restritor primário).

Existem dois ligamentos meniscofemorais:

- Ligamento meniscofemoral anterior (de Humphrey) → passa anterior ao LCP.
- Ligamento meniscofemoral posterior (de Wrisberg) → passa posterior ao LCP.

Ambos se originam no corno posterior do menisco lateral e se inserem na face lateral do côndilo medial do fêmur. Portanto, alternativa C é a correta.

Referência: Azar FM, Beaty JH. Campbell's Operative Orthopaedics. 14. ed. Philadelphia: Elsevier; 2021. Capítulo 45.

201. Resposta correta: *D*

A técnica de Mandelbaum para o tratamento cirúrgico da ruptura crônica do tendão patelar consiste na realização de uma zetaplastia de alongamento do tendão quadricipital e uma zetaplastia de encurtamento do remanescente do tendão patelar após o desbridamento dos tecidos cicatriciais. Realiza-se então uma radiografia no intraoperatório e se compara a altura patelar com a radiografia do joelho contralateral não acometido. Uma vez conseguida a altura patelar ideal, realizam-se as suturas e então um reforço com os tendões flexores (semitendinoso e grácil), passados em uma figura de "8" em túneis previamente confeccionados na região mediana da patela e na região da tuberosidade anterior da tíbia. Suturam-se então as extremidades desse enxerto de flexores, então o enxerto é suturado no tendão patelar.

Referência: Azar FM, Beaty JH. Campbell's Operative Orthopaedics. 14. ed. Philadelphia: Elsevier; 2021. Capítulo 48.

202. Resposta correta: *C*

No reparo das lesões meniscais de corno anterior instáveis, temos que a melhor opção técnica de sutura é a *outside-in*, que pode ser utilizada para ambos os meniscos. Johnson usou uma técnica de recuperação de sutura, onde o fio de sutura é passado através de uma agulha raquidiana e do menisco. Uma segunda agulha raquidiana é então passada pela lesão meniscal em uma configuração vertical. Uma alça de fio é empregada para recuperar o primeiro fio de sutura e então puxá-lo de volta através do menisco, formando o reparo que é ancorado na região externa da cápsula articular.

Referência: Azar FM, Beaty JH. Campbell's Operative Orthopaedics. 14. ed. Philadelphia: Elsevier; 2021. Capítulo 51.

203. Resposta correta: *B*

A paralisia do nervo fibular é a única comumente reportada após uma artroplastia total do joelho, com prevalência descrita na literatura entre menos de 1% e cerca de 2%. Essa complicação é primeiramente descrita com a realização de correção de deformidade crônica combinada de valgo e flexão do joelho, deformidades muito comuns nos pacientes com artrite reumatoide. Estudos recentes sugerem que a maioria dos casos se resolve dentro do período de 1 ano, o que torna a abordagem cirúrgica para exposição e possível descompressão bastante questionável.

Referência: Azar FM, Beaty JH. Campbell's Operative Orthopaedics. 14. ed. Philadelphia: Elsevier; 2021. Capítulo 7.

204. Resposta correta: *A*

A Sociedade de Infecção Musculoesquelética (MSIS) publicou uma *guideline* para o diagnóstico de infecção em artroplastia, que se baseia na análise de alguns critérios, os quais estão divididos em critérios maiores e menores. Quando temos um dos dois critérios maiores positivos (duas culturas de aspiração da articulação positivos com o mesmo microrganismo, ou uma fístula ativa com comunicação e visualização da prótese), consideramos infectada a artroplastia. Com relação aos critérios menores, a eles é atribuída uma pontuação e, caso esta seja maior ou igual a 6, a prótese é considerada infectada. Os critérios menores são proteína C reativa, D-dímero, velocidade de hemossedimentação, alfa-defensina, leucocitoesterase, leucocitose e polimorfonucleares sinoviais aumentados, uma cultura positiva e purulência intraoperatória.

Referência: Azar FM, Beaty JH. Campbell's Operative Orthopaedics. 14. ed. Philadelphia: Elsevier; 2021. Capítulo 45.

205. Resposta correta: *C*

Em joelhos com deformidade em varo e insuficiência do ligamento cruzado posterior (LCP), o eixo coronal alterado (varo) impõe cargas de tração e um *thrust* varo que tende a sobrecarregar e falhar qualquer reconstrução ligamentar se a deformidade não for corrigida. Corrigir a deformidade angular com cunha de abertura e aumentar o *slope* em instabilidades complexas reduzem a instabilidade.

Referência: Azar FM, Beaty JH. Campbell's Operative Orthopaedics. 14. ed. Philadelphia: Elsevier; 2021. Capítulo 45.

206. Resposta correta: *A*

O sinal de Wilson é um teste clínico para osteocondrite dissecante do joelho do côndilo femoral medial. O paciente, com o joelho a 90° de flexão, realiza extensão lenta com rotação interna da tíbia. A dor surge por impacto da lesão osteocondral contra a espinha tibial medial. A rotação externa da tíbia alivia a dor. Na marcha, isso aparece como rotação externa do membro para evitar o contato doloroso.

Referência: Azar FM, Beaty JH. Campbell's Operative Orthopaedics. 14. ed. Philadelphia: Elsevier; 2021. Capítulo 45.

207. Resposta correta: *B*

A classificação de Schenck (luxações do joelho) baseia-se nos ligamentos lesionados:

- KD I: lesão de um cruzado + um colateral.
- KD II: lesão de ambos os cruzados, colaterais íntegros.
- KD III: lesão de ambos os cruzados + um colateral.
- KD IV: lesão de ambos os cruzados + ambos os colaterais.
- KD V: luxação com fratura periarticular.

A modificação de Wascher adiciona letras para indicar lesões vasculares ou neurológicas: C para lesão vascular (geralmente artéria poplítea) e N para lesão neurológica (fibular comum). Portanto, KD IIC (dois cruzados lesionados, colaterais preservados) + C (lesão vascular).

Referência: Torneta III P, Ricci WM, Ostrum RF, McQueen MM, McKee MD, Court-Brown CM, editores. Rockwood and Green's Fractures in Adults. 9. ed. Philadelphia: Wolters Kluwer; 2020. Capítulo 60.

208. Resposta correta: *A*

A tíbia proximal, por sua localização e pobre cobertura muscular, tem maior risco de complicações em fraturas expostas. As fraturas intra-articulares comprometem a congruência e a biomecânica do joelho. A combinação dessas duas características representa o pior prognóstico funcional.

Referência: Torneta III P, Ricci WM, Ostrum RF, McQueen MM, McKee MD, Court-Brown CM, editores. Rockwood and Green's Fractures in Adults. 9. ed. Philadelphia: Wolters Kluwer; 2020. Capítulo 62.

209. Resposta correta: *D*

A avaliação da retração dos músculos isquiotibiais – responsáveis pela flexão do joelho e extensão do quadril – é realizada com o paciente em decúbito dorsal, de forma que o quadril seja flexionado a 90° e o joelho também mantido inicialmente a 90° de flexão. Essa posição inicial permite que a musculatura esteja em encurtamento máximo e evita compensações pélvicas. A partir dessa posição, procede-se à extensão lenta do joelho, observando-se o ângulo em que ocorre resistência ou dor, indicando retração muscular. A flexão do joelho em apenas 45° não coloca os isquiotibiais em tensão inicial adequada para avaliação. O quadril a 45° reduz a tensão sobre os isquiotibiais, podendo subestimar a retração.

Referência: Barros Filho TEP, Lech O. Exame físico em Ortopedia. 2. ed. São Paulo: Sarvier; 2002. p. 252.

210. Resposta correta: *C*

O mecanismo de trauma mais comum é o de hiperextensão do joelho, frequentemente associado a esportes que envolvem desaceleração rápida ou aterrissagem de salto. Essa força provoca cisalhamento na placa de crescimento proximal da tíbia. Os tipos de fratura mais frequentes, segundo a classificação de Salter-Harris, são o tipo I, fratura pura da fise sem acometimento ósseo metafisário ou epifisário, e o tipo II, fratura que envolve a fise e um fragmento metafisário (fragmento de Thurston-Holland).

Referência: Morrissy RT, Weinstein SL, editores. Lovell and Winter's Pediatric Orthopaedics. 7. ed. Philadelphia: Lippincott, Williams & Wilkins; 2014. Capítulo 51, p. 2432-34.

211. Resposta correta: *C*

A fratura do planalto tibial medial com cisalhamento posterior ocorre, em geral, por um mecanismo de trauma em que uma força axial e de rotação atua sobre o joelho, empurrando a tíbia contra o fêmur. O cisalhamento posterior da superfície articular medial provoca instabilidade, e, em função da orientação das forças, a extremidade proximal da tíbia sofre subluxação anterior em relação ao fêmur. Essa anteriorização é consequência da perda de contenção posterior do planalto, permitindo que a tíbia deslize para frente. Deslocamentos no plano coronal não são condizentes com esse padrão específico de cisalhamento posterior.

Referência: Browner BD, Jupiter J, Krettek C, Anderson AP. Skeletal trauma: basic science, management and reconstruction. 5. ed. Philadelphia: Saunders; 2015. p. 1956.

212. Resposta correta: *C*

Quando o ângulo Q está aumentado (normal ≈ 14° nos homens e 17° nas mulheres), há um incremento do vetor de força lateral sobre a patela, especialmente durante a extensão do joelho. Esse aumento da força lateral predispõe à instabilidade patelar, luxações e subluxações recorrentes, além de sobrecarga na faceta lateral da patela, podendo gerar dor anterior no joelho. A tendência de deslocamento lateral é mais evidente na extensão, não na flexão. Vetor de força medial não ocorre no contexto de ângulo Q aumentado; seria oposto à patogênese da instabilidade.

Referência: Azar FM, Canale ST, Beaty JH. Campbell's Operative Orthopaedics. 13. ed. Philadelphia: Saunders; 2017. p. 2346.

213. Resposta correta: *B*

A reconstrução do ligamento cruzado anterior (LCA) usando enxerto quádruplo dos tendões flexores (em geral semitendíneo e grácil dobrados) apresenta vantagens biomecânicas e anatômicas importantes em relação a outros métodos, como o uso do terço médio do tendão patelar (BTB – *bone-tendon-bone*).

Menor taxa de rotura: devido à alta resistência à tração do enxerto quádruplo, que supera inclusive a resistência do LCA nativo.

Melhor posicionamento anatômico no fêmur: a técnica de fixação permite posicionar o túnel femoral mais próximo do centro da inserção anatômica do LCA, favorecendo a restauração da cinemática normal do joelho.

Referência: Hebert SK. Ortopedia e Traumatologia. 5. ed. Rio de Janeiro: Guanabara Koogan; 2017. p. 3720.

214. Resposta correta: *B*

De acordo com Kfuri e Schatzker, a avaliação e classificação das fraturas do planalto tibial no plano coronal empregam parâmetros anatômicos fixos que permitem separar o platô em compartimentos anterior e posterior. No compartimento lateral: linha anterior da cabeça da fíbula → divide a parte anterior da posterior do planalto lateral. No compartimento medial: linha posterior da inserção do ligamento colateral medial → delimita a parte posterior do planalto medial.

Referência: Barros Filho TEP, editor. Ortopedia e Traumatologia. 1. ed. Rio de Janeiro: Elsevier; 2017. Capítulo 2.43.

215. Resposta correta: *A*

A ruptura dos tendões quadricipital e patelar pode ocorrer por trauma direto ou indireto, em geral sobre um tendão previamente fragilizado por doenças sistêmicas (como insuficiência renal crônica, artrite reumatoide, diabetes) ou pelo uso crônico de corticosteroides. Os esteroides causam alterações degenerativas no colágeno e reduzem a vascularização dos tendões, diminuindo sua resistência mecânica. Isso os torna mais suscetíveis a rupturas, mesmo em traumas de baixa energia, como subir escadas ou levantar-se de uma cadeira.

Referência: Browner BD, Jupiter JB, Levine AM, Trafton PG, Krettek C. Skeletal trauma: basic science, management and reconstruction. 5. ed. Philadelphia: Saunders; 2015. p. 2276.

216. Resposta correta: *D*

A osteotomia em joelho varo com lesão do ligamento cruzado posterior (LCP) deve considerar a correção no plano coronal (para tratar o desalinhamento em varo) e no plano sagital (para auxiliar na estabilização da translação posterior da tíbia). O aumento da inclinação sagital da tíbia (*tibial slope*) desloca o platô tibial posteriormente em relação ao fêmur, gerando um vetor que reduz a tendência à posteriorização da tíbia — movimento característico da instabilidade causada pela lesão do LCP. Corrigir apenas no sagital não resolve o desalinhamento em varo, corrigir apenas no coronal não compensa a instabilidade do LCP, e diminuir o *slope* agravaria a instabilidade posterior.

Referência: Motta Filho GR, Barros Filho TEP. Ortopedia e Traumatologia. 1. ed. Rio de Janeiro: Elsevier; 2017. Capítulo 9.7.

217. Resposta correta: *A*

Na fratura aguda da patela, a ausência de derrame articular volumoso é incomum, pois a maioria dessas fraturas é intra-articular, resultando em hemartrose. Quando não há grande derrame, isso sugere que o líquido e o sangue extravasaram para fora da articulação, o que ocorre quando há lesão do retináculo patelar. Lesões do ligamento patelar ou tendão quadricipital afetam o mecanismo extensor, mas não justificam a ausência de derrame. O ligamento colateral fibular está fora do contexto anatômico da fratura patelar.

Referência: Torneta III P, Ricci WM, Ostrum RF, McQueen MM, McKee MD, Court-Brown CM, editores. Rockwood and Green's Fractures in Adults. 9. ed. Philadelphia: Wolters Kluwer; 2020. Capítulo 59.

218. Resposta correta: *A*

O cisto parameniscal é uma dilatação cística localizada junto à periferia do menisco, geralmente associada a uma lesão meniscal horizontal, que permite a extrusão de líquido sinovial para os tecidos periarticulares. A localização mais comum é o menisco lateral e a região anterior ao ligamento colateral lateral (LCL). Essa predileção anatômica é explicada pela maior frequência de lesões horizontais no menisco lateral e pela proximidade deste com a cápsula articular e tecidos moles, facilitando a formação do cisto.

Referência: Motta Filho GR, Barros Filho TEP. Ortopedia e Traumatologia. 1. ed. Rio de Janeiro: Elsevier; 2017. Capítulo 9.3.

219. Resposta correta: *D*

O acesso cirúrgico posterior é feito por uma via entre o músculo semimembranáceo (medial) e a cabeça medial do gastrocnêmio (posterior e lateral ao semimembranáceo). Essa abordagem expõe a fossa intercondilar posterior da tíbia, permitindo a fixação direta do enxerto no local anatômico, com melhor alinhamento e menor tensão no enxerto.

Referência: Azar FM, Beaty JH. Campbell's Operative Orthopaedics. 14. ed. Philadelphia: Elsevier; 2021. Capítulo 45.

220. Resposta correta: *B*

No protocolo descrito por Turi, a correção não é imediata; há um período de latência para permitir o início do processo de consolidação óssea no local da osteotomia. O alongamento começa no 7º dia de pós-operatório. A taxa de alongamento utilizada é de 0,25 mm, quatro vezes ao dia (total de 1 mm/dia), evitando estresse excessivo sobre partes moles e garantindo a formação adequada de calo ósseo. Começar com três dias é muito precoce, a taxa de 0,50 mm por sessão é muito rápida e pode comprometer a consolidação óssea e aumentar o risco de complicações neurológicas e musculotendíneas.

Referência: Motta Filho GR, Barros Filho TEP. Ortopedia e Traumatologia. 1. ed. Rio de Janeiro: Elsevier; 2017. Capítulo 9.

221. Resposta correta: *B*

O acesso de Keblish é uma abordagem lateral parapatelar especialmente indicada para casos de valgo grave e irredutível. A via lateral permite a liberação direta das estruturas encurtadas, como o trato iliotibial, retináculo lateral e ligamento colateral lateral, facilitando a correção e o balanço ligamentar.

Referência: Azar FM, Beaty JH. Campbell's Operative Orthopaedics. 14. ed. Philadelphia: Elsevier; 2021. Capítulo 7.

222. Resposta correta: *C*

As fraturas do planalto tibial resultam de traumas com carga axial + força em varo ou valgo, que frequentemente comprometem ligamentos e meniscos. Lesões ligamentares associadas ocorrem em até 50% dos casos. O LCM é o mais frequentemente lesionado, seguido pelo LCA e menisco lateral.

Referência: Azar FM, Beaty JH. Campbell's Operative Orthopaedics. 14. ed. Philadelphia: Elsevier; 2021. Capítulo 54.

223. Resposta correta: *B*

De acordo com a classificação de Langeskiöld, a imagem corresponde ao tipo IV, cujas características-chave são irregularidade e alargamento da fise medial, depressão epifisária marcada e desvio angular em varo.

Referência: Azar FM, Beaty JH. Campbell's Operative Orthopaedics. 14. ed. Philadelphia: Elsevier; 2021. Capítulo 32.

224. Resposta correta: *A*

Na classificação AO/OTA para fraturas da tíbia, o código 42 indica fraturas diafisárias da tíbia (independentemente da fíbula). O restante do código segue esta lógica: a fratura simples, A1 simples, com traço transversal (< 30°), A2 simples, com traço oblíquo (> 30°), e A3 simples, com traço espiral. O terceiro número especifica detalhes, como a presença ou não de fratura da fíbula no mesmo nível, com 1 fíbula intacta, 2 fíbula fraturada no mesmo nível e 3, fíbula fraturada em outro nível.

Referência: Torneta III P, Ricci WM, Ostrum RF, McQueen MM, McKee MD, Court-Brown CM, editores. Rockwood and Green's Fractures in Adults. 9. ed. Philadelphia: Wolters Kluwer; 2020. Capítulo 62.

225. Resposta correta: *D*

Na biomecânica do joelho, durante atividades como caminhada ou corrida, as forças transmitidas pela superfície articular podem ser múltiplas do peso corporal, em função da combinação de carga axial e forças musculares. A superfície articular do joelho suporta de 4,5 a 6 vezes o peso corporal em situações de carga máxima. A distribuição não é uniforme: o compartimento medial recebe maior carga por causa do alinhamento fisiológico em varo leve do membro inferior, que desloca o eixo de carga para o lado medial.

Referência: Motta Filho GR, Barros Filho TEP. Ortopedia e Traumatologia. 1. ed. Rio de Janeiro: Elsevier; 2017. Capítulo 9.3.

226. Resposta correta: *B*

O músculo sartório é o mais longo do corpo humano e localiza-se na face anterior da coxa, estendendo-se da espinha ilíaca anterossuperior até a região medial do joelho. Sua inervação é feita pelo nervo femoral, derivado do plexo lombar (raízes L2-L4), responsável pela motricidade dos músculos do compartimento anterior da coxa. O nervo safeno, embora esteja listado como alternativa, é apenas um ramo sensitivo do nervo femoral, sem função motora. O nervo obturatório inerva predominantemente os músculos do compartimento medial da coxa, enquanto o nervo cutâneo femoral lateral possui função exclusivamente sensitiva na face lateral da coxa. Dessa forma, a alternativa correta é a letra *B*.

Referência: Netter FH. Atlas de Anatomia Humana. 7. ed. Rio de Janeiro: Elsevier; 2019. Capítulo 8.

227. Resposta correta: *A*

O sinal arqueado corresponde à visualização radiográfica de uma pequena fratura avulsão da cabeça da fíbula, mais bem observada na incidência anteroposterior do joelho. Esse achado é considerado marcador indireto de lesão do canto posterolateral do joelho, frequentemente associado a lesões ligamentares concomitantes, como do ligamento cruzado anterior e do ligamento colateral lateral. Entretanto, do ponto de vista radiográfico, a presença do sinal arqueado indica especificamente a fratura da cabeça da fíbula, conforme descrito na literatura clássica. Dessa forma, a alternativa correta é a letra *A*.

Referência: Torneta III P, Ricci WM, Ostrum RF, McQueen MM, McKee MD, Court-Brown CM, editores. Rockwood and Green's Fractures in Adults. 9. ed. Philadelphia: Wolters Kluwer; 2020. Capítulo 60.

228. Resposta correta: *B*

A síndrome compartimental aguda é uma complicação grave associada principalmente às fraturas da diáfise da tíbia, decorrente do aumento da pressão dentro de um ou mais compartimentos da perna. Dentre os quatro compartimentos (anterior, lateral, posterior superficial e posterior profundo), o anterior é o mais frequentemente acometido. Isso se deve à sua localização anatômica, espaço relativamente restrito e à presença de estruturas vulneráveis, como o músculo tibial anterior e o nervo fibular profundo. Clinicamente, os primeiros sinais incluem dor desproporcional ao trauma, piora com a mobilização passiva dos dedos e, em fases mais avançadas, déficit sensitivo-motor. Dessa forma, a alternativa correta é a letra *B*.

Referência: Torneta III P, Ricci WM, Ostrum RF, McQueen MM, McKee MD, Court-Brown CM, editores. Rockwood and Green's Fractures in Adults. 9. ed. Philadelphia: Wolters Kluwer; 2020. Capítulo 16.

229. Resposta correta: *C*

Nas fraturas da patela associadas a ferimento cutâneo próximo ao joelho, deve-se investigar a hipótese de fratura exposta oculta, pois a comunicação articular com o meio externo eleva de forma significativa o risco de infecção. O método recomendado é aspirar o derrame articular e injetar soro fisiológico, verificando se há saída do líquido pelo ferimento cutâneo. Esse teste simples e rápido confirma a comunicação e direciona a conduta adequada, que inclui antibioticoprofilaxia e debridamento cirúrgico. A alternativa *A* está incorreta porque a exploração e o debridamento no pronto-socorro, após bloqueio local, não são adequados para esse tipo de lesão, que exige abordagem asséptica em centro cirúrgico. A alternativa *B* (radiografias com contraste) não é prática recomendada nesse contexto. A alternativa *D* (tomografia computadorizada) não tem sensibilidade suficiente para identificar a comunicação articular com a pele. Assim, a alternativa correta é a *C*.

Referência: Torneta III P, Ricci WM, Ostrum RF, McQueen MM, McKee MD, Court-Brown CM, editores. Rockwood and Green's Fractures in Adults. 9. ed. Philadelphia: Wolters Kluwer; 2020. Capítulo 59.

230. Resposta correta: *B*

A infecção aguda após artroplastia total do joelho é uma complicação grave, mas tratável de forma conservadora, sem necessidade imediata de revisão completa do implante. O tratamento de escolha é a limpeza cirúrgica associada à troca do polietileno, mantendo-se os componentes metálicos, desde que estejam bem fixados. Este procedimento, conhecido como DAIR (*debridement, antibiotics, and implant retention*), permite reduzir a carga bacteriana, eliminar biofilme inicial e preservar a prótese, aumentando as chances de sucesso funcional. A alternativa *A* (apenas limpeza da articulação) é insuficiente, pois não remove o polietileno, superfície plástica de maior risco para colonização bacteriana. As alternativas *C* (revisão em um tempo) e *D* (revisão em dois tempos) são condutas indicadas em casos de infecção crônica ou quando a infecção aguda não responde ao tratamento inicial. Assim, a conduta mais adequada na infecção aguda é a alternativa B.

Referência: Azar FM, Beaty JH. Campbell's Operative Orthopaedics. 14. ed. Philadelphia: Elsevier; 2021. Capítulo 7.

231. Resposta correta: *C*

Na artroscopia do joelho, a criação do portal posteromedial exige cuidado para evitar lesão das estruturas neurovasculares, especialmente o nervo safeno e seus ramos. A distensão hídrica da articulação é fundamental, pois amplia o espaço intra-articular, afasta tecidos moles adjacentes e permite melhor visualização anatômica, aumentando a segurança durante a introdução dos instrumentos. A alternativa *A* (rotação interna do joelho) não é necessária para a realização do portal. A alternativa *B* (não utilização do garrote) não influencia a segurança ou a criação do portal. Já a alternativa D (extensão máxima do joelho) reduz o espaço disponível, dificultando a entrada segura do instrumental. Portanto, a conduta correta é a distensão hídrica do joelho, alternativa C.

Referência: Azar FM, Beaty JH. Campbell's Operative Orthopaedics. 14. ed. Philadelphia: Elsevier; 2021. Capítulo 51.

232. Resposta correta: *C*

Na instabilidade patelar, a distância tuberosidade anterior da tíbia-sulco troclear (TA-GT) é um parâmetro importante na avaliação. Valores > 20 mm indicam desalinhamento significativo do aparelho extensor, comumente associados a instabilidade e lesões condrais. Nesses casos, a osteotomia mais indicada é a osteotomia de Fulkerson, também chamada de avanço anteromedial da tuberosidade anterior da tíbia (*anteromedialization of tibial tubercle*). Esse procedimento permite tanto medializar a tuberosidade, corrigindo o vetor de tração patelar, quanto anteriorizá-la, diminuindo a pressão sobre a faceta lateral da patela e protegendo áreas condrais lesionadas (graus III e IV da classificação da International Cartilage Repair Society – ICRS). A alternativa *A* (osteotomia de Maquet) envolve apenas a anteriorização da tuberosidade anterior da tíbia, e é útil para casos de sobrecarga femoropatelar sem instabilidade. A alternativa *B* (osteotomia de Hauser) é um procedimento histórico, pouco utilizado hoje, que medializa a tuberosidade, mas aumenta o risco de dor femoropatelar. Já a alternativa *D* (osteotomia de Elmslie-Trillat) corresponde à medialização pura da tuberosidade anterior, sem anteriorização, insuficiente nos casos de instabilidade associada à lesão condral avançada. Portanto, a resposta correta é a alternativa *C*.

Referência: Motta Filho GR, Barros Filho TEP. Ortopedia e Traumatologia. 1. ed. Rio de Janeiro: Elsevier; 2017. Capítulo 9.7.

233. Resposta correta: *C*

As lesões da raiz meniscal são cada vez mais reconhecidas como causa de dor, instabilidade e degeneração precoce do joelho, pois comprometem a função de absorção de carga e a estabilização do menisco. A classificação morfológica de LaPrade (2015) estabelece cinco tipos principais de ruptura, com subdivisão do tipo II:

- Tipo 1 – ruptura parcial e estável da raiz.
- Tipo 2 – ruptura radial completa até 9 mm da inserção óssea da raiz, subdividida em:
  - IIA: até 3 mm da inserção.
  - IIB: entre 3 e 6 mm.
  - IIC: entre 6 e 9 mm.

- Tipo 3 – ruptura em "alça de balde" com descolamento da raiz meniscal.
- Tipo 4 – ruptura complexa ou oblíqua com descolamento completo da raiz.
- Tipo 5 – fratura por avulsão óssea da raiz meniscal (*bony avulsion*).

A alternativa correta é a *C*, correspondente ao tipo V, caracterizado pela avulsão óssea da raiz meniscal. Essa situação clínica exige fixação direta do fragmento ósseo para restaurar a inserção meniscal e evitar sobrecarga articular precoce.

Referência: Azar FM, Beaty JH. Campbell's Operative Orthopaedics. 14. ed. Philadelphia: Elsevier; 2021. Capítulo 51.

234. Resposta correta: *A*

A diacereína é uma droga classificada como *symptomatic slow-acting drug for osteoarthritis* (SYSADOA), usada no tratamento da artrose de joelho e quadril. Seu principal mecanismo de ação está relacionado à inibição da atividade da interleucina-1 (IL-1), citocina pró-inflamatória central no processo de degradação da cartilagem. A IL-1 estimula a produção de metaloproteinases de matriz, aumenta a liberação de óxido nítrico e prostaglandinas inflamatórias e reduz a síntese de colágeno e proteoglicanos, acelerando a degeneração articular. Ao antagonizar os efeitos da IL-1, a diacereína tem como objetivo modular a inflamação crônica de baixo grau presente na osteoartrite, promovendo efeito condroprotetor e sintomático em longo prazo. As alternativas *B* (IL-3), *C* (IL-5) e *D* (IL-10) não estão envolvidas diretamente na cascata principal de degradação da cartilagem. A IL-10, inclusive, é considerada anti-inflamatória, com potencial efeito protetor articular. Portanto, a resposta correta é a alternativa *A*.

Referência: Motta Filho GR, Barros Filho TEP. Ortopedia e Traumatologia. 1. ed. Rio de Janeiro: Elsevier; 2017. Capítulo 13.7.

235. Resposta correta: *C*

A doença de Blount é uma alteração do crescimento da metáfise medial da tíbia proximal que leva à deformidade progressiva em varo. O prognóstico e a escolha do tratamento são guiados pela classificação radiográfica de Langenskiöld, que descreve seis estágios evolutivos:

- **Estágio I:** bico metafisário medial, primeira alteração radiográfica.
- **Estágio II:** defeito em forma de pires da metáfise medial.
- **Estágio III:** aprofundamento do defeito com projeção acentuada do bico metafisário.
- **Estágio IV:** a epífise começa a se curvar sobre o bico medial.
- **Estágio V:** deformidade acentuada, com comprometimento grave da arquitetura da tíbia proximal.

- **Estágio VI:** formação de barra óssea fisária medial, que impede o crescimento normal.

A osteotomia simples da tíbia é opção de tratamento nas fases iniciais, mas apresenta maior índice de recidiva nos estágios IV, V e VI por causa da deformidade estrutural mais avançada, com curvatura epifisária e risco de progressão por formação de ponte óssea.

Referência: Herring JA. Tachdjian's pediatric orthopaedics. 6. ed. Philadelphia: Elsevier; 2022. Capítulo 18.

236. Resposta correta: *A*

As fraturas do planalto tibial estão frequentemente associadas a lesões de partes moles intra-articulares, e as meniscais e ligamentares são as mais comuns. O menisco lateral é a estrutura mais frequentemente lesada, em função da sua proximidade anatômica com a superfície articular lateral da tíbia, local mais acometido pelas fraturas de depressão e cisalhamento. Estudos mostram incidência elevada de lesões meniscais laterais, muitas vezes diagnosticadas apenas durante a artroscopia ou no intraoperatório da fixação.

Referência: Torneta III P, Ricci WM, Ostrum RF, McQueen MM, McKee MD, Court-Brown CM, editores. Rockwood and Green's Fractures in Adults. 9. ed. Philadelphia: Wolters Kluwer; 2020. Capítulo 61.

237. Resposta correta: *D*

O ligamento anterolateral (LAL) é uma estrutura extra-articular localizada na face lateral do joelho, originando-se no epicôndilo lateral do fêmur e inserindo-se na região da tíbia próxima ao tubérculo de Gerdy. Sua principal função é fornecer estabilidade rotacional, sobretudo no controle do movimento de rotação interna da tíbia em relação ao fêmur. Estudos biomecânicos demonstram que sua contribuição é mais relevante entre 30° e 90° de flexão do joelho, momento em que auxilia o ligamento cruzado anterior (LCA) na limitação do pivô.

Referência: Azar FM, Beaty JH. Campbell's Operative Orthopaedics. 14. ed. Philadelphia: Elsevier; 2021. Capítulo 45.

238. Resposta correta: *D*

Na doença de Blount, o grau de comprometimento da fise medial da tíbia proximal está diretamente relacionado à taxa de recorrência após o tratamento cirúrgico. Nos estágios IV e V de Langenskiöld, já existe deformidade estrutural importante, com curvatura epifisária e risco elevado de formação de ponte óssea fisária, o que torna a osteotomia isolada da tíbia um procedimento insuficiente para correção definitiva. Nesses estágios avançados, a literatura descreve

100% de recorrência quando se utiliza apenas a osteotomia, motivo pelo qual a cirurgia deve ser associada a outros procedimentos, como epifisiodese, ressecção de barra ou mesmo técnicas mais complexas de reconstrução. As alternativas *A* (25%), *B* (50%) e *C* (75%) subestimam o risco real de recidiva. Assim, a alternativa correta é a *D*, que corresponde à recorrência em 100% dos casos quando se opta apenas pela osteotomia tibial nesses estágios.

Referência: Herring JA. Tachdjian's pediatric orthopaedics. 6. ed. Philadelphia: Elsevier; 2022. Capítulo 18.

239. Resposta correta: *C*

A reconstrução do ligamento cruzado posterior (LCP) é tecnicamente desafiadora, em função da sua posição anatômica e do vetor de forças que atua sobre o enxerto. O problema mais comum após a cirurgia é a frouxidão posterior residual, que pode persistir mesmo após técnica correta. Isso porque a reconstrução raramente restaura de forma integral a função biomecânica do LCP, em especial no controle da translação posterior da tíbia, principalmente em graus elevados de flexão. A alternativa *A* (dor prolongada) pode ocorrer, mas não é o achado mais prevalente após a reconstrução. A alternativa *B* (neuropraxia do nervo tibial) é uma complicação possível, mas incomum. Já a alternativa *D* (diminuição do arco de movimento) também pode estar presente, porém em menor frequência do que a frouxidão residual. Assim, a resposta correta é a alternativa *C*, que representa a principal dificuldade associada à reconstrução do LCP.

Referência: Motta Filho GR, Barros Filho TEP. Ortopedia e Traumatologia. 1. ed. Rio de Janeiro: Elsevier; 2017. Capítulo 1.

240. Resposta correta: *C*

A ruptura do ligamento patelar é uma lesão rara, mas grave, que compromete o mecanismo extensor do joelho. O mecanismo mais comum está associado a uma contração excêntrica do quadríceps com o pé apoiado no chão, situação em que há uma força de desaceleração súbita contra a resistência do peso corporal. Esse cenário é típico de movimentos esportivos, como a aterrissagem de um salto ou a mudança brusca de direção.

A alternativa *A* (excêntrica com o pé sem apoio) não gera tensão suficiente para ruptura. As alternativas *B* e *D* (contração concêntrica) estão incorretas porque a contração concêntrica tende a produzir menor carga sobre o ligamento patelar em comparação com a excêntrica. Portanto, a resposta correta é a alternativa *C*, que descreve o mecanismo clássico da lesão.

Referência: Azar FM, Beaty JH. Campbell's Operative Orthopaedics. 14. ed. Philadelphia: Elsevier; 2021. Capítulo 48.

241. Resposta correta: *A*

O corno posterior do menisco medial apresenta íntima relação com as estruturas capsuloligamentares do joelho. Sua fixação principal à borda superior da tíbia é realizada pelo ligamento coronário (ou meniscotibial), que conecta firmemente o menisco ao planalto tibial. Essa inserção explica, em parte, a menor mobilidade do menisco medial em relação ao menisco lateral, fator que o torna mais suscetível a lesões, especialmente durante movimentos de rotação do joelho. A alternativa *B* (ligamento oblíquo posterior) corresponde a um reforço capsular da face posterior do joelho, relacionado ao ligamento colateral medial, mas não é responsável pela fixação direta do menisco. A alternativa *C* (tendão do músculo poplíteo) está associada ao menisco lateral, não ao medial. Já a alternativa *D* (ligamentos de Humphrey e Wrisberg) são ligamentos meniscofemorais que se ligam com o menisco lateral e o ligamento cruzado posterior. Assim, a resposta correta é a alternativa *A*.

Referência: Azar FM, Beaty JH. Campbell's Operative Orthopaedics. 14. ed. Philadelphia: Elsevier; 2021. Capítulo 45.

242. Resposta correta: *A*

No desenvolvimento embriológico humano, os brotos dos membros inferiores passam por um processo de rotação axial interna em torno da 7ª semana de gestação. Antes desse fenômeno, a patela, que se origina como um centro cartilaginoso dentro do tendão do quadríceps, encontra-se posicionada lateralmente em relação ao eixo do fêmur. Após a rotação, a patela assume sua posição anterior, articulando-se com a tróclea femoral e integrando o mecanismo extensor do joelho.

Referência: Motta Filho GR, Barros Filho TEP. Ortopedia e Traumatologia. 1. ed. Rio de Janeiro: Elsevier; 2017. Capítulo 1.

243. Resposta correta: *D*

A luxação intra-articular da patela é uma condição rara, distinta da luxação patelar lateral habitual. Nesse tipo de lesão, a patela gira em torno de seu eixo, ficando aprisionada dentro da articulação femoropatelar. O tipo mais comum é a luxação horizontal, em que a patela se encontra rotacionada transversalmente, com sua face articular voltada para cima ou para baixo. Esse mecanismo em geral ocorre após trauma direto de alta energia sobre o joelho em flexão.

Referência: Azar FM, Beaty JH. Campbell's Operative Orthopaedics. 14. ed. Philadelphia: Elsevier; 2021. Capítulo 60.

244. Resposta correta: *C*

A técnica descrita por Krettek para osteossíntese da tíbia com haste intramedular utiliza o conceito de *poller screws*, ou parafusos-guia, também chamados de *blocking screws*. Esses parafusos são posicionados estrategicamente para restringir o espaço intramedular e guiar a haste para o correto alinhamento. O princípio é simples: o parafuso deve ser colocado na face côncava da deformidade, direcionando a haste intramedular para a posição central. O posicionamento mais utilizado é de anterior para posterior na tíbia, permitindo controle da deformidade em plano frontal. Esse detalhe técnico melhora a estabilidade da osteossíntese e reduz o risco de mau alinhamento secundário.

Referência: Azar FM, Beaty JH. Campbell's Operative Orthopaedics. 14. ed. Philadelphia: Elsevier; 2021. Capítulo 54.

245. Resposta correta: *B*

Na artroscopia do joelho, a confecção do portal posteromedial requer atenção especial em função da proximidade de estruturas neurovasculares, como o nervo safeno e seus ramos. O passo essencial para aumentar a segurança é a distensão hídrica da articulação, que amplia o espaço intra-articular, afasta os tecidos moles e melhora a visibilidade. Esse recurso permite a introdução dos instrumentos de forma controlada e com menor risco de complicações. A alternativa *A* (rotação interna do joelho) não é necessária para a criação do portal. A alternativa *C* (uso do garrote desinsuflado) não está relacionada com a segurança do procedimento. Já a alternativa *D* (extensão máxima do joelho), ao contrário, reduz o espaço disponível, dificultando a entrada do instrumental. Assim, a resposta correta é a alternativa *B*.

Referência: Azar FM, Beaty JH. Campbell's Operative Orthopaedics. 14. ed. Philadelphia: Elsevier; 2021. Capítulo 51.

246. Resposta correta: *B*

A osteocondrite dissecante é a causa mais comum de corpos livres articulares no joelho. Durante o curso da doença, o osso necrótico e a sua cartilagem vão gradualmente se separando do osso adjacente e formam um corpo livre, ocorrendo mais comumente no aspecto lateral do côndilo femoral medial, próximo da origem do ligamento cruzado posterior. A osteocondrite pode acometer qualquer articulação, mas é mais comum no joelho, e geralmente em pacientes de 12 a 19 anos de idade.

Referência: Azar FM, Beaty JH. Campbell's Operative Orthopaedics. 14. ed. Philadelphia: Elsevier; 2021. Capítulo 45.

247. Resposta correta: *C*

Comparada às fraturas da tíbia proximal, a ocorrência de lesões vasculares completas e/ou a síndrome compartimental na fratura do pilão tibial são raras, com incidência entre 0 e 5%. Ao avaliar 25 pacientes com fratura de pilão tibial de alta energia com angiotomografia, Le Bus e Collinge observaram a presença de lesões vasculares em 52% dos casos; das 14 lesões arteriais identificadas, 9 (64,2%) envolviam a artéria tibial anterior.

Referência: Torneta III P, Ricci WM, Ostrum RF, McQueen MM, McKee MD, Court-Brown CM, editores. Rockwood and Green's Fractures in Adults. 9. ed. Philadelphia: Wolters Kluwer; 2020. Capítulo 62.

248. Resposta correta: *D*

O tratamento cirúrgico das fraturas diafisárias da tíbia com haste intramedular pode ser feito pelo acesso e é o procedimento mais comum. A experiência do cirurgião é determinante para a escolha entre o acesso suprapatelar e o infrapatelar para introdução da haste. Porém, o acesso suprapatelar oferece maior facilidade para obter o ponto de entrada da haste e uma imagem fluoroscópica com o joelho menos flexionado.

Referência: Torneta III P, Ricci WM, Ostrum RF, McQueen MM, McKee MD, Court-Brown CM, editores. Rockwood and Green's Fractures in Adults. 9. ed. Philadelphia: Wolters Kluwer; 2020. Capítulo 62.

249. Resposta correta: *B*

De acordo com Kfuri e Schatzker, o limite anterior da cabeça da fíbula e o limite posterior da inserção do ligamento colateral medial, que por sua vez coincide com a crista da tíbia, seriam os dois pontos de referência. Todo traço de fratura que ocorre posteriormente a esse plano estaria situado na zona posterior dos planaltos e, assim, necessitaria de vias de acesso especiais.

Referência: Motta Filho GR, Barros Filho TEP. Ortopedia e Traumatologia. 1. ed. Rio de Janeiro: Elsevier; 2017. Capítulo 2.43.

250. Resposta correta: *B*

As lesões do tendão patelar normalmente acometem pacientes com idade inferior a 40 anos e tipicamente acontecem por uma forte contração do quadríceps contra uma carga fixa ou repentina de peso corporal total com o joelho em posição flexionada, resultando em carga excêntrica. Essas lesões costumam ocorrer isoladas, entretanto em atletas as rupturas do tendão patelar podem ter uma lesão associada do ligamento cruzado anterior em até 12,5% doas casos.

Referência: Torneta III P, Ricci WM, Ostrum RF, McQueen MM, McKee MD, Court-Brown CM, editores. Rockwood and Green's Fractures in Adults. 9. ed. Philadelphia: Wolters Kluwer; 2020. Capítulo 59.

251. Resposta correta: *D*

Vários trabalhos na literatura mostraram que atletas que tiveram lesão do ligamento cruzado anterior (LCA) tinham uma estenose intercondilar estatisticamente significante. Souryal e Freeman formularam o índice intercondilar, que é a razão entre a largura do intercôndilo sobre a largura do fêmur distal, medido na altura da inserção do poplíteo em uma radiografia *tunnel view*. O índice normal ficaria entre 0,231 e 0,044. Foi observado que atletas com um índice de pelo menos um desvio-padrão abaixo da média tinham mais lesão de LCA. Outro fator predisponente seria o *slope* tibial posterior aumentado – isso porque nessa situação a cinemática do joelho é alterada, com uma mudança na posição de repouso da tíbia e consequentemente aumentando as forças *in situ* no LCA, predispondo os pacientes a sofrerem mais lesões.

Referência: Azar FM, Beaty JH. Campbell's Operative Orthopaedics. 14. ed. Philadelphia: Elsevier; 2021. Capítulo 45.

252. Resposta correta: *D*

O sinal de Basset consiste em dor à palpação e edema do epicôndilo medial e tubérculo do adutor, inferindo uma lesão aguda do ligamento patelofemoral medial.

Referência: Motta Filho GR, Barros Filho TEP. Ortopedia e Traumatologia. 1. ed. Rio de Janeiro: Elsevier; 2017. Capítulo 9.1.

253. Resposta correta: *D*

Estudos eletromiográficos observaram que o poplíteo é primordialmente um rotador interno da tíbia durante os estágios iniciais da flexão. Assim, ele é um rotador interno dinâmico da tíbia que atua na estabilização estática do joelho, primariamente da rotação externa da tíbia.

Referência: Azar FM, Beaty JH. Campbell's Operative Orthopaedics. 14. ed. Philadelphia: Elsevier; 2021. Capítulo 45.

254. Resposta correta: *D*

Embriologicamente, o joelho é formado por três compartimentos sinoviais, que normalmente se fundem em uma cavidade sinovial única. As plicas são remanescentes não resolvidas dessas partições. Normalmente são classificadas de acordo com a sua relação anatômica com a patela em suprapatelar, infrapatelar, patelar medial e patelar lateral. Quando a plica se torna fonte de dor e sintomas para o paciente, em geral se tornando inelástica e engrossada pós-trauma ou inflamação crônica, ela deve ser considerada uma plica patológica. A mais comum é a plica sinovial patelar medial.

Referência: Azar FM, Beaty JH. Campbell's Operative Orthopaedics. 14. ed. Philadelphia: Elsevier; 2021. Capítulo 51.

255. Resposta correta: *C*

Por ser uma articulação mais superficial, o joelho é mais facilmente acessado para realização de aspirações e/ou infiltrações articulares. A incidência de infecções bacterianas nas grandes articulações é de 2/100.000 por ano, e o joelho é a mais acometida. O diagnóstico precoce da artrite séptica é essencial para o bom prognóstico, assim a aspiração do líquido sinovial do joelho é uma excelente medida diagnóstica que podemos empregar. A técnica de aspiração deve ser realizada com a introdução da agulha na região lateral do joelho, ao nível do polo superior da patela.

Referência: Azar FM, Beaty JH. Campbell's Operative Orthopaedics. 14. ed. Philadelphia: Elsevier; 2021. Capítulo 22.

256. Resposta correta: *D*

O menisco discoide é caracterizado por ter um menor número total de fibras colágenas e um maior desarranjo delas, o que pode ser a resposta por esse tipo de menisco sofrer um índice maior de lesões. O padrão mais comum de lesão é a clivagem horizontal (58% a 98%), causada provavelmente por delaminações secundárias a microtraumas repetitivos.

Referência: Weinstein SL, Flynn JM. Lovell and Winter's Pediatric Orthopaedics. 8. ed. Philadelphia: Lippincott, Williams & Wilkins; 2021. Capítulo 30.

257. Resposta correta: *D*

A estabilidade da patela depende de seus restritores de partes moles estáticos e dinâmicos. O restritor estático é o ligamento patelofemoral medial, e o dinâmico é o vasto medial oblíquo. Normalmente eles mantêm a estabilidade da patela entre 0 e 20° de flexão. Em 30° a patela está centrada e estabilizada pelo contorno ósseo da tróclea.

Referência: Azar FM, Beaty JH. Campbell's Operative Orthopaedics. 14. ed. Philadelphia: Elsevier; 2021. Capítulo 47.

258. Resposta correta: *B*

A lesão do nervo fibular é mais comumente relatada na osteotomia fibular, quando performada em conjunto com uma osteotomia tibial proximal. O nervo fibular está em maior risco na osteotomia proximal da fíbula, quando ele envolve o colo da fíbula antes de se dividir nos ramos profundo e superficial. As regiões de maior risco para realização dessa osteotomia se localizam de 0 a 40 mm e de 68 a 153 mm a partir da margem proximal da fíbula. A região de menor risco se situa entre 40 e 68 mm.

Referência: Azar FM, Beaty JH. Campbell's Operative Orthopaedics. 14. ed. Philadelphia: Elsevier; 2021. Capítulo 9.

259. Resposta correta: *B*
As fraturas da patela devem ser avaliadas radiologicamente com radiografias nas incidências anteroposterior, perfil e axial (Merchant). Para realizar o diagnóstico diferencial de uma fratura com uma patela bipartida, deve-se sempre radiografar o joelho contralateral, uma vez que o defeito de fusão da patela é geralmente superolateral e de acometimento bilateral.
Referência: Azar FM, Beaty JH. Campbell's Operative Orthopaedics. 14. ed. Philadelphia: Elsevier; 2021. Capítulo 54.

260. Resposta correta: *C*
Agentes farmacológicos que inibem o sistema imune, na indicação de uma artroplastia total de joelho ou quadril, devem ser suspensos pelo menos 1 semana antes e retomados no mínimo 2 semanas depois do procedimento, desde que não haja nenhum sinal de problemas na cicatrização da ferida cirúrgica, infecção no sítio cirúrgico ou sistêmica. Medicamentos como adalimumabe, etanercepte, golimumabe, infliximabe, abatacepte, entre outros, são alguns exemplos desses agentes. Medicamentos como leflunomida, metotrexato, hidroxicloroquina e sulfassalazina não necessitam ser descontinuados.
Referência: Azar FM, Beaty JH. Campbell's Operative Orthopaedics. 14. ed. Philadelphia: Elsevier; 2021. Capítulo 9.

261. Resposta correta: *C*
Tendinites e rupturas são as desordens mais comuns que acometem o tendão tibial anterior. O tendão pode sofrer rupturas em dois locais: na sua inserção no cuneiforme medial ou no retináculo extensor inferior. Lesão acometendo a inserção no cuneiforme geralmente acontece em pacientes jovens, associada a um trauma no qual ocorreu dorsiflexão forçada em um pé previamente em flexão plantar. A segunda situação, ou seja, lesão do retináculo extensor inferior, em geral acomete pacientes com mais de 45 anos, com doenças inflamatórias associadas que contribuem para um atrito na região, causando a ruptura espontânea.
Referência: Azar FM, Beaty JH. Campbell's Operative Orthopaedics. 14. ed. Philadelphia: Elsevier; 2021. Capítulo 83.

262. Resposta correta: *C*
A tuberosidade anterior da tíbia é a extensão distal e anterior da epífise tibial proximal. Ela tem um centro de ossificação secundário e é o ponto de inserção do tendão patelar. A fratura desse tubérculo é uma patologia do joelho do adolescente, normalmente meninos entre 13 e 16 anos, com mecanismos de trauma derivando de uma poderosa contração do quadríceps contra resistência,

causando uma avulsão da tuberosidade. Pode haver concomitantemente uma história prévia de doença de Osgood-Schlatter.

Referência: Weinstein SL, Flynn JM. Lovell and Winter's Pediatric Orthopaedics. 8. ed. Philadelphia: Lippincott, Williams & Wilkins; 2021. Capítulo 33.

263. Resposta correta: *C*

O mau alinhamento é um problema comum nas fraturas do terço proximal da tíbia, tratadas com hastes intramedulares, por causa da grande discrepância do tamanho da haste e da largura da metáfise tibial. A deformidade mais comum é o desvio anterior e em valgo do fragmento proximal. A deformidade em valgo pode ser causada por um ponto de entrada muito medial que então é direcionado para lateral. Já o desvio anterior pode ser causado por um ponto de entrada muito distal ou direcionado muito posteriormente.

Referência: Azar FM, Beaty JH. Campbell's Operative Orthopaedics. 14. ed. Philadelphia: Elsevier; 2021. Capítulo 54.

264. Resposta correta: *A*

A principal indicação da artroplastia total de joelho é o alívio da dor causada por um processo degenerativo da cartilagem articular. A indicação se impõe após se esgotarem e falharem todas as medidas conservadoras para o tratamento das condições que levaram à degeneração articular. Além do alívio da dor, a artroplastia total do joelho apresenta grandes benefícios, como a correção das deformidades angulares e a melhora do potencial de mobilidade articular, resultando em grande benefício funcional e melhora da qualidade de vida.

Referência: Motta Filho GR, Barros Filho TEP. Ortopedia e Traumatologia. 1. ed. Rio de Janeiro: Elsevier; 2017. Capítulo 9.8.

265. Resposta correta: *B*

A ressonância nuclear magnética é um método de imagem não invasivo para avaliar os ligamentos cruzados. O plano de imagem com o corte sagital é feito para aproximar o plano do ligamento cruzado anterior (LCA). O LCA, então, aparece como uma banda linear de fibras hipotensas intercaladas com áreas de sinal intermediário. O LCA cursa da sua origem no côndilo femoral lateral na sua extensão posterior da região intercondilar até o aspecto anterior da eminência tibial. Na imagem sagital, a direção do LCA normal é paralela ao teto da região intercondilar. Percebe-se que a imagem disponibilizada para avaliação é do LCA.

Referência: Azar FM, Beaty JH. Campbell's Operative Orthopaedics. 14. ed. Philadelphia: Elsevier; 2021. Capítulo 45.

Seção 5 — Mão

266. Resposta correta: *D*
A lesão do complexo da fibrocartilagem triangular é mais comum do que dos ligamentos interósseos (do carpo), variando de 39% a 82%. Entretanto, a maioria é de lesões periféricas associadas a fraturas do estiloide ulnar, que podem não ser clinicamente significativas.

Referência: Torneta III P, Ricci WM, Ostrum RF, McQueen MM, McKee MD, Court-Brown CM, editores. Rockwood and Green's Fractures in Adults. 9. ed. Philadelphia: Wolters Kluwer; 2020. Capítulo 42. p. 2541.

267. Resposta correta: *C*
Nos estágios avançados, a articulação torna-se rígida, e o primeiro metacarpiano torna-se fixo em adução com hiperextensão compensatória na articulação metacarpofalângica, produzindo a clássica deformidade em ziguezague.

Referência: Motta Filho GR, Barros Filho TEP. Ortopedia e Traumatologia. 1. ed. Rio de Janeiro: Elsevier; 2017. Capítulo 7.17. p. 978.

268. Resposta correta: *C*
A sensibilidade do dorso ulnar da mão servirá para o diagnóstico diferencial das compressões mais altas, já que o ramo cutâneo dorsal emerge próximo ao canal de Guyon e, por não passar através dele, fica preservado nas compressões baixas.

Referência: Motta Filho GR, Barros Filho TEP. Ortopedia e Traumatologia. 1. ed. Rio de Janeiro: Elsevier; 2017. Capítulo 7.4.1. p. 857.

269. Resposta correta: *B*
O dedo anular é o mais afetado, seguido pelo dedo mínimo, polegar, dedo médio e indicador. Quando os cordões fibrosos "amadurecem", eles retraem, produzindo contratura em flexão dos dedos, em geral nas articulações metacarpofa langianas.

Referência: Sizínio H, Barros Filho TEP, Xavier R, Pardini Júnior AG. Ortopedia e Traumatologia: Princípios e Prática. 5. ed. Porto Alegre: Artmed; 2017. Capítulo 7. p. 584.

270. Resposta correta: *D*
São seis os compartimentos extensores:

- **Primeiro:** abdutor longo do polegar (mais radial) e extensor curto do polegar.
- **Segundo:** extensor radial longo do carpo (mais radial) e extensor radial curto do carpo.
- **Terceiro:** extensor longo do polegar (imediatamente ulnar ao tubérculo de Lister).

- **Quarto:** extensor próprio do dedo indicador (mais radial) e extensor comum dos dedos.
- **Quinto:** extensor próprio do dedo mínimo (sobre a articulação radioulnar distal).
- **Sexto:** extensor ulnar do carpo.

Referência: Netter FH. Atlas de Anatomia Humana. 5. ed. Rio de Janeiro: Elsevier; 2015. Seção 6.

271. Resposta correta: *D*

A duplicação pré-axial é, geralmente, unilateral (p.3865). Tipicamente, há certo grau de hipoplasia em ambos os polegares duplicados e, mais comumente, o radial é mais hipoplásico (p. 3866).

Referência: Azar FM, Canale ST, Beaty JH. Campbell's Operative Orthopaedics. 13. ed. Philadelphia: Saunders; 2017. Capítulo 79.

272. Resposta correta: *A*

As fraturas do piramidal são as mais comuns do carpo após as do escafoide; 90% dessas lesões são fraturas avulsões, representando, por essência, uma entorse benigna do punho.

Referência: Torneta III P, Ricci WM, Ostrum RF, McQueen MM, McKee MD, Court-Brown CM, editores. Rockwood and Green's Fractures in Adults. 9. ed. Philadelphia: Wolters Kluwer; 2020. Capítulo 43. p. 2666.

273. Resposta correta: *B*

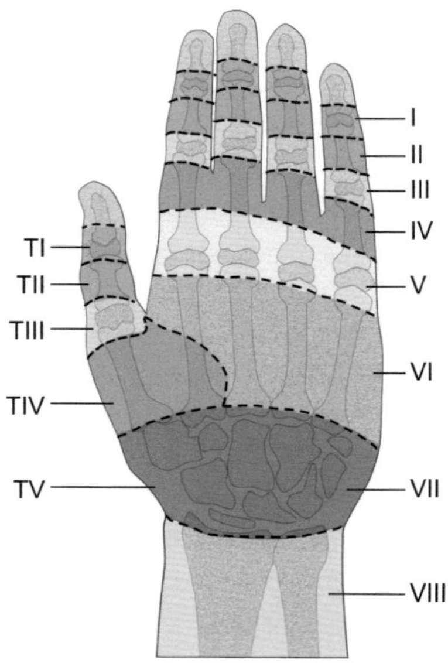

A zona T-V inclui o extensor longo do polegar (3º compartimento extensor) e tendões do primeiro compartimento extensor. O extensor longo do polegar, extensor curto do polegar e abdutor longo do polegar podem estar lesados nessa região.

Referência: Azar FM, Canale ST, Beaty JH. Campbell's Operative Orthopaedics. 13. ed. Philadelphia: Saunders; 2017. Capítulo 66. p. 3999.

274. Resposta correta: *D*

O retalho inguinal recebe o suprimento arterial pela artéria circunflexa ilíaca superficial, ramo da artéria femoral. Sua drenagem ocorre pela veia epigástrica inferior e veia circunflexa ilíaca superficial.

Referência: Azar FM, Canale ST, Beaty JH. Campbell's Operative Orthopaedics. 13. ed. Philadelphia: Saunders; 2017. Capítulo 65. p. 3342.

275. Resposta correta: *C*

Se a criança nasceu por apresentação pélvica, pode ter ocorrido avulsão das raízes C5 e C6 da medula espinal. Nesse caso, não deve ocorrer recuperação espontânea, e o ombro deve estar flácido. Pode haver paralisia dos romboides e do serrátil anterior; colocando-se o recém-nascido em decúbito ventral com apoio sobre os dois membros superiores, pode-se notar a escápula alada. Em um terço dos casos, nota-se paralisia do nervo frênico, que pode ser confirmada por radiografia simples do tórax de frente e perfil.

Referência: Sizínio H, Barros Filho TEP, Xavier R, Pardini Júnior AG. Ortopedia e Traumatologia: Princípios e Prática. 5. ed. Porto Alegre: Artmed; 2017. Capítulo 44. p. 2632.

276. Resposta correta: *C*

O aparelho extensor no dedo é formado pela tira central, que se insere na base dorsal da falange média e bandeletas laterais, que no terço distal da falange média se unirão com o ligamento triangular e gerar a tira terminal, que, por sua vez, irá se inserir na base dorsal da falange distal.

Referência: Netter FH. Atlas de Anatomia Humana. 6. ed. Rio de Janeiro: Elsevier; 2015. Seção 6.

277. Resposta correta: *B*

Avulsão, supragangliônicas ou pré-gangliônicas, proximal ao gânglio espinhal. As raízes são arrancadas da medula, as fibras motoras degeneram, porém as sensitivas mantêm condutividade para impulsos aferentes devido à conexão com o gânglio avulsionado. Não há formação de neuroma, e o teste de Tinel está negativo. A musculatura paravertebral cervical mostra evidências de denervação, costuma ser mais comum em C8 e D1.

Referência: Motta Filho GR, Barros Filho TEP. Ortopedia e Traumatologia. 1. ed. Rio de Janeiro: Elsevier; 2017. Capítulo 7.9. p. 927.

278. Resposta correta: *B*

A resposta intrínseca à cicatrização irá acontecer com a tensão cíclica no local do reparo, que deve ter força suficiente (4, 6 ou 8 passadas) para suportar a reabilitação passiva e ativa precoces (a depender do protocolo). Enquanto a mobilização do tendão (ao menos 3 mm) evitará que ele cicatrize nos tecidos ao seu redor.

Referência: Azar FM, Beaty JH. Campbell's Operative Orthopaedics. 14. ed. Philadelphia: Elsevier; 2021. Capítulo 66.

279. Resposta correta: *B*

A luxação congênita da cabeça do rádio é anomalia congênita mais comum do cotovelo. Geralmente, acontece a luxação posterior, algumas vezes anterior, e a cabeça do rádio está redonda, sem sinais de depressão articular pelo contato com o capítulo.

Referência: Azar FM, Beaty JH. Campbell's Operative Orthopaedics. 14. ed. Philadelphia: Elsevier; 2021. Capítulo 31. p. 1240.

280. Resposta correta: *A*

A distrofia muscular facioescapuloumeral (FSH) é herdada como um traço autossômico dominante e em geral causa sintomas na segunda década de vida. A incidência da distrofia FSH é de 1 em 20 mil nascidos vivos. O gene da doença foi localizado no cromossomo 4q35.1. O defeito genético consiste em uma deleção de um número variável de repetições triplas não codificantes no gene D4Z4. A penetrância do gene é variável, de modo que, embora a doença seja transmitida como um traço autossômico dominante, a gravidade clínica pode variar entre os membros da família. Alguns indivíduos carregam a mutação, mas não apresentam fraqueza muscular identificável. As mulheres são menos gravemente afetadas do que os homens e têm maior probabilidade de serem portadoras assintomáticas. A fraqueza mais significativa é observada nos músculos trapézio, romboides e levantador da escápula. O deltoide permanece forte, mas sua capacidade de abduzir o ombro é perdida, pois a escápula instável gira durante a tentativa de abdução.

Referência: Herring JA. Tachdjian's pediatric orthopaedics. 6. ed. Philadelphia: Elsevier; 2022. Capítulo 3. p. 1723-4.

281. Resposta correta: *B*

Historicamente, as polias 2 e 4, assinaladas na figura com os números 2 e 6, respectivamente, são as polias mais relacionadas à presença de corda de arco e necessidade de reconstrução de polias em caso de lesões. Contudo, alguns autores têm demonstrado que isso pode não ser verdade.

Referência: Azar FM, Beaty JH. Campbell's Operative Orthopaedics. 14. ed. Philadelphia: Elsevier; 2021. Capítulo 66.

282. Resposta correta: *D*

A lesão associada mais comum às lesões da articulação metacarpofalangiana (MCP) do polegar é a fratura da superfície articular, especialmente fraturas por avulsão e cisalhamento. Outras lesões incluem ruptura capsular, fratura dos ossos sesamoides e ruptura dos tendões adjacentes. Em razão da raridade das luxações da articulação MCP dos dedos, muito poucas lesões associadas foram descritas. Como em qualquer luxação ou ruptura ligamentar, fraturas articulares podem ocorrer, envolvendo tanto a falange proximal quanto a cabeça do metacarpo. Fraturas ou luxações concomitantes da articulação carpometacarpiana (CMC) também foram descritas, mas são raras.

Referência: Torneta III P, Ricci WM, Ostrum RF, McQueen MM, McKee MD, Court-Brown CM, editores. Rockwood and Green's Fractures in Adults. 9. ed. Philadelphia: Wolters Kluwer; 2020. Capítulo 44. p. 2799.

283. Resposta correta: *B*

Fisk descreveu a angulação em três planos e a subsequente deformidade em gibosidade do escafoide, que resulta da pseudoartrose estabelecida, na qual a porção proximal do escafoide gira dorsalmente em extensão e a porção distal se posiciona para baixo, em flexão. O impacto entre o polo distal do escafoide em flexão palmar e o processo estiloide radial leva ao desenvolvimento de osteoartrose pós-traumática radiocárpica (SNAC). Ao mesmo tempo, o carpo colapsa em uma deformidade DISI (*dorsal intercalated segment instability*), com subluxação crescente e artrite secundária da articulação mediocárpica.

Referência: Torneta III P, Ricci WM, Ostrum RF, McQueen MM, McKee MD, Court-Brown CM, editores. Rockwood and Green's Fractures in Adults. 9. ed. Philadelphia: Wolters Kluwer; 2020. Capítulo 43. p. 2648.

284. Resposta correta: *B*

Na síndrome do supinador, ou na síndrome do nervo interósseo posterior, há "dor profunda na face posterior do antebraço, iniciando-se no terço proximal. Não há alteração de sensibilidade. Contudo, nos casos graves, existe comprometimento motor (força diminuída ou ausente dos extensores comuns dos dedos e longo do polegar). A dor aumenta com esforços e movimentos de flexão/extensão e pronação/supinação. Sensação de fadiga pode estar associada.

Referência: Sizínio H, Barros Filho TEP, Xavier R, Pardini Júnior AG. Ortopedia e Traumatologia: Princípios e Prática. 5. ed. Porto Alegre: Artmed; 2017. Capítulo 4.

285. Resposta correta: *C*

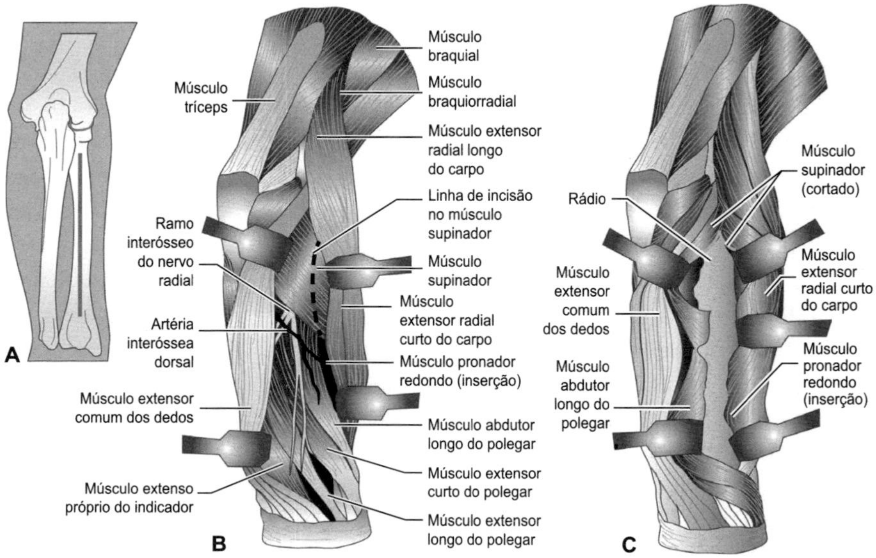

Esta figura demonstra a via dorsal para o antebraço, de Thompson. Nela vemos o extensor comum dos dedos afastado para ulnar e o extensor radial curto do carpo afastado para radial. O músculo que se encontra "perpendicular" à incisão é o supinador. A artéria presente é interóssea posterior e o nervo é o interósseo posterior.

Referência: Azar FM, Beaty JH. Campbell's Operative Orthopaedics. 14. ed. Philadelphia: Elsevier; 2021. Capítulo 1. p. 132.

286. Resposta correta: *B*

No tratamento da artrite reumatoide, as prioridades cirúrgicas (em ordem decrescente de importância) são:

1. Coluna vertebral – máxima prioridade em razão de gravidade e risco neurológico.
2. Pé – função essencial para mobilidade e sustentação.
3. Quadril – importante para suporte de peso e locomoção.
4. Joelho – crucial para marcha e estabilidade.
5. Punho – impacto direto na função da mão.
6. Ombro – mobilidade e força do membro superior.
7. Polegar – função fina da mão, pinça e preensão.
8. Cotovelo – mobilidade e força do braço.
9. Dedos – funções delicadas de manipulação.

Observação: cada paciente deve ser avaliado individualmente, considerando:

- Necessidades específicas do paciente.
- Forças e demandas sobre a extremidade afetada.
- Potenciais impactos funcionais em curto e longo prazo.

Referência: Azar FM, Beaty JH. Campbell's Operative Orthopaedics. 14. ed. Philadelphia: Elsevier; 2021. Capítulo 73. p. 3762.

287. Resposta correta: *A*

Uma das complicações encontradas após o tratamento das fraturas distais do rádio é a síndrome dolorosa regional complexa (8% a 35% das fraturas). Essa complicação ocorre mais frequentemente em pacientes idosos e/ou com doenças psicológicas e psiquiátricas. Estudos têm mostrado que o uso da vitamina C pode diminuir a prevalência dessa complicação quando usada na dosagem de 500 mg diárias.

Referência: Azar FM, Beaty JH. Campbell's Operative Orthopaedics. 14. ed. Philadelphia: Elsevier; 2021. Capítulo 57.

288. Resposta correta: *D*

Trata-se de uma figura da parte posterior da perna e retropé onde a seta aponta para o músculo flexor longo dos dedos que se origina na superfície posterior da tíbia e segue trajeto medial ao feixe do nervo tibial e artéria tibial posterior. Seu tendão passa posterior ao maléolo medial e se ramifica inserindo-se nas falanges distais dos quatro dedos laterais do pé. Esse músculo é inervado pelo nervo tibial.

Referência: Netter FH. Atlas de Anatomia Humana. 7. ed. Rio de Janeiro: Elsevier; 2019. Capítulo 8.

289. Resposta correta: *D*

Quando são necessárias as amputações do terceiro raio da mão, a ausência desse dedo pode levar a um buraco pelo qual passam pequenos objetos nos movimentos de escavação. Diante desses casos, a transposição do segundo dedo para o coto do terceiro raio pose ser indicada, gerando maior simetria natural da mão e fazendo que os três raios residuais fiquem esteticamente menos óbvios. Essa técnica operatória é desafiadora e está contraindicada a pacientes com trabalho manual pesado.

Referência: Azar FM, Beaty JH. Campbell's Operative Orthopaedics. 14. ed. Philadelphia: Elsevier; 2021. Capítulo 19.

290. Resposta correta: *A*

A figura mostra o músculo adutor do polegar. Esse músculo possui duas cabeças: a oblíqua e a transversa, que se inserem na base da falange proximal do polegar. Na sua contração, ele aproxima o polegar do segundo raio da mão. É o único músculo da região tênar que é inervado isoladamente pelo nervo ulnar.

Referência: Netter FH. Atlas de Anatomia Humana. 7. ed. Rio de Janeiro: Elsevier; 2019. Capítulo 7.

291. Resposta correta: *B*

A mão torta radial, também chamada deficiência longitudinal do rádio, é uma deformidade congênita que acomete a formação das estruturas radiais ou pré-axiais do membro superior. Pode ocorrer isoladamente ou associada a outras alterações. Os músculos e outras estruturas anatômicas radiais normalmente estão ausentes ou são hipoplásicos. Alguns músculos normalmente estão presentes nessa deformidade, como o tríceps braquial, os extensores ulnar do carpo e do quinto dedo da mão, os intrínsecos, excetuando o primeiro interósseo dorsal, e os músculos tênares. A cabeça longa do bíceps normalmente está ausente, e a sua cabeça, curta hipoplásica.

Referência: Azar FM, Beaty JH. Campbell's Operative Orthopaedics. 14. ed. Philadelphia: Elsevier; 2021. Capítulo 80.

292. Resposta correta: *D*

A tenossinovite dos flexores, também chamada de dedo em gatilho, é uma inflamação da bainha desses tendões, normalmente ao nível da polia A1 flexora. Acomete mais as mulheres na faixa etária de 50 a 60 anos de idade. Quando necessita de cirurgia devido à não resposta ao tratamento conservador, a tenólise pode ser feita por técnica aberta ou percutânea. A técnica percutânea é feita com o bisel de uma agulha e deve ser evitada nos dedos polegar e indicador, por conta do risco de lesão iatrogênica dos seus nervos digitais.

Referência: Motta Filho GR, Barros Filho TEP. Ortopedia e Traumatologia. 1. ed. Rio de Janeiro: Elsevier; 2017. Capítulo 7.18.

293. Resposta correta: *C*

A lesão dos nervos periféricos pode gerar desde uma parada temporária do funcionamento do nervo até sua ruptura completa com perda da sua continuidade. Essas lesões podem ser classificadas por Seddon em neuropraxia (sem alteração na morfologia do nervo, gerando parada temporária da sua função), axonotmese (lesão do axônio com preservação do seu arcabouço) ou neurotmese (secção completa do nervo). Sunderland classificou mais minuciosamente as lesões, dividindo a axonotmese da classificação anterior em três tipos: grau II com lesão somente dos axônios, grau III com lesão dos axônios e do endoneuro e grau IV com lesão do axônio, endoneuro e perineuro. O grau I é a neuropraxia do nervo e o grau V, a neurotmese.

Referência: Motta Filho GR, Barros Filho TEP. Ortopedia e Traumatologia. 1. ed. Rio de Janeiro: Elsevier; 2017. Capítulo 7.8.1.

294. Resposta correta: *B*

Existem várias classificações para as fraturas distais do rádio. A classificação IDEAL utiliza-se de fatores clínicos e radiográficos que podem influenciar o tratamento e prognóstico dessas fraturas. Nessa classificação, dois dados clínicos no atendimento inicial do paciente são pontuados: idade (menores de 60 ou maiores de 60 anos) e energia do trauma (alta energia nos esmagamentos, fraturas por arma de fogo, quedas de altura e acidentes de trânsito, sendo pontuada com um e baixa energia por outros traumas e pontuada com zero). Três dados radiográficos também são analisados para pontuação: desvio dos fragmentos, incongruência articular e lesões associadas. Para cada um dos cinco elementos, são pontuadas a presença (um ponto) ou ausência (zero pontos). O somatório dos pontos é dividido em três tipos: I (zero a um ponto), II (dois a três pontos) e III (quatro a cinco pontos).

Referência: Motta Filho GR, Barros Filho TEP. Ortopedia e Traumatologia. 1. ed. Rio de Janeiro: Elsevier; 2017. Capítulo 2.21.

295. Resposta correta: *A*

A plexopatia neonatal, também chamada de paralisia braquial obstétrica, é a lesão do plexo braquial que ocorre ao nascimento. Acomete entre 0,1% e 0,4% dos nascidos vivos e é mais frequente em crianças de maior peso ao nascimento, nos trabalhos de parto prolongados, necessidade do uso de fórceps, idade, obesidade ou diabetes maternas e nascimentos prévios com plexopatia. O diagnóstico é frequentemente evidente ao nascimento, pela ausência de movimentos do membro superior e pela assimetria de reflexos presentes nessa fase da vida. A maioria dos pacientes apresenta recuperação espontânea dos movimentos por se tratar de neuropraxia do plexo. O tratamento inicial visa evitar contraturas. Nos casos de lesões com maior gravidade, a maioria dos autores indica a exploração e microcirurgias nos pacientes que não recuperaram a flexão do cotovelo após os 3 meses de idade.

Referência: Azar FM, Beaty JH. Campbell's Operative Orthopaedics. 14. ed. Philadelphia: Elsevier; 2021. Capítulo 24.

296. Resposta correta: *D*

A doença de Kienböck é a necrose avascular do osso semilunar do carpo de etiologia desconhecida. Os pacientes cursam com dor mecânica do punho durante os movimentos, e a progressão da necrose pode levar a artrose generalizada carpal. Essa doença é classificada radiograficamente por Lichtman em quatro tipos: I (radiografia normal), II (semilunar com aumento de densidade, cistos ou fraturas mas sem colapso), III divide-se em subtipos III A (colapso do semilunar sem colapso carpal) e tipo III B (colapso do semilunar com colapso carpal), e tipo IV (alterações artrósicas perilunares). Nesses casos mais graves com artrose (grau IV), cirurgias de salvamento são indicadas, como artrodeses parciais ou carpectomia da fileira proximal.

Referência: Azar FM, Beaty JH. Campbell's Operative Orthopaedics. 14. ed. Philadelphia: Elsevier; 2021. Seção 7.

297. Resposta correta: *D*

A manobra de Froment é utilizada para avaliar a função motora do nervo ulnar. Quando positiva, significa que houve lesão do nervo. Essa manobra consiste em pedir ao paciente para segurar uma folha de papel com adução do polegar, mas, como o adutor do polegar encontra-se paralisado nessa lesão, o paciente prende a folha fazendo a flexão do polegar através da contração do flexor longo do polegar, que é inervado pelo mediano, usado como substituto funcional do adutor e flexor curto do polegar.

Referência: Leite NM, Faloppa F. Propedêutica Ortopédica e Traumatologia. 1. ed. Porto Alegre: Artmed; 2013. Capítulo 9.

298. Resposta correta: *A*

As lesões da zona I flexora da mão ocorrem na região distal à inserção do flexor superficial dos dedos, portanto ocorre a lesão isolada do flexor profundo dos dedos. Essas lesões demandam tratamento cirúrgico com reparo direto do tendão ou reinserção dele através do uso de âncora ou da técnica de *pull-out*. O reparo primário pode ser feito quando a distância do coto distal para o proximal é menor ou igual a 1 cm de comprimento.

Referência: Azar FM, Beaty JH. Campbell's Operative Orthopaedics. 14. ed. Philadelphia: Elsevier; 2021. Capítulo 66.

299. Resposta correta: *D*

O dedo em botoeira é uma deformidade dos dedos da mão que se apresenta com contratura em flexão da interfalângica proximal associada à hiperextensão da interfalângica distal que ocorre após a migração volar das bandeletas laterais extensoras. Essa deformidade é muito comum na artrite reumatoide.

O acometimento da artrite na articulação da interfalângica proximal normalmente leva à deformidade em botoeira ou à deformidade em pescoço de cisne, enquanto o dedo em martelo ocorre após o acometimento da articulação interfalângica distal.

Referência: Azar FM, Beaty JH. Campbell's Operative Orthopaedics. 14. ed. Philadelphia: Elsevier; 2021. Capítulo 73.

300. Resposta correta: *D*

A síndrome do túnel do carpo, compressão do nervo mediano no canal carpiano, é a neuropatia compressiva mais comum dos membros superiores. A doença é diagnosticada clinicamente por conta dos sintomas de parestesia ou perda parcial da sensibilidade nos dermátomos do nervo mediano associada a dor do tipo neuropática que pode irradiar para o antebraço proximal. Em casos com diagnóstico tardio, a hipotrofia ou atrofia da musculatura tênar pode ser encontrada. Exames complementares podem ser feitos, como a eletroneuromiografia e a ultrassonografia. Nos pacientes com eletroneuromiografia negativa, mas com sintomas, a ultrassonografia pode ser usada e tem sensibilidade acima de 97% quando o nervo tem espessura maior que 10 mm^2 ao nível do pisiforme.

Referência: Azar FM, Beaty JH. Campbell's Operative Orthopaedics. 14. ed. Philadelphia: Elsevier; 2021. Capítulo 77.

301. Resposta correta: *B*

A pseudoartrose do escafoide pode ocorrer após a fratura desse osso por fatores como tempo de imobilização insuficiente, diagnóstico tardio ou inadequado, necrose avascular e lesões associadas locais. Sem seu tratamento adequado, a pseudoartrose pode levar a grande limitação funcional com artrose do punho. Normalmente exige tratamento cirúrgico, e várias técnicas são descritas e indicadas para tipos diferentes da doença. A técnica de Matti-Russe é indicada para as pseudoartroses em que não há grandes absorções ósseas nem instabilidade cárpica associada. Consiste no uso de enxerto de crista ilíaca colocado em cavilha óssea feita nos fragmentos proximal e distal da pseudoartrose.

Referência: Motta Filho GR, Barros Filho TEP. Ortopedia e Traumatologia. 1. ed. Rio de Janeiro: Elsevier; 2017. Capítulo 2.18.

302. Resposta correta: *D*

O lipofibroma intraneural acomete mais pacientes com menos de 30 anos como uma massa do mediano comumente encontrada na região palmar da mão e do punho. O tratamento é cirúrgico, e pode ser feita somente a descompressão neural, a excisão intraneural do tumor com risco de déficit permanente do nervo ou a excisão em bloco associada a enxertia do nervo mediano. A transformação maligna desse tumor é rara.

Referência: Azar FM, Beaty JH. Campbell's Operative Orthopaedics. 14. ed. Philadelphia: Elsevier; 2021. Capítulo 78.

303. Resposta correta: *B*

A tala descrita por Burkhalter (intrínseco plus) é utilizada no tratamento conservador das fraturas da falange e metacarpos. A posição do punho e da articulação metacarpofalângica nesse tipo de imobilização deve ser de 40 graus de flexão e entre 70 e 90 graus de flexão, respectivamente. Essa posição evita a contratura ou a perda da movimentação das articulações após o tratamento

Referência: Torneta III P, Ricci WM, Ostrum RF, McQueen MM, McKee MD, Court-Brown CM, editores. Rockwood and Green's Fractures in Adults. 9. ed. Philadelphia: Wolters Kluwer; 2020. Capítulo 9.

304. Resposta correta: *C*

Na fixação das fraturas distais do rádio com placa volar do rádio, a incidência em perfil pode dificultar a visão da penetração dorsal dos parafusos quando estes estão ao lado do tubérculo de Lister. Para se ver a penetração e saliência dorsal dos parafusos, utiliza-se a incidência tangencial dorsal, também chamada *sky line view*. Essa incidência é feita com máxima flexão e supinação do punho e o feixe do intensificador de imagens incidindo com 15 graus de inclinação ao antebraço.

Referência: Torneta III P, Ricci WM, Ostrum RF, McQueen MM, McKee MD, Court-Brown CM, editores. Rockwood and Green's Fractures in Adults. 9. ed. Philadelphia: Wolters Kluwer; 2020. Capítulo 42.

305. Resposta correta: *C*

A neuropatia compressiva do nervo ulnar no cotovelo, também chamada síndrome do túnel cubital, pode ser tratada cirurgicamente com a neurólise do túnel associada ou não à transposição anterior do nervo. A necessidade de revisão da neurólise em razão da instabilidade do nervo após a descompressão é necessária em cerca de 21% a 34% dos casos, sendo mais comum nos homens jovens. Nesses pacientes, a indicação cirúrgica se dá com a piora dos sintomas prévios leves.

Referência: Azar FM, Beaty JH. Campbell's Operative Orthopaedics. 14. ed. Philadelphia: Elsevier; 2021. Capítulo 77.

306. Resposta correta: *C*

A mão torta radial é uma deformidade congênita com falência na formação da região pré-axial dos membros superiores, pode acometer a criança de forma isolada ou estar associada a outras alterações. Existem graus variáveis de alterações, que vão de uma hipoplasia do polegar à ausência total do rádio. O tratamento cirúrgico varia com os tipos de deformidades encontradas. A maioria dos autores reconhece que a contratura em extensão do cotovelo é fundamental na definição da possibilidade de reconstrução cirúrgica. As contraindicações ao tratamento cirúrgico são a presença de anomalias associadas não compatíveis com a longa vida, inadequada flexão do cotovelo, mínima deformidade e pacientes mais velhos já adaptados funcionalmente.

Referência: Azar FM, Beaty JH. Campbell's Operative Orthopaedics. 14. ed. Philadelphia: Elsevier; 2021. Capítulo 80.

307. Resposta correta: *C*

A rizartrose, também chamada de artrose da articulação basal do polegar, é uma doença muito frequente. Os sintomas mais comuns incluem dor principalmente durante o movimento de pinça lateral do polegar, edema e deformidade local. A doença é classificada por Eaton e Littler em quatro estágios radiográficos: estágio I, com radiografia normal ou espaço articular aumentado pela sinovite; estágio II, com osteófitos < 2 mm, esclerose leve e diminuição do espaço articular; estágio III, com osteófitos > 2 mm e grande diminuição do espaço articular; estágio IV, com acometimento adicional da articulação entre o trapézio e o escafoide.

Referência: Motta Filho GR, Barros Filho TEP. Ortopedia e Traumatologia. 1. ed. Rio de Janeiro: Elsevier; 2017. Seção 7.

308. Resposta correta: *A*

A neurorrafia está indicada nas lesões completas dos nervos quando as condições do paciente estão adequadas. Magnificação adequada e treinamento técnico são fundamentais para a realização do procedimento. Há várias técnicas baseadas na anatomia do nervo reparada; a mais utilizada é a epineurorrafia mostrada na figura. A perineurorrafia dos fascículos nervosos pode ser feita isoladamente ou associada à epineurorrafia.

Referência: Azar FM, Beaty JH. Campbell's Operative Orthopaedics. 14. ed. Philadelphia: Elsevier; 2021. Capítulo 62.

309. Resposta correta: *A*

Na luxação rotatória da articulação interfalangiana proximal, o côndilo da falange proximal se projeta entre as bandas laterais e central do mecanismo extensor. Dessa forma, a bandeleta lateral pode se interpor, impedindo a redução e levando à chamada luxação complexa articular.

Referência: Motta Filho GR, Barros Filho TEP. Ortopedia e Traumatologia. 1. ed. Rio de Janeiro: Elsevier; 2017. Capítulo 2.15.

310. Resposta correta: *C*

O impacto ulnocarpal ocorre quando a variância ulnar está alterada com o contato dos ossos do carpo com a ulna distal. O teste clínico que diferencia o impacto ulnocarpal do impacto ulno estiloide se dá com dor ao desvio ulnar e supinação do antebraço no ulnocarpal e pronação ou neutra no ulno estiloide. A posição do punho nesse teste deve ser em hiperextensão e desvio ulnar com carga axial.

Referência: Azar FM, Beaty JH. Campbell's Operative Orthopaedics. 14. ed. Philadelphia: Elsevier; 2021. Capítulo 69.

311. Resposta correta: *A*

A sinostose representa a falha da diferenciação entre o rádio e a ulna no desenvolvimento embrionário. Cerca de um terço dos pacientes possui outras anomalias associadas. Essa deformidade acomete mais o sexo masculino e ocorre em 80% de forma bilateral. O tratamento cirúrgico na deformidade isolada está indicado somente quando o antebraço está fixo com mais do que 60° de pronação, pois isso leva a grande limitação funcional. A maioria dos pacientes não precisa de ajuste na rotação do antebraço pela adaptação funcional.

Referência: Herring JA. Tachdjian's Pediatric Orthopaedics. 6. ed. Philadelphia: Elsevier; 2022. Capítulo 12.

312. Alternativa correta: C

O teste de Masquelet, em que o examinador segura o punho do paciente com as duas mãos e apoia seu dorso com os polegares, sendo que, com um polegar, o semilunar e, com o outro, o piramidal. Ao mesmo tempo, abraça-se com os outros dedos de uma mão o lado ventral e ulnar do punho examinado, enquanto os dedos da outra mão o fazem no lado radial e ventral. Provoca-se, a seguir, cisalhamento, fazendo movimentos contrários com as mãos: se houver dor, o teste é considerado positivo.

Referência: Leite NM, Faloppa F. Propedêutica Ortopédica e Traumatologia. 1. ed. Porto Alegre: Artmed; 2013. Capítulo 9. p. 140. Figura 9.43.

313. Resposta correta: *A*

A síndrome do Wartenberg é a neuropatia compressiva do ramo sensitivo radial também chamada quiralgia parestética. A compressão ocorre a cerca de 5 cm da prega do punho quando o nervo sensitivo emerge para a região subcutânea entre o braquiorradial e o extensor radial longo do carpo. O teste para diagnóstico é realizado com a digitopercussão local associada à pronação e hiperflexão do punho. Essa manobra leva aos sintomas de dor ou parestesia no território do nervo.

Referência: Motta Filho GR, Barros Filho TEP. Ortopedia e Traumatologia. 1. ed. Rio de Janeiro: Elsevier; 2017. Capítulo 7.4.5.

314. Resposta correta: *C*

A síndrome dolorosa regional complexa caracteriza-se por dor intensa associada a alterações motoras, autonômicas e sensitivas do membro acometido. A doença acomete mais os membros superiores, com prevalência maior em fumantes. A etiologia é desconhecida. Os traumatismos e as imobilizações são os principais fatores envolvidos. A movimentação precoce após tratamento de traumas locais pode prevenir o desenvolvimento da doença. O efeito antioxidante da vitamina C parece ser fator importante na profilaxia da síndrome.

Referência: Motta Filho GR, Barros Filho TEP. Ortopedia e Traumatologia. 1. ed. Rio de Janeiro: Elsevier; 2017. Capítulo 17.5.

315. Resposta correta: *D*

Não foi provado que a deformidade de Madelung, apesar de ser classificada como congênita, ocorre ao nascimento. Nessa doença há uma deficiência do crescimento da fise volar e ulnar da porção distal do rádio, com hipercrescimento no plano contrário. O ligamento de Vickers é uma estrutura fibrosa encontrada nessa doença, que une o rádio ao semilunar e fibrocartilagem triangular. Além disso, esse ligamento pode ser responsável pelo fechamento da fise encontrado.

Referência: Herring JA. Tachdjian's Pediatric Orthopaedics. 6. ed. Philadelphia: Elsevier; 2022. Capítulo 12.

316. Resposta correta: *A*

O suprimento sanguíneo do escafoide é precário. Apenas 67% dos ossos escafoides apresentam forames arteriais ao longo de todo o seu comprimento, incluindo os terços distal, médio e proximal. Nos ossos restantes, 13% têm suprimento sanguíneo predominantemente no terço distal e 20% apresentam a maioria dos forames arteriais na região do istmo do osso, com no máximo um único forame próximo ao terço proximal. Um terço das fraturas do escafoide ocorre no polo proximal, e pode não haver suprimento sanguíneo adequado. Isso parece se confirmar clinicamente: a prevalência de osteonecrose pode chegar a 35% nas fraturas desse nível. As fraturas no polo proximal tendem a demorar mais para consolidar e geralmente apresentam taxas mais altas de não união.

Referência: Azar FM, Beaty JH. Campbell's Operative Orthopaedics. 14. ed. Philadelphia: Elsevier; 2021. Capítulo 69. p. 3589.

317. Resposta correta: *A (retificado)*
Os osteófitos que se formam na articulação interfalângica distal são conhecidos como nódulos de Heberden. Cistos mucoides podem se formar nas margens da articulação. Na articulação interfalângica proximal, tais osteófitos são conhecidos como nódulos de Bouchard. A formação de esporões, a fragmentação da cartilagem e a limitação de movimento sem luxação são achados comuns.
Referência: Azar FM, Beaty JH. Campbell's Operative Orthopaedics. 14. ed. Philadelphia: Elsevier; 2021. Capítulo 73. p. 3758.

318. Resposta correta: *B*
Localização e extensão da doença. Quando a doença é bilateral e, especialmente, quando está associada a nódulos de Garrod (*knuckle pads*) e nódulos na fáscia plantar, a progressão é mais rápida, e a recorrência é mais frequente. A progressão é mais acelerada no lado ulnar da mão.
Referência: Azar FM, Beaty JH. Campbell's Operative Orthopaedics. 14. ed. Philadelphia: Elsevier; 2021. Capítulo 75. p. 3836.

319. Resposta correta: *C*
Ao examinar um paciente com suspeita de síndrome do pronador redondo, três testes de resistência têm se mostrado úteis:

1. A produção dos sintomas com a pronação do antebraço contra resistência, com o cotovelo inicialmente fletido e gradualmente estendido, localiza a lesão no pronador redondo.
2. A flexão independente do flexor sublime (flexor superficial) do dedo longo, com reprodução de parestesias ou dormência nos três dedos e meio radiais, localiza o nível de compressão no arco fibroso do flexor sublime.
3. A flexão-supinação do cotovelo contra resistência demonstra a presença ou ausência de aprisionamento do nervo pelo *lacertus fibrosus*.

Para realizar o **teste de compressão do pronador**, o examinador pressiona com o polegar logo proximal e lateral à borda proximal do músculo pronador redondo.
Referência: Azar FM, Beaty JH. Campbell's Operative Orthopaedics. 14. ed. Philadelphia: Elsevier; 2021. Capítulo 77. p. 3877.

320. Resposta correta: *A*
Polegares duplicados tipo Wassel I e II. Nesses pacientes, a falange distal é bífida, mas compartilha uma articulação comum. Quando um dos polegares é muito menor, ele pode simplesmente ser ablacionado. Quando a duplicação resulta em dois polegares significativamente menores e de tamanho semelhante, a excisão de um

dos polegares duplicados deixa um polegar pequeno e com aparência não natural. O procedimento de **Bilhaut-Cloquet**, ou suas modificações, tem sido utilizado de forma eficaz para ressecar a porção central e unir os dois. É possível unir as duas falanges distais, permitindo que a epífise continue a crescer. A ponta do polegar frequentemente permanece larga e um tanto achatada, mas funcional.

Referência: Herring JA. Tachdjian's Pediatric Orthopaedics. 6. ed. Philadelphia: Elsevier; 2022. Capítulo 12. p. 362.

321. Resposta correta: *A*

Existem muitos locais de compressão do nervo ulnar e múltiplas causas; mesmo no cotovelo normal, o nervo ulnar sofre tração considerável e deformação por compressão com os vários graus de flexão do cotovelo. O túnel tem sua capacidade máxima quando o cotovelo se encontra em extensão completa, estando o ligamento arqueado frouxo. Para cada 45° de flexão do cotovelo, o ligamento arqueado se tensiona 5 mm e reduz a área da secção transversal do túnel cubital. Com o aumento da flexão do cotovelo, o nervo geralmente se desloca anteriormente no interior do túnel, tornando-se achatado, e é pressionado contra a face posterior do epicôndilo medial. O nervo estará em tensão máxima com flexão completa do cotovelo e o antebraço em pronação máxima.

Referência: Motta Filho GR, Barros Filho TEP. Ortopedia e Traumatologia. 1. ed. Rio de Janeiro: Elsevier; 2017. Capítulo 7.4.4.

322. Resposta correta: *A*

Anatomia do flexor ulnar do carpo:

O **músculo flexor ulnar do carpo** (FUC) é um músculo superficial do compartimento anterior do antebraço, situado na região medial, facilmente palpável em seu trajeto até o punho.

- **Origem:** possui duas cabeças.
  - **Cabeça umeral:** epicôndilo medial do úmero (via tendão comum dos flexores).
  - **Cabeça ulnar:** processo olécrano e borda posterior da ulna.
- **Inserção:** base do 5º **metacarpo, pisiforme** e **hâmulo do hamato** (via ligamento piso-hamato e pisometacárpico).
- **Inervação:** nervo ulnar (C7-C8, ocasionalmente T1). É o único músculo do compartimento anterior do antebraço que não recebe inervação do nervo mediano.
- **Ação:** flexão do punho e desvio ulnar da mão. Atua sinergicamente com o flexor radial do carpo, mas em sentidos opostos no desvio lateral, garantindo equilíbrio dos movimentos.
- **Vascularização:** ramos da artéria ulnar.

Importância clínica:
O FUC é utilizado como referência anatômica em abordagens cirúrgicas do punho e antebraço, por exemplo, no acesso ao nervo ulnar no canal de Guyon. Além disso, pode ser recrutado em transferências tendíneas para restauração funcional da mão em casos de lesões neuromusculares.
Referência: Netter FH. Atlas de Anatomia Humana. 7. ed. Rio de Janeiro: Elsevier; 2019. Capítulo 7.

323. Resposta correta: *D*
A **anastomose de Martin-Gruber** é uma comunicação neural entre o nervo mediano e o nervo ulnar no antebraço. Ocorre em cerca de 15% a 30% da população e consiste na transferência de fibras motoras do mediano (ou de seus ramos, como o nervo interósseo anterior) para o ulnar. Essa variação anatômica tem importância clínica e eletrofisiológica, pois pode alterar a distribuição da inervação intrínseca da mão, especialmente dos músculos hipotenar, interósseos e adutor do polegar. Na eletroneuromiografia, a presença dessa anastomose pode simular lesões incompletas ou mascarar déficits motores verdadeiros, sendo fundamental reconhecê-la para evitar diagnósticos equivocados. Na figura, 2: nervo mediano; 4: nervo ulnar.
Referência: Azar FM, Beaty JH. Campbell's Operative Orthopaedics. 14. ed. Philadelphia: Elsevier; 2021. Capítulo 62.

324. Resposta correta: *D*
Anatomia da artéria interóssea recorrente:

- **Origem:** a artéria interóssea recorrente é um ramo da **artéria interóssea posterior**, que, por sua vez, deriva do tronco da artéria interóssea comum (ramo da artéria ulnar).
- **Trajeto:** após sua origem, a artéria se dirige superior e lateralmente, passando posterior ao cotovelo. Ela atravessa o **músculo supinador** e o **ancôneo**, ascendendo na região posterior da articulação do cotovelo.
- **Distribuição:** irriga estruturas posteriores do cotovelo, incluindo músculos vizinhos (ancôneo, tríceps, supinador), além de contribuir para a nutrição da cápsula articular do cotovelo.
- **Anastomoses:** participa do importante **plexo arterial periarticular do cotovelo**, em que se anastomosa principalmente com:
  - **Artéria colateral média** (ramo da artéria braquial profunda).
  - Ramos da **artéria ulnar recorrente posterior**.
  - Pequenas conexões com a artéria radial recorrente, completando a rede colateral.

Importância clínica:
A artéria interóssea recorrente é fundamental para a irrigação colateral do cotovelo, garantindo suprimento sanguíneo mesmo em situações de oclusão ou

compressão arterial proximal. Sua preservação é relevante em cirurgias da fossa cubital e da região posterior do cotovelo.

Referência: Netter FH. Atlas de Anatomia Humana. 7. ed. Rio de Janeiro: Elsevier; 2019. Capítulo 7.

325. Resposta correta: *C*

Anatomia do extensor radial curto do carpo (ERCC):

- **Origem:** epicôndilo lateral do úmero, pelo **tendão comum dos extensores**, além de fibras da fáscia antebraquial.
- **Inserção:** base do **3º metacarpo** (face dorsal).
- **Inervação:** nervo radial, através do **ramo profundo** (nervo interósseo posterior), fibras de **C6-C7**.
- **Vascularização:** ramos da **artéria radial recorrente** e da **artéria radial.**
- **Ação:** extensão do punho e desvio radial (abdução). Atua de forma mais equilibrada que o extensor radial longo do carpo, produzindo extensão pura sem desvio tão acentuado.
- **Relações anatômicas:**
  - Situa-se profundo ao **extensor radial longo do carpo** e superficial ao **extensor dos dedos.**
  - Compartilha bainha sinovial com o extensor radial longo do carpo, passando pelo **compartimento dorsal** do retináculo dos extensores.

Importância clínica:

O ERCC é frequentemente implicado em casos de **epicondilite lateral (cotovelo do tenista)**, por conta de sua origem comum no epicôndilo lateral. Além disso, é utilizado em cirurgias de **transferência tendínea** para restauração de funções da mão, dado seu comprimento, força e trajetória favorável.

Referência: Netter FH. Atlas de Anatomia Humana. 7. ed. Rio de Janeiro: Elsevier; 2019. Capítulo 7.

326. Resposta correta: *B*

Um padrão comum de fratura na **doença de Kienböck** é o chamado **tipo "polo anterior"**, em que o polo anterior do semilunar fica isolado da porção restante do osso. A distração da fratura, causada pela força compressiva exercida pelo capitato, reduz a probabilidade de consolidação da fratura. Esse detalhe em geral é invisível nas radiografias de rotina, pois o processo estiloide radial se sobrepõe ao foco da fratura. À medida que a porção dorsal do semilunar colapsa ainda mais, o polo anterior pode ser extrudido em direção volar.

Referência: Azar FM, Beaty JH. Campbell's Operative Orthopaedics. 14. ed. Philadelphia: Elsevier; 2021. Capítulo 69. Figura 53.

327. Resposta correta: *A*

Ao considerar procedimentos cirúrgicos para pacientes com artrite reumatoide, todos os aspectos do acometimento musculoesquelético devem ser avaliados. A extensão em que a dor limita a função recebe alta prioridade. Pacientes que apresentam bom desempenho funcional, apesar de deformidade significativa, podem estar menos propensos a se submeter a uma cirurgia do que aqueles cujas atividades estão limitadas pela dor. Souter recomendou iniciar com um procedimento que tenha maior probabilidade de sucesso, começando pela mão menos acometida. Ele agrupou os procedimentos da mão do mais (grupo I) ao menos eficaz (grupo V). Além disso, Souter defendeu a correção de doença e deformidade significativas no cotovelo e no ombro antes de corrigir deformidades da mão. As prioridades cirúrgicas são, em ordem decrescente de importância: coluna, pé, quadril, joelho, punho, ombro, polegar, cotovelo e dedos. Cada paciente deve ser considerado individualmente, levando-se em conta suas necessidades e as forças e demandas exercidas sobre o membro.

Referência: Azar FM, Beaty JH. Campbell's Operative Orthopaedics. 14. ed. Philadelphia: Elsevier; 2021. Capítulo 73.

328. Resposta correta: *B*

Estudos de transmissão de forças sugerem que a fileira distal do carpo pode suportar mais de 10 vezes a força aplicada nas pontas dos dedos. Aproximadamente 55% a 60% da carga sobre a fileira distal é transmitida através do capitato, escafoide e semilunar. No nível radiocárpico, a carga sobre a articulação radioescafoide varia de 50% a 56%; sobre a radiossemilunar, de 29% a 30%; e sobre a ulnossemilunar, de 10% a 21%.

Referência: Azar FM, Beaty JH. Campbell's Operative Orthopaedics. 14. ed. Philadelphia: Elsevier; 2021. Capítulo 73.

329. Resposta correta: *C*

O teste dos ligamentos retinaculares avalia o tônus dos ligamentos retinaculares oblíquos. Para realizá-lo, mantém-se a articulação IFP em extensão e tenta-se a flexão da articulação IFD. A resistência encontrada é causada pelos ligamentos retinaculares oblíquos. Quando a IFP é posicionada em flexão, esses ligamentos relaxam, permitindo maior facilidade na flexão da IFD.

Referência: Barros Filho TEP, Lech O. Exame físico em Ortopedia. 3. ed. São Paulo: Sarvier; 2017. Capítulo 9.

330. Resposta correta: *A*

O retalho chinês é um retalho fasciocutâneo (em geral, mas pode incluir componente ósseo ou ser levantado como um retalho apenas fascial) com pedículo proveniente da artéria radial. Muito utilizado com pedículo distal (fluxo reverso) para cobertura de lesões na mão, pode ser empregado também com pedículo proximal para a cobertura de lesões no cotovelo. Tem como principal desvantagem o fato de a artéria radial ser ligada, por esse motivo o teste de Allen deve ser feito no pré-operatório. A área doadora deve ser tratada com enxerto de pele e pode ser considerada outra desvantagem desse retalho que, por outro lado, é muito versátil.

Referência: Motta Filho GR, Barros Filho TEP. Ortopedia e Traumatologia. 1. ed. Rio de Janeiro: Elsevier; 2017. Capítulo 2.19.

331. Resposta correta: *C*

Rayan e Murray classificam essas lesões em três tipos: tipo I – contusão sem lesão, sem instabilidade; tipo II – subluxação do tendão extensor; tipo III – luxação do tendão extensor (entre as cabeças dos metacarpos). Nas lesões do tipo I, o quadro clínico caracteriza-se por edema e dor no nível da banda sagital e não requer tratamento específico. Nas lesões dos tipos II e III, o tratamento inicial é conservador com órtese em hiperextensão de 25°. O tratamento cirúrgico consiste em reparo direto da banda sagital com sutura simples ou em "U".

Referência: Motta Filho GR, Barros Filho TEP. Ortopedia e Traumatologia. 1. ed. Rio de Janeiro: Elsevier; 2017. Capítulo 2.19.

332. Resposta correta: *A*

As complicações mais comuns do tratamento cirúrgico da fratura articular do terço distal do rádio utilizando-se o método da placa de expansão dorsal (*dorsal spanning plate*) são a irritação dos tendões extensores e a rigidez dos dedos. Entretanto, as taxas de cada uma dessas complicações são baixas. Em um estudo com 33 pacientes realizado por Richard et al., apenas um paciente necessitou de tenólise extensora e um paciente teve rigidez digital. Em outra série, de Lauder et al., não houve casos de tendinite, infecção ou ruptura tendínea, mas foi possível obter seguimento em apenas 18 de 100 pacientes submetidos à fixação com placa em ponte no período estudado.

Referência: Torneta III P, Ricci WM, Ostrum RF, McQueen MM, McKee MD, Court-Brown CM, editores. Rockwood and Green's Fractures in Adults. 9. ed. Philadelphia: Wolters Kluwer; 2020. Capítulo 42.

333. Resposta correta: *D*

A anatomia do nervo musculocutâneo:

Origem: surge do fascículo lateral do plexo braquial, com fibras provenientes das raízes C5, C6 e C7.

Trajeto: penetra o músculo coracobraquial, atravessando-o (característica anatômica marcante). Segue entre os músculos bíceps braquial e braquial, aos quais inerva.

No terço distal do braço, emerge lateralmente ao bíceps e continua até o antebraço como nervo cutâneo lateral do antebraço.

Ramos / Inervação:

- Motores:
  - Coracobraquial
  - Bíceps braquial
  - Braquial
- Sensitivo (terminal):
  - Pele da face lateral do antebraço (via nervo cutâneo lateral do antebraço).
- Relações importantes:
  - Localiza-se profundamente ao bíceps e superficial ao braquial na maior parte de seu trajeto.
  - Sua penetração no coracobraquial é um marco para identificação cirúrgica.

Importância clínica:

Lesões isoladas do nervo musculocutâneo são raras, mas podem ocorrer em traumas do braço, lesões iatrogênicas em cirurgias ou compressões.

Déficits incluem fraqueza na flexão do cotovelo e supinação (pela perda da função do bíceps), além de hipoestesia na face lateral do antebraço.

Referência: Netter FH. Atlas de Anatomia Humana. 7. ed. Rio de Janeiro: Elsevier; 2019. Capítulo 7.

334. Resposta correta: *A*

Os lumbricais se originam nos flexores profundos na zona 3 e se inserem no aparelho extensor na interfalângica proximal. Ficam imediatamente ulnares aos tendões flexores e palmares aos interósseos.

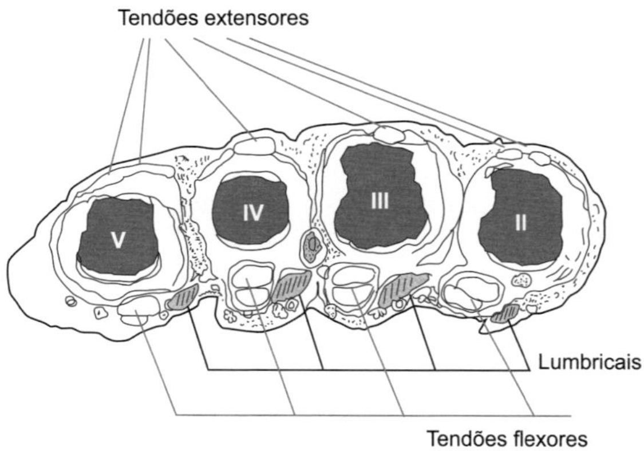

Referência: Leite NM, Faloppa F. Propedêutica Ortopédica e Traumatologia. 1. ed. Porto Alegre: Artmed; 2013. Capítulo 9.

335. Resposta correta: *A*

A interrupção de um nervo periférico é seguida por perda da sudorese e da resposta pilomotora, além de paralisia vasomotora na zona autônoma. A área de anidrose geralmente corresponde ao déficit sensitivo, mas pode ser ligeiramente maior.

Referência: Azar FM, Canale ST, Beaty JH. Campbell's Operative Orthopaedics. 13. ed. Philadelphia: Saunders; 2017. p. 3170.

336. Resposta correta: *B*

As suturas epitendíneas contínuas, colocadas circunferencialmente ao redor do sítio de reparo, reduzem o volume do local da sutura, minimizando o risco de gatilho. Essa adição também aumenta a resistência do reparo com sutura central, suporta 50% da carga até a falha e resiste à formação de *gaps*.

Referência: Azar FM, Canale ST, Beaty JH. Campbell's Operative Orthopaedics. 13. ed. Philadelphia: Saunders; 2017. p. 3353.

337. Resposta correta: *B*

Nas fraturas extra-articulares, a angulação será determinada pela localização da fratura em relação à inserção do flexor superficial do dedo (FSD). Fraturas distais à inserção do FSD angulam com deformidade em ápice anterior, pois o FSD flete o fragmento proximal e o fragmento distal é estendido pela tração do tendão extensor terminal.

Referência: Torneta III P, Ricci WM, Ostrum RF, McQueen MM, McKee MD, Court-Brown CM, editores. Rockwood and Green's Fractures in Adults. 9. ed. Philadelphia: Wolters Kluwer; 2020. p. 2736.

338. Resposta correta: *A*

A zona de segurança de Smith corresponde à superfície lateral da cabeça do rádio com o punho em neutro.

Referência: Azar FM, Canale ST, Beaty JH. Campbell's Operative Orthopaedics. 13. ed. Philadelphia: Saunders; 2017. Capítulo 57.

339. Resposta correta: *C*

As fraturas de Galeazzi consistem em uma fratura da diáfise radial associada à luxação da articulação radioulnar distal (ARUD). Elas são subclassificadas de acordo com a distância da fratura radial em relação à superfície articular. As fraturas tipo 1 ocorrem dentro de 7,5 cm da superfície articular do rádio distal, e as tipo 2, mais proximalmente. A relevância dessa classificação reside no fato de que as fraturas tipo 1 estão associadas a uma taxa significativamente maior de instabilidade da ARUD, frequentemente exigindo reparo aberto dessa articulação. As luxações da ARUD associadas às fraturas de Galeazzi podem ser classificadas adicionalmente como simples ou complexas. As luxações simples reduzem-se prontamente após o realinhamento do rádio, enquanto as luxações complexas são aquelas em que a ARUD permanece irredutível mesmo após a redução anatômica da fratura da diáfise radial. A interposição do extensor ulnar do carpo ou do extensor do dedo mínimo entre a extremidade distal do rádio e a ulna tem sido descrita como causa de irredutibilidade da ARUD.

Referência: Court-Brown CM, Heckman JD, McQueen MM, Ricci WM, Tornetta III P, McKee MD, editores. Rockwood and Green's Fractures in Adults. 8. ed. Philadelphia: Wolters Kluwer; 2015. Capítulo 33. p. 1134.

340. Resposta correta: *C*

Oberlin descreveu a transferência de fascículos motores do flexor ulnar do carpo, provenientes do nervo ulnar, para o nervo musculocutâneo, com o objetivo de restaurar a flexão do cotovelo em lesões por avulsão de C5-6.

Referências: Motta Filho GR, Barros Filho TEP. Ortopedia e Traumatologia. 1. ed. Rio de Janeiro: Elsevier; 2017. Capítulo 7.9.

Azar FM, Canale ST, Beaty JH. Campbell's Operative Orthopaedics. 13. ed. Philadelphia: Saunders; 2017. Capítulo 62. p. 3193.

341. Resposta correta: *D*

O acometimento osteoarticular inicia-se, preferencialmente, nas estruturas da borda ulnar do punho, incluindo o ligamento ulnocarpal, o complexo da fibrocartilagem triangular e o tendão extensor ulnar do carpo, com luxação da cabeça da ulna, quadro descrito por Backdahl como síndrome da cabeça da ulna. Em sequência, os ossos do carpo deslocam-se em supinação, desvio ulnar e palmar com a mão desviada para o lado radial. Com a evolução ocorrerá destruição de todos os ossos do carpo, com consequente artrose do punho.

Referência: Motta Filho GR, Barros Filho TEP. Ortopedia e Traumatologia. 1. ed. Rio de Janeiro: Elsevier; 2017. Capítulo 7.16. p. 971.

342. Resposta correta: *D*

Os portais artroscópicos usuais estão localizados entre os compartimentos extensores do punho. Os portais são numerados de acordo com os compartimentos em cada lado do portal. Existem 11 portais dorsais, 9 para acesso radiocarpal e intercarpal e 2 para a articulação radioulnar distal (ARUD). O portal 4-5 permite melhor inspeção do complexo da fibrocartilagem triangular e do ligamento ulnocarpal no lado palmar. O portal 2-3 permite a inspeção dos ligamentos palmares radiais.

Referência: Azar FM, Canale ST, Beaty JH. Campbell's Operative Orthopaedics. 13. ed. Philadelphia: Saunders; 2017. Capítulo 69. p. 3486.

343. Resposta correta: *C*

No acesso de Henry ao terço distal do rádio, a artéria radial e o ramo sensitivo do nervo radial devem ser protegidos, pois percorrem profundamente ao braquiorradial.

Referência: Azar FM, Canale ST, Beaty JH. Campbell's Operative Orthopaedics. 13. ed. Philadelphia: Saunders; 2017. Capítulo 1. p. 127.

344. Resposta correta: *D*

A macrodactilia ocorre mais comumente na mão do que no pé e é unilateral em 95% dos casos. A condição ocorre um pouco mais frequentemente em homens do que em mulheres. A macrodactilia é comumente observada logo após o nascimento, porém, em alguns casos, torna-se mais evidente à medida que a criança cresce. O segundo raio é o mais comumente acometido, seguido em frequência decrescente pelo terceiro, primeiro, quarto e quinto raios.

Referência: Morrissy RT, Weinstein SL, editores. Lovell and Winter's Pediatric Orthopaedics. 7. ed. Philadelphia: Lippincott, Williams & Wilkins; 2013. Capítulo 9. p. 290.

345. Resposta correta: *D*

Conforme proposto por Büchler, as fraturas da base do polegar são conceitualmente divididas em fraturas extra-articulares epibasais, articulares parciais (fratura de Bennett) e articulares completas (fratura de Rolando), de acordo com a zona de envolvimento articular. Em razão das múltiplas forças miotendíneas deformantes na articulação CMC do polegar e ao eixo longitudinal do metacarpo do polegar, essas fraturas são inerentemente instáveis. O desvio da diáfise é causado pela tração não contrabalanceada do abdutor longo do polegar, do flexor curto do polegar e do adutor do polegar sobre o fragmento distal, resultando em deformidade em ápice dorsorradial, associada a encurtamento e supinação da diáfise.

Referência: Browner BD, Jupiter J, Krettek C, Anderson AP. Skeletal Trauma: Basic Science, Management, and Reconstruction. 5. ed. Philadelphia: Saunders; 2015. Capítulo 42. p. 1165.

346. Resposta correta: *D*

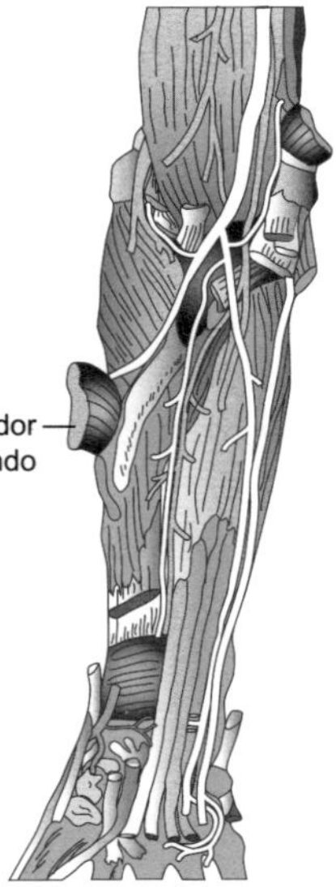

Classificação: músculo superficial do compartimento anterior do antebraço.
Origem: possui duas cabeças: cabeça umeral: epicôndilo medial do úmero (via tendão comum dos flexores) e cabeça ulnar: processo coronoide da ulna.
Inserção: face lateral do terço médio do rádio.
Inervação: nervo mediano (raízes C6–C7).
Vascularização: ramos da artéria ulnar e da artéria radial.
Ação: principal músculo responsável pela pronação do antebraço (em sinergia com o pronador quadrado). Também auxilia na flexão do cotovelo.
Relações anatômicas: forma a borda medial da fossa cubital. Entre suas duas cabeças pode ocorrer passagem e compressão do nervo mediano, configurando a síndrome do pronador.
Importância clínica: pode estar envolvido na compressão do nervo mediano (síndrome do pronador redondo), gerando sintomas semelhantes à síndrome do túnel do carpo, mas com distribuição mais proximal.

Referência: Netter FH. Atlas de Anatomia Humana. 7. ed. Rio de Janeiro: Elsevier; 2019. Capítulo 7.

347. Resposta correta: *B*

A doença de Kienböck é uma doença dolorosa do punho, de causa desconhecida, na qual as radiografias eventualmente mostram osteonecrose do osso semilunar. Ocorre com mais frequência entre 15 e 40 anos e no punho dominante de homens que realizam trabalho manual.

Referência: Azar FM, Beaty JH. Campbell's Operative Orthopaedics. 14. ed. Philadelphia: Elsevier; 2021. Capítulo 69.

348. Resposta correta: *D*

O túnel do carpo é delimitado pelos ossos do carpo formando um arco na parte dorsal; pelo hamato (gancho do hamato) e o pisiforme na parte medial; e pelo tubérculo do escafoide e a crista do trapézio na parte lateral. A face palmar, ou "teto" do túnel do carpo, é formada pelo retináculo dos flexores, que é composto pela fáscia profunda do antebraço (proximalmente), pelo ligamento transverso do carpo sobre o punho e pela aponeurose entre os músculos tênar e hipotenar (distalmente). A estrutura mais anterior (palmar) dentro do túnel do carpo é o nervo mediano. No túnel do carpo passam nove tendões flexores, sendo que os flexores superficiais do 3º e 4º são mais volares, do 4º e 5º são mais profundos que os flexores do 3º e 4º (camada intermediária) e os mais dorsais são os flexores profundos.

Referência: Netter FH. Atlas de Anatomia Humana. 7. ed. Rio de Janeiro: Elsevier; 2019. Capítulo 7.

349. Resposta correta: *A*

A vista tangencial dorsal (*skyline view, dorsal tangencial view*) é utilizada para avaliação do comprimento dos parafusos pós-osteossíntese do rádio distal com placa volar e acesso à relação deles com a cortical dorsal. Pela anatomia irregular do dorso do rádio, a incidência em perfil pode não demonstrar parafusos que atravessam a cortical dorsal, colocando em risco os tendões extensores. A incidência é realizada com o cotovelo fletido apoiado na mesa, o antebraço em supinação completa, o punho em máxima flexão, e o raio deve atingir a cortical dorsal do rádio distal com uma angulação de 15° (tangenciando a cortical).

Referência: Torneta III P, Ricci WM, Ostrum RF, McQueen MM, McKee MD, Court-Brown CM, editores. Rockwood and Green's Fractures in Adults. 9. ed. Philadelphia: Wolters Kluwer; 2020. Capítulo 42.

350. Resposta correta: *D*

Narakas classificou em 1987 as paralisias obstétricas em quatro tipos diferentes, de acordo com o acometimento das raízes do plexo braquial e, consequentemente, grupamentos musculares acometidos.

- **Grupo I:** acometimento das raízes de C5 e C6 (tronco superior – paralisia de Erb). Diferente dos adultos, em que a lesão total é a mais comum, nas crianças, o tipo I é o mais comum e apresenta um bom prognóstico de recuperação espontânea. Clinicamente, os pacientes se apresentam com limitação de abdução e rotação externa do ombro associado a limitação de flexão do cotovelo.
- **Grupo II:** acometimento das raízes de C5, C6 e C7 (tronco superior e tronco médio – paralisia de Erb estendida). Quadro conhecido como posição em

"gorjeta de garçom" (*waiters tip*). Associa-se às limitações do tipo I déficit de extensão do cotovelo e extensão do punho.

- **Grupo III:** lesão total do plexo braquial. Ausência de movimento e sensibilidade também no antebraço, punho e mão. Chances pequenas de algum retorno espontâneo.
- **Grupo IV:** lesão total do plexo braquial associado a sinal de Claude Bernard-Horner. Lesão de pior prognóstico pelo sinal de avulsão.

Referência: Motta Filho GR, Barros Filho TEP. Ortopedia e Traumatologia. 1. ed. Rio de Janeiro: Elsevier; 2017. Capítulo 11.10.

351. Resposta correta: *C*

A artrose nas articulações dos dedos é mais frequente nas IFD e IFP, sendo a artrose nas metacarpofalangianas menos frequentes. Diferente das IF, cuja causa mais comum é primária, na artrose monoarticular da metacarpofalangiana a causa mais comum é traumática, secundária a fraturas da cabeça do metacarpo, base da falange proximal ou lesões ligamentares com instabilidade crônica.

Referência: Sizínio H, Barros Filho TEP, Xavier R, Pardini Júnior AG. Ortopedia e Traumatologia: Princípios e Prática. 5. ed. Porto Alegre: Artmed; 2017. Capítulo 7.

352. Resposta correta: *B*

Na doença de Dupuytren, o acometimento das estruturas banda pré-tendinosa, banda espiral, bainha digital e ligamento de Grayson forma a corda espiral. Essa corda, pela sua posição ao redor do feixe neurovascular, é responsável pelo seu desvio medial e anterior, colocando-o em risco durante o acesso cirúrgico.

Referência: Motta Filho GR, Barros Filho TEP. Ortopedia e Traumatologia. 1. ed. Rio de Janeiro: Elsevier; 2017. Capítulo 7.13.

353. Resposta correta: *C*

Na síndrome de Apert, a acrocefalossindactilia cursa com fácies atípica e sindactilias múltiplas e complexas nas mãos. As alterações geralmente são simétricas e foram divididas em III tipos por Upton:

- **Tipo I – mão em espada:** polegar separado com sindactilia de todos os outros dedos.
- **Tipo II – mão em colher:** sindactilia de todos os dedos, com a mão em formato de colher. Geralmente há uma sindactilia complexa com união das falanges distais do 2º, 3º e 4º dedos e uma sindactilia completa simples entre o 4º e o 5º.
- **Tipo III – mão em botão de rosa:** sindactilia de todos os dedos, com sinostose distal entre o 1º e 2º dedos e alterações severas nos leitos ungueais.

Referência: Azar FM, Beaty JH. Campbell's Operative Orthopaedics. 14. ed. Philadelphia: Elsevier; 2021. Capítulo 80.

354. Resposta correta: *B*

A lesão traumática da banda sagital ocorre mais frequentemente no 3º dedo, em sua porção radial, gerando uma instabilidade do tendão extensor com subluxação ou luxação para ulnar. Rayan e Murray classificaram em três tipos essas lesões:

I. Sem instabilidade do tendão extensor
II. Subluxação do tendão extensor
III. Luxação do tendão extensor

Referência: Azar FM, Beaty JH. Campbell's Operative Orthopaedics. 14. ed. Philadelphia: Elsevier; 2021. Capítulo 66.

355. Resposta correta: *D*

Pela posição anatômica e características das fraturas do hâmulo do hamato, as incidências radiográficas convencionas (anteroposterior e perfil) do punho não são eficazes no diagnóstico. As incidências mais utilizadas para visualização do hámulo do hamato são:

- **Túnel do carpo (*tunnel view*):** paciente é posicionado com o antebraço pronado apoiado na mesa, punho em extensão completa e a ampola com uma angulação de 30° tangenciando o túnel do carpo.
- **Obliqua do punho em supinação de 45°:** cotovelo fletido 90°, antebraço apoiado na mesa, punho em neutro com supinação do antebraço de 45°.

Referência: Sizínio H, Barros Filho TEP, Xavier R, Pardini Júnior AG. Ortopedia e Traumatologia: Princípios e Prática. 5. ed. Porto Alegre: Artmed; 2017. Capítulo 52.

356. Resposta correta: *A*

O músculo apontado na ilustração é o 4º lumbrical, que assim como o 3º é bipenado, diferente do 2º e 1º, que são unipenados. O 3º e o 4º lumbricais são inervados pelo nervo ulnar, que assim que passa pelo canal de Guyon emite seu ramo motor, seguindo seu caminho de ulnar para radial, inervando a musculatura intrínseca da região hipotênar (abdutor do 5º dedo, flexor curto do 5º dedo e oponente do 5º dedo), musculatura interóssea palmar e dorsal e parte da musculatura tênar (adutor do polegar e cabeça profunda do flexor superficial do polegar). O 1º e o 2º lumbricais são inervados pelo mediano, assim como parte da musculatura hipotênar (oponente do polegar, abdutor curto e cabeça superficial do flexor curto do polegar).

Referência: Netter FH. Atlas de Anatomia Humana. 7. ed. Rio de Janeiro: Elsevier; 2019. Capítulo 7.

357. Resposta correta: *A*

O nervo musculocutâneo é formado a partir da união das divisões anteriores do tronco superior e médio do plexo braquial. Em seu trajeto pelo braço, inerva o coracobraquial, bíceps braquial e braquial na região do braço. Segue anterior a lateral até o antebraço como um ramo terminal sensitivo (nervo cutâneo lateral do antebraço) responsável para inervação sensitiva da região ilustrada na figura em verde (número 1).

Referência: Netter FH. Atlas de Anatomia Humana. 7. ed. Rio de Janeiro: Elsevier; 2019. Capítulo 7.

358. Resposta correta: *C*

A zetaplastia é um retalho local que utiliza *flaps* triangulares com linhas traçadas do mesmo comprimento, formando um desenho que lembra a letra Z. A transposição dos triângulos produz um alongamento no eixo central do retalho e é utilizado nas mãos com frequência para tratamento de retrações cicatriciais. A angulação entre as linhas determina o tamanho do ganho de comprimento, porém, quanto maior é a angulação, mais difícil é a transposição. A angulação ideal deve estar entre 45° e 60°, gerando um ganho de comprimento de 50% a 75%, respectivamente.

Referência: Azar FM, Beaty JH. Campbell's Operative Orthopaedics. 14. ed. Philadelphia: Elsevier; 2021. Capítulo 64.

359. Resposta correta: *A*

A fratura da cabeça do rádio tem como complicações a rigidez, artrose, instabilidade, consolidação viciosa ou pseudoartrose e necrose avascular. A rigidez é muito comum e pode ser isolada na flexoextensão, pronossupinação ou combinada. A principal causa é a contratura capsular, que pode ser manejada na maioria dos casos de forma não cirúrgica com fisioterapia e uso de órteses para ganho progressivo de arco de movimento. Em casos refratários aos tratamentos clínicos, a capsulotomia aberta ou artroscópica pode ser indicada.

Referência: Torneta III P, Ricci WM, Ostrum RF, McQueen MM, McKee MD, Court-Brown CM, editores. Rockwood and Green's Fractures in Adults. 9. ed. Philadelphia: Wolters Kluwer; 2020. Capítulo 39.

360. Resposta correta: *C*

Os autores Rettin e Raskin, em seu estudo, avaliaram pacientes com fraturas diafisárias do rádio divididas em dois tipos: tipo I, fraturas diafisárias distais distando até 7,5 cm da fossa do semilunar; tipo II, fraturas do terço médio distando mais que 7,5 cm da fossa do semilunar. As lesões tipo I apresentaram instabilidade em 54,5% dos casos, enquanto as lesões tipo II a apresentaram em 8,3%. Já Morrey, em um estudo em cadáver, descreveu que lesões que na radiografia anteroposterior apresentam encurtamento radial maior que 5 mm apresentam chance maior de lesão ligamentar associada.

Referência: Waters PM, Skaggs DL, Flynn JM. Rockwood and Wilkins' Fractures in Children. 9. ed. Philadelphia: Lippincott, Williams & Wilkins; 2019. Capítulo 41.

361. Resposta correta: *B*

A articulação interfalangiana proximal é uma articulação em dobradiça. Nas regiões ulnar e radial da articulação estão os ligamentos colaterais, que são os estabilizadores primários no plano coronal.

Referência: Waters PM, Skaggs DL, Flynn JM. Rockwood and Wilkins' Fractures in Children. 9. ed. Philadelphia: Lippincott, Williams & Wilkins; 2019. Capítulo 44.

362. Resposta correta: *A*

O coto doloroso nas amputações é uma complicação frequente, e, quando o neuroma se encontra na área de contato (em geral na região distal do coto), pode trazer sintomas debilitantes, impedindo o paciente de utilizar o dedo afetado. O dedo mais acometido pelo neuroma sintomático é o indicador nos traumas por avulsão.

Referência: Azar FM, Beaty JH. Campbell's Operative Orthopaedics. 14. ed. Philadelphia: Elsevier; 2021. Capítulo 19.

363. Resposta correta: *C*

Na doença de Dupuytren, o acometimento das estruturas banda pré-tendinosa, banda espiral, bainha digital lateral e ligamento de Grayson formam a corda espiral (estrutura apontada na ilustração). Essa corda, pela sua posição ao redor do feixe neurovascular, é responsável pelo seu desvio medial e anterior, colocando-o em risco durante o acesso cirúrgico.

Referência: Azar FM, Beaty JH. Campbell's Operative Orthopaedics. 14. ed. Philadelphia: Elsevier; 2021. Capítulo 75.

364. Resposta correta: *A*

As complicações pós-operatórias da artroscopia do punho são infrequentes e podem ser divididas em quatro tipos:

1. Relacionadas a tração (rigidez articular, lesões de pele, lesão de nervos periféricos).
2. Relacionadas aos portais e à introdução de instrumental (lesões de nervos sensitivos, tendinosas, de cartilagem articular, ligamentar e vasos).

3. Relacionadas ao procedimento (síndrome compartimental por extravasamento de líquido nas fraturas, lesões de nervos sensitivos por fios de Kirschner).
4. Complicações das artroscopias em geral (infecção, falha do equipamento).

Referência: Azar FM, Beaty JH. Campbell's Operative Orthopaedics. 14. ed. Philadelphia: Elsevier; 2021. Capítulo 69.

365. Resposta correta: *D*

A sindactilia acomete o 3º e 4º dedos da mão e mais de 50% dos pacientes; nesses casos, como os dedos têm tamanhos semelhantes, o crescimento não causa deformidades (angulares, rotacionais ou deformidades em flexão), e a cirurgia deve ser adiada até pelo menos 18 meses. Nos casos de acometimento de dedos de tamanho muito diferentes (1º e 2º ou 4º e 5º), a cirurgia deve ser adiantada e realizada por volta de 6 a 12 meses, impedindo que as deformidades se instalem com o crescimento.

Referência: Azar FM, Beaty JH. Campbell's Operative Orthopaedics. 14. ed. Philadelphia: Elsevier; 2021. Capítulo 80.

366. Resposta correta: *C*

A lesão em botoeira aguda (lesão da banda central do tendão extensor) pode ser manejada de forma não cirúrgica com tala metálica ou órtese, mantendo a interfalangiana proximal em extensão completa com a interfalangiana distal livre, permitindo a flexão ativa (tensionando as bandeletas laterais com a flexão da interfalangiana distal, evitamos a ventralização das bandas laterais).

Referência: Azar FM, Beaty JH. Campbell's Operative Orthopaedics. 14. ed. Philadelphia: Elsevier; 2021. Capítulo 66.

367. Resposta correta: *D*

Na artrite reumatoide, uma deformidade comum dos dedos causada pela sinovite é o pescoço de cisne. Consiste na atitude em hiperextensão da interfalangiana proximal e flexão da interfalangiana distal. Para evitar a hiperextensão da interfalangiana proximal, podemos utilizar a técnica de Beckenbaugh, que consiste na secção proximal de uma das fitas do flexor superficial proximal ao nível da polia A2, deixando sua inserção distal na falange média intacta. A interfalangiana proximal é colocada em flexão de 5º, e a fixação do coto proximal da fita do flexor superficial seccionada e suturada na polia A2.

Referência: Azar FM, Beaty JH. Campbell's Operative Orthopaedics. 14. ed. Philadelphia: Elsevier; 2021. Capítulo 73.

368. Resposta correta: *C*

A síndrome do túnel do carpo (STC) de grau moderado é caracterizada por sintomas clínicos compatíveis (como parestesia em território do nervo mediano) com achados eletrofisiológicos compatíveis, porém sem sinais de atrofia da musculatura tênar. Nesses casos, o tratamento conservador com órtese noturna e infiltração com corticosteroide pode ser indicado. Embora o alívio proporcionado por esse tratamento seja geralmente temporário e o benefício em longo prazo ocorra em apenas cerca de 10% dos pacientes, a resposta ao corticoide é mais rápida em homens com mais de 40 anos. Essa associação pode estar relacionada a fatores hormonais, estruturais ou de composição do tecido sinovial, ainda não totalmente elucidados. A infiltração também pode ser usada como recurso diagnóstico e deve ser feita com cautela, para evitar injeção direta no nervo. Nos pacientes sem atrofia muscular e com melhora clínica após a infiltração, o tratamento conservador pode ser mantido.

Referência: Azar FM, Beaty JH. Campbell's Operative Orthopaedics. 14. ed. Philadelphia: Elsevier; 2021. Capítulo 77.

369. Resposta correta: *C*

A tenossinovite flexora é uma infecção grave da bainha sinovial dos tendões flexores da mão, geralmente por lesões penetrantes na face volar dos dedos. O reconhecimento precoce é fundamental para evitar complicações como rigidez, perda funcional e até amputação. A classificação de Michon é utilizada para guiar a conduta cirúrgica de acordo com a gravidade da infecção. No estágio III, há necrose séptica da bainha sinovial, tendão e polias, o que exige debridamento extenso para remoção de tecidos desvitalizados. Nessas situações, pode ser necessária uma amputação em casos mais graves, especialmente quando já existem sinais de isquemia, fator associado a altas taxas de amputação (até 59%). Portanto, a presença de necrose séptica detectada no intraoperatório indica estágio III de Michon e deve ser tratada com debridamento cirúrgico amplo e, eventualmente, amputação, se houver comprometimento tecidual irreversível.

Referência: Azar FM, Beaty JH. Campbell's Operative Orthopaedics. 14. ed. Philadelphia: Elsevier; 2021. Capítulo 79.

370. Resposta correta: *D*

A duplicação do polegar é classificada por Wassel, que considera o nível da duplicação. Em alguns casos, especialmente nos tipos I e II, os dois polegares são menores e de tamanho semelhante, compartilhando uma articulação comum na falange distal. Nessas situações, a simples ressecção de um dos polegares pode resultar em um polegar residual pequeno e com aparência e função insatisfatórias. Para esses casos específicos, a técnica de Bilhaut-Cloquet é indicada. O procedimento consiste na ressecção das porções centrais das estruturas duplicadas e na fusão das metades laterais viáveis, formando um único polegar mais anatômico e funcional. Portanto, a técnica é indicada para tratar duplicações do polegar, especialmente quando os dois elementos são pequenos, simétricos e nenhum apresenta dominância evidente.

Referência: Herring JA. Tachdjian's Pediatric Orthopaedics. 6. ed. Philadelphia: Elsevier; 2022. Capítulo 12.

371. Resposta correta: *B*

O ligamento transverso do carpo, que corresponde à porção média do retináculo dos flexores, é uma estrutura espessa que forma o teto do túnel do carpo. As três porções do retináculo dos flexores consistem em uma aponeurose espessa entre os músculos tênar e hipotênar. A imagem mostra uma radiografia anteroposterior de uma mão direita dissecada, onde o fio que marca o limite proximal do ligamento transverso do carpo está ao nível distal do pisiforme e o que marca o limite distal está além do hâmulo do hamato. A letra *B*, portanto, representa corretamente a localização anatômica do ligamento transverso do carpo.

Referência: Azar FM, Beaty JH. Campbell's Operative Orthopaedics. 14. ed. Philadelphia: Elsevier; 2021. Capítulo 77.

372. Resposta correta: *C*

A via de acesso volar é amplamente utilizada para a redução aberta e osteossíntese de fraturas do escafoide, especialmente nas fraturas localizadas ao nível do colo ou distal ao colo. Essa abordagem permite uma visualização anatômica adequada do escafoide distal e da articulação radioescafoide, favorecendo a redução direta e a fixação com parafuso. A incisão é feita longitudinalmente na superfície palmar do punho, sobre o tendão do flexor radial do carpo (FRC), iniciando-se cerca de 3 a 4 cm proximais à prega de flexão do punho. O acesso segue uma trajetória oblíqua em direção radial, configurando uma incisão em "*stick* de hóquei". Após a dissecção, o FRC é retraído em direção ulnar, e a exposição do escafoide se dá no intervalo entre o braquiorradial e a artéria radial.

Referência: Azar FM, Beaty JH. Campbell's Operative Orthopaedics. 14. ed. Philadelphia: Elsevier; 2021. Capítulo 69.

373. Resposta correta: *D*

As lesões por avulsão por anel (*ring avulsion injuries*) ocorrem quando um anel se prende em uma estrutura fixa, provocando tração violenta sobre os tecidos moles do dedo, comumente do anelar. Esse tipo de trauma pode causar de lacerações superficiais a amputações completas. Na maioria dos casos, há separação imediata da pele e comprometimento da vascularização digital, o que dificulta o salvamento do segmento distal. Lesões ósseas e ligamentares também podem estar presentes, mas os tendões, em geral, são as últimas estruturas a se romperem, dada a sua maior resistência à tração longitudinal. Para essas lesões, a classificação de Urbaniak, modificada por Kay, orienta o prognóstico e o tratamento, indicando que a viabilidade do reimplante depende essencialmente da revascularização microcirúrgica.

Referência: Azar FM, Beaty JH. Campbell's Operative Orthopaedics. 14. ed. Philadelphia: Elsevier; 2021. Capítulo 19.

374. Resposta correta: *C*

A deformidade em botoeira ocorre devido à ruptura ou laceração do tendão central do mecanismo extensor, levando à flexão da articulação interfalângica proximal (IFP) e à hiperextensão da interfalângica distal (IFD). O tratamento cirúrgico nas fases crônicas é desafiador e exige reconstrução da fita central, além da liberação das contraturas associadas. Diversas técnicas foram descritas para restaurar o mecanismo extensor. Entre elas, a técnica de retalho das bandas laterais descrita por Aiache é uma das opções cirúrgicas para a correção dessa deformidade. Essa abordagem visa realocar e redirecionar as bandas laterais para restaurar a função extensora da IFP. Outras técnicas incluem o retalho do tendão central (Snow), o reposicionamento das bandas laterais (Matev) e o deslocamento dorsal das bandas laterais (Littler).

Referência: Azar FM, Beaty JH. Campbell's Operative Orthopaedics. 14. ed. Philadelphia: Elsevier; 2021. Capítulo 66.

375. Resposta correta: *A*

Nas fraturas-luxações dorsais da articulação interfalangiana proximal (IFP), especialmente quando há perda do lábio volar da falange média e persistência de subluxação dorsal, a reconstrução da superfície articular torna-se necessária para preservar a função da articulação. Nesses casos, uma técnica consagrada envolve o uso de enxerto osteoarticular autógeno proveniente do hamato distal, conhecida como enxerto hemi-hamato. Esse fragmento, com cartilagem articular, é moldado para se adaptar à curvatura da base da falange média, restaurando a anatomia e promovendo estabilidade articular imediata. A técnica é indicada em fraturas com mais de 50% de comprometimento da superfície articular volar, falha da artroplastia da placa volar ou falha no tracionamento dinâmico ou na imobilização com bloqueio em extensão. A precisão no contorno do enxerto é essencial para evitar recidiva da subluxação dorsal.

Referência: Azar FM, Beaty JH. Campbell's Operative Orthopaedics. 14. ed. Philadelphia: Elsevier; 2021. Capítulo 67.

376. Resposta correta: *D*

A luxação congênita da cabeça do rádio é uma condição rara, em geral diagnosticada tardiamente, muitas vezes apenas na idade escolar. A principal causa é o desenvolvimento anômalo do complexo radiocapitelar, sendo importante diferenciá-la de uma luxação traumática crônica. O desvio mais comum é posterior ou posterolateral, sendo característico o aspecto em cúpula da cabeça radial, frequentemente menor que o normal (hipoplásica), além de alterações associadas como encurvamento da ulna (com convexidade dorsal nos casos posteriores) e displasia do capítulo.

Referência: Weinstein SL, Flynn JM. Lovell and Winter's Pediatric Orthopaedics. 8. ed. Philadelphia: Lippincott, Williams & Wilkins; 2021. Capítulo 21.

377. Resposta correta: *D*

A contratura de Dupuytren é uma fibromatose palmar progressiva que pode causar flexão permanente dos dedos, especialmente o anelar e o mínimo. O tratamento cirúrgico varia conforme a gravidade e extensão da contratura, podendo incluir fasciotomia, fasciectomia parcial ou total, enxertos cutâneos, entre outros. A técnica descrita por Jacobsen é uma alternativa segura e relativamente simples, indicada para casos avançados com envolvimento do dedo mínimo. Consiste em um retalho em L de espessura total, com incisões lineares na prega palmar transversal e na linha mediolateral do dedo mínimo, permitindo a liberação da contratura com boa cobertura cutânea. Após a liberação, a porção longitudinal da incisão é fechada, e o defeito palmar (cerca de 15 mm) é deixado aberto para cicatrização por segunda intenção. Suas vantagens incluem menor risco de hematoma, menor edema, ausência de necessidade de enxerto cutâneo e possibilidade de mobilização ativa precoce. Como desvantagens, destacam-se a necessidade de uso prolongado de órtese e o risco de retardo na cicatrização palmar.

Referência: Azar FM, Beaty JH. Campbell's Operative Orthopaedics. 14. ed. Philadelphia: Elsevier; 2021. Capítulo 75.

378. Resposta correta: *A*

A síndrome do canal de Guyon é causada pela compressão do nervo ulnar no seu trajeto pelo canal de Guyon, localizado entre o pisiforme e o hâmulo do hamato. Essa síndrome pode afetar tanto fibras sensitivas quanto motoras do nervo ulnar, levando a sintomas como parestesia volar no quinto dedo e metade ulnar do quarto, além de fraqueza ou atrofia dos músculos intrínsecos da mão, especialmente os interósseos e os lumbricais ulnarmente inervados. A atitude em garra da mão, observada principalmente nos últimos dois dedos, ocorre pela paralisia dos músculos intrínsecos, com predomínio da ação dos extensores e flexores extrínsecos.

Essa deformidade é descrita classicamente como sinal de Duchenne, manifestação típica da lesão crônica do nervo ulnar distal.

Referência: Motta Filho GR, Barros Filho TEP. Ortopedia e Traumatologia. 1. ed. Rio de Janeiro: Elsevier; 2017. Capítulo 7.4.5.

379. Resposta correta: *A*

As luxações metacarpofalangianas do polegar ocorrem, na maioria das vezes, por trauma em hiperextensão, levando ao deslocamento dorsal da falange proximal em relação à cabeça do primeiro metacarpo. Esse mecanismo provoca lesão da placa volar, da cápsula articular e, em graus variáveis, dos ligamentos colaterais.

A placa volar, estrutura fibrocartilaginosa que reforça a face palmar da articulação, é comumente lesada em sua inserção proximal e pode se interpor no espaço articular, impedindo a redução fechada da luxação. Em casos mais raros, o tendão do flexor longo do polegar também pode se interpor, mas a interposição da placa volar é o achado mais frequente.

Referência: Motta Filho GR, Barros Filho TEP. Ortopedia e Traumatologia. 1. ed. Rio de Janeiro: Elsevier; 2017. Capítulo 2.15.

380. Resposta correta: *B*

A classificação de Herbert é amplamente utilizada para categorizar as fraturas do escafoide de acordo com sua localização anatômica, estabilidade, tempo de evolução e presença de complicações, como a pseudoartrose. A divisão contempla fraturas agudas estáveis (tipo A), agudas instáveis (tipo B), retardo de consolidação (tipo C) e pseudoartroses (tipo D). A pseudoartrose com necrose avascular do polo proximal corresponde ao tipo D4 da classificação de Herbert. Essa condição representa um estágio avançado da não união, geralmente com esclerose óssea e perda da viabilidade vascular do fragmento proximal, o que dificulta a consolidação e piora o prognóstico funcional.

Referência: Motta Filho GR, Barros Filho TEP. Ortopedia e Traumatologia. 1. ed. Rio de Janeiro: Elsevier; 2017. Capítulo 2.20.

381. Resposta correta: *D*

A classificação de Palmer organiza as lesões da fibrocartilagem triangular (TFCC) em dois grandes grupos: classe 1 (traumáticas) e classe 2 (degenerativas), com subdivisões baseadas na localização e no tipo de lesão. Entre as lesões traumáticas, a classe 1D refere-se às avulsões radiais da TFCC, podendo estar associadas ou não à fratura da fossa sigmóidea do rádio distal. A presença de fratura marginal dessa região caracteriza especificamente a classe 1D com fratura associada. Essas lesões são relevantes por sua associação com instabilidade da articulação radioulnar distal (DRUJ), especialmente em pacientes jovens com fraturas do rádio distal. O diagnóstico preciso é fundamental, já que a persistência da instabilidade pode demandar fixação da DRUJ ou até reconstrução ligamentar em casos crônicos.

Referência: Azar FM, Beaty JH. Campbell's Operative Orthopaedics. 14. ed. Philadelphia: Elsevier; 2021. Capítulo 69.

382. Resposta correta: *A*

A síndrome do túnel do carpo (STC) é a neuropatia compressiva mais comum do membro superior, e o tratamento conservador pode ser eficaz em casos leves ou moderados. Segundo estudo de Kaplan, Glickel e Eaton, alguns fatores estão associados ao insucesso do tratamento não cirúrgico, entre eles idade > 50 anos, sintomas com duração > 10 meses, parestesias constantes, presença de tenossinovite estenosante dos flexores e teste de Phalen positivo em menos de 30 segundos. Assim, pacientes com idade < 50 anos, sintomas de menor duração e apresentação clínica menos grave tendem a ter maior chance de sucesso com medidas como órteses noturnas, modificação de atividades e infiltração local. Quando múltiplos fatores de mau prognóstico estão presentes, a taxa de sucesso do tratamento não cirúrgico diminui significativamente.

Referência: Azar FM, Beaty JH. Campbell's Operative Orthopaedics. 14. ed. Philadelphia: Elsevier; 2021. Capítulo 77.

383. Resposta correta: *D*

A deformidade de Madelung é uma alteração do crescimento do rádio distal, geralmente idiopática, caracterizada por encurvamento do rádio, subluxação dorsal da ulna e inclinação volar e ulnar da articulação radiocárpica. Em 1992, Vickers e Nielsen descreveram uma estrutura anatômica característica da condição, atualmente conhecida como ligamento de Vickers. Trata-se de uma faixa fibrosa espessada (com 5 a 7 mm), que se origina na região ulnovolar metafisária do rádio e se insere no semilunar e na fibrocartilagem triangular. Essa estrutura atravessa a fise distal do rádio e acredita-se que restrinja o crescimento normal dessa região contribuindo para a deformidade progressiva. Embora sua presença esteja fortemente associada à patogênese da deformidade, não se considera que seja a causa primária, já que não é observada ao nascimento. A identificação do ligamento de Vickers é relevante tanto para o diagnóstico quanto para a indicação de tratamento cirúrgico precoce, como a ressecção do ligamento associada à epifisiodese volar do rádio.

Referência: Herring JA. Tachdjian's Pediatric Orthopaedics. 6. ed. Philadelphia: Elsevier; 2022. Capítulo 12.

384. Resposta correta: *C*

A síndrome do nervo interósseo anterior é uma neuropatia motora pura, sem envolvimento sensitivo, que afeta os ramos profundos do nervo mediano. Essa condição cursa com fraqueza ou paralisia dos músculos por ele inervados: o flexor longo do polegar, o flexor profundo do indicador e o pronador quadrado. Clinicamente, o paciente apresenta dificuldade em realizar o gesto de formar um "O" com o polegar e o indicador, por não conseguir flexionar adequadamente a interfalângica do polegar e a distal do indicador. Ao tentar fazer o círculo, esses dedos permanecem estendidos, gerando o chamado sinal de bênção (ou sinal de Benediction na paralisia do interósseo anterior), fazendo uma espécie de pinça.

Referência: Motta Filho GR, Barros Filho TEP. Ortopedia e Traumatologia. 1. ed. Rio de Janeiro: Elsevier; 2017. Capítulo 7.2.

385. Resposta correta: *B*

A classificação de Sunderland organiza as lesões de nervos periféricos em cinco graus, conforme a gravidade da lesão e o nível estrutural acometido. Essa classificação amplia a proposta inicial de SEDDON (neurapraxia, axonotmese e neurotmese), proporcionando maior precisão prognóstica. No grau III de Sunderland, há lesão da fibra nervosa (axônio e endoneuro), mas preservação parcial do perineuro e do epineuro. Isso compromete a regeneração espontânea do nervo, pois, apesar de a continuidade externa do nervo estar preservada, a desorganização estrutural interna dificulta a reorientação axonal adequada. Segue a classificação:

- **Grau I:** corresponde à neurapraxia, com bloqueio funcional transitório, sem lesão anatômica.
- **Grau II:** lesão do axônio, com preservação das estruturas de suporte (endoneuro, perineuro, epineuro), o que permite regeneração.
- **Grau III:** lesão da fibra nervosa (axônio e endoneuro).
- **Grau IV:** há lesão até o perineuro.
- **Grau V:** perda completa da continuidade do nervo.

Referência: Motta Filho GR, Barros Filho TEP. Ortopedia e Traumatologia. 1. ed. Rio de Janeiro: Elsevier; 2017. Capítulo 7.8.1.

386. Resposta correta: *D*

A imagem fornecida (figura anatômica do *Atlas de Anatomia Humana* de Netter) destaca a posição anatômica do nervo mediano. Origina-se do plexo braquial, recebendo fibras dos fascículos lateral e medial.

- **Raiz lateral:** vem do fascículo lateral do plexo braquial, que por sua vez é formado pelas divisões anteriores dos troncos superior e médio (C5, C6 e C7).

- **Raiz medial:** vem do fascículo medial, que deriva da divisão anterior do tronco inferior (C8 e T1).

Essas duas raízes se unem anteriormente à artéria axilar, geralmente ao nível da parte inferior da axila, formando o nervo mediano propriamente dito.

Referência: Netter FH. Atlas de Anatomia Humana. 7. ed. Rio de Janeiro: Elsevier; 2019. Capítulo 7.

387. Resposta correta: *B*

A imagem mostra uma secção transversal do punho, com a seta apontando para um tendão situado lateralmente (radialmente) dentro do túnel do carpo, entre os tendões dos flexores superficiais e profundos dos dedos. Pela posição e anatomia, trata-se do tendão do músculo flexor longo do polegar.

Referência: Netter FH. Atlas de Anatomia Humana. 7. ed. Rio de Janeiro: Elsevier; 2019. Capítulo 7.

Seção 6 — Ombro e Cotovelo

388. Resposta correta: *D*

A questão aborda um procedimento cirúrgico para o tratamento da capsulite adesiva do ombro, especificamente a liberação artroscópica do intervalo dos rotadores, e o ganho de amplitude de movimento associado a essa técnica. A resposta correta é a rotação externa – essa informação é diretamente suportada pela referência abaixo, que detalha as abordagens cirúrgicas para diversas condições do ombro. Na seção *Shoulder contractures* [Contraturas do ombro], mais especificamente no *box* 52.4: *Guidelines for treatment of shoulder contractures* [Diretrizes para o tratamento de contraturas do ombro], há uma clara distinção dos ganhos de movimento esperados com diferentes tipos de liberações capsulares artroscópicas. No item 3 do *box*, está explícito: "3. Selective arthroscopic releases may accomplish the following gains in motion (Bennett):

Rotator interval: external r0otation; Inferior capsule: external rotation, flexion, internal rotation; Posterosuperior capsule: internal rotation" [Liberações artroscópicas seletivas podem proporcionar os seguintes ganhos de movimento (Bennett): Intervalo rotador: rotação externa; Cápsula inferior: rotação externa, flexão, rotação interna; Cápsula posterossuperior: rotação interna]. Esse trecho confirma que a liberação do intervalo dos rotadores (*rotator interval*) está associada ao ganho específico da rotação externa (*external rotation*).

Por que as demais opções estão incorretas?

- **A.** Abdução e **B.** Flexão anterior:
  Embora a liberação da cápsula inferior possa resultar em ganhos de flexão e rotação externa e interna, a liberação do intervalo dos rotadores, conforme o texto, não é primariamente associada ao ganho de abdução ou flexão anterior. Essas amplitudes são mais comumente afetadas e liberadas por meio de outras partes da cápsula.
- **C.** Rotação interna:
  É classicamente associada ao ganho de movimento após a liberação da cápsula posteroinferior (*posterosuperior capsule*), e não do intervalo dos rotadores, segundo o mesmo trecho da bibliografia. Portanto, a liberação artroscópica do intervalo dos rotadores tem como principal objetivo restaurar a rotação externa, movimento frequentemente bastante limitado na capsulite adesiva.

Referência: Azar FM, Canale ST, Beaty JH. Campbell's Operative Orthopaedics. 13. ed. Philadelphia: Saunders; 2017. Capítulo 52.

389. Resposta correta: *B*

A resposta correta é grande dorsal e nervo toracodorsal, detalhados na figura, que inclui a parede posterior da axila, com informação direta dessa relação anatômica: *latissimus dorsi muscle* [músculo grande dorsal], *thoracodorsal nerve* [nervo toracodorsal]. O nervo toracodorsal é o responsável pela inervação do músculo grande dorsal. Essa informação é consistente com a anatomia clássica do ombro e da cintura escapular.

Por que as demais opções estão incorretas?

- **A.** Redondo maior e nervo toracodorsal: o músculo redondo maior é inervado pelo nervo subescapular inferior, e não pelo nervo toracodorsal. Embora ambos os músculos (grande dorsal e redondo maior) ajam sinergicamente em alguns movimentos, suas inervações são distintas.
- **B.** Grande dorsal e nervo subescapular inferior: embora o nervo subescapular inferior inerve o músculo subescapular e, em algumas variações, parte do redondo maior, ele não é o nervo principal do grande dorsal. O nervo toracodorsal é específico do grande dorsal.
- **D.** Redondo maior e nervo subescapular inferior: essa opção está incorreta porque o gabarito aponta para o grande dorsal. No entanto, é importante notar que o redondo maior é inervado pelo nervo subescapular inferior, o que a torna uma opção anatomicamente plausível para o músculo, mas não para a questão em si, que se refere a uma imagem não fornecida.

Referência: Netter FH. Atlas de Anatomia Humana. 7. ed. Rio de Janeiro: Elsevier; 2019. Seção 7.

390. Resposta correta: *D*

A questão aborda a instabilidade do ombro, focando na relação entre o defeito de Hill-Sachs e o conceito de *glenoid track* para determinar a melhor abordagem cirúrgica. O gabarito indica que, quando a largura do defeito de Hill-Sachs é menor que o *glenoid track*, o reparo labral artroscópico é a cirurgia mais indicada, pois o risco de enganche é baixo. Essa informação é consistentemente apresentada na referência consultada, que discute em detalhes a patoanatomia e o tratamento da instabilidade do ombro. Na seção *Radiographic evaluation*, página 2.444, o conceito de *glenoid track* é citado: "Evaluation of the glenoid track, as described by Yamamoto et al., evaluates Hill-Sachs lesions based on both the location and size of the humeral head defect and the amount of glenoid bone loss. It has been shown to be highly predictive in a clinical setting. Metzger et al. found that lesions falling outside the track engaged more than 85% of the time. The examination is measured on MRI (Fig. 47.24) and is essential in determining appropriate surgical intervention for on-track versus off-track lesions" [A avaliação do *glenoid track*, conforme descrita por Yamamoto et al., analisa as lesões de Hill-Sachs com base tanto na localização e no tamanho do defeito da cabeça do úmero quanto na quantidade de perda óssea da glenoide. Demonstrou-se que esse método é altamente preditivo em ambiente clínico. Metzger et al. verificaram que as lesões que se encontram fora do *track* apresentavam impacto em mais de 85% dos casos. O exame é realizado por meio de ressonância magnética (Fig. 47.24) e é essencial para determinar a intervenção cirúrgica adequada em lesões *on-track* versus *off-track*]. O texto esclarece que, se o defeito de Hill-Sachs está "dentro do *track*" (*on-track lesion*), significa que o risco de enganche (*engagement*) com a borda da glenoide é baixo. Se o defeito está "fora do track" (*off-track lesion*), o risco de enganche é alto. Portanto, se a largura do defeito de Hill-Sachs é menor que o *glenoid track*, ele é considerado uma lesão *on-track*, indicando um baixo risco de enganche. Para lesões *on-track* (baixo risco de enganche), a abordagem primária visa estabilizar o complexo capsulolabral. A Tabela 47.6, na página 2.448 da mesma referência, que lista os tratamentos cirúrgicos preferidos, menciona o reparo labral artroscópico (*Bankart repair*) como a intervenção adequada para a instabilidade traumática. Intervenções mais agressivas, como o bloqueio ósseo (Latarjet), são geralmente reservadas para casos de perda óssea significativa da glenoide ou defeitos de Hill-Sachs muito grandes (que seriam *off-track* e, portanto, com alto risco de enganche), onde a simples reparação do *labrum* não seria suficiente para prevenir a recorrência.

Por que as demais opções estão incorretas?

- **A.** Bloqueio ósseo, pois o risco de enganche é alto: o bloqueio ósseo (*Latarjet*) é indicado para alto risco de enganche ou perda óssea glenoidal significativa, mas a premissa da questão é de baixo risco de enganche.
- **B.** Bloqueio ósseo, pois o risco de enganche é baixo: o bloqueio ósseo não é a cirurgia de primeira linha para baixo risco de enganche. Essa opção combina a cirurgia incorreta com a justificativa correta (baixo risco de enganche), tornando-a semanticamente errada para a situação.
- **C.** Reparo labral artroscópico, pois o risco de enganche é alto: embora o reparo labral artroscópico seja uma técnica válida, a justificativa do "alto risco de enganche" está incorreta, pois a condição de Hill-Sachs menor que o *glenoid track* indica baixo risco de enganche.

Referência: Azar FM, Beaty JH. Campbell's Operative Orthopaedics. 14. ed. Philadelphia: Elsevier; 2021. Capítulo 47.

391. Resposta correta: *C*

A questão aborda o tema da epicondilite lateral do cotovelo, popularmente conhecida como "cotovelo de tenista", e solicita o principal diagnóstico diferencial dessa condição. O gabarito indica a síndrome do músculo supinador. Na referência citada, o texto detalha os aspectos clínicos e diagnósticos, incluindo os diagnósticos diferenciais: "A síndrome do músculo supinador é o principal diagnóstico diferencial, e o local de dor é entre o epicôndilo e a arcada de Frohse, aproximadamente. Muitas vezes, a ENMG dinâmica é necessária para o esclarecimento diagnóstico". Esse trecho explicitamente nomeia a síndrome do músculo supinador como o principal diagnóstico diferencial, destacando a importância da eletroneuromiografia (ENMG) para diferenciar as duas condições, que podem ter sintomas semelhantes na região lateral do cotovelo. A dor na síndrome do supinador é causada pela compressão do nervo radial profundo (nervo interósseo posterior) pela arcada de Frohse, estrutura aponeurótica do músculo supinador.

Por que as demais opções estão incorretas?

- **A.** Artrose do cotovelo: embora a artrose possa causar dor no cotovelo, os sintomas e a localização da dor geralmente diferem da epicondilite lateral. A artrose envolve degeneração articular e pode estar associada a crepitação e limitação de movimento articular, mas não é considerada o principal diagnóstico diferencial da epicondilite lateral, que é uma tendinopatia.
- **B.** Instabilidade em varo: a instabilidade em varo do cotovelo refere-se a uma frouxidão ligamentar que permite um movimento excessivo em varo (lateral) da articulação. Os sintomas seriam de instabilidade e, possivelmente, dor em estresse em varo, mas a apresentação clínica não se sobrepõe tão diretamente à dor localizada na origem dos extensores como a síndrome do supinador.
- **D.** Osteocondrite dissecante do capitelo: essa condição afeta a cartilagem e o osso subcondral do capitelo (parte do úmero no cotovelo), comum em atletas jovens. Causa dor, estalidos e, às vezes, bloqueio articular. Embora possa ser um diagnóstico diferencial de dor no cotovelo, não é o principal para a epicondilite lateral, que está mais relacionada a uma tendinopatia. A osteocondrite dissecante é mencionada no texto como um dos "outros diagnósticos" a serem considerados, mas não como o principal.

Referência: Sizínio H, Barros Filho TEP, Xavier R, Pardini Júnior AG. Ortopedia e Traumatologia: Princípios e Prática. 5. ed. Porto Alegre: Artmed; 2017. Capítulo 4.

392. Resposta correta: *A*

A questão descreve as características típicas da artrogripose múltipla congênita (AMC) nos membros superiores, especificamente a posição do cotovelo, ombro e punho. O gabarito indica que, na AMC, o cotovelo está em extensão (informação já dada no enunciado), e o ombro está em rotação interna com o punho fletido. No parágrafo do texto referente à bibliografia, é mencionado: "The appearance of the neonate's upper extremities is similar to that found in brachial plexus palsy and spinal muscular atrophy (shoulders adducted and internally rotated, elbows extended, and the wrists flexed with ulnar deviation)". Analisando a citação: "shoulders adducted and internally rotated" [ombros aduzidos e rotados internamente] – o que corresponde à "rotação interna" do ombro na opção *A*. "Elbows extended" [cotovelos estendidos] – essa parte da descrição é consistente com a informação já fornecida no enunciado, confirmando a validade da fonte. "And the wrists flexed with ulnar deviation" [e os punhos fletidos com desvio ulnar] – o que corresponde ao "punho fletido" na opção *A*. Portanto, essa é a única que reproduz fielmente as características da deformidade do ombro e do punho na artrogripose múltipla congênita, conforme descrito na bibliografia.

Por que as demais opções estão incorretas? As demais apresentam combinações de rotação externa do ombro ou punho estendido, que não são as posições típicas descritas para a artrogripose múltipla congênita na bibliografia fornecida:

- **B.** Rotação externa e punho fletido: o ombro não está tipicamente em rotação externa.
- **C.** Rotação interna e punho estendido: o punho não está tipicamente estendido, mas sim fletido.
- **D.** Rotação externa e punho estendido: ambas as posições para ombro e punho estão em desacordo com a descrição típica.

Referência: Morrissy RT, Weinstein SL, editores. Lovell and Winter's Pediatric Orthopaedics. 7. ed. Philadelphia: Lippincott, Williams & Wilkins; 2013. Capítulo 8.

393. Resposta correta: *B*

A questão aborda a técnica cirúrgica para o reparo do ligamento colateral lateral (LCL) em luxações de cotovelo em adultos, questionando a posição ideal do cotovelo e do antebraço durante o procedimento. O gabarito aponta para a flexão de 90° do cotovelo e o antebraço em pronação. Na seção *ORIF of simple elbow dislocation: key surgical steps* [Passos-chave para a cirurgia de luxação simples de cotovelo], dentro do subtópico *Soft tissue repair* [reparo de tecidos moles] na página 2.325 da referência, é citado: "The LCL can be repaired using transosseous bone

tunnels or suture anchors (Fig. 39-4). 54. The sutures are tensioned while maintaining the forearm in pronation and the elbow at 90 degrees of flexion". Esse trecho estabelece a posição ideal para a tensão e o reparo do LCL, crucial para restaurar a estabilidade lateral do cotovelo após uma luxação. A pronação do antebraço, em particular, ajuda a tensionar o LCL e o complexo ligamentar posterolateral, minimizando o risco de subluxação rotatória posterolateral.
Por que as outras opções estão incorretas?

- **A.** 45° e o antebraço pronado: embora a pronação esteja correta, a flexão de 45° não é a posição de maior estabilidade e tensão para o reparo do LCL.
- **C.** 45° e o antebraço em neutro: ambas as posições, 45° de flexão e antebraço em neutro, não são as recomendadas para o reparo ideal do LCL.
- **D.** 90° e o antebraço em neutro: a flexão de 90° está correta, mas o antebraço em neutro não oferece a mesma vantagem de estabilização do complexo posterolateral que a pronação.

Referência: Torneta III P, Ricci WM, Ostrum RF, McQueen MM, McKee MD, Court-Brown CM, editores. Rockwood and Green's Fractures in Adults. 9. ed. Philadelphia: Wolters Kluwer; 2020. Capítulo 39.

394. Resposta correta: *B*

A questão trata da indicação da via de acesso de Bryan-Morrey com reflexão do tríceps braquial no contexto de fraturas da extremidade distal do úmero. O gabarito indica que essa via é indicada na substituição artroplástica total do cotovelo. A referência a seguir, na página 2.858, Tabela 57.6, onde encontramos *Surgical Approaches Used for Treatment of Fractures of the Distal Humerus* [Abordagens cirúrgicas utilizadas para tratamento de fraturas do úmero distal], lista a abordagem "Triceps-reflecting (Bryan-Morrey)", indicada para "Fractures requiring TER" [onde TER significa *total elbow replacement* – artroplastia total do cotovelo). A via de Bryan-Morrey é uma abordagem com reflexão do tríceps (*triceps-reflecting* ou *triceps-on*), que é preferida para a artroplastia total do cotovelo por elevar o tendão do tríceps em continuidade com o periósteo do olecrano e ulna proximal, evitando a secção ou separação do mecanismo extensor.
Por que as demais opções estão incorretas?

- **A.** Fixação de fratura coronal anterior do capítulo: embora essa fratura possa ser abordada por outras vias, a Bryan-Morrey não é a via de escolha primária para esse tipo específico de fratura.
- **C.** Presença de osteotomia prévia do olécrano: a osteotomia prévia do olecrano como contraindicação a algumas outras abordagens, mas não como uma indicação para a Bryan-Morrey. Pelo contrário, as

abordagens *triceps-reflecting* são frequentemente usadas para evitar ou quando há contraindicação à osteotomia do olécrano.

D. Presença de lesão prévia do tríceps braquial: uma lesão prévia do tríceps braquial (que envolve a reflexão do tríceps) provavelmente complicaria ou contraindicaria uma abordagem que requer a manipulação ou integridade dessa estrutura.

Referência: Azar FM, Canale ST, Beaty JH. Campbell's Operative Orthopaedics. 13. ed. Philadelphia: Saunders; 2017. Capítulo 57.

395. Resposta correta: *D*

A questão aborda o princípio biomecânico fundamental da artroplastia reversa de ombro, procedimento cirúrgico complexo utilizado principalmente em casos de artropatia do manguito rotador (*cuff tear arthropathy*) ou fraturas complexas do úmero proximal. O gabarito indica que o princípio biomecânico chave é a medialização do *offset* umeral e o abaixamento do centro de rotação da cabeça umeral. Essa informação é detalhada no texto da referência, na seção sobre artropatia do manguito rotador e tratamento especificamente no subtópico "Artroplastia", onde a prótese reversa é discutida: "O princípio biomecânico da prótese reversa está na medialização do *offset* umeral e no abaixamento do centro de rotação da cabeça umeral, aumentando o braço de alavanca do deltoide e estabilizando a articulação. Assim, capacita o deltoide a realizar a elevação do braço". A Figura 4.57 mencionada no texto ilustra visualmente como a medialização do *offset* e o abaixamento do centro de rotação aumentam o braço de alavanca do deltoide, melhorando sua eficácia para elevar o braço em um ombro com manguito rotador deficiente. Na artroplastia reversa, a esfera é fixada na glenoide (cavidade articular da escápula) e o copo é fixado no úmero, invertendo a anatomia normal e dependendo do deltoide para a função de elevação. Por que as demais opções estão incorretas?

A. Lateralização do *offset* umeral e a ascensão do centro de rotação da cabeça umeral: essa opção descreve o oposto do que ocorre na artroplastia reversa em termos de medialização/lateralização do *offset* e ascensão/abaixamento do centro de rotação. A ascensão do centro de rotação é uma característica da própria artropatia do manguito rotador não tratada, não um objetivo da prótese reversa.

B. Medialização do *offset* umeral e a ascensão do centro de rotação da cabeça umeral: embora a medialização do *offset* esteja correta, a ascensão do centro de rotação está incorreta, pois o objetivo é abaixá-lo para otimizar a função do deltoide.

C. Lateralização do *offset* umeral e o abaixamento do centro de rotação da cabeça umeral: essa opção está incorreta em relação à lateralização do *offset* umeral. A medialização é um componente-chave do *design* da prótese reversa.

Referência: Sizínio H, Barros Filho TEP, Xavier R, Pardini Júnior AG. Ortopedia e Traumatologia: Princípios e Prática. 5. ed. Porto Alegre: Artmed; 2017. Capítulo 4.

396. Resposta correta: *D*

A questão refere-se à distribuição da carga axial no cotovelo quando o membro está em extensão. O gabarito indica que a carga é distribuída com 40% na articulação umeroulnar e 60% na articulação radiocapitelar. Essa informação é encontrada na página 631 da referência: "With the elbow extended and axially loaded, approximately 40% of the stress is on the ulnohumeral joint, with 60% on the radiocapitellar joint" [Com o cotovelo estendido e carregado axialmente, aproximadamente 40% do estresse está na articulação ulnoumeral, com 60% na articulação radiocapitelar]. Esse trecho fornece a proporção exata da distribuição da carga axial entre as duas principais articulações do cotovelo (umeroulnar e radiocapitelar) quando o cotovelo está estendido e sob carga axial. A articulação radiocapitelar, formada pelo rádio e o capítulo do úmero, desempenha um papel mais significativo na transmissão de forças axiais nessa posição. Por que as demais opções estão incorretas?

A. Unicamente na articulação radiocapitelar: essa opção é incorreta porque a articulação umeroulnar também suporta uma parcela da carga.
B. Igualmente entre as articulações umeroulnar e radiocapitelar: a distribuição não é igual, havendo uma predominância na articulação radiocapitelar.
C. 60% na articulação umeroulnar e 40% na articulação radiocapitelar: essa opção inverte as porcentagens corretas, atribuindo a maior carga à articulação umeroulnar, o que é impreciso para a extensão do cotovelo.

Referência: Azar FM, Beaty JH. Campbell's Operative Orthopaedics. 14. ed. Philadelphia: Elsevier; 2021. Capítulo 12.

397. Resposta correta: *B*

Na referência fornecida (placa 422), o músculo redondo maior (*teres major muscle*) é claramente identificado na parede posterior da axila. Sua localização é inferior ao redondo menor e infraespinal, e superior ao grande dorsal. A cabeça longa do tríceps braquial (*triceps brachii muscle, long head*), também demonstrada na mesma imagem, é distintiva por sua origem no tubérculo infraglenoidal da escápula, o que a torna a única das três cabeças do tríceps a cruzar a articulação do ombro. Esses dois músculos, o redondo maior e a cabeça longa do tríceps braquial, são vizinhos anatômicos na região posterior do ombro e braço proximal, frequentemente vistos juntos em dissecações ou imagens. O redondo maior atua na adução, extensão e rotação interna do braço, enquanto a cabeça longa do tríceps, além de estender o cotovelo, auxilia na extensão e adução do ombro.

Por que as demais opções estão incorretas?

- **A.** Grande dorsal e cabeça longa do tríceps braquial: embora o grande dorsal esteja próximo ao redondo maior e a cabeça longa do tríceps esteja correta, o grande dorsal (*latissimus dorsi*) e o redondo maior (*teres major*) são músculos distintos.
- **C.** Redondo maior e cabeça medial do tríceps braquial: o músculo redondo maior está correto, mas a cabeça medial do tríceps braquial (*medial head of triceps brachii muscle*) se localiza mais profunda e distalmente no braço em comparação com a cabeça longa, e sua visibilidade externa em certas projeções pode ser diferente.
- **D.** Grande dorsal e cabeça medial do tríceps braquial: essa opção está incorreta tanto em relação ao grande dorsal (comparado ao redondo maior) quanto à cabeça medial do tríceps (comparada à cabeça longa).

Referência: Netter FH. Atlas de Anatomia Humana. 7. ed. Rio de Janeiro: Elsevier; 2019. Seção 7.

398. Resposta correta: *D*

A lesão tipo PASTA (*partial articular-surface tear*) ocorre em consequência do impacto interno do ombro, quando existe um contato da porção profunda do manguito rotador com a parte posterossuperior da glenoide, especialmente na posição em que o braço se encontra abduzido, estendido e rodado externamente, na *arm cocking phase* do arremesso. Um estudo determinou que o aumento da frouxidão capsular anterior aumentou significativamente a abdução horizontal e a pressão de contato na articulação glenoumeral, resultando em compressão dos tendões supraespinal e infraespinal e do lábio posterossuperior entre a tuberosidade maior e a glenoide. Em contraste, outro estudo com cadáveres constatou que o encurtamento capsular posteroinferior causou o impacto interno do ombro na rotação externa máxima.

Referência: Azar FM, Beaty JH. Campbell's Operative Orthopaedics. 14. ed. Philadelphia: Elsevier; 2021. Capítulo 46. p. 2387.

399. Resposta correta: *C*

O teste de apreensão anterior é realizado com o ombro em 90° de abdução e o cotovelo em 90° de flexão, com uma leve força de rotação externa aplicada à extremidade enquanto o estresse anterior é aplicado ao úmero. Isso geralmente produz uma reação de apreensão em um paciente com instabilidade anterior.

A positividade desse teste em baixas amplitudes de movimento (< 90° de abdução) sugere perda óssea da glenoide ou do úmero.

Referência: Azar FM, Beaty JH. Campbell's Operative Orthopaedics. 14. ed. Philadelphia: Elsevier; 2021. Capítulo 47. p. 2443.

400. Resposta correta: *A*

A imagem da radiografia na incidência perfil de cotovelo, demonstra a subluxação do olecrano e cabeça do rádio com o úmero. Conhecido por "Drop Sign", é um achado clinico e radiológico que indica a insuficiência do ligamento colateral lateral ulnar (LCLU) e, portanto , instabilidade posterolateral do cotovelo. O LCLU é o principal estabilizador contra a rotação posterolateral. Quando está insuficiente, o rádio e a ulna rodam externamente e subluxam posteriormente em relação ao úmero. O teste é realizado com o paciente em decúbito dorsal, com o ombro abduzido e o cotovelo fletido a 90º. O examinador segura o braço e deixa o antebraço cair em extensão sob o próprio peso, mantendo o punho neutro. Observa-se o posicionamento do olécrano em relação à tróclea na incidência radiográfica de perfil do cotovelo ou clinicamente. Quando positivo, o cotovelo permanece subluxado, denotando lesão do ligamento colateral lateral ulnar. É um achado frequente após luxações complexas do cotovelo.

Referência: Motta Filho GR, Barros Filho TEP. Ortopedia e Traumatologia. 1. ed. Rio de Janeiro: Elsevier; 2017. Capítulo 6.3.

401. Resposta correta: *C*

A ossificação heterotópica do cotovelo continua sendo um problema desafiador, visto mais comumente em associação a traumas, queimaduras e lesões neurológicas. Embora o mecanismo preciso em nível histológico ainda não tenha sido esclarecido, uma interação complexa de fatores resulta na conversão de células progenitoras em células osteogênicas com subsequente formação óssea. O caráter e a localização da ossificação heterotópica tendem a variar com a patologia associada; na de origem neurogênica, caracteriza-se por ocorrer com mais frequência anteriormente nos músculos flexores ou posteriormente nos extensores, com tendência a ocorrer dentro do músculo e seguir um plano único.

Referência: Azar FM, Beaty JH. Campbell's Operative Orthopaedics. 14. ed. Philadelphia: Elsevier; 2021. Capítulo 46. p. 2416-8.

402. Resposta correta: *A*

Sequência adequada para abordagem:

- Exame fluoroscópico do cotovelo sob anestesia.
- Abordagem cirúrgica lateral do cotovelo por meio da linha média posterior ou incisão lateral da pele.

- Abordagem de Kocher profunda.
- Fixar o coronoide pela abordagem cirúrgica lateral, se possível, usando parafusos de posterior para anterior se fragmento maior ou fixação por sutura da cápsula anterior se fragmento(s) menor(es).
- Fixar ou substituir a cabeça radial.
- Reparar o ligamento colateral lateral (LCL) e os músculos extensores comuns usando suturas transósseas ou âncoras de sutura.
- Reavaliar a estabilidade do cotovelo usando fluoroscopia.
- Realizar abordagem cirúrgica medial se não for possível corrigir a fratura do coronoide pela abordagem cirúrgica lateral ou se houver instabilidade residual após o reparo do coronoide, cabeça radial e LCL.
- Usar abordagem do assoalho do nervo ulnar para acessar o coronoide e o ligamento colateral medial (LCM).
- Realizar liberação *in situ* ou transpor o nervo ulnar.
- Fixar o coronoide com parafusos de posterior para anterior ou placa de suporte.
- Reparar o LCM e os músculos flexores comuns usando suturas transósseas ou âncoras de sutura.
- Reavaliar a estabilidade do cotovelo usando fluoroscopia.
- Se o cotovelo ainda estiver instável, aplicar fixador externo ou placa de ponte temporária

Referência: Torneta III P, Ricci WM, Ostrum RF, McQueen MM, McKee MD, Court-Brown CM, editores. Rockwood and Green's Fractures in Adults. 9. ed. Philadelphia: Wolters Kluwer; 2020. Capítulo 39. p. 2356.

403. Resposta correta: *C*

A força máxima de flexão do cotovelo ocorre a 90°. Uma força três vezes maior que o peso corporal pode ser desenvolvida na articulação do cotovelo durante esse movimento forçado.

Referência: Azar FM, Beaty JH. Campbell's Operative Orthopaedics. 14. ed. Philadelphia: Elsevier; 2021. Capítulo 12. p. 631.

404. Resposta correta: *A*

Após a redução, o cotovelo deve ser imobilizado por até no máximo 2 semanas, com o antebraço em pronação; após esse período, exercícios ativos devem ser iniciados sob supervisão. Se, após a redução, o cotovelo permanecer instável, testa-se a estabilidade com o antebraço em pronação e em supinação. Haverá estabilidade em pronação na maioria dos casos em virtude da maior frequência da luxação posterolateral.

Referência: Motta Filho GR, Barros Filho TEP. Ortopedia e Traumatologia. 1. ed. Rio de Janeiro: Elsevier; 2017. Capítulo 2.23.

405. Resposta correta: *D*

Para luxação posterior recorrente associada a uma grande lesão de Hill-Sachs anteromedial, McLaughlin descreveu a transferência do tendão do subescapular para o defeito. Neer e Foster descreveram posteriormente a transferência do subescapular com a tuberosidade menor para o defeito e a fixação com um parafuso ósseo. Em uma rara lesão de Hill-Sachs reversa com envolvimento de 20% a 25% da superfície articular, a transferência do subescapular com a tuberosidade inserida no defeito demonstrou produzir resultados satisfatórios em defeitos de tamanho moderado; além disso, enxertos alogênicos em relatos de casos envolvendo lesões maiores apresentaram resultados satisfatórios.

Referência: Azar FM, Beaty JH. Campbell's Operative Orthopaedics. 14. ed. Philadelphia: Elsevier; 2021. Capítulo 47. p. 2461.

406. Resposta correta: *A*

A abordagem de Kocher é preferível para permitir o reparo do ligamento colateral lateral, que normalmente é arrancado do epicôndilo lateral em lesões da tríade terrível.

Referência: Torneta III P, Ricci WM, Ostrum RF, McQueen MM, McKee MD, Court-Brown CM, editores. Rockwood and Green's Fractures in Adults. 9. ed. Philadelphia: Wolters Kluwer; 2020. Capítulo 39. p. 2355.

407. Resposta correta: *C*

A tuberculose óssea em geral ocorre em locais onde a infecção primária já se estabeleceu, como os pulmões, e a disseminação hematogênica pode levar à infecção de articulações ou áreas ósseas adjacentes, com o olécrano sendo o local mais acometido pela tuberculose óssea no cotovelo. Por conta de sua localização anatômica, o olécrano está mais exposto e é mais suscetível a traumas e estresse mecânico, o que pode facilitar a inoculação de infecções, incluindo a tuberculose. Outro fator predisponente é a irrigação sanguínea do olécrano e sua relação com os vasos linfáticos, que podem favorecer a colonização do *Mycobacterium tuberculosis*, especialmente em indivíduos imunocomprometidos ou com predisposição a infecções.

Referência: Azar FM, Beaty JH. Campbell's Operative Orthopaedics. 14. ed. Philadelphia: Elsevier; 2021. Capítulo 23.

408. Resposta correta: *B*

A estabilidade das fraturas do colo da glenoide depende da integridade dos ligamentos coracoclaviculares (CC) e acromioclaviculares (CA) e do coracoide. Se todas as três estruturas estiverem intactas, a fratura é estável. Se apenas o ligamento CA estiver rompido, o fragmento glenoidal é deslocado para a frente e a fratura se torna rotacionalmente instável. O espaço CC é normal, pois o ligamento CC está intacto. Se ambos os ligamentos estiverem rompidos, o fragmento glenoide é deslocado pela tração dos músculos ligados ao coracoide, para a frente, distal e medialmente. O espaço CC se alarga, a relação entre o acrômio e o coracoide fica comprometida, e a fratura se torna totalmente instável.

Referência: Waters PM, Skaggs DL, Flynn JM. Rockwood and Wilkins' Fractures in Children. 9. ed. Philadelphia: Lippincott, Williams & Wilkins; 2019. Capítulo 32.

409. Resposta correta: *D*

A osteonecrose pode ocorrer em uma ou ambas as tuberosidades após a fratura, independentemente da viabilidade da cabeça do úmero. A reabsorção, a esclerose e o colapso podem ser observados após a fratura da tuberosidade maior (*disappearing tuberosity*) e podem ocorrer na tuberosidade menor. Pode ocorrer após qualquer fratura envolvendo as tuberosidades e seguir tratamento não operatório, fixação interna ou artroplastia. Essa complicação é previsível, pois, até que uma tuberosidade fraturada consolide, ela recebe suprimento sanguíneo apenas por meio de vasos periosteais residuais e de suas fixações com o manguito rotador, relativamente avasculares em pacientes idosos. O paciente, em geral, apresenta uma perda de função debilitante, com sinais clínicos de fraqueza e disfunção do manguito rotador. Uma vez que a fixação do manguito rotador posterossuperior é perdida, a única solução é uma artroplastia reversa para a perda de elevação ativa, uma transferência do trapézio inferior para a perda de rotação externa, ou uma transferência combinada de artroplastia reversa e grande dorsal para a perda combinada de elevação e rotação externa.

Referência: Torneta III P, Ricci WM, Ostrum RF, McQueen MM, McKee MD, Court-Brown CM, editores. Rockwood and Green's Fractures in Adults. 9. ed. Philadelphia: Wolters Kluwer; 2020. Capítulo 35.

410. Resposta correta: *C*

A presença de anquilose no ombro pode comprometer a capacidade do paciente de fazer movimentos funcionais após a cirurgia do cotovelo. A mobilização do cotovelo, especialmente após a artroplastia, requer a coordenação adequada entre as articulações do ombro e do cotovelo. Portanto, a falta de mobilidade no ombro pode limitar a capacidade funcional do paciente e resultar em insatisfação com o resultado cirúrgico. As demais opções disponíveis (lesão ligamentar lateral, lesão ligamentar medial e grande perda óssea do úmero) podem ser desafiadoras e exigir uma abordagem cirúrgica cuidadosa ou o uso de técnicas reconstrutivas, mas não são consideradas contraindicações absolutas para a artroplastia do cotovelo, desde que sejam gerenciadas adequadamente durante a operação.

Referência: Azar FM, Beaty JH. Campbell's Operative Orthopaedics. 14. ed. Philadelphia: Elsevier; 2021. Capítulo 12.

411. Resposta correta: *C*

O sinal da vírgula representa uma ruptura completa do subescapular superior e das fibras insercionais dos ligamentos glenoumeral e coracoumeral superiores, retraídas medial e inferiormente. O sinal da vírgula (*comma sign*) se caracteriza por uma mudança na aparência do tendão subescapular, que pode ser visualizada como uma dobra ou um aspecto que se assemelha a uma vírgula, sugerindo a retração do tendão lesionado.

Referência: Azar FM, Beaty JH. Campbell's Operative Orthopaedics. 14. ed. Philadelphia: Elsevier; 2021. Capítulo 52.

412. Resposta correta: *D*

Na artroplastia reversa, o centro de rotação é deslocado para uma posição inferior e medial em comparação à articulação normal do ombro. A localização inferior e medial do centro de rotação permite que a alavanca do músculo deltoide atue de maneira mais eficiente, aumentando a capacidade de elevação, e melhora a função do ombro em pacientes, especialmente aqueles que apresentam insuficiência do manguito rotador.

Referência: Azar FM, Beaty JH. Campbell's Operative Orthopaedics. 14. ed. Philadelphia: Elsevier; 2021. Capítulo 12.

413. Resposta correta: *A*

Na avaliação de lesões SLAP (que afetam a região superior da glenoide e o lábio glenoidal, junto à injeção da porção longa do bíceps), a combinação da positividade do teste de O'Brien e a hipotrofia do músculo infraespinal pode servir de indicador para a suspeita de cistos gangliônicos, causados por mecanismo valvular. A presença de cistos nessa região pode levar à compressão do nervo supraescapular e causar hipotrofia isolada ou combinadas do supraespinal e infraespinal, dependendo da localização do cisto e compressão.

Referência: Azar FM, Beaty JH. Campbell's Operative Orthopaedics. 14. ed. Philadelphia: Elsevier; 2021. Capítulo 52.

414. Resposta correta: *A*

Para a função do cotovelo ser considerada adequada, é preciso haver uma amplitude de movimento funcional de 30° a 130° para flexão e extensão e de 50° de pronação e 50° de supinação. Isso proporciona a capacidade necessária para muitas atividades cotidianas, como comer, vestir-se e realizar tarefas que exigem manipulação de objetos. A perda de movimento fora desse intervalo pode dificultar a execução de tarefas diárias.

Referência: Azar FM, Beaty JH. Campbell's Operative Orthopaedics. 14. ed. Philadelphia: Elsevier; 2021. Capítulo 46.

415. Resposta correta: *C*

A classificação de O'Driscoll para fraturas do coronoide inclui: tipo I, fraturas da ponta; tipo II, fraturas que envolvem a faceta anteromedial; tipo III, fraturas basais. As fraturas do tipo I estão mais comumente associadas a fraturas-deslocamentos do triângulo terrível, as do tipo II estão associadas à instabilidade rotatória posteromedial em varo, e as do tipo III estão associadas a fraturas-deslocamentos do olécrano e do úmero proximal. O'Driscoll et al. descreveram três subtipos de fraturas anteromediais do coronoide. O subtipo I envolve apenas a borda anteromedial, o subtipo II envolve a borda e a ponta, e o subtipo III envolve a borda e o tubérculo sublime, com ou sem envolvimento da ponta.

Referência: Torneta III P, Ricci WM, Ostrum RF, McQueen MM, McKee MD, Court-Brown CM, editores. Rockwood and Green's Fractures in Adults. 9. ed. Philadelphia: Wolters Kluwer; 2020. Capítulo 39.

416. Resposta correta: *A*

Dois tipos de "deformidade em cauda de peixe" do úmero distal podem ocorrer. O primeiro é mais comum e se apresenta como cunha de ângulo agudo. Acredita-se que esse tipo de malformação seja causado pela persistência de uma lacuna entre o centro de ossificação da fise condilar lateral e a ossificação medial da tróclea. Por conta dessa lacuna, a crista lateral da tróclea pode estar subdesenvolvida, o que pode representar uma pequena "barra óssea" na fise umeral distal. Assim, isso pode ser um problema tanto de mau união articular quanto de leve distúrbio do crescimento. O segundo tipo de deformidade em cauda de peixe apresenta uma curva mais suave e gradual. Acredita-se que esteja associado à osteonecrose ou a uma parada de crescimento maior na parte lateral da crista medial da tróclea.

Referência: Waters PM, Skaggs DL, Flynn JM. Rockwood and Wilkins' Fractures in Children. 9. ed. Philadelphia: Lippincott, Williams & Wilkins; 2019. Capítulo 16.

417. Resposta correta: *D*

Durante a tenodese subpeitoral, após a exposição por via deltopeitoral e identificação do tendão da cabeça longa do bíceps:

- O local de fixação é inferior ao tendão do peitoral maior, na goteira bicipital.

- Para acessar a região e preparar a tenodese, deve-se afastar medialmente o músculo coracobraquial e a cabeça curta do bíceps.
- Esses dois músculos compartilham origem no processo coracoide e envolvem intimamente o nervo musculocutâneo, que perfura o coracobraquial cerca de 5 a 8 cm distalmente ao processo coracoide.

Portanto, a manipulação descuidada dessas estruturas pode resultar em lesão do nervo musculocutâneo, com impacto funcional importante (especialmente perda de flexão do cotovelo e parestesia no antebraço lateral).

Referência: Azar FM, Beaty JH. Campbell's Operative Orthopaedics. 14. ed. Philadelphia: Elsevier; 2021. Capítulo 48.

418. Resposta correta: *D*

O procedimento de Latarjet envolve a transferência do processo coracoide com o tendão conjunto para a borda anteroinferior da glenoide, promovendo um efeito de bloqueio dinâmico contra a translação anterior da cabeça do úmero. Durante esse procedimento, dois nervos estão particularmente em risco:

1. **Nervo musculocutâneo:** corre medialmente ao tendão conjunto e pode ser lesado durante a dissecção medial da coracoide ou na mobilização do bloco ósseo com seu tendão.
2. **Nervo axilar:** corre inferiormente à cápsula articular, ao redor do colo cirúrgico do úmero, e está em risco sobretudo durante a perfuração da glenoide e a colocação dos parafusos para fixação do enxerto. Também pode ser comprometido por retrações excessivas ou dissecção agressiva na região inferior da cápsula. Deve ser protegido por afastadores específicos que afastam inferiormente o subescapular e protegem o nervo axilar.

Referência: Torneta III P, Ricci WM, Ostrum RF, McQueen MM, McKee MD, Court-Brown CM, editores. Rockwood and Green's Fractures in Adults. 9. ed. Philadelphia: Wolters Kluwer; 2020. Capítulo 34.

419. Resposta correta: *A*

A instabilidade rotatória posteromedial é um padrão específico de lesão traumática do cotovelo, associado a fraturas do processo coronoide (geralmente a crista anteromedial) e lesão do ligamento colateral ulnar. O mecanismo de lesão ocorre com a aplicação de uma força axial associada a pronação do antebraço e estresse em varo.

Referência: Torneta III P, Ricci WM, Ostrum RF, McQueen MM, McKee MD, Court-Brown CM, editores. Rockwood and Green's Fractures in Adults. 9. ed. Philadelphia: Wolters Kluwer; 2020. Capítulo 39.

420. Resposta correta: *B*

O *offset* umeral lateral refere-se à distância lateral da haste umeral até o centro de rotação da cabeça umeral. Esse parâmetro é fundamental para manter o braço de alavanca biomecânico adequado do manguito rotador, especialmente do músculo deltoide e dos músculos do manguito. Quando ocorre uma redução do *offset* lateral, ou seja, quando a cabeça protética é colocada mais medialmente que o normal, o centro de rotação da articulação fica mais medializado. Isso leva à diminuição do braço de alavanca dos tendões do manguito rotador e do deltoide e resulta em fraqueza na abdução, dor e disfunção pós-operatória.

Referência: Azar FM, Beaty JH. Campbell's Operative Orthopaedics. 14. ed. Philadelphia: Elsevier; 2021. Capítulo 12.

421. Resposta correta: *D*

O teste da compressão, ou *biceps squeeze test*, é feito com o cotovelo flexionado entre 60° e 80°, porque essa posição coloca o tendão distal em tensão ideal. Ela facilita a observação do movimento de supinação passiva do antebraço quando o ventre muscular é comprimido. Se não houver movimento, presume-se ruptura completa.

Referência: Azar FM, Beaty JH. Campbell's Operative Orthopaedics. 14. ed. Philadelphia: Elsevier; 2021. Capítulo 48.

422. Resposta correta: *B*

A tendinopatia calcária é uma condição caracterizada por depósitos de hidroxiapatita nos tendões do manguito rotador. O tendão mais acometido é o supraespinal. A localização típica dos depósitos é cerca de 1,5 a 2 cm mediais à inserção tendinosa na tuberosidade maior do úmero, região conhecida como "zona crítica", por apresentar menor vascularização.

Referência: Azar FM, Beaty JH. Campbell's Operative Orthopaedics. 14. ed. Philadelphia: Elsevier; 2021. Capítulo 46.

423. Resposta correta: *C*

A dissociação escapulotorácica é uma lesão rara e grave do complexo do ombro, geralmente associada a trauma de alta energia, caracterizada por separação lateral da escápula da caixa torácica, lesões musculoesqueléticas severas e frequente comprometimento neurovascular. A classificação de Zelle (2004) estratifica a gravidade com base nas estruturas comprometidas:

- **Tipo I** – Lesão musculoesquelética isolada.
- **Tipo II** – Lesão musculoesquelética + outro componente:
  - **IIA** – + lesão vascular.
  - **IIB** – + lesão neurológica incompleta.

- **Tipo III** – Lesão musculoesquelética + vascular + neurológica:
  - **IIIA** – lesão neurológica incompleta.
- **IIIB** – lesão neurológica completa.

Assim, a alternativa C está correta ao identificar o tipo 2B como caracterizado por lesão musculoesquelética associada à lesão neurológica incompleta.

Referência: Torneta III P, Ricci WM, Ostrum RF, McQueen MM, McKee MD, Court-Brown CM, editores. Rockwood and Green's Fractures in Adults. 9. ed. Philadelphia: Wolters Kluwer; 2020. Capítulo 32.

424. Resposta correta: *C*

Os pacientes frequentemente apresentam massa óssea assimétrica, indolor, na base do pescoço, com movimento glenoumeral normal e movimento escapulotorácico severamente restrito. A abdução do ombro é limitada por três fatores:

1. A fixação da escápula, resultante tanto da anatomia anormal como da presença de um osso omovertebral, restringe o movimento sincrônico normal de abdução glenoumeral e escapulotorácica na proporção de 2:1.
2. O polo inferior da escápula hipoplásica está rotado medialmente, com a glenoide voltada para baixo (caudalmente).
3. Músculos escapulares fracos ou ausentes fornecem força insuficiente para a abdução do ombro.

Referência: Herring JA. Tachdjian's pediatric orthopaedics. 6. ed. Philadelphia: Elsevier; 2022. Capítulo 12.

425. Resposta correta: *B*

Em casos de lesões irreparáveis anterossuperiores do manguito rotador (particularmente do subescapular e/ou do supraespinal), a transferência tendinosa pode restaurar a função e equilíbrio muscular da articulação glenoumeral. Tendão de escolha:

- O músculo peitoral maior é o enxerto mais comumente utilizado para substituir a função do subescapular, por conta de sua direção de tração semelhante e fácil acesso cirúrgico.
- A técnica em geral envolve a transferência do peitoral maior (ou parte dele) para a borda superior do úmero, promovendo rotação interna ativa e estabilidade anterior.

Por que as demais alternativas estão incorretas?

- **A.** Grande dorsal: indicado nas lesões posterossuperiores (infraespinal e redondo menor), não para lesões anterossuperiores.
- **C.** Redondo maior: tem uso experimental, mas não é enxerto de escolha.

D. Tendão conjunto: não é utilizado em transferências para o manguito rotador.

Referência: Azar FM, Beaty JH. Campbell's Operative Orthopaedics. 14. ed. Philadelphia: Elsevier; 2021. Capítulo 46.

426. Resposta correta: *D*

A linha do equador da glenoide, traçada entre as posições de 3 e 9 horas, divide a articulação glenoumeral. Lesões acima do equador da glenoide são frequentemente associadas a doenças do manguito rotador ou do tendão do bíceps. Lesões localizadas abaixo do equador são fortemente sugestivas de instabilidade do ombro.

Referência: Azar FM, Beaty JH. Campbell's Operative Orthopaedics. 14. ed. Philadelphia: Elsevier; 2021. Capítulo 52.

427. Resposta correta: *A*

Na fratura desviada da diáfise da clavícula, o comportamento dos fragmentos ósseos dependerá da ação muscular inserida nos fragmentos. O fragmento lateral se desvia no sentido anterior associado à translação inferior pela ação dos músculos peitoral maior e deltoide.

Referência: Torneta III P, Ricci WM, Ostrum RF, McQueen MM, McKee MD, Court-Brown CM, editores. Rockwood and Green's Fractures in Adults. 9. ed. Philadelphia: Wolters Kluwer; 2020. Capítulo 33.

428. Resposta correta: *C*

A epicondilite lateral do cotovelo é mais frequente em adultos de idade intermediária, entre 35 e 55 anos, que realizam movimentos repetitivos de extensão e supinação do punho e do antebraço, não atletas, envolvidos em atividades ocupacionais repetitivas.

Referência: Motta Filho GR, Barros Filho TEP. Ortopedia e Traumatologia. 1. ed. Rio de Janeiro: Elsevier; 2017. Capítulo 6.2.

429. Resposta correta: *B*

A incidência radiográfica de Heinig é uma técnica para a visualização da articulação esternoclavicular no plano sagital, isto é, em perfil. Deve ser utilizada para o diagnóstico de luxações esternoclaviculares. Para a sua realização, posiciona-se o paciente em decúbito dorsal sobre a mesa de exame, e o feixe de raio X é posicionado ao lado do paciente, angulado entre 45° e 60° em direção à articulação. A incidência de Garth é empregada na avaliação da articulação acromioclavicular com uma inclinação cranial de 20°, o paciente em ortostase ou sentado. Já a incidência de Hobbs, apesar de ser utilizada para a avaliação da articulação esternoclavicular, é feita com uma inclinação cranial de 40° do raio, dissociando os arcos costais dessa articulação. Da mesma forma, a incidência de *serendipity* avalia a articulação esternoclavicular, mas com o paciente em decúbito dorsal com os raios em inclinação cranial de 40° a 60°, centrado na articulação.

Referência: Torneta III P, Ricci WM, Ostrum RF, McQueen MM, McKee MD, Court-Brown CM, editores. Rockwood and Green's Fractures in Adults. 9. ed. Philadelphia: Wolters Kluwer; 2020. Capítulo 31.

430. Resposta correta: *C*

A classificação de O'Driscoll para as fraturas do processo coronoide da ulna é baseada em achados tomográficos (TC) e busca superar a limitação da classificação de Regan e Morrey, que apenas considera o tamanho do fragmento visto em radiografias no plano sagital. A classificação descrita por O'Driscoll valoriza a localização anatômica do fragmento, porque cada região do processo coronoide contribui de maneira distinta para a estabilidade do cotovelo. Ela é dividida em três tipos:

- O tipo I acomete a ponta do processo coronoide, em geral em um fragmento pequeno, associado a luxação posterior do cotovelo, e pode comprometer a estabilidade anterior, mas sem comprometimento da faceta anteromedial.
- O tipo II inclui a fratura da faceta anteromedial do coronoide, dividida em IIa, com envolvimento limitado da faceta, IIb, que acomete tanto a faceta anteromedial quanto o tubérculo sublime, e IIc, com extensão incluindo a faceta anteromedial e parte da base do processo coronoide.
- O tipo III acomete a base do processo coronoide, e geralmente é um fragmento grande, associado a fraturas-luxações complexas, com instabilidade grosseira da articulação.

Referência: Torneta III P, Ricci WM, Ostrum RF, McQueen MM, McKee MD, Court-Brown CM, editores. Rockwood and Green's Fractures in Adults. 9. ed. Philadelphia: Wolters Kluwer; 2020. Capítulo 41.

431. Resposta correta: *B*

A pseudoartrose congênita da clavícula é uma condição rara e clássica da ortopedia pediátrica, que ocorre mais frequentemente à direita, no terço médio, próximo à junção com o terço lateral.

Referência: Morrissy RT, Weinstein SL, editores. Lovell and Winter's Pediatric Orthopaedics. 7. ed. Philadelphia: Lippincott, Williams & Wilkins; 2013. p. 300-1.

432. Resposta correta: *A*

Na lesão SLAP aguda, o achado artroscópico sugestivo de lesão do complexo bíceps-labral é a presença de hemorragia no lábio superior da glenoide. Demais opções: laceração do tendão do bíceps e deslocamento de 3 mm com a tração do tendão do bíceps são sinais de acometimento do complexo, porém não caracterizam a fase aguda da doença, estando presentes frequentemente nas lesões crônicas. A ausência de tecido de granulação na inserção do tendão do bíceps demonstra a baixa capacidade do *labrum* posterossuperior em cicatrizar, mas não é um achado frequente nas lesões SLAP agudas.

Referência: Azar FM, Canale ST, Beaty JH. Campbell's Operative Orthopaedics. 13. ed. Philadelphia: Saunders; 2017. p. 2577.

433. Resposta correta: *A*

Em luxações traumáticas agudas glenoumerais (em geral anteroinferiores, que representam ~95% das luxações), as estruturas neurovasculares mais acometidas são o nervo axilar e a artéria axilar. O nervo axilar encontra-se localizado ao nível do colo cirúrgico e, por meio de tração ou compressão, pode ser acometido. A lesão da artéria axilar associada à luxação traumática anterior do ombro é a lesão vascular mais comum, apesar de ser rara, e ocorre por compressão ou laceração pelo colo cirúrgico do úmero deslocado.

Referência: Court-Brown CM, Heckman JD, McQueen MM, Ricci WM, Tornetta III P, McKee MD, editores. Rockwood and Green's Fractures in Adults. 8. ed. Philadelphia: Wolters Kluwer; 2015. p. 1515.

434. Resposta correta: *D*

A artroplastia reversa do ombro é uma opção de tratamento para as lesões irreparáveis do manguito rotador associadas ou não a artropatia do ombro, em pacientes que apresentam pseudoparalisia de elevação anterior. Seus princípios mecânicos se baseiam na medialização e distalização do centro de rotação articular por meio da inversão da relação anatômica glenoumeral, aumentando o momento de força do músculo deltoide.

Referência: Sizínio H, Barros Filho TEP, Xavier R, Pardini Júnior AG. Ortopedia e Traumatologia: Princípios e Prática. 5. ed. Porto Alegre: Artmed; 2017. p. 341.

435. Resposta correta: *B*

A artrose primária do cotovelo costuma se iniciar na articulação capitulorradial. Esse predomínio ocorre porque a sobrecarga mecânica inicial recai especialmente sobre a região do capítulo e da cabeça do rádio, estruturas que sofrem forças de compressão e cisalhamento em atividades manuais repetitivas e de alta demanda. Com a progressão da doença, pode haver comprometimento secundário da articulação umeroulnar, especialmente em suas regiões anterior e posterior, onde se formam osteófitos que limitam a amplitude de movimento, principalmente a extensão. Contudo, do ponto de vista fisiopatológico, o início do processo degenerativo se dá mais frequentemente no compartimento capitulorradial.

Referência: Motta Filho GR, Barros Filho TEP. Ortopedia e Traumatologia. 1. ed. Rio de Janeiro: Elsevier; 2017. Seção 6. Capítulo 6.5. p. 792.

436. Resposta correta: *B*

A instabilidade rotatória posterolateral do cotovelo (IRPL) é a forma mais comum de instabilidade crônica do cotovelo e decorre, em grande parte, da insuficiência do ligamento colateral lateral ulnar (LCLU). O mecanismo lesional clássico envolve uma força em valgo associada à rotação externa do antebraço em supinação, o que provoca subluxação ou luxação do rádio em relação ao capítulo umeral. O exame físico conta com manobras específicas para reproduzir a instabilidade, sendo a mais descrita o *pivot-shift test* do cotovelo, em que se aplica carga axial sobre o cotovelo, associada a estresse em valgo e ao antebraço em supinação. Esse posicionamento reproduz a abertura lateral e o deslocamento rotatório posterolateral característico da lesão. A supinação do antebraço tensiona e evidencia a falha do complexo ligamentar lateral, enquanto a pronação tende a estabilizar a articulação.

Referência: Motta Filho GR, Barros Filho TEP. Ortopedia e Traumatologia. 1. ed. Rio de Janeiro: Elsevier; 2017. Seção 6. Capítulo 6.3. p. 780.

437. Resposta correta: *B*

A questão aborda um aspecto importante da evolução natural da artropatia do manguito rotador, especialmente em sua fase tardia, quando há a instabilidade anterossuperior do ombro. Essa condição está ligada à perda progressiva dos estabilizadores dinâmicos e estáticos da articulação. A instabilidade anterossuperior ocorre principalmente pela ruptura ou insuficiência do ligamento coracoacromial, que atua como um estabilizador estático secundário da cabeça umeral, funcionando como verdadeira "parede" anterossuperior que impede a migração excessiva da cabeça do úmero quando o manguito rotador se encontra deficiente. Na fase tardia da artropatia do manguito rotador, há falência completa dos tendões, em especial do supraespinal e do subescapular, responsáveis pelo equilíbrio das forças ao redor da articulação. A ausência desse controle muscular leva a uma tendência de a cabeça umeral migrar superior e anteriormente. Nesse contexto, o ligamento coracoacromial assume papel fundamental de contenção. Quando ele se torna insuficiente, perde-se a barreira final contra a migração anterossuperior, resultando na instabilidade característica.

Referência: Azar FM, Canale ST, Beaty JH. Campbell's Operative Orthopaedics. 13. ed. Philadelphia: Saunders; 2017. Capítulo 46. p. 2299.

438. Resposta correta: *D*

A manobra de flexão máxima do cotovelo associada à extensão do punho é um dos testes usados para provocar sintomas de compressão ulnar, pois aumenta a pressão dentro do túnel cubital. O principal ponto de compressão do nervo ulnar no cotovelo não está ligado à arcada de Frohse (relevante para o nervo radial) nem ao ligamento de Struthers (associado ao nervo mediano). Da mesma forma, o músculo flexor ulnar do carpo pode atuar como potencial local de compressão, mas de forma mais distal. O local clássico descrito é a aponeurose posterior do tríceps em conjunto com o ligamento epicôndilo-olecraniano, que formam o teto do túnel cubital.

Referência: Leite NM, Faloppa F. Propedêutica Ortopédica e Traumatologia. 1. ed. Porto Alegre: Artmed; 2013. Capítulo 8. p. 99.

439. Resposta correta: *B*

A fratura da extremidade proximal do úmero apresenta risco significativo de necrose avascular (NAV) da cabeça umeral, complicação intimamente relacionada à preservação do suprimento vascular da região. Segundo Hertel, fatores anatômicos e radiográficos específicos podem predizer a ocorrência de necrose avascular após fraturas do úmero proximal. Entre estes, destacam-se o desvio da dobradiça medial e a extensão da metáfise residual. A dobradiça medial é a porção da cortical medial da cabeça e do colo que permanece conectada ao fragmento da cabeça umeral; atua como um ponto de sustentação e é essencial para a preservação da irrigação da cabeça. Quando o desvio da dobradiça medial é maior que 2 mm, há maior risco de interrupção vascular. Porém, a extensão metafisária também desempenha papel crucial: uma extensão metafisária < 8 mm indica perda mais significativa de contato ósseo e, logo, maior comprometimento da circulação intraóssea. Portanto, segundo Hertel, os principais fatores preditivos de necrose avascular são: desvio da dobradiça medial > 2 mm e extensão metafisária < 8 mm, correspondendo à alternativa *B*. Essa associação reflete o fato de que tanto o deslocamento da dobradiça quanto a pequena quantidade de metáfise residual comprometem significativamente o suprimento sanguíneo da cabeça umeral, aumentando o risco de necrose.

Referências: Azar FM, Canale ST, Beaty JH. Campbell's Operative Orthopaedics. 13. ed. Philadelphia: Saunders; 2017. Capítulo 57.

Browner BD, Jupiter J, Krettek C, Anderson AP. Skeletal trauma: basic science, management and reconstruction. 5. ed. Philadelphia: Saunders; 2015. Capítulo 48B.

440. Resposta correta: *D*

Esse sinal radiográfico é caracterizado pela visualização de dois contornos articulares concêntricos na incidência radiográfica em perfil do cotovelo, representando uma separação óssea entre o capítulo e a tróclea. O sinal do duplo crescente indica fraturas complexas envolvendo mais de um componente da epífise distal do úmero. Especificamente, ele sugere que a fratura não é isolada a um único côndilo, mas envolve o capítulo com extensão para a tróclea, o que justifica a alternativa *D* como correta. Fraturas isoladas do capítulo ou da tróclea não produzem esse sinal característico, já que o contorno concêntrico visível no perfil depende da descontinuidade simultânea de ambos os segmentos ósseos. Do mesmo modo, fraturas do epicôndilo medial não produzem o sinal do duplo crescente, pois este não afeta a arquitetura côncava do capítulo e da tróclea visualizada no perfil lateral.

Referência: Motta Filho GR, Barros Filho TEP. Ortopedia e Traumatologia. 1. ed. Rio de Janeiro: Elsevier; 2017. Capítulo 2.23.

441. Resposta correta: *B*

A seta aponta para o músculo ancôneo, um pequeno músculo triangular localizado na parte posterior do cotovelo, que auxilia na extensão do antebraço e estabiliza a articulação do cotovelo. Tem inserções no epicôndilo lateral e na face lateral e posterior do olécrano e recebe inervação do nervo radial.

Referência: Netter FH. Atlas de Anatomia Humana. 7. ed. Rio de Janeiro: Elsevier; 2019. Capítulo 7.

442. Resposta correta: *B*

O espaço coracoclavicular (CC) normal varia entre 11 e 13 mm, sendo esse o intervalo de referência utilizado para calcular o aumento do espaço em casos de luxação. O aumento desse espaço, comparado ao lado contralateral, permite determinar o grau de instabilidade da articulação acromioclavicular, orientando tanto a decisão terapêutica quanto o prognóstico funcional. Luxações superiores com aumento significativo do espaço CC podem indicar lesões mais graves dos ligamentos coracoclaviculares, sendo de 100% dessa distância no grau III e de 300% no grau V.

Referência: Motta Filho GR, Barros Filho TEP. Ortopedia e Traumatologia. 1. ed. Rio de Janeiro: Elsevier; 2017. Capítulo 5.8.

443. Resposta correta: *A*

Na artrogripose múltipla congênita (AMC), as deformidades articulares apresentam um padrão relativamente característico, consequência da rigidez articular e da ausência ou hipoplasia muscular. De acordo com Flynn e Weinstein (2014), o comprometimento dos membros superiores ocorre de forma típica: o ombro costuma estar em rotação interna, o cotovelo em extensão e o punho em flexão palmar e ulnar. Essa configuração reflete tanto a limitação da mobilidade quanto o desequilíbrio muscular que se estabelece desde o período intrauterino.

Na questão apresentada, a alternativa correta é a letra A, que descreve precisamente esse padrão — cotovelo em extensão, ombro em rotação interna e punho fletido. Esse achado é relevante clinicamente, pois as deformidades comprometem significativamente a função, restringindo atividades básicas como alimentação e higiene pessoal. Por isso, o reconhecimento do padrão é fundamental para o diagnóstico e para o planejamento terapêutico, que envolve fisioterapia intensiva, órteses e, em alguns casos, procedimentos cirúrgicos voltados para melhorar a amplitude funcional das articulações.

Assim, a questão está de acordo com a descrição clássica encontrada na obra de referência Lovell and Winter's Pediatric Orthopaedics, que enfatiza a importância de identificar esses padrões na avaliação inicial da AMC.

Referência: Weinstein SL, Flynn JM. Lovell and Winter's Pediatric Orthopaedics. 7. ed. Philadelphia: Lippincott, Williams & Wilkins; 2014. Capítulo 8.

444. Resposta correta: *D*

Na avaliação radiográfica da redução de fraturas do antebraço em adultos, a correta visualização da tuberosidade bicipital é essencial para confirmar o alinhamento anatômico, especialmente após a redução. A posição do cotovelo e o ângulo da incidência radiográfica influenciam diretamente a nitidez e a projeção das estruturas ósseas no exame. A tuberosidade bicipital do rádio é mais bem visualizada quando o cotovelo está fletido a 90°, pois essa posição permite que a rotação do antebraço seja mantida de forma controlada, evitando a sobreposição de estruturas. Além disso, a inclinação da fonte de raio X em cerca de 20° posterior, em relação ao plano do antebraço, é necessária para projetar a tuberosidade, de modo que sua anatomia fique claramente visível, facilitando a avaliação da congruência articular e da posição da fratura.

Referência: Torneta III P, Ricci WM, Ostrum RF, McQueen MM, McKee MD, Court-Brown CM, editores. Rockwood and Green's Fractures in Adults. 9. ed. Philadelphia: Wolters Kluwer; 2020. Capítulo 41.

445. Resposta correta: *B*

O nervo supraescapular é o principal nervo comprimido na região do ombro. Já os locais mais comuns de compressão são a incisura supraescapular e a incisura espinoglenoidal. O nervo supraescapular origina-se do tronco superior do plexo braquial (C5-C6) e passa pela incisura supraescapular sob o ligamento transverso superior da escápula, inervando os músculos supraespinhal e infraespinhal.

Referência: Netter FH. Atlas de Anatomia Humana. 7. ed. Rio de Janeiro: Elsevier; 2019. Capítulo 7.

446. Resposta correta: *D*

A técnica de *remplissage* é indicada para o tratamento de grandes lesões de Hill-Sachs associadas à instabilidade anterior do ombro. O texto descreve: "Essas lesões geralmente são abordadas com o preenchimento do defeito, que pode ser realizado com enxerto ósseo ou, mais comumente, com a técnica do *remplissage* (que, em francês, significa 'preenchimento'), que é a tenodese do tendão do músculo infraespinal no meio do defeito ósseo". A técnica de *remplissage* consiste em realizar a tenodese (fixação) do tendão do músculo infraespinhoso (infraespinhal) no defeito ósseo da cabeça do úmero (lesão de Hill-Sachs), impedindo que esse defeito se engate na borda anterior da glenoide durante os movimentos do ombro, reduzindo o risco de recorrência da instabilidade.

Referência: Motta Filho GR, Barros Filho TEP. Ortopedia e Traumatologia. 1. ed. Rio de Janeiro: Elsevier; 2017. Capítulo 5.6.

447. Resposta correta: *D*

A perfuração condral dos parafusos é a complicação mais frequente da osteossíntese com placa bloqueada em fraturas do úmero proximal. O texto afirma explicitamente: "Intra-articular screw penetration is the most frequent complication reported" [A penetração do parafuso intra-articular é a complicação mais frequentemente relatada]. Essa complicação ocorre em duas modalidades:

- **Penetração primária:** parafusos excessivamente longos inseridos durante a cirurgia (relatada em ~14% dos casos).
- **Penetração secundária:** colapso da fratura pós-fixação, onde os parafusos bloqueados não recuam, perfurando a cartilagem articular (atingindo até 43% em pacientes > 60 anos).

  Com relação às demais alternativas:
- **Colapso em varo:** embora seja comum (associado à osteoporose e cominuição medial), é menos frequente que a perfuração condral.
- **Osteonecrose avascular:** ocorre em 3-34% dos casos, mas é menos comum que a perfuração articular.
- **Retardo de consolidação:** as taxas variam de 1-8%, significativamente inferiores às da perfuração.

Referência: Torneta III P, Ricci WM, Ostrum RF, McQueen MM, McKee MD, Court-Brown CM, editores. Rockwood and Green's Fractures in Adults. 9. ed. Philadelphia: Wolters Kluwer; 2020. Capítulo 35.

448. Resposta correta: *B*

A síndrome do desfiladeiro torácico (SDCT) envolve a compressão do plexo braquial em três compartimentos anatômicos principais, sendo o triângulo interescalênico um deles. O texto especifica: "O desfiladeiro cervicotorácico é dividido em três compartimentos, onde ocorre a maioria das compressões. São eles: triângulo interescaleno, espaço costoclavicular e espaço retropeitoral menor". O triângulo interescalênico é formado pelos músculos escaleno anterior e escaleno médio, espaço por onde passam o plexo braquial e a artéria subclávia. A compressão nessa região é uma das causas mais relevantes da SDCT neurológica, frequentemente associada a anomalias anatômicas ou traumas.

Referência: Motta Filho GR, Barros Filho TEP. Ortopedia e Traumatologia. 1. ed. Rio de Janeiro: Elsevier; 2017. Capítulo 7.4.1.

449. Resposta correta: *C*

A estabilização do cotovelo após lesão do complexo ligamentar lateral (LCL) pode ser parcialmente compensada pela estabilização dinâmica proporcionada pela musculatura do antebraço quando o membro é mantido em pronação. O texto afirma: "Pronation will stabilize the LCL-deficient elbow while supination decreases stability in this setting" [A pronação estabilizará o cotovelo com deficiência de LCL, enquanto a supinação diminui a estabilidade neste cenário]. Isso ocorre porque, na pronação, a massa flexor-pronadora do antebraço atua como um estabilizador dinâmico, compensando parcialmente a insuficiência ligamentar lateral e reduzindo o risco de instabilidade ou nova luxação. Por isso, protocolos de reabilitação e imobilização após luxação de cotovelo com lesão do LCL recomendam manter o antebraço em pronação, especialmente nas primeiras fases do tratamento.

Referência: Torneta III P, Ricci WM, Ostrum RF, McQueen MM, McKee MD, Court-Brown CM, editores. Rockwood and Green's Fractures in Adults. 9. ed. Philadelphia: Wolters Kluwer; 2020. Capítulo 39.

450. Resposta correta: *A*

O diabetes tipo I está diretamente associado a um pior prognóstico na capsulite adesiva do ombro. O texto afirma explicitamente: "Nos casos de diabetes tipo I, a incidência da doença pode chegar a 40%. Normalmente, os pacientes diabéticos apresentam um quadro clínico mais grave e com pior prognóstico". Além disso, o documento destaca que: A) pacientes com diabetes tipo I têm maior suscetibilidade ao desenvolvimento da capsulite (incidência de 10,8% em diabéticos *vs.* 2,3% em não diabéticos); B) O quadro clínico desses pacientes é mais persistente e refratário, com recuperação funcional mais lenta e maior risco de recidivas.

Referência: Motta Filho GR, Barros Filho TEP. Ortopedia e Traumatologia. 1. ed. Rio de Janeiro: Elsevier; 2017. Capítulo 5.4.

451. Resposta correta: *A*

As fraturas distais do úmero AO-C3 (cominutivas intra-articulares) em idosos com osteoporose apresentam desafios significativos para a fixação interna. O texto destaca que: "In elderly patients with osteopenia, comminution, and articular fragmentation [...] primary total elbow arthroplasty (TEA) has evolved to become a viable treatment option" (p. 2.217) [Em pacientes idosos com osteopenia, cominuição e fragmentação articular [...] a artroplastia total primária do cotovelo (AET) evoluiu para se tornar uma opção de tratamento viável]. Razões para a escolha da artroplastia total:

1. Limitações da fixação interna (RAFI):
   - A osteoporose e a cominuição articular dificultam a obtenção de fixação estável com placas bloqueadas (paralelas ou ortogonais), aumentando o risco de falha da osteossíntese, imobilização prolongada e rigidez pós-operatória.
   - Estudos citados no texto mostram que, mesmo com técnicas avançadas de RAFI, idosos apresentam taxas de reoperação de até 29% e resultados funcionais inferiores aos da artroplastia.
2. Vantagens da artroplastia total:
   - Permite mobilização precoce (em 48 horas), evitando complicações da imobilização prolongada.
   - Estudos demonstram satisfação de 85-100% e recuperação funcional superior em idosos com baixa demanda, com escore MEPS (*Mayo Elbow Performance Score*) médio de 90-95 pontos.
3. Tratamento conservador:
   - Opção apenas para pacientes inaptos para cirurgia, resultando em dor residual, rigidez e perda funcional significativa.

A artroplastia total do cotovelo é o tratamento de escolha para fraturas AO-C3 em idosos osteoporóticos, pois oferece estabilidade imediata, mobilização precoce e resultados funcionais superiores às alternativas.

Referência: Torneta III P, Ricci WM, Ostrum RF, McQueen MM, McKee MD, Court-Brown CM, editores. Rockwood and Green's Fractures in Adults. 9. ed. Philadelphia: Wolters Kluwer; 2020. Capítulo 38.

452. Resposta correta: *B*

Na seção sobre epicondilite lateral (p. 2.410): a ressonância magnética (RM) revela alterações características no tendão do extensor radial do carpo curto (ECRB), a estrutura mais comumente afetada. O texto afirma explicitamente: "MRI shows tendon thickening with increased T1 and T2 signal intensity" [A ressonância magnética mostra espessamento do tendão com aumento da intensidade do sinal T1 e T2]. Esses achados correspondem ao hipersinal (sinal aumentado) nas sequências ponderadas em T1 e T2, refletindo a degeneração tendinosa e a presença de tecido reparativo imaturo (angiofibroblástico), típico da epicondilite lateral.

Referência: Azar FM, Beaty JH. Campbell's Operative Orthopaedics. 14. ed. Philadelphia: Elsevier; 2021. Capítulo 46.

453. Resposta correta: *D*

As estruturas tendinosas que se fixam no processo coracoide são:

- **Cabeça curta do bíceps braquial:** origina-se do ápice do processo coracoide.
- **Coracobraquial:** também se origina do processo coracoide, junto com a cabeça curta do bíceps.
- **Peitoral menor:** insere-se na face medial e borda superior do processo coracoide.

Referência: Netter FH. Atlas de Anatomia Humana. 7. ed. Rio de Janeiro: Elsevier; 2019. Capítulo 7.

454. Resposta correta: *B*

Na luxação acromioclavicular tipo IV da classificação de Rockwood, a extremidade lateral da clavícula sofre deslocamento posterior, perfurando o músculo trapézio. O texto descreve explicitamente: "The clavicle usually is displaced so severely posteriorly that it buttonholes through the trapezius muscle and tents the posterior skin" [A clavícula geralmente é deslocada de forma tão severa posteriormente que ela atravessa o músculo trapézio e estica a pele posterior]. Além disso, a radiografia axilar evidencia a clavícula posicionada posteriormente ao glenoide e à extremidade do acrômio, confirmando a direção do deslocamento.

Referência: Torneta III P, Ricci WM, Ostrum RF, McQueen MM, McKee MD, Court-Brown CM, editores. Rockwood and Green's Fractures in Adults. 9. ed. Philadelphia: Wolters Kluwer; 2020. Capítulo 31.

455. Resposta correta: *D*

Na artroplastia total do cotovelo (ATC), as complicações mais comuns incluem neuropatia do nervo ulnar e insuficiência do tríceps, ambas associadas diretamente à técnica cirúrgica e ao contexto anatômico. A neuropatia do nervo ulnar pode ocorrer tanto de forma imediata, pela manipulação intraoperatória, quanto tardiamente, por compressão ou estiramento decorrente da cicatrização e da alteração no posicionamento do nervo. Já a insuficiência do tríceps está ligada à desinserção parcial ou total do tendão durante a exposição cirúrgica quando utilizadas técnicas não preservadoras e à dificuldade de reparo com adequada cicatrização, o que pode resultar em déficit funcional significativo, especialmente na extensão do cotovelo. Embora complicações como infecção e soltura asséptica também sejam descritas, aparecem com menor frequência do que as duas mencionadas anteriormente.

Referência: Azar FM, Beaty JH. Campbell's Operative Orthopaedics. 14. ed. Philadelphia: Elsevier; 2021. Capítulo 12.

456. Resposta correta: *C*

A técnica de *remplissage* consiste em preencher a lesão de Hill-Sachs com o tendão do infraespinal no defeito, reduzindo o risco de impactação (*engaging*) e, logo, de recidiva da luxação. Segundo Azar e Beaty (*Campbell's Operative Orthopaedics*, 14. ed., cap. 52), a decisão terapêutica depende da avaliação conjunta das lesões ósseas da glenoide e do úmero. No caso de lesões bipolares, dois conceitos fundamentais são aplicados:

1. Perda óssea glenoidal: geralmente considerada crítica quando excede 25% da largura glenoidal. Nesses casos, a simples reparação de partes moles ou o *remplissage* não são suficientes, sendo indicada uma reconstrução óssea, como o Latarjet.
2. Conceito *on-track/off-track*: avalia se a lesão de Hill-Sachs entra em contato com o rebordo glenoidal durante o movimento de elevação e abdução. Lesões *off-track* são mais instáveis e demandam procedimentos adicionais (como o *remplissage*), enquanto as *on-track* podem ser tratadas apenas com a reparação do Bankart.

Dessa forma, o *remplissage* artroscópico é indicado principalmente em pacientes com perda glenoidal < 25% associada a lesão de Hill-Sachs *off-track*.

Referência: Azar FM, Beaty JH. Campbell's Operative Orthopaedics. 14. ed. Philadelphia: Elsevier; 2021. Capítulo 52.

457. Resposta correta: *D*

De acordo com *Campbell's Operative Orthopaedics* (Azar; Beaty, 2021), o tendão mais frequentemente acometido é o extensor radial curto do carpo (ECRB), responsável pela extensão e estabilização do punho. A degeneração tendínea ocorre geralmente próxima à sua origem no epicôndilo lateral. No exame de ressonância magnética (RM), o achado clássico é o hipersinal em T1 e, principalmente, em T2 nas áreas degeneradas, traduzindo o processo de degeneração e microrrupturas, além de possíveis alterações na estrutura do tendão.

Referência: Azar FM, Beaty JH. Campbell's Operative Orthopaedics. 14. ed. Philadelphia: Elsevier; 2021. Capítulo 46.

458. Resposta correta: *C*

A ruptura traumática do músculo peitoral maior é uma lesão relativamente rara, mas que tem se tornado mais frequente devido ao aumento da prática de exercícios resistidos, especialmente o supino reto. Segundo Azar e Beaty (2021, Cap. 48 – *Campbell's Operative Orthopaedics*), a maioria dos casos ocorre durante a fase excêntrica do movimento no supino, quando o ombro está em extensão. Nessa posição, ao descer a barra em direção ao tórax, o peitoral maior é alongado enquanto sustenta uma alta carga, gerando tensão máxima em suas fibras. Essa combinação de extensão do ombro e contração excêntrica constitui o mecanismo clássico de ruptura, em geral na junção miotendínea ou na inserção tendínea no úmero.

Referência: Azar FM, Beaty JH. Campbell's Operative Orthopaedics. 14. ed. Philadelphia: Elsevier; 2021. Capítulo 48.

459. Resposta correta: *A*

Conforme descrito em *Campbell's Operative Orthopaedics* (Azar; Beaty, 2021), a indicação clássica dessa prótese está relacionada a quadros de artropatia inflamatória, principalmente a artrite reumatoide, em que o comprometimento articular é difuso, com perda de cartilagem, erosões ósseas e dor incapacitante. Nesses pacientes, a artroplastia proporciona alívio da dor, melhora funcional e preservação da amplitude de movimento, com taxas de sobrevida do implante mais favoráveis quando comparadas a outras indicações. Já em situações como sequelas pós-traumáticas, embora a artroplastia possa ser uma opção, os resultados tendem a ser menos previsíveis por conta de deformidades, rigidez, falhas de consolidação e qualidade óssea variável. Da mesma forma, em pacientes com doenças neurológicas ou em idade inferior a 50 anos, a indicação é bastante restrita, pois a maior demanda funcional e o risco de complicações, como soltura asséptica ou desgaste precoce, reduzem a longevidade da prótese e pioram os desfechos em longo prazo.

Referência: Azar FM, Beaty JH. Campbell's Operative Orthopaedics. 14. ed. Philadelphia: Elsevier; 2021. Capítulo 12.

460. Resposta correta: *D*

Na osteoartrite primária do ombro, um dos achados anatômicos mais característicos é a erosão óssea da glenoide. De acordo com Motta Filho e Barros Filho (2018), essa alteração ocorre mais comumente na região posterior da cavidade glenoidal, sendo esse padrão relacionado a alterações biomecânicas que levam a uma sobrecarga posterior, provocada pela incongruência articular progressiva. Clinicamente, essa erosão posterior está ligada à migração posterior da cabeça umeral, gerando incongruência e aumento do atrito úmero glenoidal, diferindo da osteoartrite secundária (como nas sequelas de instabilidade), nas quais a erosão pode predominar em outras regiões.

Referência: Motta Filho GR, Barros Filho TEP. Ortopedia e Traumatologia. 1. ed. Rio de Janeiro: Elsevier; 2017. Capítulo 5.7.

461. Resposta correta: *D*

O sinal do corneteiro (ou *hornblow sign*) é caracterizado pela incapacidade do paciente de manter o braço em abdução a 90° e rotação externa contra resistência. Para trazer a mão até a face, precisa de uma elevação do cotovelo e abdução do ombro, pois há perda da capacidade de rotação lateral ativa do ombro. Esse sinal está diretamente ligado à função do músculo redondo menor, responsável, junto com o infraespinal, pela rotação externa do ombro. Segundo Azar e Beaty, no *Campbell's Operative Orthopaedics* (14. ed., cap. 46), o sinal do corneteiro é um dos principais testes clínicos específicos para avaliar o redondo menor, diferenciando-se de outros testes que avaliam o infraespinal (como o teste de rotação externa contra resistência em posição neutra).

Referência: Azar FM, Beaty JH. Campbell's Operative Orthopaedics. 14. ed. Philadelphia: Elsevier; 2021. Capítulo 46.

462. Resposta correta: *C*

A capsulite adesiva é uma afecção caracterizada por inflamação crônica da cápsula articular, seguida por fibrose e retração capsular, levando à limitação dolorosa da mobilidade do ombro. Do ponto de vista fisiopatológico, diversos mediadores inflamatórios e remodeladores da matriz extracelular estão envolvidos nesse processo. Entre eles, destacam-se as metaloproteinases da matriz (MMP), enzimas responsáveis pela degradação de componentes da matriz extracelular e que participam do equilíbrio entre síntese e degradação tecidual. De acordo com *Campbell's Operative Orthopaedics* (Azar; Beaty, 2021, Cap. 46), na capsulite adesiva há predominância das MMP-2 e MMP-9, que atuam principalmente sobre colágeno tipo IV e gelatinases, fundamentais na remodelação da cápsula e nos processos de fibrose subsequentes. O aumento da expressão dessas enzimas contribui para o desequilíbrio da matriz extracelular, resultando em espessamento e contratura da cápsula articular.

Referência: Azar FM, Beaty JH. Campbell's Operative Orthopaedics. 14. ed. Philadelphia: Elsevier; 2021. Capítulo 46.

463. Resposta correta: *B*

Segundo Azar e Beaty (2021), no *Campbell's Operative Orthopaedics*, a abordagem de Kaplan é realizada através do intervalo entre o extensor radial curto do carpo (ECRB) e o extensor ulnar do carpo (EUC). Essa via de acesso permite uma exposição ampla e segura da cápsula articular lateral, com menor risco de lesão ao nervo interósseo posterior quando comparada a outras abordagens laterais. A importância dessa via de acesso está na possibilidade de alcançar a região lateral do cotovelo, incluindo a articulação radiocapitelar e a cabeça do rádio, mantendo-se um equilíbrio entre boa exposição cirúrgica e preservação das estruturas neurovasculares.

Referência: Azar FM, Beaty JH. Campbell's Operative Orthopaedics. 14. ed. Philadelphia: Elsevier; 2021. Capítulo 1.

464. Resposta correta: *D*

A luxação acromioclavicular (LAC) é uma lesão comum, principalmente em atletas e pacientes submetidos a traumas diretos no ombro, e o tratamento cirúrgico é indicado em casos de instabilidade significativa ou de lesões de grau elevado (Rockwood III a VI). Entre as diversas técnicas descritas, a abordagem de Mazzocca visa à reconstrução anatômica dos ligamentos coracoclaviculares, utilizando túneis ósseos na clavícula para a passagem de enxertos ou fixadores. De acordo com Azar e Beaty (*Campbell's Operative Orthopaedics*, 14. ed., 2021, Cap. 60), para a técnica de Mazzocca, a localização adequada dos túneis na clavícula é fundamental para restaurar a biomecânica normal da articulação acromioclavicular e evitar complicações, como fraturas claviculares ou instabilidade residual. O posicionamento correto preconizado consiste em criar dois túneis na clavícula, localizados a 30 e 45 mm da superfície articular lateral, garantindo a aproximação anatômica do ligamento trapezoide e do ligamento conoide, respectivamente.

Referência: Azar FM, Beaty JH. Campbell's Operative Orthopaedics. 14. ed. Philadelphia: Elsevier; 2021. Capítulo 60.

465. Resposta correta: *C*

A cabeça curta do bíceps, cuja origem se dá no processo coracoide, se insere mais distal na tuberosidade do rádio, enquanto a cabeça longa se insere mais proximalmente. A cabeça longa contribui mais para supinação, e a cabeça curta, mais para flexão.

Referência: Motta Filho GR, Barros Filho TEP. Ortopedia e Traumatologia. 1. ed. Rio de Janeiro: Elsevier; 2017. Capítulo 6.8.

466. Resposta correta: *D*

A fratura do terço proximal do úmero tratada com placa de ângulo fixo tem como uma de suas principais complicações a penetração intra-articular dos parafusos, causada pelo colapso em varo da fratura, por falta de apoio medial e eventualmente por necrose da cabeça do úmero. Ela pode ocorrer em até 9,5% dos casos. As demais alternativas são complicações descritas, mas menos comuns.

Referência: Azar FM, Beaty JH. Campbell's Operative Orthopaedics. 14. ed. Philadelphia: Elsevier; 2021. Capítulo 57.

467. Resposta correta: *D*

A fratura exposta do úmero distal é mais comum na região posterior, em especial na área entre os epicôndilos medial e lateral, pela anatomia óssea e proximidade da pele nessa região. O úmero distal é superficial nessa área, e a cobertura de partes moles é relativamente fina, o que a torna mais vulnerável em traumas de alta energia. Além disso, a força do impacto e o mecanismo de trauma em geral direcionam o fragmento ósseo para trás, rompendo a pele nessa região. O conhecimento desse padrão é importante para o planejamento cirúrgico e a escolha do acesso.

Referência: Motta Filho GR, Barros Filho TEP. Ortopedia e Traumatologia. 1. ed. Rio de Janeiro: Elsevier; 2017. Capítulo 2.23.

468. Resposta correta: *B*

O condroblastoma é um tumor ósseo benigno, porém localmente agressivo, que ocorre sobretudo em adolescentes e adultos jovens, com maior incidência entre 15 e 25 anos e predomínio em homens. Embora seja mais comum na epífise proximal da tíbia e do fêmur, o úmero proximal também pode ser acometido, sendo essa localização associada a maior risco de recidiva após o tratamento e a localização mais comum (cerca de 20%). Os sintomas mais comuns incluem dor persistente e, em alguns casos, sinais como anorexia. O tratamento-padrão é a curetagem da lesão com enxertia óssea, que em geral proporciona bom controle local e resultados funcionais satisfatórios, embora a recidiva local seja mais comum quando o tumor se localiza no úmero proximal. A ressecção em bloco é menos comum, mas pode ser considerada em casos selecionados. O acompanhamento prolongado é importante pelo risco de recidiva, especialmente nos primeiros anos após o tratamento. A lesão lítica epifisária em adolescente tem como diagnóstico diferencial o tumor de células gigantes, raro antes do fechamento da fise de crescimento, osteoma osteoide intra-articular e osteossarcoma epifisários (raros).

Referência: Weinstein SL, Flynn JM. Lovell and Winter's Pediatric Orthopaedics. 8. ed. Philadelphia: Lippincott, Williams & Wilkins; 2021. Capítulo 13.

469. Resposta correta: *A*

Na luxação anterior do ombro, a idade no momento do primeiro episódio de luxação é o principal fator de recorrência. Pacientes com menos de 20 anos têm de 66% a 90% de chances de recorrência.

Referência: Torneta III P, Ricci WM, Ostrum RF, McQueen MM, McKee MD, Court-Brown CM, editores. Rockwood and Green's Fractures in Adults. 9. ed. Philadelphia: Wolters Kluwer; 2020. Capítulo 34.

470. Resposta correta: *A*

O *drop sign* no cotovelo, observado em radiografias como um aumento do espaço ulnoumeral (≥ 4 mm), pode aparecer no pós-redução, especialmente nas luxações posterolaterais simples. Em geral, é transitório e pode ser manejado com reabilitação-mobilização precoce, fazendo os estabilizadores secundários fazerem seu papel.

Referência: Torneta III P, Ricci WM, Ostrum RF, McQueen MM, McKee MD, Court-Brown CM, editores. Rockwood and Green's Fractures in Adults. 9. ed. Philadelphia: Wolters Kluwer; 2020. Capítulo 39.

471. Resposta correta: *D*

A rigidez do cotovelo após queimaduras está frequentemente associada à ossificação heterotópica (OH), formação anormal de osso em tecidos moles ao redor da articulação. O cotovelo é o local mais comum de OH em pacientes queimados, levando à limitação severa do movimento. A prevalência de OH após queimaduras graves no cotovelo varia de 0,1% a 3,3% dos casos. O tratamento em geral envolve excisão cirúrgica do osso ectópico, liberação das contraturas e reabilitação intensiva, e a radioterapia perioperatória é uma estratégia recomendada para reduzir a recorrência. Especificamente nas queimaduras, a localização mais comum é posteromedial, o túnel cubital pode ficar obliterado, e o nervo ulnar pode ficar encarcerado por osso, com possível sintomatologia neurológica.

Referência: Azar FM, Beaty JH. Campbell's Operative Orthopaedics. 14. ed. Philadelphia: Elsevier; 2021. Capítulo 46.

472. Resposta correta: *C*

Um dos testes para diagnosticar epicondilite lateral é o de Gardner ou teste da cadeira, em que o paciente com o antebraço pronado, o cotovelo estendido e o punho em flexão palmar, tenta levantar uma cadeira. O teste é positivo quando nesse momento o paciente sente dor no epicôndilo lateral.

Referência: Leite NM, Faloppa F. Propedêutica Ortopédica e Traumatologia. 1. ed. Porto Alegre: Artmed; 2013. Capítulo 8.

473. Resposta correta: *A*

A tendinite calcária é caracterizada pelo depósito de cálcio nos tendões, sendo mais comum no manguito rotador do ombro. Estudos mostram que a prevalência de depósitos calcificados no manguito rotador é de 7,8% em adultos assintomáticos, mas chega a 42,5% em pacientes com síndrome dolorosa subacromial e é mais frequente em mulheres entre 30 e 60 anos. Quanto à apresentação bilateral, ou seja, afetando ambos os ombros, estudos indicam que isso ocorre em cerca de 10% dos casos diagnosticados com tendinite calcária do ombro. Portanto, embora a condição seja relativamente comum, a forma bilateral é menos frequente, mas ainda significativa dentro dos casos totais.

Referência: Azar FM, Beaty JH. Campbell's Operative Orthopaedics. 14. ed. Philadelphia: Elsevier; 2021. Capítulo 46.

474. Resposta correta: *C*

A questão trata da compressão do nervo ulnar ao nível do cotovelo (síndrome do túnel cubital) tratada com descompressão isolada (*in situ*) e quer saber em que grupo de pacientes há maior probabilidade de necessidade de cirurgia de revisão. A referência mostra que a descompressão simples pode ter bons resultados, mas não está isenta de recorrências ou necessidade de reoperação. Entre os fatores associados a uma maior chance de revisão, estão:

- **Idade jovem (< 50 anos):** possivelmente por maior demanda funcional, tecidos mais elásticos e, no caso de instabilidade pós-liberação, maior propensão à subluxação do nervo.
- **Cirurgia realizada em casos com sintomas leves:** nesses pacientes, o motivo para insatisfação pode estar relacionado à expectativa de melhora rápida ou a outras causas não compressivas de sintomas, aumentando a chance de persistência de queixas e reoperação.
- **Histórico de fratura ou luxação prévia do cotovelo:** que pode alterar a anatomia e predispor à recorrência.
- **Tabagismo:** com efeito negativo na microcirculação e cicatrização neural.

O trecho-chave da referência afirma: "Revision surgery after simple decompression is more common in patients with a previous elbow fracture or dislocation, younger patients (< 50 years old), tobacco users, and patients having surgery for mild symptoms" [A cirurgia de revisão após descompressão simples é mais comum em pacientes com fratura ou luxação prévia do cotovelo, pacientes mais jovens (< 50 anos), usuários de tabaco e pacientes submetidos à cirurgia para sintomas leves]. Portanto, o perfil de maior risco é o paciente jovem (< 50 anos) e operado com sintomas leves, que corresponde exatamente à alternativa C. Essa informação é importante porque ajuda na estratificação pré-operatória e no aconselhamento do paciente: nesses casos, podem-se considerar técnicas alternativas (como transposição em casos de instabilidade) ou reforçar o acompanhamento e manejo conservador antes da cirurgia.

Referência: Azar FM, Beaty JH. Campbell's Operative Orthopaedics. 14. ed. Philadelphia: Elsevier; 2021. Capítulo 77.

475. Resposta correta: *B*

A ideia-chave na TSA anatômica é que o componente glenoidal deve ser menos conformante que a cabeça humeral. Em termos práticos, isso se obtém dando ao glenoide um raio de curvatura maior que o da cabeça. O texto é explícito: "A maioria dos componentes agora tem um raio de curvatura aumentado (ou seja, componentes glenoides não conformes) em comparação com a cabeça do úmero (2 a 6 mm maior) para permitir translação durante o movimento e diminuir o carregamento periférico (*edge loading*)".

- Em uma articulação muito congruente (mesmo raio), a rotação natural do ombro vem acompanhada de pequena translação; se o encaixe for "perfeito", essa translação fica "presa", aumentando picos de estresse localizados e favorecendo desgaste/afrouxamento do polietileno (o "*rocking-horse effect*").
- Com um glenoide um pouco mais plano (raio maior), há folga controlada para essa translação fisiológica, o que distribui melhor as cargas e reduz risco de *rim loading* e de soltura precoce.

Quanto ao quanto maior, o capítulo dá balizas úteis:

- Aceitável quando os raios são "casados" até 2 mm (não houve aumento de soltura/uso do polietileno).
- Sinal verde para um descasamento de 2 a 4 mm (opinião atual: permite translação sem *rim loading* nem risco de soltura).
- Em série multicêntrica (Walch et al.), houve menos radiolucências quando o descompasso de diâmetros ficou > 5,5 mm (6 a 10 mm).

Resumo prático: para evitar soltura e desgaste precoce do glenoide, escolha um glenoide com raio maior que o da cabeça humeral (gabarito *B*), tipicamente 2 a 4 mm maior – mantendo a articulação não conformante o suficiente para permitir a tradução fisiológica sem sobrecarga na borda.

Referência: Azar FM, Beaty JH. Campbell's Operative Orthopaedics. 14. ed. Philadelphia: Elsevier; 2021. Capítulo 12.

476. Resposta correta: *B*

No ombro flutuante (associação de fratura de clavícula e escápula), quando a fratura envolve o colo da escápula, o comportamento do fragmento glenoidal depende do padrão de fratura e da integridade ligamentar. O trecho do *Rockwood and Green's* descreve que, na fratura do colo anatômico da escápula, a ação do tríceps braquial traciona o fragmento glenoidal para baixo (distalmente) e provoca inclinação em valgo. Esse desvio distal-valgo também pode ocorrer em fraturas do colo cirúrgico associadas à base do processo coracoide fraturada, pois a perda da inserção dos músculos no coracoide remove um vetor de sustentação, deixando predominante a força deprimente do tríceps. Portanto:

- Direção do desvio → distal, em razão do vetor inferior do tríceps.
- Posição angular → valgo, pois a glenoide "abre" superiormente, aumentando o GPA (*glenopolar angle*).

Esse padrão é o que a questão descreve, por isso o gabarito *B* (distal e em valgo) está alinhado com a referência. Em resumo: fratura do colo da escápula no ombro flutuante, fragmento glenoidal desloca-se distalmente e em valgo pela tração do tríceps.

Referência: Torneta III P, Ricci WM, Ostrum RF, McQueen MM, McKee MD, Court-Brown CM, editores. Rockwood and Green's Fractures in Adults. 9. ed. Philadelphia: Wolters Kluwer; 2020. Capítulo 32.

477. Resposta correta: *C*

Na tríade terrível do cotovelo (fratura da cabeça do rádio + fratura do processo coronoide + luxação do cotovelo), a lesão do ligamento colateral lateral (LCL) é parte fundamental do mecanismo de instabilidade. O *Rockwood and Green's* descreve que, nesses casos, o LCL quase sempre se rompe em sua origem no epicôndilo lateral, ou seja, na inserção proximal. Esse padrão é importante porque:

- O ponto de origem no epicôndilo lateral corresponde ao ponto isométrico do ligamento (centro de rotação do capítulo), e a reparação anatômica nesse ponto é essencial para restaurar a estabilidade.
- Essa avulsão proximal ocorre como parte do mecanismo de luxação posterolateral rotatória, onde as forças de supinação, valgo e compressão axial levam à falha do complexo ligamentar lateral, começando proximalmente.

O texto afirma claramente: "The LCL is usually ruptured at the origin on the lateral epicondyle. An isometric, anatomic repair of the LCL is essential to restore stability" [O LCL geralmente é rompido na origem, no epicôndilo lateral. Um reparo isométrico e anatômico do LCL é essencial para restaurar a estabilidade]. Assim, o gabarito *C* (inserção proximal) está de acordo com a evidência e reforça a necessidade de reconhecimento e reparo preciso desse ponto durante a cirurgia para prevenir instabilidade residual.

Referência: Torneta III P, Ricci WM, Ostrum RF, McQueen MM, McKee MD, Court-Brown CM, editores. Rockwood and Green's Fractures in Adults. 9. ed. Philadelphia: Wolters Kluwer; 2020. Capítulo 39.

478. Resposta correta: *D*

A incidência *serendipity* é uma projeção radiográfica específica para avaliação das luxações e fraturas-luxações esternoclaviculares, especialmente útil para diferenciar deslocamentos anteriores de posteriores do segmento medial da clavícula. A técnica consiste em:

- **Posição do paciente:** decúbito dorsal, centrado na mesa.
- **Angulação do tubo:** 40° no sentido caudocranial (do pé para a cabeça).
- **Centro do feixe:** no esterno/manúbrio.
- **Objetivo:** projetar as extremidades mediais das clavículas acima ou abaixo de uma linha horizontal imaginária, permitindo identificar deslocamentos.
  - Anterior: o lado luxado aparece projetado mais alto (acima da linha).
  - Posterior: o lado luxado aparece projetado mais baixo (abaixo da linha).

Portanto, a resposta correta – caudocranial, centrada no esterno – está de acordo com a referência e descreve exatamente o posicionamento usado na incidência *serendipity*.

Referência: Waters PM, Skaggs DL, Flynn JM. Rockwood and Wilkins' Fractures in Children. 9. ed. Philadelphia: Lippincott, Williams & Wilkins; 2019. Capítulo 19.

479. Resposta correta: *B*

A técnica descrita por Eglseder refere-se ao uso auxiliar de uma placa "*mini-fragment*" (placa de minimicro) para fixação provisória/redução do foco fraturário antes da aplicação da placa definitiva de grande fragmento – portanto, alternativa *B*.

- A osteossíntese com placa é o padrão-ouro para as fraturas do corpo do úmero. Séries grandes mostram ~97% de consolidação.
- Em fraturas espirais/oblíquas, o ideal é parafuso de tração + placa de neutralização; porém, para obter e manter a redução enquanto se posiciona a placa definitiva, recomendam-se um parafuso *lag*, um fio de Kirschner ou uma placa de minifragmentos – a chamada "técnica de Eglseder".
- Em fraturas transversas, nas quais o parafuso *lag* é menos útil, a miniplaca também pode ser usada para redução provisória, seguida de placa em compressão.
- Vantagens explicitadas: a miniplaca permite visualizar diretamente a redução, facilita a aplicação da placa definitiva sem necessidade de pinças fortes e limita o descolamento periosteal por *clamps*.

Resumo prático: na fixação com placa do úmero, a "técnica de Eglseder" = miniplaca (minimicro) serve para provisoriamente reduzir/estabilizar o foco e, então, fazer a plaqueamento definitivo com a biomecânica desejada (neutralização ou compressão), preservando partes moles e o periósteo.

Referência: Azar FM, Beaty JH. Campbell's Operative Orthopaedics. 14. ed. Philadelphia: Elsevier; 2021. Capítulo 57.

480. Resposta correta: *A*

Teste do gancho (distal bicípite) – como e o que significa. Pelo *Campbell's* (14. ed., capítulo 48), o teste do gancho é feito com o paciente com o cotovelo em ~90° de flexão e em supinação ativa. O examinador tenta "pescar" o tendão distal do bíceps com o dedo vindo do lado lateral para o medial (passa o dedo por baixo da borda lateral do tendão).

- **Normal/tendão íntegro:** o dedo engata facilmente o tendão tenso.
- **Ruptura completa:** não é possível engatar o tendão (ausente sob o dedo).
- **Parcial:** o tendão costuma estar doloroso, mas ainda palpável/engatável.

Dicas práticas citadas:

- Compare sempre com o lado contralateral.
- A aponeurose bicipital (*lacertus fibrosus*) íntegra pode limitar a migração proximal e confundir a inspeção; o teste do gancho ajuda a dirimir.
- Em rupturas crônicas, pode haver tecido cicatricial que simula um tendão – correlacione com força de supinação e história clínica.

Portanto, a alternativa correta é: flexão e supinação ativas, lateral para medial.

Referência: Azar FM, Beaty JH. Campbell's Operative Orthopaedics. 14. ed. Philadelphia: Elsevier; 2021. Capítulo 48.

481. Resposta correta: *A*

O músculo ancôneo (alternativa *A*) é uma pequena estrutura triangular situada na região posterolateral do cotovelo, com origem no epicôndilo lateral do úmero e inserção na face posterior e proximal da ulna, próximo ao olécrano. Sua inervação é feita pelo nervo radial, e sua vascularização provém principalmente da artéria interóssea recorrente. Apesar de seu tamanho reduzido, desempenha funções importantes: auxilia o tríceps braquial na extensão do antebraço, contribui para a estabilização da articulação do cotovelo – especialmente durante movimentos de pronação e supinação – e ajuda a tracionar a cápsula articular para evitar seu pinçamento durante a extensão completa. Do ponto de vista clínico, o ancôneo raramente é acometido isoladamente por lesões, mas pode estar envolvido em traumas do cotovelo, fraturas da ulna proximal ou em casos de compressão do nervo interósseo posterior. Em exames de imagem, como ressonância magnética, sua identificação correta é importante para diferenciar processos inflamatórios ou lesões associadas a patologias mais complexas da articulação do cotovelo.

Referência: Netter FH. Atlas de Anatomia Humana. 7. ed. Rio de Janeiro: Elsevier; 2019. Capítulo 7.

482. Resposta correta: *C*

Na imagem, a estrutura 1 corresponde ao músculo supraespinal e a estrutura 3, ao músculo redondo menor. O supraespinal origina-se na fossa supraespinal da escápula e insere-se no tubérculo maior do úmero. É inervado pelo nervo supraescapular e tem como função principal iniciar a abdução do braço, além de participar da estabilização da cabeça do úmero na cavidade glenoidal como parte do manguito rotador. O redondo menor, por sua vez, origina-se na borda lateral da escápula e insere-se na face posterior do tubérculo maior do úmero. É inervado pelo nervo axilar e atua na rotação lateral do braço, além de auxiliar na estabilização glenoumeral. Ambos integram o manguito rotador, estrutura musculotendínea essencial para a estabilidade dinâmica do ombro, e são clinicamente relevantes pela alta incidência de lesões, especialmente o supraespinal, que é o mais acometido em rupturas.

Referência: Netter FH. Atlas de Anatomia Humana. 7. ed. Rio de Janeiro: Elsevier; 2019. Capítulo 7.

Seção 7 — Oncologia Ortopédica

483. Resposta correta: *B*

A radioterapia é mais eficaz nos tumores que se apresentam como células pequenas, redondas e azuis, como o mieloma múltiplo, tumor de Ewing e linfoma. Os carcinomas metastáticos para osso são, em geral, radiossensíveis, com exceção do carcinoma de células renais. A maioria dos tumores malignos ósseos é radiorresistente, como o osteossarcoma e o condrossarcoma

Referência: Azar FM, Canale ST, Beaty JH. Campbell's Operative Orthopaedics. 13. ed. Philadelphia: Saunders; 2017. Capítulo 24.

484. Resposta correta: *B*

No esqueleto apendicular, a biópsia deve ser feita longitudinalmente para que possa ser mais facilmente ressecada em conjunto com o tumor na cirurgia definitiva. Isso porque a cicatriz da biópsia é considerada contaminada. Cicatrizes de biópsia transversas são muito mais difíceis de serem retiradas. A exsanguinação, se indicada, deve ser feita por elevação, e não com uso de "Esmarch", para evitar que o tumor se espalhe proximalmente. Outros cuidados são biopsiar a periferia da lesão, evitando o centro (que pode estar necrótico), e fazer biópsias por meio de um músculo e não no intervalo entre músculos, pois isso pode contaminar a área e tornar necessário ressecar esses dois músculos na cirurgia definitiva.

Referência: Azar FM, Canale ST, Beaty JH. Campbell's Operative Orthopaedics. 13. ed. Philadelphia: Saunders; 2017. Capítulo 24.

485. Resposta correta: *D*

Uma característica comum aos osteossarcomas é a presença de tecido osteoide maligno no anatomopatológico. O osteossarcoma de pequenas células, como o próprio nome diz, apresenta pequenas células azuis no anatomopatológico, o que pode confundir com as células pequenas, redondas e azuis do tumor de Ewing, sendo então necessária a diferenciação através da imuno-histoquímica. O osteossarcoma de pequenas células é uma variante rara e de alto grau do osteossarcoma.

Referência: Azar FM, Canale ST, Beaty JH. Campbell's Operative Orthopaedics. 13. ed. Philadelphia: Saunders; 2017. Capítulo 27.

486. Resposta correta: *A*

A pseudoartrose "congênita" da tíbia é uma alteração em que há displasia óssea com falhas na formação óssea normal na sua metade distal, com enfraquecimento, angulação da tíbia e fraturas patológicas. A minoria dos casos apresenta fratura e pseudoartrose já no nascimento, o que torna o termo "congênita" pouco apropriado. Existe uma correlação entre a neurofibromatose do tipo 1 e a pseudoartrose congênita da tíbia, sendo que na literatura essa associação varia de 40% a 80%. Os tipos de pseudoartrose são displásico, cístico e tardio. A associação com neurofibromatose se dá mais no tipo displásico. O desvio da tíbia da pseudoartrose congênita na vigência de neurofibromatose é anterolateral.

Referência: Herring JA. Tachdjian's pediatric orthopaedics. 5. ed. Philadelphia: Elsevier; 2014. Capítulo 41.

487. Resposta correta: *D*

A tomografia computadorizada é melhor que a ressonância magnética em avaliar a presença do *nidus* do osteoma osteoide, a presença de uma fina camada de osso no cisto ósseo aneurismático e a lesão endosteal que pode ocorrer no condrossarcoma. O cisto ósseo simples é mais bem avaliado pela ressonância magnética, que tem a vantagem de, por meio do contraste, avaliar se o conteúdo é cístico mesmo ou sólido bem hidratado. A metástase óssea também é avaliada mais precocemente pela ressonância magnética. A tomografia computadorizada é o exame preferido para avaliar metástase pulmonar.

Referência: Azar FM, Canale ST, Beaty JH. Campbell's Operative Orthopaedics. 13. ed. Philadelphia: Saunders; 2017. Capítulo 24.

488. Resposta correta: *C*

A doença de Maffucci corresponde à encondromatose múltipla associada a hemangiomas. A associação de mixomas de partes moles com a displasia fibrosa é chamada síndrome de Mazabraud. A encondromatose múltipla também é conhecida como síndrome de Ollier. Não há associação entre osteocondromas e hemangiomas.

Referência: Herring JA. Tachdjian's Pediatric Orthopaedics. 5. ed. Philadelphia: Elsevier; 2014. Capítulo 29.

489. Resposta correta: *D*

O infarto ósseo é mais comum na metáfise dos ossos longos e aparece como uma lesão serpiginosa, com a periferia calcificada e o centro mais radiotransparente. Costuma aparecer em pacientes que usaram corticoide, abuso de álcool, anemia falciforme e doença de Gaucher. Essa condição raramente causa sintomas e não necessita de tratamento específico.

Referência: Azar FM, Canale ST, Beaty JH. Campbell's Operative Orthopaedics. 13. ed. Philadelphia: Saunders; 2017. Capítulo 25.

490. Resposta correta: *A*
Pela radiografia, trata-se de um paciente ainda com fise, embora esteja quase fechada. Ou seja, é um adolescente. A lesão afeta basicamente a epífise do úmero, embora tenha um componente metafisário. O anatomopatológico não mostra os lagos venosos comuns no cisto ósseo aneurismático. Também não mostra osteoide; mostra condroblastos e matriz cartilaginosa. Não se veem células gigantes. Dessa forma, trata-se de um condroblastoma.
Referência: Azar FM, Beaty JH. Campbell's Operative Orthopaedics. 14. ed. Philadelphia: Elsevier; 2021. Capítulo 26.

491. Resposta correta: *C*
As metástases de carcinoma para o osso são mais comuns nos locais onde ainda existe no adulto medula óssea vermelha, como vértebras, pelve, proximal do fêmur e do úmero. As metástases distais ao cotovelo e distais ao joelho são raras, e, quando acontecem, a mais probabilidade é que sejam metástases cujo sítio primário seja o pulmão.
Referência: Azar FM, Beaty JH. Campbell's Operative Orthopaedics. 14. ed. Philadelphia: Elsevier; 2021. Capítulo 27.

492. Resposta correta: *B*
O desmoide cortical é uma irregularidade na porção posteromedial da metáfise distal do fêmur. Pode estar associado à tração exercida pelo musculo adutor magno (daí a posição posteromedial). Ocorre mais em meninos entre 10 e 15 anos e pode causar dor e edema local. A biópsia não costuma ser necessária, e o tratamento consiste apenas em observação.
Referência: Azar FM, Beaty JH. Campbell's Operative Orthopaedics. 14. ed. Philadelphia: Elsevier; 2021. Capítulo 25.

493. Resposta correta: *B*
Dentre os tipos de células citados neste teste, é o osteoclasto que deriva das células hematopoiéticas encontradas na superfície do osso e que formam cavidades na superfície, chamados de lacunas de Howship. Os osteoclastos liberam fosfatase ácida que dissolve o osso mineralizado, liberando cálcio e fósforo para a corrente sanguínea, além de degradar o colágeno presente no osso.
Referência: Torneta III P, Ricci WM, Ostrum RF, McQueen MM, McKee MD, Court-Brown CM, editores. Rockwood and Green's Fractures in Adults. 9. ed. Philadelphia: Wolters Kluwer; 2020. Capítulo 2.

494. Resposta correta: *C*
O cisto ósseo simples surge em geral nas primeiras duas décadas de vida, com predileção pelo sexo masculino (2:1). É mais comum na parte proximal do fêmur e proximal do úmero. Entretanto, em adultos, ele é mais frequente no ilíaco e no calcâneo, na maioria das vezes descoberto por acaso. Em ossos chatos, o cisto ósseo simples são costuma levar à fratura. O cisto ósseo simples está ativo durante o crescimento e tende a se estabilizar na maturidade.
Referência: Azar FM, Beaty JH. Campbell's Operative Orthopaedics. 14. ed. Philadelphia: Elsevier; 2021. Capítulo 25.

495. Resposta correta: *B*
O grau histológico não é considerado fator de pior prognóstico, pois todo tumor de Ewing é considerado de alto grau. A desidrogenase láctica alta (e não baixa) indica lesão mais extensa e é considerada de mau prognóstico. A translocação t(11;22)(21;22) ocorre em 90% dos tumores de Ewing e por si só não é critério de mau prognóstico. A idade maior à apresentação, maior que 12 a 15 anos, esta sim é sinal de mau prognóstico.
Referência: Azar FM, Beaty JH. Campbell's Operative Orthopaedics. 14. ed. Philadelphia: Elsevier; 2021. Capítulo 27.

496. Resposta correta: *D*
Os pacientes com tumores ósseos costumam apresentar dor como sintoma inicial. Já os pacientes com tumores de partes moles costumam apresentar queixa de aumento de volume local e não de dor. São exceção à regra os tumores benignos neurais, que se apresentam com dor ou mesmo alterações neurológicas. A dor pode ser intensa a despeito do pequeno tamanho do tumor. Hiperpatia (sensibilidade local excessiva) e alodinia (sensação de dor após um estímulo que não costuma causar isso, como o simples toque) são frequentes e sugerem dor do tipo neuropática. Os tumores de gordura, mesmo grandes, não costumam apresentar dor. Os tumores mixoides são amolecidos, como os de gordura, e também não causam dor. Os tumores fibrosos são mais endurecidos.
Referência: Azar FM, Beaty JH. Campbell's Operative Orthopaedics. 14. ed. Philadelphia: Elsevier; 2021. Capítulo 24.

497. Resposta correta: *D*
O estadiamento de Enneking para os tumores benignos ósseos divide-se em três subtipos. B1: benigno latente; B2: benigno ativo; B3: benigno agressivo. O caso em questão é de um tumor benigno ativo, com insuflação e afilamento da

cortical. A lesão é bem definida. Não há rotura da cortical, o que poderia sugerir lesão mais agressiva. O cisto ósseo simples afila a cortical, mas não costuma insuflá-la, o que é bem nítido na radiografia. Já o cisto ósseo aneurismático costuma insuflar o osso. Quando ocorre dúvida entre uma lesão e outra, a ressonância magnética pode ser utilizada: o cisto ósseo simples se apresenta como uma lesão uniforme e cística; já o cisto ósseo aneurismático apresenta o chamado nível líquido-líquido, causado pela presença de lagos de sangue juntamente com a área cística.

Referência: Azar FM, Beaty JH. Campbell's Operative Orthopaedics. 14. ed. Philadelphia: Elsevier; 2021. Capítulo 24.

498. Resposta correta: *B*

A biópsia de uma lesão do úmero proximal deve ser realizada através do terço anterior do deltoide, tomando-se cuidado para não contaminar o intervalo deltopeitoral. A contaminação desse intervalo pode potencialmente permitir que células tumorais se espalhem por uma distância maior, tornando mais difícil a ressecção bem-sucedida.

Referência: Azar FM, Beaty JH. Campbell's Operative Orthopaedics. 14. ed. Philadelphia: Elsevier; 2021. Capítulo 24. p. 216.

499. Resposta correta: *C*

Os achados radiográficos frequentemente auxiliam no diagnóstico. No tumor de células gigantes, as lesões estão localizadas de forma excêntrica nas epífises dos ossos longos e geralmente fazem contato com o osso subcondral. Embora sejam raros em pacientes esqueleticamente imaturos, os tumores de células gigantes surgem na metáfise nessa população de pacientes. Uma teoria sugere que esses tumores se originam na metáfise e depois se estendem para a epífise após o fechamento das fises. Radiograficamente, as lesões são puramente líticas. A zona de transição pode ser mal definida em radiografias simples.

Referência: Azar FM, Beaty JH. Campbell's Operative Orthopaedics. 14. ed. Philadelphia: Elsevier; 2021. Capítulo 26. p. 986.

500. Resposta correta: *A*

O prognóstico dos pacientes com carcinoma metastático tem melhorado ao longo dos anos. Tratamos vários pacientes que sobreviveram com boa qualidade de vida por 4 a 5 anos após sofrerem fraturas patológicas secundárias ao câncer de pulmão metastático. Pacientes com câncer de mama, próstata e rim frequentemente vivem muitos anos após o diagnóstico de metástases ósseas. Uma metástase óssea isolada de câncer de rim pode ser tratada com intenção curativa por meio de ressecção ampla.

Referência: Azar FM, Beaty JH. Campbell's Operative Orthopaedics. 14. ed. Philadelphia: Elsevier; 2021. Capítulo 27. p. 1030.

501. Resposta correta: *B*

No fibroma não ossificante, pela classificação de Ritschl, o estágio A é uma lesão excêntrica na cortical da metáfise, sem borda esclerótica. As lesões do estágio B estão mais distantes da epífise, com forma multilobulada e bordas escleróticas finas. O estágio C é semelhante ao B, mas apresenta esclerose que começa pelo lado diafisário. As lesões do estágio D mostram esclerose crescente até o ponto de desaparecer. A maioria das lesões evolui de um estágio para o próximo em taxas variáveis. Um estudo abrangente de 103 lesões descobriu que fraturas ocorreram apenas no estágio B.

Referência: Herring, JA. Tachdjian's Pediatric Orthopaedics. 6. ed. Philadelphia: Elsevier; 2022. Cap. 25. p. 1042.

502. Resposta correta: *C*

O osteoma osteoide é uma neoplasia benigna mais frequentemente observada em homens jovens. A maioria dos osteomas osteoides é encontrada na segunda ou terceira década de vida, embora uma lesão ocasional tenha sido relatada em pacientes mais velhos. Quase qualquer osso pode estar envolvido, embora haja uma predileção pelas extremidades inferiores, metade dos casos envolvendo o fêmur ou a tíbia. O tumor pode ser encontrado em osso cortical ou esponjoso. Lesões multicêntricas têm sido relatadas. Nenhuma alteração maligna jamais foi documentada. O paciente típico com um osteoma osteoide apresenta dor que é pior à noite e aliviada por aspirina ou outros medicamentos anti-inflamatórios não esteroides. Níveis aumentados de cicloxigenases e prostaglandinas foram demonstrados nas lesões. Esse fato explica a causa da dor intensa, bem como o alívio dramático da dor que resulta do tratamento com medicamentos anti-inflamatórios não esteroides. Quando a lesão está próxima a uma articulação, podem ocorrer inchaço, rigidez e contratura. Quando a lesão está em uma vértebra, pode ocorrer escoliose. Estudos de imagem em geral são diagnósticos. A biópsia raramente é necessária para confirmar o diagnóstico. A lesão consiste em um pequeno *nidus* radiolucente central (< 1,5 cm) com esclerose óssea ao redor. Radiografias simples são frequentemente suficientes para fazer o diagnóstico.

Referência: Azar FM, Beaty JH. Campbell's Operative Orthopaedics. 14. ed. Philadelphia: Elsevier; 2021. Capítulo 25. p. 957.

503. Resposta correta: *C*

Tumores pediátricos ósseos mais frequentes de acordo com a localização:

Localização do tumor	Tumores mais comuns
Epífise	Condroblastoma (fise aberta)
	Tumor de células gigantes (fise fechada)
	Abscesso de Brodie (osteomielite subaguda)
	Histiocitose de células de Langerhans
Metáfise	Muitos tumores benignos e malignos ósseos
Diáfise	Displasia fibrosa
	Displasia osteofibrosa
	Adamantinoma
	Histiocitose de células de Langerhans
	Osteoma osteoide
	Cisto ósseo simples
	Sarcoma de Ewing
	Leucemia/linfoma
	Osteomielite
Elementos anteriores da coluna	Histiocitose de células de Langerhans
	Hemangioma
	Infecção
	Tumor de células gigantes
	Cordoma
	Leucemia
Elementos posteriores da coluna	Cisto ósseo aneurismático
	Osteoblastoma
	Osteoma osteoide
	Osteocondroma

Referência: Weinstein SL, Flynn JM. Lovell and Winter's Pediatric Orthopaedics. 8. ed. Philadelphia: Lippincott, Williams & Wilkins; 2021. Capítulo 13.

504. Resposta correta: *B*

Segue a escala de Mirels para tratamento de fratura iminente em ossos longos patológicos (cada paciente é avaliado pelos critérios a seguir e recebe uma pontuação. A soma dos pontos igual ou superior a 8 sugere estabilização profilática):

Variável	1 ponto	2 pontos	3 pontos
Localização	**Membro superior**	**Membro inferior**	**Região peritrocantérica**
Dor	Leve	Moderada	Intensa
Aspecto	Blástico	Misto	Lítico
Tamanho	< 1/3 do diâmetro do osso	1/3-2/3 do diâmetro do osso	> 2/3 do diâmetro do osso

Referência: Motta Filho GR, Barros Filho TEP. Ortopedia e Traumatologia. 1. ed. Rio de Janeiro: Elsevier; 2017. Capítulo 3.7.

505. Resposta correta: *C*

Em geral, os bordos das lesões metastáticas nas radiografias são irregulares, com a cortical permeativa com erosões ou simplesmente ausente. Quase não há reação periosteal. Em geral, o envolvimento das partes moles é observado na fase avançada da metástase. As lesões metastáticas ósseas puramente líticas, com extensa destruição óssea, são mais comuns nos casos de carcinoma renal e pulmonar. As puramente blásticas, com intensa formação óssea, são mais frequentes nas lesões oriundas de carcinomas da próstata e da mama. Já as de padrão misto são as mais frequentes e podem ser vistas em metástases de mama, pulmão e trato gastrintestinal. Em ossos predominantemente esponjosos, lesões metastáticas podem permanecer ocultas até que destruam todo o trabeculado ósseo. Já nos ossos corticais, essas lesões são facilmente detectáveis, independentemente de sua forma radiológica.

Referência: Motta Filho GR, Barros Filho TEP. Ortopedia e Traumatologia. 1. ed. Rio de Janeiro: Elsevier; 2017. Capítulo 3.6.

506. Resposta correta: *C*

Na literatura, o método mais utilizado que avalia o grau de necrose da peça cirúrgica dos osteossarcomas primários é o descrito por Huvos et al. Esses autores dividiram o grau de necrose em quatro tipos: grau I – sem efeito da quimioterapia; grau II – resposta parcial com mais de 50% de necrose; grau III – mais de 90% de necrose, com tumor viável presente; ou grau IV – sem tumor viável. Segundo Rosen et al., são considerados bons e maus respondedores os pacientes que apresentam na peça ressecada necrose tumoral acima e abaixo de 90%, respectivamente.

Referência: Motta Filho GR, Barros Filho TEP. Ortopedia e Traumatologia. 1. ed. Rio de Janeiro: Elsevier; 2017. Capítulo 3.5.

507. Resposta correta: *B*

A síndrome de Maffucci é uma condição de encondromatose associada a múltiplos hemangiomas que envolvem os tecidos moles. Essas lesões podem estar associadas a flebolitos superficiais, que podem aparecer em radiografias como opacidades arredondadas nos tecidos moles. Hemangiomas também foram observados em órgãos internos. Por causa disso, a ressonância magnética de corpo inteiro foi recomendada para detectar lesões assintomáticas que, assim, alterarão o diagnóstico para síndrome de Maffucci e modificarão o prognóstico. Múltiplos nevos pigmentados e vitiligo são outras manifestações não esqueléticas ocasionais. Uma anormalidade em neuropeptídeos parece estimular o crescimento de vasos sanguíneos anormais.

Referência: Herring JA. Tachdjian's Pediatric Orthopaedics. 6. ed. Philadelphia: Elsevier; 2022. Capítulo 25. p. 1028.

508. Resposta correta: *A*

A displasia fibrosa é uma anomalia do desenvolvimento da formação óssea que pode existir em forma monostótica ou poliostótica. Caracteriza-se pela substituição do osso e da medula normais por tecido fibroso e pequenas espículas ósseas entrelaçadas. A displasia fibrosa pode ocorrer na epífise, metáfise ou diáfise. Anomalias associadas, como puberdade precoce, pigmentação cutânea anormal, mixoma intramuscular e doenças da tireoide, podem estar presentes. A síndrome de McCune-Albright refere-se à displasia fibrosa poliostótica, pigmentação cutânea e anomalias endócrinas. A síndrome de Mazabraud é uma displasia fibrosa poliostótica com mixomas intramusculares. Alterações malignas são extremamente raras, mas foram ocasionalmente relatadas, com e sem radioterapia prévia.

Referência: Azar FM, Beaty JH. Campbell's Operative Orthopaedics. 14. ed. Philadelphia: Elsevier; 2021. Capítulo 25. p. 968.

509. Resposta correta: *D*

Clinicamente, a osteocondromatose múltipla apresenta-se com múltiplos osteocondromas, baixa estatura e deformidades angulares nos membros acometidos, da pelve e da cintura escapular. A deformidade clássica de Bessel-Hagen consiste em uma ulna hipoplásica e o rádio encurvado com luxação anterolateral da cabeça, levando ao desvio ulnar do punho.

Referência: Motta Filho GR, Barros Filho TEP. Ortopedia e Traumatologia. 1. ed. Rio de Janeiro: Elsevier; 2017. Capítulo 3.4.

510. Resposta correta: *D*

O termo "granuloma eosinofílico" refere-se a lesões ósseas isoladas, e a doença de Hand-Schüller-Christian refere-se classicamente à tríade clínica de lesões cranianas, exoftalmia e diabetes *insipidus*. Atualmente, no entanto, alguns autores usam o termo "doença de Hand-Schüller-Christian" simplesmente para se referir a qualquer caso de histiocitose de células de Langerhans multissistêmica. Outra variação é a doença de Letterer-Siwe, que geralmente se manifesta antes dos 3 anos de idade, é caracterizada por febre, linfadenopatia, hepatoesplenomegalia e múltiplas lesões ósseas e frequentemente é fatal. É debatível se esses termos representam doenças diferentes ou simplesmente diferentes manifestações do mesmo processo patológico. Como a patogênese é pouco compreendida, atualmente não há um protocolo de tratamento ideal para o envolvimento multifocal, e a taxa de recidiva é alta. Diversas modalidades terapêuticas podem ser consideradas, dependendo do sistema de órgãos envolvido, incluindo cirurgia, radiação e quimioterapia. O envolvimento multissistêmico e o diagnóstico em idade inferior a 2 anos constituem fatores de risco.

Referência: Azar FM, Beaty JH. Campbell's Operative Orthopaedics. 14. ed. Philadelphia: Elsevier; 2021. Capítulo 26. p. 1003.

511. Resposta correta: *B*

O osteossarcoma associado à radiação ocorre em cerca de 1% dos pacientes tratados com doses superiores a 2.500 cGy e pode ocorrer em locais incomuns, como crânio, coluna vertebral, clavícula, costelas, escápula e pelve. Embora o osteossarcoma seja o sarcoma associado à radiação mais comum, o fibrossarcoma e o fibro-histiocitoma maligno também são relativamente comuns nesse contexto. O tempo médio para o surgimento do osteossarcoma secundário varia entre 10 e 15 anos após a exposição à radiação, mas pode acontecer de 3 anos a várias décadas após o tratamento.

Referência: Azar FM, Beaty JH. Campbell's Operative Orthopaedics. 14. ed. Philadelphia: Elsevier; 2021. Capítulo 27. p. 1011.

512. Resposta correta: *D*

Os fatores prognósticos mais importantes no momento do diagnóstico são a presença e a localização das metástases. Cerca de 15% dos pacientes com osteossarcoma apresentam metástases pulmonares detectáveis no momento do diagnóstico. Como grupo, esses pacientes continuam a ter prognóstico desfavorável, com menos de 20% de sobrevida em longo prazo. Pacientes com metástases não pulmonares (por exemplo, metástases ósseas) têm prognóstico ainda pior, com menos de 5% de sobrevida em longo prazo. Pacientes com *skip metastasis* (metástases ósseas situadas no mesmo osso ou que atravessam a articulação vizinha ao osso que contém o tumor primário) têm o mesmo prognóstico desfavorável do que pacientes com metástases a distância.

Referência: Heck Jr. RK, Toy PC. Malignant tumors of bone. Azar FM, Beaty JH. Campbell's Operative Orthopaedics. 14. ed. Philadelphia: Elsevier; 2021. p. 1012.

513. Resposta correta: *C*

O condrossarcoma está entre os tumores primários do osso mais frequentes. Apresenta duas particularidades importantes. Incide em idades mais avançadas e, logo, pode induzir o diagnóstico de metástase de carcinoma. Além disso, o condrossarcoma responde mal à quimioterapia ou radioterapia, sendo o tratamento oncológico a ressecção ampla da lesão. O local mais frequente de fratura em osso patológico por condrossarcoma é a região proximal do fêmur. O diagnóstico errôneo de metástase e a estabilização com haste intramedular fazem disseminar ainda mais o tumor e tornam a ressecção praticamente impossível, levando à amputação.

Referência: Baptista PPR, Bellan DG. Fratura em osso patológico. Motta Filho GR, Barros Filho TEP. Ortopedia e Traumatologia. 1. ed. Rio de Janeiro: Elsevier; 2017. p. 588.

514. Resposta correta: *C*

O sistema de estadiamento descrito por Enneking et al. foi desenvolvido para incorporar os fatores prognósticos mais significativos em um sistema de estágios progressivos que ajuda a orientar os tratamentos cirúrgicos e adjuvantes. O sistema é baseado no grau histológico do tumor, sua extensão local e na presença ou ausência de metástases. As lesões de baixo grau são designadas como estágio I. As lesões de alto grau são designadas como estágio II. As lesões de estágios I e II são subdivididas de acordo com a extensão do crescimento local. Lesões nos estágios IA e IIA ficam restritas a compartimentos anatômicos definidos. As lesões de estágios IB e IIB se estendem além do compartimento de origem. O estágio III refere-se a qualquer lesão que tenha metástase, independentemente do tamanho ou grau do tumor primário.

Referência: Heck Jr. RK, Toy PC. General Principles of Tumors. In: Azar FM, Beaty JH. Campbell's Operative Orthopaedics. 14. ed. Philadelphia: Elsevier; 2021. p. 894.

515. Resposta correta: *D*

Ollier, em 1889, descreveu uma condição de encondromas múltiplos, tipicamente unilaterais, associados a deformidades das extremidades. A encondromatose múltipla é um distúrbio incomum e não hereditário. Os sinais físicos relacionados a essa condição em geral começam na infância e variam com a extensão das lesões e seu efeito nos ossos enfraquecidos. O número de ossos afetados pode variar muito, sendo as falanges, fêmur e tíbia os mais afetados. Por conta da tendência ao acometimento unilateral, resulta em discrepâncias graves no comprimento dos membros inferiores e deformidades angulares, com aumento notável da incidência de angulação em varo na porção inferior do fêmur.

Referência: Herring JA. Tachdjian's Pediatric Orthopaedics: From the Texas Scottish Rite Hospital for Children. 5. ed. Elsevier; 2014. Capítulo 29. p. 1108.

516. Resposta correta: *C*

A condromatose sinovial é um distúrbio que afeta os tecidos sinoviais. Ocorre com mais frequência no joelho, mas pode surgir em qualquer articulação, bainha de tendão ou bursa. Sua causa é desconhecida e não tem padrão familiar reconhecido de ocorrência. Embora alguns autores acreditem que esse seja um processo reativo e não neoplásico, trata-se principalmente de doença metaplásica benigna com potencial maligno. A doença é rara em crianças e se apresenta mais comumente entre as idades de 20 e 50 anos, sendo pouco mais comum no sexo masculino.

Referência: Arkader A, Gebhardt MC, Dormans JP. Bone and Soft-Tissue Tumors. In: Weinstein SL, Flynn JM. Lovell and Winter's Pediatric Orthopaedics. 7. ed. Philadelphia: Lippincott, Williams & Wilkins; 2014. p. 473.

517. Resposta correta: *D*

A *osteogenesis imperfecta* (OI) do tipo V é descrita como variedade que cursa com calo hiperplásico. Esses pacientes desenvolvem quantidades abundantes de calo extraósseo após suas fraturas, e a apresentação pode ser confundida clínica e radiograficamente com um osteossarcoma, embora a OI do tipo V em geral ocorra em crianças muito mais jovens.

Referência: Howard AW, Alman BA. Metabolic and Endocrine Abnormalities. In: Weinstein SL, Flynn JM. Lovell and Winter's Pediatric Orthopaedics. 7. ed. Philadelphia: Lippincott, Williams & Wilkins; 2014. p. 153.

518. Resposta correta: *D*

O tumor de células gigantes é o tumor benigno mais prevalente do sacro, raramente afetando outros sítios da coluna vertebral. Ele perde apenas para o hemangioma como a neoplasia benigna mais comum da coluna.

Referência: Camillo FX. Infections and tumors of the spine. In: Azar FM, Canale ST, Beaty JH. Campbell's Operative Orthopaedics. 13. ed. Philadelphia: Saunders; 2017. p. 1849.

519. Resposta correta: *D*

Dor, sensibilidade ao frio e sensibilidade pontual são os sintomas característicos de um tumor glômico, originalmente descrito por Wood, em 1812, e histologicamente esclarecido por Masson, em 1924. A pressão direta sobre o tumor por um objeto pequeno e firme causa dor excruciante (teste de Love), enquanto a pressão aplicada levemente em um lado dele não provoca dor. Mergulhar a mão ou o dedo envolvido em água gelada também causa desconforto.

Referência: Calandruccio JH, Jobe MT. Tumors and tumorous conditions of the hand. In: Azar FM, Canale ST, Beaty JH. Campbell's Operative Orthopaedics. 13. ed. Philadelphia: Saunders; 2017. p. 3783.

520. Resposta correta: *A*

O sistema AJCC para sarcomas ósseos é baseado no grau, tamanho e presença e localização das metástases do tumor. Os tumores em estágio I, de baixo grau, e os tumores em estágio II, de alto grau, são subdivididos com base no tamanho do tumor. Os tumores em estádio I-A e II-A têm 8 cm ou menos em sua maior medida linear; os tumores em estádio I-B e II-B são maiores que 8 cm. Os tumores em estágio III apresentam metástases "saltitantes", definidas como lesões descontínuas dentro do mesmo osso. O estágio IV-A envolve metástases pulmonares, enquanto o estágio IV-B envolve metástases não pulmonares. A subdivisão do estágio IV foi feita porque foi demonstrado que pacientes com metástases não pulmonares de osteossarcoma e sarcoma de Ewing têm pior prognóstico do que pacientes com apenas metástases pulmonares.

Referência: Heck Jr. RK, Toy PC. General Principles of Tumors. In: Azar FM, Canale ST, Beaty JH. Campbell's Operative Orthopaedics. 13. ed. Philadelphia: Elsevier; 2017. p. 836.

521. Resposta correta: *C*

O adamantinoma é uma neoplasia rara que representa menos de 1% de todas as neoplasias malignas primárias do osso. Possui ampla distribuição etária, mas a maioria dos pacientes está na segunda ou terceira década. Tem peculiar predileção por ocorrer na tíbia (cerca de 85%) e pode envolver a fíbula ipsilateral. A aparência radiográfica mais comum é a de múltiplas lesões radiolúcidas bem demarcadas na diáfise tibial. As lesões radiotransparentes são separadas por áreas de osso denso e esclerótico. Embora a aparência radiográfica seja semelhante à da displasia osteofibrosa, o adamantinoma em geral tem aparência mais agressiva. Microscopicamente, o adamantinoma consiste em ilhas de células epiteliais em um estroma fibroso. Algumas áreas do tumor se assemelham à displasia fibrosa ou displasia osteofibrosa (alguns autores consideram o adamantinoma uma variante maligna da displasia osteofibrosa).

Referência: Heck Jr. RK, Toy PC. Malignant Tumors of Bone. In: Azar FM, Canale ST, Beaty JH. Campbell's Operative Orthopaedics. 13. ed. Philadelphia: Elsevier; 2017. p. 957-8.

522. Resposta correta: *D*

O fator prognóstico mais importante no momento do diagnóstico é o estágio do tumor. Cerca de 15% dos pacientes com osteossarcoma têm metástases pulmonares detectáveis ao diagnóstico. Como grupo, esses pacientes continuam a ter prognóstico desfavorável, com menos de 20% de sobrevida em longo prazo. Pacientes com metástases não pulmonares têm prognóstico ainda pior, com menos de 5% em longo prazo de sobrevivência. Pacientes com metástases "saltitantes" têm o mesmo prognóstico que com metástases a distância. A seguinte característica prognóstica importante é o grau da lesão. Lesões de baixo grau raramente metastatizam; pacientes com lesões de baixo grau têm acentuada vantagem em sobrevida sobre pacientes com lesões de alto grau. O tamanho do tumor também parece ter significado prognóstico; a maioria dos estudos confirma que pacientes com tumores grandes têm prognóstico pior que pacientes com tumores menores. A localização também é considerada importante; pacientes com tumores mais proximais se saem pior do que pacientes com tumores mais distais. Tamanho e localização são provavelmente variáveis inter-relacionadas, no entanto a maioria dos tumores proximais possui tamanho maior que a maioria dos tumores distais ao diagnóstico. Os osteossarcomas secundários a Paget continuam a ter prognóstico desfavorável, com menos de 15% de sobrevida em longo prazo. Os osteossarcomas associados à radiação têm prognóstico ruim; no entanto, isso pode se dever à sua ocorrência frequente em locais incomuns, onde a ressecção é difícil; e podem ter o mesmo prognóstico do que qualquer outro osteossarcoma de alto grau.

Referência: Heck Jr. RK, Toy PC. Malignant Tumors of Bone. In: Azar FM, Canale ST, Beaty JH. Campbell's Operative Orthopaedics. 13. ed. Philadelphia: Elsevier; 2017. p. 948.

523. Resposta correta: *A*

Histologicamente, o mieloma múltiplo aparece como folhas de células plasmáticas. Estas são pequenas células redondas e azuis com núcleos em "mostrador de relógio" e citoplasma abundante com clareamento ou "halo" perinuclear. A produção de amiloide pode ser abundante.

Referência: Heck Jr. RK, Toy PC. Malignant Tumors of Bone. In: Azar FM, Canale ST, Beaty JH. Campbell's Operative Orthopaedics. 13. ed. Philadelphia: Elsevier; 2017. p. 961.

524. Resposta correta: *D*

O sarcoma epitelioide é um sarcoma raro de tecidos moles com várias características clínicas incomuns. É um tumor maligno de crescimento lento que em geral ocorre em adolescentes e adultos jovens e comumente envolve os segmentos distais dos membros superiores, incluindo as mãos e os dedos. É o sarcoma mais comum na mão.

Referência: Heck Jr. RK, Toy PC. Soft-Tissue Tumors. In: Azar FM, Canale ST, Beaty JH. Campbell's Operative Orthopaedics. 14. ed. Philadelphia: Elsevier; 2021. p. 1069.

525. Resposta correta: *A*
A escoliose é a manifestação esquelética mais comum da neurofibromatose. Normalmente está localizada na coluna torácica; apresenta curvatura curta e em ângulo agudo; e envolve quatro a seis vértebras. A incidência relatada está entre 10% e 60%.
Referência: Richards BS, Sucato DJ, Johnston CE. Scoliosis. In: Herring JA. Herring JA. Tachdjian's Pediatric Orthopaedics. 6. ed. Philadelphia: Elsevier; 2022. p. 219.

526. Resposta correta: *A*
A associação entre displasia fibrosa poliostótica e mixomas intramusculares caracteriza a síndrome de Mazabraud, entidade rara, porém clássica descrita na literatura. Além dessa, a displasia fibrosa poliostótica pode estar presente na síndrome de McCune-Albright, que combina alterações ósseas com manifestações cutâneas típicas (manchas café com leite) e disfunções endócrinas variadas. As demais alternativas não se relacionam diretamente com essa associação: a síndrome de Li-Fraumeni corresponde a uma condição hereditária de predisposição a múltiplos tumores malignos de origem mesenquimal e epitelial, mas não apresenta correlação com a displasia fibrosa. Já a síndrome de Jaffe-Campanacci, em alguns casos, se associa a neurofibromatose, alterações cutâneas e lesões não ossificantes, sem vínculo com mixomas intramusculares. Dessa forma, a alternativa correta é a *A* (Mazabraud).
Referência: Azar FM, Beaty JH. Campbell's Operative Orthopaedics. 14. ed. Philadelphia: Elsevier; 2021. Capítulo 25.

527. Resposta correta: *A*
Entre as neoplasias malignas primárias não hematológicas do osso, o osteossarcoma é a mais prevalente. A incidência mundial situa-se em torno de 1 a 3 casos por milhão de habitantes ao ano, particularmente frequente em adolescentes e adultos jovens. Logo após o osteossarcoma, em frequência, encontram-se o condrossarcoma (mais comum em adultos) e o tumor de Ewing. É importante destacar que tanto o mieloma múltiplo quanto as metástases ósseas são, de fato, mais prevalentes no esqueleto como um todo. Contudo, o mieloma múltiplo é classificado como neoplasia hematológica, e as metástases representam doença secundária, não sendo consideradas tumores ósseos primários não hematológicos.
Referência: Azar FM, Beaty JH. Campbell's Operative Orthopaedics. 14. ed. Philadelphia: Elsevier; 2021. Capítulo 27.

528. Resposta correta: *C*
O fibroma condromixoide é uma neoplasia benigna rara de origem cartilaginosa, responsável por menos de 1% dos tumores ósseos primários. Acomete

predominantemente pacientes jovens, em geral entre 10 e 30 anos, com discreta predominância no sexo masculino. A localização mais característica e comum é a metáfise da tíbia proximal, embora a lesão também possa surgir em ossos longos, como fêmur e úmero, e em ossos pequenos das mãos e dos pés. Clinicamente, a dor local é a manifestação mais comum, mas algumas lesões podem ser assintomáticas ou apresentar apenas aumento de volume. Do ponto de vista radiográfico, trata-se de uma lesão metafisária, bem delimitada, de margens geográficas, circunscrita por um halo de esclerose periférica, distinguindo-se de outros tumores cartilaginosos pelo fato de raramente exibir calcificações intralesionais. Assim, apesar de fêmur e tíbia distal poderem ser envolvidos, a predileção pela tíbia proximal é marcante e constitui o achado clássico mais descrito na literatura, sendo essa a alternativa correta.

Referência: Azar FM, Beaty JH. Campbell's Operative Orthopaedics. 14. ed. Philadelphia: Elsevier; 2021. Capítulo 26.

529. Resposta correta: *D*

O cordoma é um tumor ósseo raro, originado de células remanescentes da notocorda, com predileção pelas regiões sacrococcígea e esfeno-occipital. No adulto, o sacro é o sítio mais acometido. Clinicamente, o sintoma inicial mais comum é a dor lombar baixa, em geral de evolução insidiosa, que pode ser confundida com lombalgias mecânicas de caráter benigno. Esse quadro inespecífico explica a frequente demora diagnóstica, já que a dor costuma preceder em anos outras manifestações. Com a progressão tumoral, surgem sinais compressivos: constipação, retenção urinária e alterações esfincterianas, além de déficits neurológicos relacionados à compressão radicular ou medular. A massa palpável na região sacral ou glútea pode ser identificada em fases mais avançadas, mas não constitui a forma de apresentação inicial típica. Assim, a principal manifestação inicial do cordoma sacrococcígeo é a dor lombar baixa, insidiosa, persistente e frequentemente subestimada.

Referência: Azar FM, Beaty JH. Campbell's Operative Orthopaedics. 14. ed. Philadelphia: Elsevier; 2021. Capítulo 27.

530. Resposta correta: *D*

A imagem radiográfica evidencia uma lesão metafisária excêntrica, de limites bem definidos e contorno esclerótico, achado clássico do fibroma não ossificante. A localização preferencial em metáfises de ossos longos e o aspecto não agressivo são determinantes para o diagnóstico. Trata-se de uma lesão benigna comum em crianças e adolescentes, em geral assintomática e identificada incidentalmente. A ausência de reação periosteal agressiva ou destruição cortical reforça o caráter não neoplásico agressivo da lesão. As demais alternativas não se aplicam. O osteoblastoma em geral ocorre em ossos planos ou na coluna vertebral, não sendo típico na metáfise dos ossos longos. O condroblastoma tem localização epifisária característica, o que o diferencia nitidamente da lesão apresentada. Já o osteoma osteoide surge na cortical óssea, tipicamente em diáfises, com ninho radiolucente central e esclerose ao redor, padrão distinto do observado aqui. Portanto, a resposta correta é fibroma não ossificante, com base em seus achados radiográficos clássicos e localização típica.

Referência: Azar FM, Beaty JH. Campbell's Operative Orthopaedics. 14. ed. Philadelphia: Elsevier; 2021. Capítulo 24.

531. Resposta correta: *A*

Algumas lesões ósseas benignas apresentam achados clínicos e radiográficos tão característicos que permitem definir o diagnóstico e a indicação do tratamento definitivo sem a necessidade de biópsia prévia. É o caso do osteoma osteoide, cuja apresentação clássica de dor noturna aliviada com anti-inflamatórios, associada ao aspecto radiográfico e tomográfico típico de *nidus* central com esclerose reacional, torna o diagnóstico seguro e a biópsia desnecessária. Da mesma forma, o osteocondroma em geral é diagnosticado com base em sua imagem característica, de exostose contínua com o córtex e a medula do osso hospedeiro. Assim, a alternativa correta é a *A*, que associa osteoma osteoide e osteocondroma como lesões que dispensam biópsia antes do tratamento cirúrgico. As demais opções estão incorretas porque tanto o condroblastoma quanto o tumor de células gigantes, apesar de benignos, não têm características radiográficas suficientemente específicas para afastar diagnósticos diferenciais importantes, exigindo confirmação histológica por biópsia para a condução adequada do tratamento.

Referência: Azar FM, Beaty JH. Campbell's Operative Orthopaedics. 14. ed. Philadelphia: Elsevier; 2021. Capítulo 24.

532. Resposta correta: *A*

Na sinovite vilonodular pigmentada, também denominada tenossinovite vilonodular pigmentada, a alteração histológica fundamental é a presença de hipertrofia nodular da sinóvia, com proliferação de fibroblastos acompanhada de macrófagos carregados de hemossiderina. Esse achado é considerado característico e explica a coloração amarronzada típica da lesão, visível tanto na avaliação macroscópica como na microscopia.

As demais opções não correspondem ao padrão histopatológico clássico da doença. A alternativa *B*, que descreve apenas focos de hemorragia, pode eventualmente estar presente como fenômeno secundário, mas não é definidora do quadro. A opção *C*, que cita depósitos de fenilalanina, não tem relação com a fisiopatologia dessa entidade. Já a alternativa *D*, que menciona oxidação por purinas e tiamina, não tem qualquer respaldo na literatura quanto às características histológicas da sinovite vilonodular pigmentada.

Referência: Flynn JM, Weinstein SL. Lovell and Winter's Pediatric Orthopaedics. 7. ed. Philadelphia: Wolters Kluwer; 2014. Capítulo 11.

533. Resposta correta: *D*

O estadiamento descrito por Enneking visa guiar tratamentos cirúrgicos e adjuvantes para neoplasias benignas (identificadas por numerais arábicos) e malignas (numerais romanos). A classificação para tumores malignos se baseia no grau histológico do tumor, sua extensão local para além do compartimento em que se origina e a presença de metástases. As lesões se diferenciam histologicamente entre aquelas com poucas mitoses e baixo nível de atipia (estágio I) e aquelas com pouca diferenciação, alta taxa mitótica e hipercelularidade (estágio II). Em qualquer estágio a lesão pode estar ou não contida no compartimento em que se originou, sendo, respectivamente, subclassificada como A (intracompartimental) ou B (extracompartimental). Os compartimentos são determinados pelas barreiras anatômicas naturais que impedem a progressão tumoral, como corticais ósseas, cartilagens articulares, fáscias musculares ou cápsulas articulares. Sendo assim, lesões classificadas como IB ou IIB apresentam extensão extracompartimental. Lesões III não apresentam subclassificação, pois são definidas pela presença de metástases, porém isso não exclui a possibilidade de a lesão original ser intra ou extracompartimental, podendo estar incluída na alternativa correta.

Referência: Azar FM, Beaty JH. Campbell's Operative Orthopaedics. 14. ed. Philadelphia: Elsevier; 2021. Capítulo 24.

534. Resposta correta: *C*

A histiocitose de células de Langerhans representa um grupo de doenças com características patológicas similares. Pode ocorrer o acometimento de qualquer estrutura ou órgão do corpo, o que traz uma ampla variedade de manifestações clínicas. A doença de Letterer-Siwe é uma dessas apresentações, que aparece em geral antes dos 3 anos, com manifestação de febre, linfonodopatia, hepatoesplenomegalia e lesões ósseas múltiplas e que, com frequência, é rapidamente fatal. Hand-Schüller-Christian é outra manifestação sistêmica que classicamente envolve a tríade de lesões craniais, exoftalmia e diabetes *insipidus*. Birbeck não é uma doença, e, sim, o nome dado a um grânulo intracelular presente nas células da doença, observado por microscopia eletrônica. Já Calvé é a forma óssea localizada da histiocitose de células de Langerhans, como lesão única em um corpo vertebral, podendo levar ao colapso vertebral ou vertebra plana.

Referência: Azar FM, Beaty JH. Campbell's Operative Orthopaedics. 14. ed. Philadelphia: Elsevier; 2021. Capítulo 26.

535. Resposta correta: *D*

O mieloma múltiplo é a neoplasia maligna primária óssea mais comum. Sua alta prevalência o faz ser incluído como hipótese diagnóstica para todo tumor ósseo novo identificado em indivíduos acima dos 40 anos. A queixa de dor óssea é a mais comum em pacientes com mieloma múltiplo ou com plasmocitoma (lesão única de mesma etiologia). Outros sintomas podem estar presentes no mieloma múltiplo, incluindo alterações sistêmicas como fraqueza, perda ponderal, anemia, trombocitopenia, neuropatia periférica, hipercalcemia ou insuficiência renal, diferentemente de outros tumores primários ósseos (sarcomas). Também é relativamente comum a identificação da doença já com fratura patológica envolvida. Quando à localização no esqueleto, o mais comum é o acometimento da coluna vertebral, seguido pelas costelas e pela bacia.

Referência: Azar FM, Beaty JH. Campbell's Operative Orthopaedics. 14. ed. Philadelphia: Elsevier; 2021. Capítulo 27.

536. Resposta correta: *C*

A displasia fibrosa é uma anomalia na formação óssea que pode ser mono ou poliostótica. Trata-se da substituição da matriz óssea normal por tecido fibroso entremeado por pequenas espículas ósseas. A síndrome de McCune-Albright se caracteriza por displasia fibrosa poliostótica associada a alterações de pigmentação cutânea e endocrinopatias. Mazabraud é outra forma de apresentação da displasia fibrosa, enquanto Li-Fraumeni é uma síndrome genética que predispõe ao aparecimento de sarcomas, e Jaffe-Campanacci está ligada à forma múltipla dos fibromas não ossificantes em associação a outras alterações cutâneas e sistêmicas.

Referência: Azar FM, Beaty JH. Campbell's Operative Orthopaedics. 14. ed. Philadelphia: Elsevier; 2021. Capítulo 25.

537. Resposta correta: *B*

O tumor de células gigantes representa cerca de 5% das neoplasias ósseas de acordo com a Mayo Clinic. Em geral, ocorre em pacientes entre 20 e 40 anos e traz discreto aumento de prevalência no sexo feminino. A localização mais comum desse tumor é a extremidade distal do fêmur e, em seguida, a extremidade proximal da tíbia. Na extremidade distal do rádio, que representa a terceira localização mais comum, o tumor em geral tem comportamento mais agressivo, incluindo maior risco de disseminação pulmonar, mesmo com histologia benigna.

Referência: Azar FM, Beaty JH. Campbell's Operative Orthopaedics. 14. ed. Philadelphia: Elsevier; 2021. Capítulo 26.

538. Resposta correta: *C*

As metástases ósseas são a neoplasia óssea mais comum, e o carcinoma, a neoplasia maligna mais prevalente. Os sítios primários mais frequentes, em ordem decrescente, são: mama, próstata, pulmão, rim, tireoide e trato gastrintestinal. Isso segue a ordem de prevalência das neoplasias mais diagnosticadas. No entanto, se considerarmos uma lesão óssea, metastática, porém sem sítio primário diagnosticado ou conhecido, as origens mais prevalentes são pulmão e rim. Apesar de não alterar a frequência geral dos carcinomas e suas metástases, é um detalhe que deve ser considerado sempre que o paciente avaliado apresentar lesão óssea maligna sem outras lesões conhecidas.

Referência: Azar FM, Beaty JH. Campbell's Operative Orthopaedics. 14. ed. Philadelphia: Elsevier; 2021. Capítulo 27.

539. Resposta correta: *C*

O osteossarcoma extraósseo é um sarcoma dos tecidos conjuntivos, que normalmente afeta os membros inferiores e, diferente da doença óssea, é mais comum em adultos acima dos 40 anos. Tem histologia similar à do osteossarcoma ósseo, porém, devido à sua menor frequência, não há protocolo bem definido para seu tratamento, que é multimodal, incluindo ressecção cirúrgica com margens amplas, quimioterápicos e, eventualmente, radioterapia. Comparado ao osteossarcoma ósseo e até mesmo outros sarcomas de partes moles, o osteossarcoma extraósseo apresenta prognóstico pior, com média de sobrevida em 5 anos de 25%.

Referência: Azar FM, Beaty JH. Campbell's Operative Orthopaedics. 14. ed. Philadelphia: Elsevier; 2021. Capítulo 28.

540. Resposta correta: *A*

As metástases ósseas representam uma importante manifestação de malignidades sistêmicas e são frequentemente encontradas em pacientes com câncer avançado. A sensibilidade das lesões metastáticas à radioterapia depende do tipo histológico do tumor primário. Dentre os sítios primários mais frequentemente associados a metástases ósseas — como mama, próstata, pulmão, rim e tireoide —, o carcinoma de células renais destaca-se por sua característica de radiorresistência relativa. Essa resistência à radioterapia convencional se relaciona à baixa resposta de apoptose e à rica vascularização tumoral, o que limita a eficácia do tratamento radioterápico isolado. Por essa razão, as metástases ósseas de origem renal costumam demandar abordagens cirúrgicas mais agressivas, sobretudo em pacientes com boa expectativa funcional e sobrevida, visando ao controle local da doença, estabilização estrutural e alívio da dor. O carcinoma renal é classicamente descrito como produtor de lesões osteolíticas com menor resposta à radioterapia, exigindo, por vezes, ressecções amplas ou procedimentos de reconstrução complexos em ossos acometidos. Portanto, a alternativa correta é a letra *A* – o rim.

Referência: Azar FM, Beaty JH. Campbell's Operative Orthopaedics. 14. ed. Philadelphia: Elsevier; 2021. Capítulo 27.

541. Resposta correta: *B*

Fraturas por avulsão são raras em adultos e, quando ocorrem sem mecanismo traumático evidente, devem ser analisadas com atenção redobrada. Entre estas, a fratura isolada do trocânter menor é uma entidade clínica particularmente relevante. O capítulo 3.7 da obra de Motta Filho e Barros Filho (2018) destaca: "A fratura avulsão isolada do trocânter menor é quase sempre de origem neoplásica e deve levantar a suspeita de uma doença metastática oculta com risco iminente de fratura do colo do fêmur".

Esse alerta é muito claro e objetivo, indicando que uma fratura isolada do trocânter menor em adultos, sem história traumática relevante, deve levantar forte suspeita de lesão óssea patológica, especialmente de origem metastática. Essa localização anatômica é incomum para fraturas por mecanismo direto ou indireto em adultos. Quando ocorre isoladamente, costuma ser a primeira manifestação de uma metástase óssea oculta, frequentemente oriunda de neoplasias como próstata, mama ou pulmão.

Referência: Motta Filho GR, Barros Filho TEP. Ortopedia e Traumatologia. 1. ed. Rio de Janeiro: Elsevier; 2017. Capítulo 3.7.

542. Resposta correta: *B*

Segundo a classificação de Tomita, a lesão pode ser dividida em intracompartimental (1, 2 e 3) ou extracompartimental (4, 5 e 6) ou múltiplas lesões (7). Essa classificação ajuda a definir se o tratamento será curativo ou paliativo, o tipo e extensão da cirurgia e a necessidade de terapia adjuvante. A invasão epidural (extracompartimental) é um ponto-chave, pois indica envolvimento da medula espinhal e maior risco neurológico.

Tumores de tipo 1 a 3 são geralmente candidatos a cirurgias mais agressivas com intenção curativa, enquanto os tipos 4 a 7 indicam doença mais avançada cujo tratamento tende a ser paliativo. É correspondente à tabela retirada da referência:

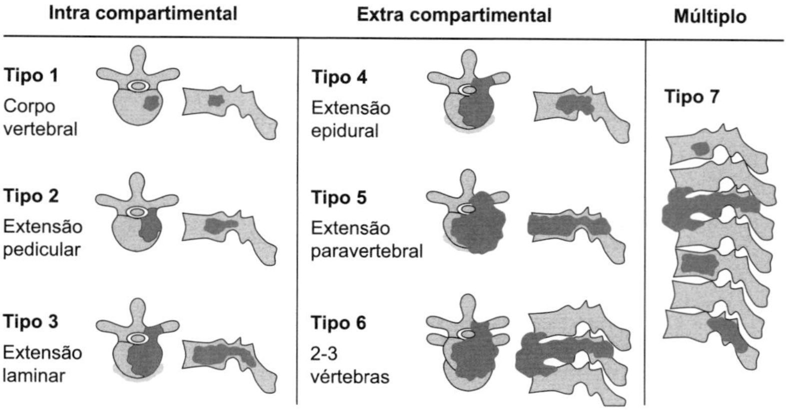

Referência: Motta Filho GR, Barros Filho TEP. Ortopedia e Traumatologia. 1. ed. Rio de Janeiro: Elsevier; 2017. Capítulo 3.6.

543. Resposta correta: *D*

No estadiamento dos sarcomas de partes moles, a tomografia computadorizada (TC) de abdome e pelve é especialmente indicada para tumores com maior propensão a metástases extrapulmonares, principalmente no abdome e retroperitônio. De acordo com Motta Filho e Barros Filho, a TC abdominal é recomendada para os sarcomas de células redondas e para o lipossarcoma mixoide, devido ao seu alto índice de metástase para essas regiões. Além disso, diretrizes internacionais, como as da NCCN, reforçam que o lipossarcoma mixoide apresenta padrão metastático que inclui com frequência acometimento abdominal e retroperitoneal, justificando a realização de TC abdominal no estadiamento. Por outro lado, sarcomas como o rabdomiossarcoma, embora sejam de células redondas, não demandam rotineiramente a TC abdominal, focando-se mais no rastreamento linfonodal e pulmonar.

Referência: Motta Filho GR, Barros Filho TEP. Ortopedia e Traumatologia. 1. ed. Rio de Janeiro: Elsevier; 2017. Capítulo 3.3.

544. Resposta correta: *B*

A classificação de Enneking para os sarcomas musculoesqueléticos (ósseos ou de tecidos moles) leva em consideração três fatores principais: o grau histológico do tumor (baixo ou alto), a localização anatômica (intra ou extracompartimental) e a presença de metástase. O estágio IIB corresponde a tumores de alto grau histológico (G2), localizados de forma extracompartimental (T2), mas ainda sem metástase a distância (M0). Essa combinação indica uma lesão localmente mais agressiva e com maior risco de disseminação, embora ainda confinada ao território locorregional. A alternativa correta é, portanto, a *B* – extracompartimental sem metástase, o que condiz com a Tabela 24.1 apresentada no capítulo citado. A definição de extracompartimental refere-se à invasão tumoral para além dos limites anatômicos naturais de contenção, como fáscias, periósteo ou cápsulas articulares, indicando maior complexidade para ressecção cirúrgica e pior prognóstico local.

Classificação de Enneking de sarcomas ósseos ou de tecidos moles:

Estágio	Grau	Local	Metástases
IA	Baixo	Intracompartimental	Nenhum
IB	Baixo	Extracompartimental	Nenhum
IIA	Alto	Intracompartimental	Nenhum
IIB	Alto	Extracompartimental	Nenhum
III	Alto ou baixo	Intra ou extracompartimental	Sim

Fonte: adaptado de Enneking W, Spanier S, Goodman M. A System for the Surgical Staging of Musculoskeletal Sarcoma. Clin Orthop Relat Res. 1980;153:106-20.

Referência: Herring JA. Tachdjian's pediatric orthopaedics. 6. ed. Philadelphia: Elsevier; 2022. Capítulo 24.

545. Resposta correta: *D*

O granuloma eosinófilo é a forma localizada da histiocitose de células de Langerhans e representa uma lesão óssea inflamatória benigna que acomete predominantemente crianças e adolescentes. Seu reconhecimento clínico e patológico é fundamental para um manejo adequado, evitando tratamentos agressivos desnecessários. Com relação ao aspecto macroscópico, o Tachdjian's descreve com clareza: "Granulomas eosinofílicos são em geral macios, marrom-avermelhados. Frequentemente apresentam áreas de hemorragia e, ocasionalmente, cistos". Esse padrão – de consistência macia e coloração marrom-avermelhada – reflete o conteúdo celular inflamatório da lesão, comumente associado a áreas de hemorragia e necrose.

Referência: Herring JA. Tachdjian's Pediatric Orthopaedics. 6. ed. Philadelphia: Elsevier; 2022. Capítulo 25.

546. Resposta correta: *D*

A condromatose sinovial é uma doença benigna e proliferativa da membrana sinovial, caracterizada pela metaplasia condral ou osteocondral, que leva à formação de múltiplos nódulos de cartilagem dentro da articulação, bursa ou bainha tendínea. Com o tempo, esses nódulos podem se soltar e originar corpos livres intra-articulares, provocando dor, edema e sintomas mecânicos progressivos. O *Campbell's* descreve: "A condromatose sinovial é mais comum no joelho (70%) e quadril, mas quase qualquer articulação, bursa ou bainha tendínea pode ser afetada. Esse processo acomete predominantemente homens e ocorre mais frequentemente entre a terceira e a quinta décadas de vida". Portanto, a apresentação clássica da doença envolve pacientes do sexo masculino, com predileção pelas articulações de joelho e quadril – justamente as mais acometidas pela forma primária da patologia.

Referência: Azar FM, Beaty JH. Campbell's Operative Orthopaedics. 14. ed. Philadelphia: Elsevier; 2021. Capítulo 28.

547. Resposta correta: *C*

A disseminação metastática para o osso se dá por via hematogênica, uma vez que o tecido ósseo não possui drenagem linfática. No entanto, há diferenças importantes nas rotas de disseminação, dependendo do sítio primário do tumor. Segundo a obra de Motta Filho: "A única exceção é o pulmão, cujos carcinomas primários ou secundários podem alcançar diretamente os ossos através da aorta e do sistema arterial". Isso significa que os tumores pulmonares podem metastatizar para o esqueleto sem precisar passar pelos sistemas porta ou cava, ao contrário de outros tumores (como os de mama, rim, tireoide ou próstata), que utilizam as rotas venosas sistêmicas. Além disso, o texto menciona a importância do plexo venoso de Batson, sistema venoso valvulado e de baixa pressão que comunica a pelve, cabeça, coluna e ossos do esqueleto axial. Esse plexo explica metástases vertebrais em diversos tumores — mas não isenta esses tumores de passarem pelos sistemas cava ou portal inicialmente. Portanto, o único tumor primário que pode se disseminar para o osso diretamente, pela via arterial, sem passar pelos sistemas cava ou porta, é o do pulmão.

Referência: Motta Filho GR, Barros Filho TEP. Ortopedia e Traumatologia. 1. ed. Rio de Janeiro: Elsevier; 2017. Capítulo 3.6.

548. Resposta correta: *B*

A escala de Mirels é amplamente utilizada para avaliar o risco de fratura iminente em ossos longos acometidos por metástases. Ela considera quatro critérios, cada qual com pontuação de 1 a 3, somando até 12 pontos:

- Localização anatômica da lesão.
- Tipo de dor.
- Tipo de lesão (blástica, mista ou lítica).
- Tamanho da lesão em relação ao diâmetro do osso.

No que diz respeito ao tipo de lesão, a pontuação é atribuída da seguinte forma:

- Lesão blástica: 1 ponto.
- Lesão mista: 2 pontos.
- Lesão lítica: 3 pontos.

Essa pontuação reflete o risco mecânico: lesões líticas enfraquecem mais o osso e têm maior risco de fratura, enquanto lesões blásticas tendem a preservar (ou até aumentar) a densidade óssea, com menor risco de quebra espontânea. De acordo com Motta Filho: "Lesões blásticas recebem 1 ponto; lesões mistas, 2; e lesões líticas, 3 pontos."

Escala de Mirels para tratamento de fratura iminente em ossos longos:

Variável	1 ponto	2 pontos	3 pontos
Localização	**Membro superior**	**Membro inferior**	**Região peritrocantérica**
Dor	Leve	Moderada	Intensa
Aspecto	Blástico	Misto	Lítico
Tamanho	< 1/3 do diâmetro do osso	1/3-2/3 do diâmetro do osso	> 2/3 do diâmetro do osso

Referência: Motta Filho GR, Barros Filho TEP. Ortopedia e Traumatologia. 1. ed. Rio de Janeiro: Elsevier; 2017. Capítulo 3.7.

549. Resposta correta: *D*

A doença de Ollier, ou encondromatose múltipla, é caracterizada pela presença de múltiplos encondromas que afetam de maneira assimétrica o esqueleto, em geral com predomínio unilateral. Embora seja uma condição benigna, esses pacientes têm risco aumentado de transformação maligna dos encondromas em condrossarcoma secundário, especialmente na vida adulta. "Os locais mais comuns de condrossarcoma secundário são a pelve e a cintura escapular." Essa predileção anatômica pode estar relacionada ao maior volume ósseo disponível nesses locais e à dificuldade de detecção precoce de alterações nesses segmentos profundos, retardando o diagnóstico e favorecendo a transformação maligna.

Referência: Weinstein SL, Flynn JM. Lovell and Winter's Pediatric Orthopaedics. 8. ed. Philadelphia: Lippincott, Williams & Wilkins; 2021. Capítulo 13.

550. Resposta correta: *A*

A displasia osteofibrosa, também chamada de doença de Campanacci, é uma lesão fibro-óssea benigna rara, que afeta tipicamente a tíbia de crianças pequenas, em geral com menos de 10 anos de idade. Apresenta-se com arqueamento anterior da tíbia e lesão lítica cortical expansiva, sendo muitas vezes confundida com outras lesões ósseas. "As duas entidades que devem ser distinguidas da displasia osteofibrosa são a displasia fibrosa monostótica e o adamantinoma." A distinção com a displasia fibrosa monostótica é feita principalmente por idade, localização (intramedular), padrão radiográfico (vidro fosco), ausência de arqueamento tibial e mutação genética Gs-alfa. Já a diferenciação com o adamantinoma é ainda mais crítica, pois se trata de um tumor maligno que compartilha localização, faixa etária de transição e características histológicas semelhantes, com presença de componentes epiteliais. Em adolescentes, uma biópsia aberta é necessária para diferenciar displasia osteofibrosa de adamantinoma. O tecido deve ser cuidadosamente avaliado por conta da dificuldade em distingui-las.

Referência: Herring JA. Tachdjian's pediatric orthopaedics. 6. ed. Philadelphia: Elsevier; 2022. Capítulo 25.

551. Resposta correta: *C*

O condrossarcoma é um tumor ósseo maligno formado por células que produzem matriz cartilaginosa. Ele é o segundo tumor ósseo primário maligno mais comum não hematopoiético, atrás apenas do osteossarcoma. Embora os condrossarcomas tenham predileção por localizações proximais, como pelve, fêmur proximal e úmero proximal, podem ocorrer em outras regiões do esqueleto — inclusive em locais raros, como a mão. Conforme descrito no *Campbell's*: "Embora os condrossarcomas raramente ocorram na mão, eles são a malignidade primária mais comum do osso nessa localização."

Ou seja, mesmo sendo incomum, quando há um tumor ósseo maligno primário na mão, o condrossarcoma é o mais frequente, superando o osteossarcoma, sarcoma de Ewing e fibrossarcoma.

Referência: Azar FM, Beaty JH. Campbell's Operative Orthopaedics. 14. ed. Philadelphia: Elsevier; 2021. Capítulo 27.

552. Resposta correta: *C*

O caso clínico descreve um adolescente de 15 anos com lesão tumoral metafisária distal do fêmur, de limites imprecisos e reação periosteal tipo raios de sol, confirmada por biópsia como um tumor maligno produtor de matriz osteoide – ou seja, um osteossarcoma de alto grau, diagnóstico típico nessa faixa etária e localização.

Historicamente, esses tumores eram tratados com amputações radicais. No entanto, estudos mostraram que, mesmo com cirurgia precoce, até 80% dos pacientes evoluíam com metástases pulmonares, o que indicava a presença de micrometástases ocultas no momento do diagnóstico. O tratamento atual, segundo o *Campbell's*, é padronizado em centros especializados em Oncologia: "Atualmente, na maioria dos centros de oncologia musculoesquelética, o tratamento do osteossarcoma de alto grau consiste em quimioterapia neoadjuvante, cirurgia ampla ou radical (ressecção ou amputação) e quimioterapia adjuvante". Ou seja, o esquema padrão segue esta sequência:

1. Quimioterapia pré-operatória (neoadjuvante) – para controle de micrometástases e avaliação de resposta tumoral.
2. Cirurgia oncológica com margem ampla – que pode ser ressecção segmentar ou amputação, dependendo da extensão.
3. Quimioterapia pós-operatória (adjuvante) – com base na resposta histológica ao tratamento inicial.

A radioterapia não tem papel de rotina no tratamento do osteossarcoma, pois se trata de um tumor pouco radiossensível.

Referência: Azar FM, Beaty JH. Campbell's Operative Orthopaedics. 14. ed. Philadelphia: Elsevier; 2021. Capítulo 27.

Seção 8 — Ortopedia Pediátrica

553. Resposta correta: *D*

A fratura de Tillaux ocorre em razão de um trauma em rotação externa em uma cartilagem fisária com fechamento assimétrico. A fise da tíbia distal começa a se fechar centralmente, seguida da parte medial e, por último, a lateral. Então, quando a fise já está fechando e a parte lateral ainda está aberta, se um trauma em rotação externa é aplicado ao pé, o ligamento tibiofibular inferior traciona a epífise distal anterolateral e, como consequência, ocorre a avulsão desse fragmento.

Referência: Herring JA. Tachdjian's Pediatric Orthopaedics. 5. ed. Philadelphia: Saunders; 2014. Capítulo 34.

554. Resposta correta: *C*

A maioria das explicações para a etiologia da doença de Blount centra-se no princípio de Heuter-Volkmann, que afirma que o aumento da força compressiva na fise inibe o crescimento. A teoria presuntiva para a doença de Blount é que crianças obesas, com joelho varo fisiológico e idade precoce para início da marcha, irão aumentar as forças compressivas geradas na fise medial, e isso irá alterar a estrutura e a função dos condrócitos, com uma ossificação tardia da epífise.

Referência: Morrissy RT, Weinstein SL. Lowell and Winter's Pediatric Orthopaedics. 7. ed. Philadelphia: Lippincott, Williams & Wilkins; 2014. Capítulo 27.

555. Resposta correta: *C*

A complicação mais comum da fratura supracondiliana é a consolidação viciosa, tanto em varo quanto em valgo. A deformidade em varo é mais frequentemente observada, pois fraturas posteromediais são mais comuns. Essas deformidades são avaliadas pelo ângulo de carregamento do braço, criado pela borda medial do antebraço supinado com a borda medial do úmero, com o cotovelo em extensão. À medida que o cotovelo se estende, o ângulo diminui (mais varo); assim, a hiperextensão tende a acentuar a deformidade em cúbito varo, enquanto a flexão pode criar aparência em valgo. A limitação da flexão do cotovelo no cúbito varo é resultado da hiperextensão associada à consolidação em varo.

Referência: Herring JA. Tachdjian's Pediatric Orthopaedics. 5. ed. Philadelphia: Saunders; 2014. Capítulo 33.

556. Resposta correta: *D*

A complicação mais grave secundária à fixação dessas fraturas com haste rígida em adolescentes é a necrose avascular (NAV) da cabeça femoral. Acredita-se que essa lesão seja consequência do comprometimento da artéria circunflexa medial pela inserção da haste através da fossa piriforme. Por conta dessa complicação, as hastes mais modernas apresentam menor diâmetro ao longo de todo o seu comprimento, o que permite a inserção pela ponta do trocanter maior.

Referência: Herring JA. Tachdjian's Pediatric Orthopaedics. 5. ed. Philadelphia: Saunders; 2014. Capítulo 34.

557. Resposta correta: *D*

As fraturas por avulsão da pelve ocorrem comumente em adolescentes atletas e são classificadas por Torode e Zieg como tipo 1. Resultam de uma contração abrupta dos músculos que se inserem nas apófises da pelve em desenvolvimento. Dentre essas fraturas, 37% correspondem à avulsão da espinha ilíaca anteroinferior, causada pela contração do reto femoral.

Referência: Waters PM, Skaggs DL, Flynn JM. Rockwood and Wilkins' Fractures in Children. 9. ed. Philadelphia: Lippincott, Williams & Wilkins; 2019. Capítulo 22.

558. Resposta correta: *D*

O pico de incidência da luxação do cotovelo na população pediátrica ocorre entre 13 e 14 anos, quando as fises começam a se fechar. Quase 60% das fraturas do epicôndilo medial estão associadas à luxação do cotovelo. O epicôndilo medial é uma apófise de tração; sua ossificação tem início entre 4 e 6 anos de idade e se completa por volta dos 15 anos, e é o último centro de ossificação a se fundir com a metáfise do úmero distal.

Referência: Waters PM, Skaggs DL, Flynn JM. Rockwood and Wilkins' Fractures in Children. 9. ed. Philadelphia: Lippincott, Williams & Wilkins; 2019. Capítulo 15.

559. Resposta correta: *A*

As fraturas fisárias do úmero proximal são classificadas segundo a classificação de Salter-Harris (SH). As do tipo I ocorrem mais frequentemente em crianças com menos de 5 anos; as do tipo II, em crianças mais velhas; e as do tipo III são raras, muitas vezes associadas à luxação glenoumeral.

Referência: Waters PM, Skaggs DL, Flynn JM. Rockwood and Wilkins' Fractures in Children. 9. ed. Philadelphia: Lippincott, Williams & Wilkins; 2019. Capítulo 18.

560. Resposta correta: *D*

A classificação de Eichenholtz para a artropatia de Charcot no pé diabético é composta por quatro estágios. No estágio 0, apesar do eritema, calor e edema, a pele permanece intacta e não há alterações radiológicas. No estágio 1, os sinais clínicos são semelhantes aos do estágio anterior, porém já há destruição óssea com subluxação. No estágio 2, os sinais clínicos diminuem, mas ocorre absorção óssea e coalescência de pequenos fragmentos fraturados. No estágio 3, não há sinais inflamatórios clínicos, mas observa-se consolidação e remodelação dos ossos fraturados.

Referência: Canale ST, Beaty JH. Campbell's Operative Orthopaedics. 13. ed. Philadelphia: Saunders; 2017. Capítulo 85.

561. Resposta correta: *C*

Apesar de ser a complicação mais comum após fratura do terço distal do antebraço, a consolidação viciosa raramente é sintomática. O descontentamento estético com a aparência da deformidade ocorre principalmente nas fraturas com desvio volar, pois nessa região há menos tecidos moles para "cobrir" a deformidade de ápice dorsal. Quando necessário, a consolidação viciosa pode ser corrigida por meio de osteotomia, seja pela técnica de osteoplastia com broca e gesso, seja por osteotomia aberta com fixação interna.

Referência: Herring JA. Tachdjian's Pediatric Orthopaedics. 5. ed. Philadelphia: Saunders; 2014. Capítulo 33.

562. Resposta correta: *B*

O fêmur distal e a tíbia proximal contribuem, respectivamente, com 54% e 46% do comprimento da extremidade inferior na maturidade. O crescimento do membro inferior ocorre nas quatro placas de crescimento (fêmur distal, fêmur proximal, tíbia distal e tíbia proximal) e no pé. A maior parte desse crescimento acontece nas fises ao redor do joelho: 71% do crescimento do fêmur se dá pela fise distal e 57% do crescimento da tíbia ocorre em sua porção proximal. Podemos, portanto, afirmar que a fise distal do fêmur é a principal responsável pelo crescimento do membro inferior.

Referência: Morrissy RT, Weinstein SL. Lovell and Winter's Pediatric Orthopaedics. 7. ed. Philadelphia: Lippincott, Williams & Wilkins; 2014. Capítulo 28.

563. Resposta correta: *D*

A síndrome compartimental dos membros superiores acomete principalmente o antebraço e, com frequência, está associada a fraturas do antebraço e do cotovelo. Algumas fraturas apresentam risco aumentado para o seu desenvolvimento: fratura supracondiliana associada a fratura do antebraço ipsilateral e fratura supracondiliana acompanhada de lesão do nervo mediano. Nesta última situação, pela lesão neurológica, a dor pode ser mascarada. Outros fatores de risco incluem tempo cirúrgico prolongado, fratura exposta e idade mais baixa.

Referência: Waters PM, Skaggs DL, Flynn JM. Rockwood and Wilkins' Fractures in Children. 9. ed. Philadelphia: Lippincott, Williams & Wilkins; 2019. Capítulo 5.

564. Resposta correta: *A*

A pseudoluxação cervical pode ser encontrada em até 40% das crianças com menos de 8 anos e resulta da associação entre a hipermobilidade generalizada da primeira infância e a conformação vertebral e facetária dessa faixa etária. A linha espinolaminar de Swischuk é utilizada para diferenciar a pseudoluxação da subluxação verdadeira. Ela é traçada ao longo do arco posterior da primeira até a terceira vértebra cervical e deve passar a até 1,5 mm da cortical anterior do arco posterior da segunda vértebra cervical durante a flexão.

Referência: Herring JA. Tachdjian's Pediatric Orthopaedics. 5. ed. Philadelphia: Saunders; 2014. Capítulo 32.

565. Resposta correta: *B*

Os desvios angulares fisiológicos variam durante a infância. O joelho do recém-nascido é tipicamente varo e, quando este começa a ficar na posição ortostática, o arqueamento pode parecer mais proeminente, resolvendo-se espontaneamente até os 24 meses. Já o joelho valgo fisiológico ocorre dos 2 aos 8 anos, tendo seu pico ao redor dos 4 anos. Aos 8 anos, o alinhamento tíbio-femoral de cerca de 5 a 7 graus de valgo é atingido, permanecendo durante a maturidade esquelética.

Referências: Morrissy RT, Weinstein SL. Lovell and Winter's Pediatric Orthopaedics. 7. ed. Philadelphia: Lippincott, Williams & Wilkins; 2014. Capítulo 27.

Herring JA. Tachdjian's pediatric orthopaedics. 6. ed. Philadelphia: Elsevier; 2022.

566. Resposta correta: *C*

O objetivo do tratamento da coxa vara do desenvolvimento é restaurar o ângulo cérvico-diafisário e a função da musculatura abdutora do quadril. O tratamento cirúrgico está indicado quando o ângulo epifisário de Hilgenreiner (HE) for de 60 graus ou mais, houver diminuição progressiva do ângulo cérvico-diafisário e em pacientes com Trendelenburg sintomático. O tratamento de escolha para corrigir essa deformidade é a osteotomia valgizante femoral proximal.

Referência: Weinstein SL, Flynn JM. Lovell and Winter's Pediatric Orthopaedics. 7. ed. Philadelphia: Lippincott, Williams & Wilkins; 2014. Capítulo 26.

567. Resposta correta: *C*

No paciente com mielomeningocele, o fator físico mais importante para a deambulação é a força do quadríceps. A maioria (95%) dos pacientes com lesão lombar inferior ou sacral é deambuladora comunitária, enquanto a minoria (24%) dos pacientes com níveis mais altos (torácicos) consegue deambular. Além da força do quadríceps, quando a criança apresenta boa força dos isquiotibiais, bom equilíbrio sentado e função adequada dos membros superiores, todos os esforços devem ser feitos para alcançar a deambulação.

Referência: Sizínio H, Barros Filho TEP, Xavier R, Pardini Júnior AG. Ortopedia e Traumatologia: Princípios e Prática. 5. ed. Porto Alegre: Artmed; 2017. Capítulo 33.

568. Resposta correta: *B*

O prognóstico das fraturas da espinha da tíbia, em geral, é bom, em especial quando a redução anatômica é alcançada. As duas complicações principais são: instabilidade residual e perda de movimento, em especial da extensão. A artrofibrose com perda de extensão ocorre por conta do fragmento desviado que impacta a incisura femoral. Alguns autores recomendam reabilitação precoce para evitar a rigidez.

Referência: Herring JA. Tachdjian's Pediatric Orthopaedics. 6. ed. Philadelphia: Elsevier; 2022. Capítulo 40.

569. Resposta correta: *D*

Na doença de Charcot-Marie-Tooth, o pé cavo se desenvolve, assim como em outras condições neurológicas, em decorrência de um desequilíbrio muscular. Nessa doença, os músculos tibial posterior e fibular longo permanecem fortes, o que promove a inversão do retropé e o abaixamento do primeiro metatarso (onde se insere o fibular longo). Ao mesmo tempo, os músculos tibial anterior e fibular curto estão fracos e, consequentemente, não conseguem realizar a dorsiflexão, a elevação do primeiro metatarso e/ou a eversão do pé.

Referência: Herring JA. Tachdjian's Pediatric Orthopaedics. 6. ed. Philadelphia: Elsevier; 2022. Capítulo 19.

570. Resposta correta: *D*

As infecções na coluna vertebral, tanto a discite quanto a osteomielite, são condições raras. Ao compararmos as duas entidades, verificamos que as crianças afetadas pela discite são mais novas (média de 2,8 anos) do que aquelas acometidas pela osteomielite vertebral (7,5 anos). Em relação à febre, este sintoma está presente na maioria das crianças com osteomielite, mas na minoria das crianças com discite.

Referência: Herring JA. Tachdjian's Pediatric Orthopaedics. 6. ed. Philadelphia: Elsevier; 2022. Capítulo 23.

571. Resposta correta: *B*

A maioria das fraturas proximais do rádio ocorre na região do colo. No trauma com a mão espalmada e o cotovelo em valgo, a cabeça do rádio imatura e cartilaginosa absorve a força e a transmite para a metáfise do colo. As indicações para tratamento conservador das fraturas proximais do rádio em crianças são: desvio de até 2 mm nas fraturas articulares e desvio de 30 a 45 graus do colo do rádio (até 30 graus em maiores de 10 anos e até 45 graus em menores de 10 anos).

Referência: Waters PM, Skaggs DL, Flynn JM. Rockwood and Wilkins' Fractures in Children. 9. ed. Philadelphia: Wolters Kluwer; 2020. Capítulo 10.

572. Resposta correta: *B*

As fraturas em galho verde com ápice no dorso do antebraço normalmente ocorrem por um trauma em hiperpronação. Na maioria das vezes, a fratura pode ser reduzida por uma manobra rotacional inversa ao mecanismo do trauma. Ou seja, uma fratura por hiperpronação deve ser reduzida por supinação do antebraço. No entanto, a maioria das fraturas em galho verde do antebraço ocorre por mecanismo de supinação e apresenta ápice volar, devendo ser reduzida por movimento de pronação.

Referência: Waters PM, Skaggs DL, Flynn JM. Rockwood and Wilkins' Fractures in Children. 9. ed. Philadelphia: Wolters Kluwer; 2020. Capítulo 9.

573. Resposta correta: *D*

As fraturas fisárias da falange proximal são consideradas as mais comuns na mão pediátrica. Um padrão frequente dessa fratura é o de Salter-Harris tipo II ao longo do bordo ulnar do quinto quirodáctilo, que pode ser denominado "extra-oitava", desvio esse que proporcionaria um potencial benefício para a mão de um pianista.

Referência: Waters PM, Skaggs DL, Flynn JM. Rockwood and Wilkins' Fractures in Children. 9. ed. Philadelphia: Wolters Kluwer; 2020. Capítulo 7.

574. Resposta correta: *B*

Os maus-tratos também são atualmente denominados traumas não acidentais. Kleinman identificou e correlacionou as lesões esqueléticas de acordo com sua especificidade para trauma não acidental. As fraturas de alta especificidade para maus-tratos são: lesão metafisária clássica (fratura do canto), fratura posterior de arco costal, fratura da escápula, fratura do processo espinhoso e fratura de esterno. Lesões com especificidade moderada incluem: múltiplas fraturas, fraturas em diferentes estágios de consolidação, fratura vertebral, fratura complexa de crânio, fratura de dedo e fratura epifisária. Fraturas de baixa especificidade são: fratura de clavícula, fratura diafisária de ossos longos e fratura linear de crânio.

Referência: Waters PM, Skaggs DL, Flynn JM. Rockwood and Wilkins' Fractures in Children. 9. ed. Philadelphia: Wolters Kluwer; 2020. Capítulo 6.

575. Resposta correta: *D*

As fraturas dos metatarsos são as mais comuns no pé da criança, representando 60% das fraturas nessa região. A maioria das crianças com menos de cinco anos apresenta fratura isolada do primeiro metatarso, enquanto as crianças mais velhas costumam ter fratura do quinto metatarso.

Referência: Weinstein SL, Flynn JM. Lovell and Winter's Pediatric Orthopaedics. 7. ed. Philadelphia: Lippincott, Williams & Wilkins; 2014. Capítulo 34.

576. Resposta correta: *C*

A complicação mais comumente encontrada na fratura metafisária da tíbia proximal em crianças é a deformidade em valgo, que ocorre normalmente nos primeiros seis meses pós-fratura e progride até dois anos. O pico da deformidade acontece entre 12 e 18 meses após a lesão, resolvendo-se dentro de três anos. A deformidade residual de até seis graus normalmente permanece, sem repercussão clínica na maioria dos casos, não necessitando de tratamento.

Referência: Herring JA. Tachdjian's Pediatric Orthopaedics. 6. ed. Philadelphia: Elsevier; 2022. Capítulo 30.

577. Resposta correta: *B*

As fraturas de clavícula podem ocorrer durante o parto, com bebês grandes para a idade gestacional e distocia no trabalho de parto como fatores de risco. Por conta da posição da criança no útero, mais comumente occipital-esquerda-anterior, o lado mais afetado é o ombro direito. O diagnóstico diferencial com pseudoartrose de clavícula e lesão do plexo braquial deve ser realizado.

Referência: Waters PM, Skaggs DL, Flynn JM. Rockwood and Wilkins' Fractures in Children. 9. ed. Philadelphia: Wolters Kluwer; 2020. Capítulo 19.

578. Resposta correta: *D*

A manobra de redução incruenta foi descrita em 1890 por Whitman. A redução consiste em abdução completa do quadril normal, com o objetivo de estabilizar a pelve, seguida de abdução progressiva e rotação interna de 20 a 30 graus do quadril fraturado para reduzir a fratura. Após a obtenção da redução, o membro é discretamente aduzido para permitir o acesso cirúrgico e a fixação da fratura.

Referência: Herring JA. Tachdjian's Pediatric Orthopaedics. 6. ed. Philadelphia: Elsevier; 2022. Capítulo 30.

579. Resposta correta: *B*

Aitken A: a cabeça femoral está presente, o acetábulo é normal, o segmento femoral é curto, a conexão entre os segmentos do fêmur e do quadril está reduzida e o fêmur está em varo na região subtrocantérica.

Aitken B: a cabeça femoral está presente, o acetábulo é pouco displásico, o segmento femoral é curto com tofo proximal, não há conexão entre a epífise e a diáfise, e o quadril está reduzido.

Aitken C: a cabeça femoral está ausente ou presente apenas como ossículo, o acetábulo é muito displásico, o segmento femoral é curto e cônico na porção proximal, pode haver conexão entre a diáfise e o ossículo próximo, e o quadril está luxado.

Aitken D: a cabeça femoral está ausente, o acetábulo ausente, o segmento femoral é curto e deformado, sem conexão entre a diáfise e o acetábulo.

Referência: Herring JA. Tachdjian's Pediatric Orthopaedics. 6. ed. Philadelphia: Elsevier; 2022. Capítulo 21.

580. Resposta correta: *D*

A manobra de redução incruenta foi descrita em 1890 por Whitman. A redução consiste em abdução completa do quadril normal, com o objetivo de estabilizar a pelve, seguida de abdução progressiva e rotação interna de 20 a 30 graus do quadril fraturado para reduzir a fratura. Após a obtenção da redução, o membro é discretamente aduzido para permitir o acesso cirúrgico e a fixação da fratura.

Referência: Herring JA. Tachdjian's Pediatric Orthopaedics. 6. ed. Philadelphia: Elsevier; 2022. Capítulo 30.

581. Resposta correta: *D*

A técnica de Metaizeau consiste na redução e fixação da fratura do colo do rádio por uma haste flexível ou fio de Kirschner, inserido na porção distal do rádio com ponta angulada em 40 graus. A haste progride pela diáfise até ancorar no colo do rádio fraturado; ao girar a haste, realiza-se a redução e estabilização da fratura.

Referência: Waters PM, Skaggs DL, Flynn JM. Rockwood and Wilkins' Fractures in Children. 9. ed. Philadelphia: Wolters Kluwer; 2020. Capítulo 10.

582. Resposta correta: *C*

Kleinman classificou os traumas não acidentais pela especificidade das fraturas, com base no local e no tipo das fraturas. Achados radiográficos com moderada ou baixa especificidade, somados a uma história inconsistente do trauma, aumentam a especificidade.

Alta especificidade: lesões metafisárias clássicas (fraturas do canto), fratura do arco costal posterior, fratura da escápula, fratura do processo espinhoso, fratura do esterno. Moderada especificidade: múltiplas fraturas (especialmente bilaterais), fraturas em vários estágios de consolidação, descolamento epifisário, fratura do corpo vertebral, fratura dos dedos, fraturas complexas do crânio.

Baixa especificidade: fratura dos ossos longos, fratura linear do crânio, fratura da clavícula.

Referência: Waters PM, Skaggs DL, Flynn JM. Rockwood and Wilkins' Fractures in Children. 9. ed. Philadelphia: Wolters Kluwer; 2020. Capítulo 6.

583. Resposta correta: *C*

A fratura por explosão não é comum, mas pode ocorrer em crianças. O mecanismo envolve uma carga axial de alta energia, resultando em dor, deformidade e, possivelmente, sintomas neurológicos. O tratamento conservador é indicado quando não há sintomas neurológicos ou comprometimento do canal vertebral. Em caso de comprometimento ou sintomas, indica-se tratamento cirúrgico (artrodese anterior).

Referência: Waters PM, Skaggs DL, Flynn JM. Rockwood and Wilkins' Fractures in Children. 9. ed. Philadelphia: Wolters Kluwer; 2020. Capítulo 20.

584. Resposta correta: *D*

A complicação mais grave do tratamento da fratura diafisária do fêmur no adolescente, fixada com haste intramedular bloqueada com entrada na fossa piriforme, é a necrose avascular da cabeça femoral. Ela ocorre por lesão da artéria circunflexa medial na inserção da haste na fossa piriforme. Para evitar essa lesão, as hastes bloqueadas para crianças e adolescentes têm menor diâmetro (8 a 10 mm) e o ponto de entrada é na região lateral do trocanter maior.

Referência: Herring JA. Tachdjian's Pediatric Orthopaedics. 6. ed. Philadelphia: Elsevier; 2022. Capítulo 30.

585. Resposta correta: *A*

Os locais mais comuns das coalizões tarsais são a faceta média da articulação talocalcaneana e a região entre o processo anterior do calcâneo e o navicular, correspondendo a 90% das coalizões, com frequência semelhante entre elas. Elas são bilaterais em 50–60% dos casos.

Referência: Weinstein SL, Flynn JM. Lovell and Winter's Pediatric Orthopaedics. 7. ed. Philadelphia: Lippincott, Williams & Wilkins; 2014. Capítulo 29.

586. Resposta correta: *C*

O acesso preferencial para drenagem cirúrgica da artrite séptica do quadril em crianças é o anterior, pois reduz o risco de lesão da vascularização da epífise femoral, apresenta menor chance de luxação pós-operatória e permite a identificação de pontos anatômicos bem definidos.

Referência: Azar FM, Beaty JH. Campbell's Operative Orthopaedics. 14. ed. Philadelphia: Elsevier; 2021. Capítulo 22.

587. Resposta correta: *A*

A neuropatia tardia do nervo ulnar é uma sequela de fratura do côndilo lateral do úmero, geralmente associada ao desenvolvimento de cúbito valgo por pseudartrose ou consolidação viciosa. Os sintomas surgem gradualmente, com perda motora precoce e alterações sensoriais mais tardias.

Referência: Waters PM, Skaggs DL, Flynn JM. Rockwood and Wilkins' Fractures in Children. 9. ed. Philadelphia: Wolters Kluwer; 2020. Capítulo 16.

588. Resposta correta: *B*

A complicação mais comum após fratura da metáfise proximal da tíbia é a deformidade em valgo, que se inicia nos primeiros seis meses após a fratura e continua progredindo até dois anos após a lesão. A deformidade é maior entre 12 e 18 meses e tende a se resolver até três anos após a lesão inicial, ocorrendo tanto por conta da fise proximal quanto da distal da tíbia. Deve-se orientar a família de que a deformidade em valgo após fratura da tíbia proximal pode ocorrer e tende a se resolver com o tempo. Nas deformidades que não melhoram, deve-se evitar a osteotomia varizante, pois pode ocorrer recidiva; quando necessário, a epifisiodese temporária medial da tíbia proximal é uma boa alternativa.

Referência: Herring JA. Tachdjian's Pediatric Orthopaedics. 6. ed. Philadelphia: Elsevier; 2022. Capítulo 30.

589. Resposta correta: *C*

O índice acetabular é o ângulo formado entre a linha de Hilgenreiner e a linha traçada ao longo da superfície acetabular. No recém-nascido, o índice acetabular tem valor médio de 27,5 graus; aos seis meses, a média é de 23,5 graus; e aos dois anos, diminui para 20 graus. O índice de 30 graus é considerado o limite superior da normalidade.

Referência: Herring JA. Tachdjian's Pediatric Orthopaedics. 6. ed. Philadelphia: Elsevier; 2022. Capítulo 13.

590. Resposta correta: *C*

A escala GMFCS (*Gross Motor Function Classification System*) é usada para descrever o nível de função do paciente, tanto antes quanto depois de alguma intervenção.

GMFCS 1 – deambula sem auxílio.
GMFCS 2 – deambula com órtese.
GMFCS 3 – utiliza andador ou muletas.
GMFCS 4 – não deambula, mas movimenta a própria cadeira de rodas.
GMFCS 5 – dependente para transferências e mobilidade.

Referência: Herring JA. Tachdjian's Pediatric Orthopaedics. 6. ed. Philadelphia: Elsevier; 2022. Capítulo 31.

591. Resposta correta: *C*

Na fratura da tuberosidade anterior da tíbia tipo 3 de Watson-Jones, modificada por Ogden, o traço da fratura se estende até a articulação e pode ocorrer lesão meniscal, tanto do menisco medial quanto do menisco lateral. Outras complicações são raras, incluindo limitação da mobilidade do joelho, infecção, pseudartrose e refratura.

Referência: Herring JA. Tachdjian's Pediatric Orthopaedics. 6. ed. Philadelphia: Elsevier; 2022. Capítulo 30.

592. Resposta correta: *D*

A apófise do quinto metatarso é paralela ao eixo do osso, enquanto a fratura é perpendicular, o que permite a diferenciação radiográfica.

Referência: Waters PM, Skaggs DL, Flynn JM. Rockwood and Wilkins' Fractures in Children. 9. ed. Philadelphia: Wolters Kluwer; 2020. Capítulo 30.

593. Resposta correta: *B*

Ponseti, Bleck, Berg e outros descreveram a eficácia da correção do metatarso aduto rígido ou parcialmente flexível por meio de manipulação e trocas gessadas seriadas. Recomenda-se iniciar o tratamento após os seis meses e antes de um ano de idade, evitando valgo excessivo do retropé para não causar um pé em serpentina iatrogênico.

Referência: Weinstein SL, Flynn JM. Lovell and Winter's Pediatric Orthopaedics. 7. ed. Philadelphia: Lippincott, Williams & Wilkins; 2014. Capítulo 19.

594. Resposta correta: *C*

A fratura da falange proximal do polegar é semelhante à fratura do polegar do esquiador no adulto; entretanto, na criança, o ligamento colateral ulnar permanece inserido na epífise, que fratura, configurando uma fratura Salter-Harris tipo III. Fraturas desviadas, com incongruência articular ou instabilidade articular necessitam de redução incruenta e fixação interna.

Referência: Waters PM, Skaggs DL, Flynn JM. Rockwood and Wilkins' Fractures in Children. 9. ed. Philadelphia: Wolters Kluwer; 2020. Capítulo 7.

595. Resposta correta: *D*

A classificação de Letts engloba variantes da classificação de Bado:

Tipo A: fratura com deformidade plástica da ulna e luxação anterior da cabeça do rádio.

Tipo B: fratura em galho verde da ulna com luxação anterior da cabeça do rádio.

Tipo C: fratura completa da ulna com luxação anterior da cabeça do rádio.

Tipo D: fratura completa da ulna com luxação posterior da cabeça do rádio.
Tipo E: fratura completa da ulna com luxação lateral da cabeça do rádio.
Referência: Motta Filho GR, Barros Filho TEP. Ortopedia e Traumatologia. 1. ed. Rio de Janeiro: Elsevier; 2018. Capítulo 12.5.

596. Resposta correta: *B*
Uma forte associação tem sido descrita entre Osgood-Schlatter, patela alta e encurtamento do músculo reto femoral. A patela alta aumenta a força do músculo quadríceps para realizar a extensão total do joelho, o que pode ser responsável pela lesão da apófise da tíbia. A lesão ocorre por tração contínua, sem processo inflamatório. A doença é autolimitada e o tratamento conservador é indicado; o tratamento cirúrgico raramente é necessário, e é reservado para casos de falha do tratamento conservador ou quando os sintomas são incapacitantes.
Referência: Azar FM, Beaty JH. Campbell's Operative Orthopaedics. 14. ed. Philadelphia: Elsevier; 2021. Capítulo 32.

597. Resposta correta: *C*
A porcentagem de complicações na artroscopia de tornozelo varia de 9 a 17%, e a complicação mais comum é a lesão neurológica (3,5 a 6,8%). Outras complicações descritas incluem lesão vascular com pseudoaneurisma, fístula articular, infecção, síndrome da dor crônica regional, quebra de instrumental cirúrgico, trombose venosa profunda e síndrome compartimental.
Referência: Azar FM, Beaty JH. Campbell's Operative Orthopaedics. 14. ed. Philadelphia: Elsevier; 2021. Capítulo 50.

598. Resposta correta: *B*
Na fratura em supinação-flexão plantar, o pé está fixo em supinação total e uma força em flexão plantar é aplicada no tornozelo. A fratura típica é descolamento epifisário Salter-Harris tipo II, com desvio posterior do fragmento da epifise/metáfise, sem fratura da fíbula. O fragmento metafisário é posterior e é melhor visualizado na radiografia em perfil.
Referência: Herring JA. Tachdjian's Pediatric Orthopaedics. 6. ed. Philadelphia: Elsevier; 2022. Capítulo 30.

599. Resposta correta: *B*
A tomografia mostra os dois quadris reduzidos. A tomografia e a ressonância são úteis para avaliar a redução da displasia do desenvolvimento do quadril. Comparando a ressonância com a tomografia para essa avaliação, ambos apresentam sensibilidade de 100%, com especificidade de 96% para a tomografia e

100% para a ressonância. A tomografia é mais rápida e mais barata, com a desvantagem de expor a criança à radiação.

Referência: Azar FM, Beaty JH. Campbell's Operative Orthopaedics. 14. ed. Philadelphia: Elsevier; 2021. Capítulo 30.

600. Resposta correta: *B*

A fratura isolada do capitato é rara. Ocorre por trauma de alta energia, que pode também causar luxação perilunar do carpo. O mecanismo de lesão é uma flexão dorsal excessiva do punho. O paciente apresenta dor, edema acentuado e pode apresentar parestesia do nervo mediano. O diagnóstico é feito por radiografia em anteroposterior e perfil; tomografia e ressonância podem ser úteis para auxiliar na avaliação.

Referência: Waters PM, Skaggs DL, Flynn JM. Rockwood and Wilkins' Fractures in Children. 9. ed. Philadelphia: Wolters Kluwer; 2020. Capítulo 7.

601. Resposta correta: *C*

Parsch descreveu uma técnica para redução da epifisiólise aguda instável, na qual é realizado um acesso de Watson-Jones, uma pequena artrotomia com descompressão do hematoma capsular, redução suave da epífise e fixação com fios rosqueados. O procedimento é realizado em caráter de urgência. Parsch tratou 64 quadris instáveis, com 4,7% de casos de necrose avascular.

Referência: Herring JA. Tachdjian's Pediatric Orthopaedics. 6. ed. Philadelphia: Elsevier; 2022. Capítulo 15.

602. Resposta correta: *A*

A manobra de Allis para redução da luxação anterior do quadril se consiste em flexão do joelho para relaxar os isquiotibiais, enquanto o quadril é abduzido e fletido a 90°. A tração é, então, realizada no longo eixo do fêmur. Um assistente pressiona a cabeça do fêmur para direção posterior, o quadril é aduzido e pode ser necessário rodá-lo internamente para auxiliar na redução.

Referência: Herring JA. Tachdjian's Pediatric Orthopaedics. 6. ed. Philadelphia: Elsevier; 2022. Capítulo 30.

603. Resposta correta: *D*

Dentre todos os ossos acessórios dos ossos do pé, o navicular acessório é o que está mais relacionado a sintomas. Estimativa de prevalência do navicular acessório na população é de 14 a 26%.

Referência: Herring JA. Tachdjian's Pediatric Orthopaedics. 6. ed. Philadelphia: Elsevier; 2022. Capítulo 19.

604. Resposta correta: *A*

A literatura sugere que crianças com menos de três anos de idade, em estágios iniciais de Langenskiöld I ou II, podem se beneficiar do uso de órtese em até 50% dos casos, apesar de ainda haver certa discussão sobre sua eficácia.

Referência: Herring JA. Tachdjian's Pediatric Orthopaedics. 6. ed. Philadelphia: Elsevier; 2022. Capítulo 18.

605. Resposta correta: *D*

A posição em extensão, rotação interna e adução do quadril tensiona a cápsula articular e, em uma artrite séptica, essa posição causa dor. Portanto, a posição geralmente observada na artrite séptica do quadril é de flexão, abdução e rotação externa.

Referência: Weinstein SL, Flynn JM. Lovell and Winter's Pediatric Orthopaedics. 8. ed. Philadelphia: Lippincott, Williams & Wilkins; 2021. Capítulo 12.

606. Resposta correta: *D*

Apesar de as complicações mais comuns estarem relacionadas à instabilidade e rigidez articular, geralmente essas complicações não interferem de maneira relevante na função. Ocasionalmente, fraturas da espinha tibial com consolidação viciosa podem evoluir com perda da extensão completa do joelho, trazendo maior limitação funcional e necessitando de tratamento.

Referência: Weinstein SL, Flynn JM. Lovell and Winter's Pediatric Orthopaedics. 8. ed. Philadelphia: Lippincott, Williams & Wilkins; 2021. Capítulo 33.

607. Resposta correta: *C*

A perda de mobilidade é a complicação mais comum e problemática na fratura da cabeça e colo do rádio, e a perda de pronação é geralmente maior do que a perda de supinação.

Referência: Herring JA. Tachdjian's Pediatric Orthopaedics. 6. ed. Philadelphia: Elsevier; 2022. Capítulo 29.

608. Resposta correta: *D*

A coxa vara do desenvolvimento é rara e tem estimativa de incidência de 1:25.000 nascidos vivos na população escandinava. Quando o acometimento é bilateral, está frequentemente associada a displasias esqueléticas como a disostose cleidocraniana, displasia metafisária (especialmente tipo Jansen) e displasia espôndilo-metafisária.

Referência: Herring JA. Tachdjian's Pediatric Orthopaedics. 6. ed. Philadelphia: Elsevier; 2022. Capítulo 16.

609. Resposta correta: *B*
As técnicas de alongamento do tríceps sural podem ser divididas em grupos de acordo com o local anatômico do alongamento. Zona 1 compreende o local entre a origem do gastrocnêmio até o final do gastrocnêmio medial. Zona 2 está localizada entre o final da zona 1 e até onde termina o corpo muscular do solear e a zona 3 representa o tendão de Achilles. A técnica de Strayer é realizada na zona 1 e as técnicas de Vulpius e Baker na zona 2.
Referência: Herring JA. Tachdjian's Pediatric Orthopaedics. 6. ed. Philadelphia: Elsevier; 2022. Capítulo 31.

610. Resposta correta: *A*
A lesão fisária medial ou pseudossubluxação da articulação esternoclavicular pode se deslocar anterior ou posteriormente. No desvio anterior do fragmento metafisário, a cabeça esternal do músculo esternocleidomastóideo é tracionada anteriormente e entra em espasmo, o que ocasiona uma inclinação da cabeça do paciente para o lado afetado.
Referência: Herring JA. Tachdjian's Pediatric Orthopaedics. 6. ed. Philadelphia: Elsevier; 2022. Capítulo 29.

611. Resposta correta: *C*
Pacientes com nível sacral alto possuem atividade muscular funcional (> grau 3 de força) em quadríceps e glúteo médio, porém não possuem atividade muscular funcional em gastrocnêmios e sóleo.
Referência: Weinstein SL, Flynn JM. Lovell and Winter's Pediatric Orthopaedics. 8. ed. Philadelphia: Lippincott, Williams & Wilkins; 2021. Capítulo 15.

612. Resposta correta: *C*
Em 1963, Salter e Harris publicaram seu clássico artigo descrevendo cinco tipos de lesões; Rang, em 1969, acrescentou o tipo VI de Salter-Harris, que consiste em uma fratura-avulsão na inserção de um ligamento, levando com ele uma porção do anel pericondral.
Referência: Motta Filho GR, Barros Filho TEP. Ortopedia e Traumatologia. 1. ed. Rio de Janeiro: Elsevier; 2018. Capítulo 12.1.

613. Resposta correta: *B*
Síndrome compartimental pode ocorrer após fratura fisária anterior da tíbia em razão tanto de um bloqueio mecânico das estruturas vasculares pelo desvio da fratura, quanto por lesão da artéria poplítea ou dos vasos recorrentes da artéria tibial anterior que sangram para o compartimento anterior da perna.
Referência: Waters PM, Skaggs DL, Flynn JM. Rockwood and Wilkins' Fractures in Children. 9. ed. Philadelphia: Wolters Kluwer; 2020. Capítulo 26.

614. Resposta correta: *C*

Fraturas do fêmur proximal, em qualquer idade, são mais difíceis de manejar, porém os desvios são mais tolerados do que no fêmur distal, em razão da mobilidade multidirecional do quadril.

Referência: Weinstein SL, Flynn JM. Lovell and Winter's Pediatric Orthopaedics. 8. ed. Philadelphia: Lippincott, Williams & Wilkins; 2021. Capítulo 31.

615. Resposta correta: *C*

A pronação dolorosa – ou "cotovelo da babá" ou "cotovelo puxado" – é uma lesão comum na criança entre um e quatro anos de idade. A criança mantém seu cotovelo com discreta flexão e o antebraço pronado. Radiografias, em geral, não são necessárias e costumam apresentar-se normais, já que ocorre a subluxação do ligamento anular e não da articulação.

Referência: Weinstein SL, Flynn JM. Lovell and Winter's Pediatric Orthopaedics. 8. ed. Philadelphia: Lippincott, Williams & Wilkins; 2021. Capítulo 32.

616. Resposta correta: *A*

As fraturas desviadas da tíbia com a fíbula íntegra nas crianças com mais idade tendem a desviar em varo, já que as forças musculares anterolaterais puxam o fragmento distal medialmente enquanto a fíbula intacta funciona como um estabilizador no aspecto lateral da perna.

Referência: Herring JA. Tachdjian's Pediatric Orthopaedics. 6. ed. Philadelphia: Elsevier; 2022. Capítulo 30.

617. Resposta correta: *B*

A liberação proximal do esternocleidomastóideo deve ser realizada próxima à origem óssea na mastoide por conta do risco de lesão do nervo espinhal acessório.

Referência: Herring JA. Tachdjian's Pediatric Orthopaedics. 6. ed. Philadelphia: Elsevier; 2022. Capítulo 8.

618. Resposta correta: *D*

A síndrome de Morquio é uma doença autossômica recessiva, causada pela deficiência da enzima N-acetilgalactosamina-6-sulfato sulfatase, que é essencial para a degradação do queratan sulfato e da condroitina-6-sulfato. O diagnóstico é realizado por meio do teste urinário positivo para queratan sulfato.

Referência: Herring JA. Tachdjian's Pediatric Orthopaedics. 6. ed. Philadelphia: Elsevier; 2022. Capítulo 36.

619. Resposta correta: *C*
Na artrogripose clássica ou amioplasia, as deformidades musculoesqueléticas são comuns. As posturas mais frequentes são: cotovelos em extensão, punhos em flexão e desvio ulnar, joelhos em extensão ou flexão e pés equinovaros.
Referência: Herring JA. Tachdjian's Pediatric Orthopaedics. 6. ed. Philadelphia: Elsevier; 2022. Capítulo 37.

620. Resposta correta: *D*
A incidência radiográfica oblíqua em 45° é a melhor para diagnosticar a coalizão calcâneo-navicular. No raio X em perfil, pode ser visualizado um processo anterior do calcâneo alongado, imagem também conhecida como "nariz de tamanduá".
Referência: Herring JA. Tachdjian's Pediatric Orthopaedics. 6. ed. Philadelphia: Elsevier; 2022. Capítulo 19.

621. Resposta correta: *B*
Após os 18 meses de idade, a artrite séptica pode ocorrer concomitantemente com a osteomielite nas regiões em que a metáfise do osso é intra-articular. As metáfises intra-articulares são: úmero proximal, fêmur proximal, fíbula distal e rádio proximal.
Referência: Motta Filho GR, Barros Filho TEP. Ortopedia e Traumatologia. 1. ed. Rio de Janeiro: Elsevier; 2018. Capítulo 11.1.

622. Resposta correta: *C*
A osteomielite por *Salmonella* tem sido associada à doença falciforme e à doença da hemoglobina C, e seu sítio de infecção tende a ser mais diafisário do que metafisário.
Referência: Azar FM, Beaty JH. Campbell's Operative Orthopaedics. 14. ed. Philadelphia: Elsevier; 2021. Capítulo 25.

623. Resposta correta: *D*
Para as fraturas de fêmur diafisárias, em crianças entre seis meses e cinco anos de vida, sem outros fatores complicadores, o tratamento recomendado é o gesso pélvico-podálico imediato, ou mesmo tração seguida de aplicação do aparelho gessado.
Referência: Azar FM, Beaty JH. Campbell's Operative Orthopaedics. 14. ed. Philadelphia: Elsevier; 2021. Capítulo 36.

624. Resposta correta: *B*
Alguns padrões de fratura na criança são reconhecidos como mais sugestivos de maus-tratos. Entre eles, a fratura do canto ou "*corner fracture*", ou mesmo em

alça de balde, na região metafisária é considerada patognomônica. Fraturas complexas de crânio e fraturas múltiplas de costelas (especialmente da região posterior) são altamente sugestivas de maus-tratos também, especialmente em crianças abaixo de três anos de idade e sem histórico de acidente ou doenças de base.

Referência: Weinstein SL, Flynn JM. Lovell and Winter's Pediatric Orthopaedics. 8. ed. Philadelphia: Lippincott, Williams & Wilkins; 2021. Capítulo 31.

625. Resposta correta: *D*

As refraturas em crianças ocorrem mais frequentemente no antebraço do que em qualquer outra região. São mais frequentes em meninos em uma proporção de 3:1, geralmente acontecendo em até seis meses da fratura original e, em algumas séries publicadas, estão mais relacionadas a um padrão inicial de fratura em galho verde.

Referência: Waters PM, Skaggs DL, Flynn JM. Rockwood and Wilkins' Fractures in Children. 9. ed. Philadelphia: Wolters Kluwer; 2020. Capítulo 9.

626. Resposta correta: *C*

A complicação mais comum após fratura do rádio distal em crianças é a consolidação viciosa. Em geral, esta não traz repercussão funcional significativa, e a principal queixa é relacionada à aparência (cosmética) do membro.

Referência: Herring JA. Tachdjian's Pediatric Orthopaedics. 6. ed. Philadelphia: Elsevier; 2022. Capítulo 29.

627. Resposta correta: *C*.

Essas fraturas ocorrem geralmente em adolescentes, na fase de fechamento da fise proximal da tíbia, muitas vezes durante a prática de esportes de salto. A complicação mais temida após redução e fixação percutânea é a síndrome compartimental, pois o mecanismo de avulsão pode lesar vasos recorrentes da tíbia anterior. Pseudartrose e consolidação viciosa são raras. Osgood-Schlatter não apresenta relação causal com a fratura.

Referência: Herring JA. Tachdjian's Pediatric Orthopaedics. 6. ed. Philadelphia: Elsevier; 2022. Capítulo 30.

628. Resposta correta: *A*

A classificação de Delbet divide as fraturas em quatro tipos. O tipo I (transepifisária) atravessa a placa de crescimento e apresenta a maior incidência de necrose avascular (> 90%). O tipo II (transcervical) também apresenta risco elevado, porém menor. Os tipos III (cervicotrocanteriano) e IV (intertrocantérico) têm risco progressivamente menor.

Referência: Herring JA. Tachdjian's Pediatric Orthopaedics. 6. ed. Philadelphia: Elsevier; 2022. Capítulo 30.

629. Resposta correta: *B*
O fechamento fisário distal da tíbia é assimétrico: inicia-se no centro, segue pela porção medial e termina na lateral. Essa sequência explica por que a fratura de Tillaux (avulsão da porção anterolateral) ocorre no final da adolescência.
Referência: Herring JA. Tachdjian's Pediatric Orthopaedics. 6. ed. Philadelphia: Elsevier; 2022. Capítulo 30.

630. Resposta correta: *B*
A associação clássica da pseudartrose congênita da tíbia é com neurofibromatose tipo 1. A deformidade congênita tibial é rara e frequentemente progride para fratura e falha de consolidação. A doença de Streeter está mais relacionada a bridas amnióticas.
Referência: Herring JA. Tachdjian's Pediatric Orthopaedics. 6. ed. Philadelphia: Elsevier; 2022. Capítulo 18.

631. Resposta correta: *A*
O princípio da redução é corrigir o desvio angular e rotacional. Na deformidade com desvio posteromedial, a manobra indicada é flexão do cotovelo com pronação do antebraço, pois isso tensiona a cortical lateral e estabiliza melhor a fratura.
Referência: Herring JA. Tachdjian's Pediatric Orthopaedics. 6. ed. Philadelphia: Elsevier; 2022. Capítulo 29.

632. Resposta correta: *A*
Na paralisia obstétrica com comprometimento do plexo superior (Erb-Duchenne), a tentativa de rotação interna do ombro gera escápula alada (sinal de Putti). Outros sinais incluem "corneteiro" (mão na boca) e "gorjeta do garçom" (posição clássica do braço).
Referência: Herring JA. Tachdjian's Pediatric Orthopaedics. 6. ed. Philadelphia: Elsevier; 2022. Capítulo 12.

633. Resposta correta: *D*
A alteração anatômica gera encurtamento muscular e prejuízo principalmente dos abdutores (glúteo médio e mínimo) e dos extensores (glúteo máximo e isquiotibiais), comprometendo a estabilidade e a marcha.
Referência: Herring JA. Tachdjian's Pediatric Orthopaedics. 6. ed. Philadelphia: Elsevier; 2022. Capítulo 21.

634. Resposta correta: *C*

Em crianças, a cápsula e os ligamentos são mais resistentes que a fise. Assim, traumas no ombro podem simular luxação acromioclavicular, mas, na verdade, tratam-se de lesões fisárias da clavícula distal (pseudoluxação).

Referência: Weinstein SL, Flynn JM. Lovell and Winter's Pediatric Orthopaedics. 8. ed. Philadelphia: Lippincott, Williams & Wilkins; 2021. Capítulo 32.

635. Resposta correta: *D*

Classificação de Bayne e Klug para deficiência radial longitudinal:

- Tipo I: encurtamento do rádio.
- Tipo II: hipoplasia do rádio.
- Tipo III: ausência parcial.
- Tipo IV: ausência completa (mais comum).

Referência: Herring JA. Tachdjian's Pediatric Orthopaedics. 6. ed. Philadelphia: Elsevier; 2022. Capítulo 12.

636. Resposta correta: *D*

A classificação de Herring avalia o pilar lateral da cabeça femoral:

A: preservado.
B: > 50% preservado.
B/C: limítrofe.
C: < 50% preservado (pior prognóstico).

Referência: Herring JA. Tachdjian's Pediatric Orthopaedics. 6. ed. Philadelphia: Elsevier; 2022. Capítulo 14.

637. Resposta correta: *D*

Em crianças menores de 18 meses, os vasos transficiais permitem comunicação entre metáfise e epífise, predispondo à artrite séptica associada. O local mais comum é o quadril.

Referência: Herring JA. Tachdjian's Pediatric Orthopaedics. 5. ed. Philadelphia: Elsevier Saunders; 2014. p. 1043.

638. Resposta correta: *B*

Após fraturas metafisárias proximais da tíbia, pode ocorrer deformidade progressiva em valgo, conhecida como "fenômeno de Cozen". Essa complicação é mais frequente em crianças entre três e seis anos de idade.

Referência: Herring JA. Tachdjian's Pediatric Orthopaedics. 5. ed. Philadelphia: Saunders; 2014. p. 1459, 1461.

639. Resposta correta: *C*

A linha de Swischuk auxilia a diferenciar pseudoluxação fisiológica de C2–C3, comum em crianças, de fratura ou lesão verdadeira. Ela deve passar a até 1 mm do arco posterior de C1 e C3.

Referências: Waters PM, Skaggs DL, Flynn JM. Rockwood and Wilkins' Fractures in Children. 8. ed. Philadelphia: Wolters Kluwer; 2015. p.1163.

Herring JA. Tachdjian's Pediatric Orthopaedics. 8. ed. Philadelphia: Elsevier; 2021. p. 1227.

640. Resposta correta: *D*

O tipo atetoide decorre de lesão dos núcleos da base, e é, portanto, extrapiramidal, caracterizado por movimentos involuntários, flutuação do tônus muscular e distúrbios da fala.

Referência: Herring JA. Tachdjian's Pediatric Orthopaedics. 5. ed. Philadelphia: Saunders; 2014. Capítulo 35, p. 2.

641. Resposta correta: *C*

A medula presa é achada frequente em RM, mas apenas 30% apresentam sinais clínicos (dor lombar, deformidade, piora neurológica).

Referência: Weinstein SL, Flynn JM. Lovell and Winter's Pediatric Orthopaedics. 7. ed. Philadelphia: Lippincott, Williams & Wilkins; 2015. Capítulo 23, p. 557.

642. Resposta correta: *C*

A fratura concomitante da base do segundo metatarso com cuboide é sinal altamente sugestivo de instabilidade da articulação de Lisfranc.

Referência: Weinstein SL, Flynn JM. Lovell and Winter's Pediatric Orthopaedics. 7. ed. Philadelphia: Lippincott, Williams & Wilkins; 2015. Capítulo 23, p. 557.

643. Resposta correta: *C*

O acesso cirúrgico com ampla dissecção posterolateral prejudica a vascularização do côndilo lateral, aumentando o risco de necrose avascular.

Referência: Waters PM, Skaggs DL, Flynn JM. Rockwood and Wilkins' Fractures in Children. 8. ed. Philadelphia: Lippincott, Williams & Wilkins; 2015. Capítulo 19, p. 718.

644. Resposta correta: *A*

Na hemimelia fibular, há hipoplasia femoral lateral e consequente instabilidade anteroposterior do joelho.

Referência: Weinstein SL, Flynn JM. Lovell and Winter's Pediatric Orthopaedics. 7. ed. Philadelphia: Lippincott, Williams & Wilkins; 2015. Capítulo 30, p. 1540.

645. Resposta correta: *B*

Diferentemente do adulto, em crianças a agitação e a ansiedade são sinais precoces mais confiáveis que dor desproporcional. O pulso pode estar presente até fases avançadas.

Referência: Waters PM, Skaggs DL, Flynn JM. Rockwood and Wilkins' Fractures in Children. 9. ed. Philadelphia: Wolters Kluwer; 2020. p. 152.

646. Resposta correta: *D*

Entre os tipos de maus-tratos (físico, sexual, emocional, negligência), o mais frequente é a negligência, que inclui falha em prover cuidados básicos.

Referência: Waters PM, Skaggs DL, Flynn JM. Rockwood and Wilkins' Fractures in Children. 9. ed. Philadelphia: Wolters Kluwer; 2020. p. 221.

647. Resposta correta: *D*

Em pacientes em quimioterapia, fraturas patológicas não devem ser tratadas cirurgicamente, pois isso aumenta o risco de disseminação tumoral. A conduta é conservadora, mantendo a quimioterapia.

Referência: Rockwood CA, Green DP, Bucholz RW, Heckman JD. Rockwood and Green's Fractures in Adults. 8. ed. Philadelphia: Lippincott, Williams & Wilkins; 2015. Capítulo 22.

648. Resposta correta: *D*

Nas supracondilianas, deformidades angulares em varo/valgo e rotacionais não remodelam bem. A hiperextensão pode ser corrigida com crescimento.

Referência: Waters PM, Skaggs DL, Flynn JM. Rockwood and Wilkins' Fractures in Children. 8. ed. Philadelphia: Lippincott, Williams & Wilkins; 2015. Capítulo 13.

649. Resposta correta: *C*

O tipo IV é intertrocantérico. A complicação mais frequente não é necrose, mas, sim, deformidade residual em varo após consolidação.

Referências: Waters PM, Skaggs DL, Flynn JM. Rockwood and Wilkins' Fractures in Children. 8. ed. Philadelphia: Lippincott, Williams & Wilkins; 2015. Capítulo 34.

Camanho GL, Mazzer N. Ortopedia e Traumatologia. 1. ed. Rio de Janeiro: Elsevier; 2017. Capítulo 12.7.

650. Resposta correta: *D*

O tratamento cirúrgico está indicado em casos instáveis ou persistentes após o fechamento da fise, pois a probabilidade de cicatrização espontânea é muito baixa.

Referências: Campbell WC, Canale ST, Beaty JH. Campbell's Operative Orthopaedics. 13. ed. Philadelphia: Saunders; 2017. p. 1181.

Weinstein SL, Flynn JM. Lovell and Winter's Pediatric Orthopaedics. 7. ed. Philadelphia: Lippincott, Williams & Wilkins; 2014. p. 1631-4.

651. Resposta correta: *D*

O sobrecrescimento do coto é mais comum no úmero em razão do crescimento acelerado e mais difícil de controlar. A melhor opção é enxerto osteocondral para tamponar a medular.

Referência: Azar FM, Beaty JH. Campbell's Operative Orthopaedics. 14. ed. Philadelphia: Elsevier; 2021. Capítulo 14.

652. Resposta correta: *B*

Na fratura isolada da ulna em crianças, a técnica de Blount pode ser utilizada para redução. Essa técnica consiste na aplicação de uma força em valgo sobre o foco da fratura, associada à pressão direta do polegar sobre o fragmento distal, direcionada à redução.

Referência: Waters PM, Skaggs DL, Flynn JM. Rockwood and Wilkins' Fractures in Children. 9. ed. Philadelphia: Wolters Kluwer; 2020. Capítulo 9.

653. Resposta correta: *C*

Atividades físicas repetitivas em indivíduos esqueleticamente imaturos podem causar lesões fisárias por estresse, equivalentes a fraturas. As localizações mais comuns são: rádio distal ou ulna, como observado em ginastas competitivos; tíbia proximal, em esportes de corrida ou de chute, como o futebol; e úmero proximal, em arremessadores de beisebol. Essas lesões devem ser tratadas com repouso, retomada gradual das atividades e acompanhamento clínico-radiográfico para monitorar possíveis distúrbios no crescimento fisário.

Referência: Waters PM, Skaggs DL, Flynn JM. Rockwood and Wilkins' Fractures in Children. 9. ed. Philadelphia: Wolters Kluwer; 2020. Capítulo 2.

654. Resposta correta: *A*

A luxação posterior do cotovelo coloca em risco o nervo ulnar, em razão da sua posição posterior ao epicôndilo medial. Na prática clínica, o nervo ulnar é a lesão neurovascular mais comum associada à luxação do cotovelo. Geralmente, ocorre neurapraxia por estiramento da estrutura, que se resolve espontaneamente. Entretanto, em casos de luxação associada a fratura desviada do epicôndilo medial, o nervo ulnar pode ficar preso ou comprimido pelo epicôndilo.

Referência: Waters PM, Skaggs DL, Flynn JM. Rockwood and Wilkins' Fractures in Children. 9. ed. Philadelphia: Wolters Kluwer; 2020. Capítulo 15.

655. Resposta correta: *A*

A classificação de Lenke baseia-se em radiografias de coluna total em AP e perfil. Os três passos para classificar corretamente são: (1) identificação da curva principal, (2) definição do modificador lombar e (3) definição do modificador sagital torácico.

As curvas podem ser: torácicas proximais (T2–T5), torácicas principais (T6–T11), toracolombares (T12–L1) ou lombares (abaixo de L1), e cada uma pode ser estruturada ou não. A curva principal é a de maior ângulo de Cobb e é estruturada; as demais curvas podem ou não ser estruturadas.

O modificador lombar é definido traçando-se uma linha vertical a partir do centro do sacro e observando a relação com o pedículo da vértebra lombar apical: tipo A quando a linha passa entre os pedículos, tipo B quando passa entre o pedículo e a lateral da vértebra, e tipo C quando é medial à vértebra.

O modificador sagital torácico é definido observando-se a cifose de T5 a T12: hipocifose (< 10°), normocifose (10–40°) ou hipercifose (> 40°), representadas por –, N e +, respectivamente.

Na figura da questão, observa-se uma curva torácica principal (Lenke tipo 1), com modificador lombar tipo A (linha passa entre os pedículos) e modificador torácico sagital tipo N (cifose entre 10° e 40°).

Referência: Azar FM, Beaty JH. Campbell's Operative Orthopaedics. 14. ed. Philadelphia: Elsevier; 2021. Capítulo 44.

656. Resposta correta: *B*

A fratura triplanar do tornozelo em crianças é caracterizada por apresentar, em comum, a aparência de uma fratura Salter-Harris tipo III na radiografia em AP, associada a uma fratura Salter-Harris tipo II na radiografia em perfil. A tomografia computadorizada pode ser útil para a identificação e melhor compreensão dessas fraturas.

Referência: Waters PM, Skaggs DL, Flynn JM. Rockwood and Wilkins' Fractures in Children. 9. ed. Philadelphia: Wolters Kluwer; 2020. Capítulo 29.

657. Resposta correta: *A*

Dentre as complicações da fratura por avulsão da tuberosidade anterior da tíbia, destacam-se a síndrome compartimental, relatada por diversos autores, principalmente em casos tratados com redução fechada ou métodos percutâneos, e a deformidade residual por interrupção do crescimento. Essas fraturas raramente resultam em deformidade tibial, pois geralmente ocorrem no final do crescimento; entretanto, o *genu recurvatum* pós-traumático pode ocorrer em pacientes mais jovens, causado pela interrupção prematura do crescimento na parte anterior da placa de crescimento. Pacientes com mais de um ano de crescimento restante devem ser acompanhados com radiografias laterais seriadas do joelho para monitorar o desenvolvimento dessa deformidade. A epifisiodese proximal da tíbia bilateral é geralmente o procedimento preferido quando a deformidade é leve, enquanto graus maiores podem necessitar de osteotomias corretivas.

Referência: Flynn JM, Weinstein SL. Lovell and Winter's Pediatric Orthopaedics. 7. ed. Philadelphia: Wolters Kluwer; 2014. Capítulo 34.

658. Resposta correta: *C*

A fratura Salter-Harris tipo III do fêmur distal é frequentemente causada por estresse em valgo no joelho, o mesmo mecanismo que pode provocar lesão dos ligamentos colateral medial e cruzado anterior. Dessa forma, a lesão mais comumente associada a essa fratura é a do ligamento cruzado anterior.

Referência: Waters PM, Skaggs DL, Flynn JM. Rockwood and Wilkins' Fractures in Children. 9. ed. Philadelphia: Wolters Kluwer; 2020. Capítulo 25.

659. Resposta correta: *D*

As crianças apresentam um notável potencial de remodelação até aproximadamente 10 anos de idade nas meninas e 12 anos nos meninos. Estudos de longo prazo demonstraram que até 25 graus de angulação no terço médio do osso, em qualquer plano, podem se corrigir satisfatoriamente em crianças com menos de 13 anos. A remodelação pode continuar por até cinco anos após a fratura. Aproximadamente 25% da remodelação ocorre no local da fratura, enquanto 75% são atribuídas à reorientação fisária e ao crescimento longitudinal do osso. A remodelação rotacional também pode ocorrer, mas a quantidade exata é imprevisível.

Referência: Flynn JM, Weinstein SL. Lovell and Winter's Pediatric Orthopaedics. 7. ed. Philadelphia: Wolters Kluwer; 2014. Capítulo 34.

660. Resposta correta: *A*

Em fraturas em extensão, o periósteo fica rompido na parte anterior, e a dobradiça posterior do periósteo intacta fornece estabilidade à fratura, facilitando a redução com a manobra de flexão. A direção do deslocamento da fratura frequentemente indica se o periósteo medial ou lateral permanece intacto. Em fraturas com deslocamento posteromedial, o periósteo medial geralmente está intacto e o lateral rompido. A flexão do cotovelo e a pronação do antebraço tensionam o periósteo medial e posterior, corrigindo desalinhamentos em varo e extensão e adicionando estabilidade à redução.

Em fraturas com deslocamento posterolateral, o periósteo medial frequentemente está rompido; nesse caso, a pronação pode ser contraproducente, e a fratura é melhor reduzida com combinação de supinação do antebraço e flexão do cotovelo, pois o periósteo lateral geralmente permanece intacto.

Referência: Waters PM, Skaggs DL, Flynn JM. Rockwood and Wilkins' Fractures in Children. 9. ed. Philadelphia: Wolters Kluwer; 2020. Capítulo 13.

661. Resposta correta: *D*

O fragmento flutuante geralmente se desloca superiormente, puxado pelos músculos retos abdominais. Radiograficamente, as incidências de *inlet* e *outlet*, ou a tomografia computadorizada, são os métodos mais precisos para determinar o grau e a direção do deslocamento. Fraturas bilaterais dos ramos púbicos inferior e superior (fraturas por cavalgamento) ou ruptura da sínfise púbica com fraturas unilaterais dos ramos são dois padrões que resultam em um segmento anterior flutuante do anel pélvico. Embora esse arco anterior seja inerentemente instável, o anel pélvico posterior geralmente permanece preservado.

Referência: Waters PM, Skaggs DL, Flynn JM. Rockwood and Wilkins' Fractures in Children. 9. ed. Philadelphia: Wolters Kluwer; 2020. Capítulo 22.

662. Resposta correta: *C*

Nas fraturas distais do antebraço com desvio volar do fragmento distal, habitualmente o fator que impede a redução é a interposição do periósteo dorsal e/ou dos tendões extensores. Fraturas fisárias da ulna também podem ser irredutíveis em lesões equivalentes a Galeazzi, o que já foi relatado como consequência da interposição do periósteo, dos tendões extensores ou da cápsula articular. A redução aberta deve ser realizada com cuidado para evitar danos adicionais à fise.

Referência: Waters PM, Skaggs DL, Flynn JM. Rockwood and Wilkins' Fractures in Children. 9. ed. Philadelphia: Wolters Kluwer; 2020. Capítulo 8.

663. Resposta correta: *D*

Na tomada de decisão sobre o tratamento da fratura do úmero proximal em crianças e adolescentes, deve-se considerar o desvio aceitável para a idade do paciente. Pacientes maiores de 12 anos, como o do caso, aceitam desvios angulares de até 40° e translocações de até 50%. Como este paciente ultrapassa esses limites, está indicado o tratamento cirúrgico padrão para a idade, com tentativa inicial de redução incruenta e fixação percutânea com fios de Kirschner. A manobra de redução sob anestesia consiste em uma combinação de tração, abdução, flexão e rotação externa do braço. Na população pediátrica, não há necessidade do uso de fios rosqueados, pela boa qualidade óssea e à rápida consolidação.

Referência: Waters PM, Skaggs DL, Flynn JM. Rockwood and Wilkins' Fractures in Children. 9. ed. Philadelphia: Wolters Kluwer; 2020. Capítulo 18.

664. Resposta correta: *A*

A apresentação mais comum de síndrome compartimental aguda (SCA) em crianças envolve a perna, geralmente após fratura da tíbia e/ou fíbula. Uma revisão retrospectiva de 13 anos identificou 1.407 pacientes com fraturas de tíbia, dos quais 160/1.407 (11%) desenvolveram SCA. A idade jovem foi o principal preditor para o desenvolvimento da síndrome. Outros fatores de risco incluem fraturas cominutivas e peso superior a 50 kg. A SCA também é uma complicação bem conhecida após osteotomias tibiais realizadas para correções angulares e/ou rotacionais.

Referência: Waters PM, Skaggs DL, Flynn JM. Rockwood and Wilkins' Fractures in Children. 9. ed. Philadelphia: Wolters Kluwer; 2020. Capítulo 5.

665. Resposta correta: *B*

A atetose é caracterizada por movimentos contorcionais anormais que o paciente não consegue controlar, tornando-se mais exagerados durante movimentos intencionais. Essa condição resulta de lesões nos gânglios da base e frequentemente decorre de kernicterus neonatal. Em contraste, lesões cerebelares estão associadas ao padrão atáxico, enquanto danos ao sistema piramidal resultam no padrão espástico, que é o mais comum.

Referência: Herring JA. Tachdjian's Pediatric Orthopaedics. 6. ed. Philadelphia: Saunders; 2022. Capítulo 31.

666. Resposta correta: *D*

O tratamento da fratura diafisária do fêmur na criança é orientado pela idade. Em crianças de até 6 meses, a aplicação imediata do suspensório de Pavlik proporciona excelentes resultados, com tempo médio de consolidação de cerca de 5 semanas. As vantagens do suspensório incluem facilidade de aplicação sem anestesia geral ou sedação, hospitalização mínima, possibilidade de ajustes durante a manipulação da fratura, facilidade para amamentar e trocar fraldas, e menor risco de irritação de pele em comparação ao gesso. É importante monitorar a função do quadríceps, pois a flexão excessiva do quadril em coxas edemaciadas pode comprimir o nervo femoral. Embora o suspensório raramente mantenha uma redução anatômica perfeita, a baixa idade e o alto potencial de remodelamento garantem o sucesso do tratamento.

Referência: Herring JA. Tachdjian's Pediatric Orthopaedics. 6. ed. Philadelphia: Elsevier; 2022. Capítulo 30.

667. Resposta correta: *D*

Muito se discute atualmente sobre o tratamento da doença de Perthes, havendo grande variação entre os autores. De forma geral, o consenso atual é que o principal objetivo é manter a cabeça femoral contida dentro do acetábulo durante toda a evolução da doença, permitindo sua remodelação. Essa contenção pode ser obtida apenas com a observação de um quadril reduzido ou por meio de intervenções, como o uso de órteses de abdução ou osteotomias cirúrgicas.

Referência: Azar FM, Beaty JH. Campbell's Operative Orthopaedics. 14. ed. Philadelphia: Elsevier; 2021. Capítulo 32.

668. Resposta correta: *A*

O pé talo vertical é caracterizado radiograficamente no RX em perfil pelo talus em posição verticalizada, muitas vezes paralelo à tíbia. O calcâneo apresenta postura equina, com aumento do ângulo talocalcâneo. O navicular está sempre deslocado dorsalmente sobre o tálus e, quando ossificado, pode encostar na face anterior da tíbia. Em crianças com menos de 3 anos, o navicular ainda não está ossificado, e sua posição deve ser inferida pela direção dos metatarsos e pela posição dos cuneiformes ossificados, que se alinham com o colo do tálus, dorsalmente à cabeça do tálus. Uma linha traçada pelo eixo do tálus em radiografia lateral passa posteriormente ao cuboide, em contraste com o pé normal, em que a linha atravessa o cuboide. Em radiografia com dorsiflexão forçada, talus e calcâneo permanecem em flexão plantar, e durante flexão plantar forçada, o navicular não consegue se reduzir sobre o talus. Quando todos esses achados radiográficos estão presentes, mas na radiografia em perfil com flexão plantar o navicular se reduz sobre a cabeça do tálus, a condição recebe o nome de pé talo oblíquo.

Referência: Herring JA. Tachdjian's Pediatric Orthopaedics. 6. ed. Philadelphia: Elsevier; 2022. Capítulo 19.

669. Resposta correta: *B*

A maioria das fraturas por explosão em pacientes neurologicamente íntegros é tratada inicialmente com repouso no leito, seguido de 6 a 12 semanas com gesso ou órtese tóraco-lombossacral. Cada fratura deve ser avaliada individualmente, considerando a idade do paciente, lesões associadas, grau de cifose, colapso anterior e comprometimento do canal vertebral. Em geral, cifose acima de 25 graus (ou 15 graus se houver mais de 50% de colapso do corpo vertebral anterior) ou comprometimento do canal superior a 50% são critérios para indicar tratamento cirúrgico. Quando o comprometimento do canal é a única indicação, diversos estudos mostram que o canal medular pode se reconstituir com o tratamento conservador das fraturas por explosão.

Referência: Herring JA. Tachdjian's Pediatric Orthopaedics. 6. ed. Philadelphia: Elsevier; 2022. Capítulo 28.

670. Resposta correta: *C*

A literatura sugere o uso do jogo "pedra-papel-tesoura" para avaliar a função dos nervos mediano, radial e ulnar. No teste, o punho pronado representa a pedra, avaliando o nervo mediano; os dedos e punho estendidos representam o papel, avaliando o nervo radial; e o dedo mínimo e o anelar totalmente flexionados, com o polegar aduzido e a separação dos dedos indicador e médio imitam a tesoura, avaliando o nervo ulnar. Além disso, testes específicos devem ser realizados para dois ramos nervosos importantes: o nervo interósseo anterior (ramo do mediano) e o nervo interósseo posterior (PIN, ramo do radial). O nervo interósseo anterior fornece função motora ao flexor profundo dos dedos (índice), ao flexor longo do polegar e ao pronador quadrado, e é melhor avaliado pedindo ao paciente que faça o sinal de "OK".

Referência: Waters PM, Skaggs DL, Flynn JM. Rockwood and Wilkins' Fractures in Children. 9. ed. Philadelphia: Wolters Kluwer; 2020. Capítulo 9.

671. Resposta correta: *D*

A classificação original de Torode e Zieg, baseada em radiografias simples, e sua modificação mais recente, que utiliza radiografias e tomografia computadorizada, é a mais utilizada para fraturas pélvicas pediátricas. As fraturas são divididas em tipo I (fraturas por avulsão), tipo II (fraturas da asa do ílio), tipo III (fraturas simples do anel pélvico) e tipo IV (rupturas instáveis do anel pélvico). Na modificação, o tipo III é subdividido em IIIA (fraturas simples do anel anterior) e IIIB (fraturas estáveis do anel anterior e posterior), ambos considerados estáveis. As fraturas do tipo IV são consideradas instáveis. Vale destacar que o tipo IIIB, apesar de estável, está associado a maiores taxas de transfusão e morbidade em comparação com os outros tipos estáveis. Esta classificação não contempla fraturas do acetábulo.

Referência: Waters PM, Skaggs DL, Flynn JM. Rockwood and Wilkins' Fractures in Children. 9. ed. Philadelphia: Wolters Kluwer; 2020. Capítulo 22.

672. Resposta correta: *C*

Essa fratura ocorre quando, com rotação externa do pé, o ligamento tibiofibular anteroinferior avulsiona um fragmento ósseo correspondente à porção da fise distal da tíbia ainda aberta.

Referência: Waters PM, Skaggs DL, Flynn JM. Rockwood and Wilkins' Fractures in Children. 9. ed. Philadelphia: Wolters Kluwer; 2020. Capítulo 29.

673. Resposta correta: *C*

Pacientes com Sprengel frequentemente apresentam uma massa óssea assimétrica e indolor na base do pescoço, movimento glenoumeral normal e movimento escapulotorácico severamente restrito. A abdução do ombro é limitada por três fatores. Primeiro, a escápula está fixa em razão da anatomia anormal e da presença de um osso omovertebral, o que restringe a abdução sincrônica normal glenoumeral/escapulotorácica. Segundo, o polo inferior da escápula hipoplásica está rotacionado medialmente, com a glenoide voltada para baixo. Por último, os músculos escapulares fracos ou ausentes não fornecem potência suficiente para a abdução do ombro.

Referência: Herring JA. Tachdjian's Pediatric Orthopaedics. 6. ed. Philadelphia: Elsevier; 2022. Capítulo 12.

674. Resposta correta: *D*

As epífises do tipo A (como as do úmero proximal e do fêmur proximal) são quase totalmente cobertas por cartilagem articular; por isso, grande parte do suprimento sanguíneo precisa penetrar pelo pericôndrio. Em caso de separação entre epífise e metáfise, esse suprimento pode ser facilmente comprometido. As epífises do tipo B (como a tíbia proximal e distal e o rádio distal) têm apenas parte da superfície coberta por cartilagem e, portanto, recebem suprimento vascular diretamente por regiões não cartilaginosas, tornando-se mais resistentes ao comprometimento da irrigação arterial em caso de separação epifisária. Assim, apenas as epífises do tipo A apresentam maior risco de comprometimento do suprimento sanguíneo germinativo.

Referência: Herring JA. Tachdjian's Pediatric Orthopaedics. 6. ed. Philadelphia: Elsevier; 2022. Capítulo 27.

675. Resposta correta: *A*

As fraturas fisárias do tipo Salter-Harris III e IV apresentam maior risco de fechamento prematuro da fise. Essa complicação é mais frequente em fraturas localizadas em regiões onde o centro de crescimento é determinante para o comprimento final do membro. Particularmente, as fraturas do maléolo medial, que envolvem a fise distal da tíbia, apresentam alta incidência de parada de crescimento. Isso ocorre por conta da vulnerabilidade da camada germinativa da fise nessa região, frequentemente resultando na formação de ponte óssea e bloqueio do crescimento.

Referência: Herring JA. Tachdjian's Pediatric Orthopaedics. 6. ed. Philadelphia: Elsevier; 2022. Capítulo 27.

676. Resposta correta: *C*

Na síndrome de Morquio, a cognição é preservada, pois a deficiência enzimática – de N-acetilgalactosamina-6-sulfatase ou beta-galactosidase – leva ao acúmulo de sulfato de queratan, que não se deposita no sistema nervoso central. No entanto, há manifestações importantes no sistema esquelético, como baixa estatura, displasia dos quadris, genóvalo, instabilidade cervical, deformidades torácicas e frouxidão ligamentar.

Referência: Herring JA. Tachdjian's Pediatric Orthopaedics. 6. ed. Philadelphia: Elsevier; 2022. Capítulo 36.

677. Resposta correta: *A*

No úmero proximal, a calcificação dos centros de ossificação ocorre da seguinte forma: cabeça umeral entre 6 meses e 1 ano; tubérculo maior entre 1 e

3 anos; e tubérculo menor entre 4 e 5 anos, fundindo-se posteriormente entre 7 e 13 anos.

Referência: Waters PM, Skaggs DL, Flynn JM. Rockwood and Wilkins' Fractures in Children. 9. ed. Philadelphia: Wolters Kluwer; 2020. Capítulo 18.

678. Resposta correta: *C*

O epicôndilo medial é a origem da musculatura pronato-flexora e do ligamento colateral ulnar. Trata-se de um centro de ossificação relativamente frágil, que inicia a calcificação aos seis anos de idade e se funde ao úmero ao final da adolescência. Portanto, em luxações posteriores do cotovelo, a fise é mais vulnerável do que a cápsula e os ligamentos, o que explica a ocorrência de fraturas.

Referência: Waters PM, Skaggs DL, Flynn JM. Rockwood and Wilkins' Fractures in Children. 9. ed. Philadelphia: Wolters Kluwer; 2020. Capítulo 15.

679. Resposta correta: *D*

O rabdomiossarcoma deriva de células mesenquimais primitivas com potencial de diferenciação para músculo estriado esquelético. Na infância, por conta da intensa atividade de crescimento, remodelação tecidual e metabolismo do sistema musculoesquelético, essas células precursoras são mais abundantes. O rabdomiossarcoma representa cerca de 50% dos sarcomas de partes moles em crianças.

Referência: Azar FM, Beaty JH. Campbell's Operative Orthopaedics. 14. ed. Philadelphia: Elsevier; 2021. Capítulo 28.

680. Resposta correta: *D*

Na osteomielite do calcâneo secundária a ferimento puntiforme, o patógeno mais comum é a *Pseudomonas aeruginosa*, pois ela coloniza ambientes quentes e úmidos, como a borracha e a palmilha do tênis.

Referência: Herring JA. Tachdjian's Pediatric Orthopaedics. 6. ed. Philadelphia: Elsevier; 2022. Capítulo 37.

681. Resposta correta: *C*

Na artrogripose clássica, ocorre substituição do tecido muscular por tecido fibroso e adiposo, fazendo com que o feto permaneça em uma posição de equilíbrio entre as forças musculares agonistas e antagonistas. No cotovelo, há maior acometimento dos flexores em comparação com os extensores, enquanto no punho ocorre o oposto, com maior envolvimento dos extensores.

Referência: Herring JA. Tachdjian's Pediatric Orthopaedics. 6. ed. Philadelphia: Elsevier; 2022. Capítulo 37.

682. Resposta correta: *B*

A contratura do tendão de Aquiles leva o calcâneo à posição de valgo e equino, exigindo maior força para a dorsiflexão do pé. Como o principal dorsiflexor do pé é o tibial anterior, que se insere na cunha medial e no primeiro metatarso, há maior demanda sobre esse músculo. Além disso, na biomecânica da articulação subtalar, quando o calcâneo se desloca em valgo, o tálus tende a se deslocar medialmente e plantarmente, expondo a articulação talonavicular, o que provoca maior protuberância medial e eventual atrito com o tendão do tibial posterior.

Referência: Herring JA. Tachdjian's Pediatric Orthopaedics. 6. ed. Philadelphia: Elsevier; 2022. Capítulo 19.

683. Resposta correta: *D*

A incidência de escoliose na osteogênese imperfeita é proporcional à fragilidade óssea. Nos tipos III e IV, a alteração da matriz colágena é mais grave, favorecendo colapsos vertebrais e deformidades angulares.

Referência: Herring JA. Tachdjian's Pediatric Orthopaedics. 6. ed. Philadelphia: Elsevier; 2022. Capítulo 28.

684. Resposta correta: *D*

Na fratura supracondiliana com desvio posterolateral, o mecanismo de lesão é extensão e supinação. A dobradiça periosteal é desviada posterolateralmente, de modo que o periósteo intacto corresponde à região posterolateral.

Referência: Waters PM, Skaggs DL, Flynn JM. Rockwood and Wilkins' Fractures in Children. 9. ed. Philadelphia: Wolters Kluwer; 2020. Capítulo 13.

685. Resposta correta: *C*

No movimento de arremesso repetitivo, o cotovelo sofre compressão lateral e cisalhamento, e essa sobrecarga compromete a vascularização do capitelo, que ainda é imaturo.

Referência: Azar FM, Beaty JH. Campbell's Operative Orthopaedics. 14. ed. Philadelphia: Elsevier; 2021. Capítulo 32.

686. Resposta correta: *C*

Na fratura do rádio distal com baioneta reversa, a dobradiça periosteal é volar, protegendo os flexores e o nervo mediano, mas expondo os tendões extensores. A anatomia do ramo sensitivo do nervo radial é mais lateral do que posterior.

Referência: Waters PM, Skaggs DL, Flynn JM. Rockwood and Wilkins' Fractures in Children. 9. ed. Philadelphia: Wolters Kluwer; 2020. Capítulo 8.

687. Resposta correta: *D*

O mecanismo de trauma mais comum em crianças é em valgo, pelo valgo fisiológico e da proteção lateral da fíbula. No desvio em valgo, ocorre interposição da inserção da pata de ganso no local da fratura, causando crescimento assimétrico da fise de crescimento e resultando em valgo progressivo, fenômeno conhecido como Cozen.

Referência: Azar FM, Beaty JH. Campbell's Operative Orthopaedics. 14. ed. Philadelphia: Elsevier; 2021. Capítulo 36.

688. Resposta correta: *D*

Em crianças submetidas à amputação, ocorre um fenômeno de sobrecrescimento do coto, por aposição de osso novo, não relacionado ao metabolismo da fise. Isso acontece mais frequentemente no úmero e na fíbula, pois esses ossos não estão submetidos à carga axial.

Referência: Azar FM, Beaty JH. Campbell's Operative Orthopaedics. 14. ed. Philadelphia: Elsevier; 2021. Capítulo 14.

689. Resposta correta: *A*

A fratura de Tillaux é uma fratura transicional, relacionada à idade de fechamento da fise. Como a última região a se fechar é a anterolateral, o estiramento do ligamento tíbio-fibular anterior provoca fratura da epífise, sem acometimento metafisário.

Referência: Waters PM, Skaggs DL, Flynn JM. Rockwood and Wilkins' Fractures in Children. 9. ed. Philadelphia: Wolters Kluwer; 2020. Capítulo 29.

690. Resposta correta: *A*

A lesão do nervo radial em luxações de cotovelo em crianças é rara, pois elas possuem maior complacência das partes moles em comparação aos adultos, associada a um robusto arcabouço de tecidos na região anterior do cotovelo. Quando ocorre, a lesão geralmente é do tipo neuropraxia e se resolve após a redução.

Referência: Waters PM, Skaggs DL, Flynn JM. Rockwood and Wilkins' Fractures in Children. 9. ed. Philadelphia: Wolters Kluwer; 2020. Capítulo 15.

691. Resposta correta: *A*

A técnica de Woodward consiste na liberação do trapézio, do levantador da escápula e dos romboides de seus processos espinhosos, com reinserção distal e ressecção do osso omovertebral. O objetivo é reposicionar a escápula por meio da transposição inferior das inserções musculares da cintura escapular, e não apenas da escápula em si.

Referência: Herring JA. Tachdjian's Pediatric Orthopaedics. 6. ed. Philadelphia: Elsevier; 2022. Capítulo 12.

692. Resposta correta: *B*

A displasia de Meyer mimetiza, radiologicamente, a doença de Legg-Calvé-Perthes, em razão da ossificação assimétrica dos núcleos de ossificação da epífise proximal do fêmur. No entanto, não cursa com os diferentes estágios típicos da doença de Legg-Calvé-Perthes.

Referência: Azar FM, Beaty JH. Campbell's Operative Orthopaedics. 14. ed. Philadelphia: Elsevier; 2021. Capítulo 32.

693. Resposta correta: *C*

A osteotomia de Dwyer consiste na realização de uma cunha de fechamento lateral da apófise do calcâneo, corrigindo a deformidade em varo do retropé no pé cavo varo estruturado.

Referência: Herring JA. Tachdjian's Pediatric Orthopaedics. 6. ed. Philadelphia: Elsevier; 2022. Capítulo 19.

694. Resposta correta: *D*

A doença de Sinding-Larsen-Johansson ocorre em decorrência da sobrecarga do tendão patelar sobre o polo inferior da patela, por tração repetida, em uma fase de estirão do crescimento, quando o osso cresce mais rápido que o músculo, aumentando o estresse sobre o polo inferior da patela.

Referência: Herring JA. Tachdjian's Pediatric Orthopaedics. 6. ed. Philadelphia: Elsevier; 2022. Capítulo 19.

695. Resposta correta: *B*

A fratura Tipo 2 de Torode e Zieg é uma fratura isolada da asa do ilíaco e é uma fratura estável.

Referência: Waters PM, Skaggs DL, Flynn JM. Rockwood and Wilkins' Fractures in Children. 9. ed. Philadelphia: Wolters Kluwer; 2020. Capítulo 22.

696. Resposta correta: *D*

Isso ocorre porque a criança apresenta valgo fisiológico até os sete anos de idade e conta com proteção lateral proporcionada pela fíbula.

Referência: Waters PM, Skaggs DL, Flynn JM. Rockwood and Wilkins' Fractures in Children. 9. ed. Philadelphia: Wolters Kluwer; 2020. Capítulo 28.

697. Resposta correta: *C*

A indicação mais comum para tratamento cirúrgico de fraturas distais da clavícula em crianças é o deslocamento posterior significativo, que sugere descontinuidade completa do fragmento proximal e/ou aprisionamento trapezoidal. É improvável que crianças e adolescentes mais jovens sofram ruptura dos ligamentos coracoclaviculares, pois o periósteo espesso geralmente permanece preso ao complexo ligamentar subjacente. No entanto, o fragmento proximal pode, alternativamente, romper o periósteo superior se houver força suficiente, resultando em deslocamento superior acentuado e proeminência óssea.

Referência: Waters PM, Skaggs DL, Flynn JM. Rockwood and Wilkins' Fractures in Children. 9. ed. Philadelphia: Wolters Kluwer; 2020. Capítulo 19.

698. Resposta correta: *A*

O cúbito varo resultante de fratura supracondilar em crianças ocorre por uma redução inadequada e consolidação viciosa, em que o fragmento distal permanece em varo, rotação interna e extensão.

Referência: Waters PM, Skaggs DL, Flynn JM. Rockwood and Wilkins' Fractures in Children. 9. ed. Philadelphia: Wolters Kluwer; 2020. Capítulo 13.

699. Resposta correta: *B*

Nas fraturas do côndilo femoral medial tipo III de Salter-Harris, ocorre estiramento do ligamento colateral medial superficial, chamado ligamento colateral tibial. O ligamento colateral profundo é dividido em feixes femoro-meniscal e menisco-tibial.

Referência: Weinstein SL, Flynn JM. Lovell and Winter's Pediatric Orthopaedics. 8. ed. Philadelphia: Lippincott, Williams & Wilkins; 2021. Capítulo 33.

700. Resposta correta: *D*

Um sinal de alta intensidade em imagens ponderadas em T2, entre a lesão e o osso subcondral circundante, indica a presença de líquido sinovial na articulação entre a lesão e o osso subjacente, sugerindo instabilidade da lesão.

Referência: Weinstein SL, Flynn JM. Lovell and Winter's Pediatric Orthopaedics. 8. ed. Philadelphia: Lippincott, Williams & Wilkins; 2021. Capítulo 30.

701. Resposta correta: *D*

Fraturas de antebraço são as fraturas de ossos longos mais comuns em crianças, com incidência anual de aproximadamente 1,5 a cada 100 crianças, representando até 40% de todas as fraturas pediátricas. Entre as fraturas de antebraço, o rádio distal e a ulna são os ossos mais frequentemente acometidos. Os picos de incidência dessas fraturas coincidem com o estirão de crescimento pré-adolescente. O braço não dominante, especialmente em meninos, é o mais afetado. Estudos recentes indicam que a frequência de fraturas de rádio distal em crianças vem aumentando, possivelmente por conta da redução da densidade óssea, aumento do índice de massa corporal, participação em atividades de maior risco e início precoce na prática esportiva.

Referência: Waters PM, Skaggs DL, Flynn JM. Rockwood and Wilkins' Fractures in Children. 9. ed. Philadelphia: Wolters Kluwer; 2020. Capítulo 8.

702. Resposta correta: *D*

Hastes telescopadas, como a do tipo Fassier-Duval, e outros dispositivos intramedulares têm sido utilizados no tratamento de deformidades do úmero e do antebraço, apresentando melhorias nos escores funcionais. Esse tipo de haste expansível foi desenvolvido para crianças com osteogênese imperfeita, com o objetivo de prevenir ou estabilizar fraturas e corrigir deformidades.

Referência: Azar FM, Beaty JH. Campbell's Operative Orthopaedics. 14. ed. Philadelphia: Elsevier; 2021. Capítulo 32.

703. Resposta correta: *B*

O exame do perfil torcional deve ser realizado com o paciente em decúbito ventral. O examinador avalia rapidamente o ângulo coxa-pé, utilizado para estimar a torção tibial interna ou externa. É importante observar a presença de deformidades do pé, como varo do calcâneo, metatarso aduto ou equino fixo, pois essas alterações podem interferir nos valores exatos da torção tibial medidos pelo ângulo coxa-pé.

Referência: Herring JA. Tachdjian's Pediatric Orthopaedics. 6. ed. Philadelphia: Elsevier; 2022. Capítulo 4.

704. Resposta correta: *D*

A coxa vara do desenvolvimento é uma condição rara, com incidência estimada por Johanning em 1 a cada 25 mil nascidos vivos na população escandinava. Não há predileção racial, e meninos e meninas parecem ser igualmente afetados. Diversas séries apontam que a proporção de casos unilaterais para bilaterais varia entre 1:2 e 3:1. Casos bilaterais têm maior probabilidade de estarem associados a displasia esquelética generalizada, e é importante que o examinador investigue sinais adicionais dessa displasia durante o exame físico e radiográfico.

Referência: Herring JA. Tachdjian's Pediatric Orthopaedics. 6. ed. Philadelphia: Elsevier; 2022. Capítulo 16.

705. Resposta correta: *A*

Ao nascer, o atlas apresenta três centros de ossificação: um para o corpo e um para cada arco neural. Em cerca de 20% dos indivíduos, o centro de ossificação do arco anterior já está presente ao nascimento; nos demais, surge por volta de 1 ano de idade. Eventualmente, o arco anterior pode ser bífido, e o corpo pode se formar a partir de dois centros ou não se formar completamente. Os arcos posteriores geralmente se fundem por volta dos 3 anos, embora, ocasionalmente, a sincondrose posterior entre os dois arcos permaneça aberta, resultando em um arco bífido. As sincondroses neurocentrais, que conectam os arcos neurais ao corpo, fecham aproximadamente aos sete anos de idade. Elas são mais bem visualizadas em uma incidência transoral e não devem ser confundidas com fraturas.

Referência: Waters PM, Skaggs DL, Flynn JM. Rockwood and Wilkins' Fractures in Children. 9. ed. Philadelphia: Wolters Kluwer; 2020. Capítulo 20.

706. Resposta correta: *A*

A localização das osteotomias femorais proximais no tratamento da epifisiolistese pode variar conforme a técnica utilizada. Na osteotomia de Dunn, remove-se uma cunha anterossuperior na porção mais proximal do colo femoral, preservando cuidadosamente o periósteo posterior. Em seguida, a epífise femoral é reduzida no colo sem tensão e fixada com parafusos. Na osteotomia da base do colo, descrita por Kramer e colaboradores e Barmada e colaboradores, a abordagem pode ser intracapsular ou extracapsular. Uma cunha com base anterossuperior é removida da base do colo, com o ápice da cunha podendo ser extracapsular posteriormente. A redução e fixação seguem o mesmo princípio da osteotomia de Dunn. Por fim, a osteotomia intertrocantérica, descrita por Southwick e Imhauser, é indicada para corrigir deformidades em extensão e varo, associadas a flexão e abdução do fragmento distal, com ajuste de rotação interna conforme necessário.

Referência: Herring JA. Tachdjian's Pediatric Orthopaedics. 6. ed. Philadelphia: Elsevier; 2022. Capítulo 15.

707. Resposta correta: *A*

A recomendação atual é que todas as cirurgias e procedimentos invasivos em pacientes com mielomeningocele sejam realizados em ambiente livre de látex. Essa medida previne o desenvolvimento de sensibilização e, com o tempo, pode reduzir a sensibilização em pacientes que já apresentem algum grau de reação. Todos os profissionais envolvidos no cuidado desses pacientes – incluindo pais, equipe de enfermagem, anestesiologistas e cirurgiões – devem estar cientes do risco de alergia ao látex e da importância de evitá-la.

Referência: Herring JA. Tachdjian's Pediatric Orthopaedics. 6. ed. Philadelphia: Elsevier; 2022. Capítulo 32.

708. Resposta correta: *B*

Ao nascimento, o tálus, o calcâneo e o cuboide já estão ossificados, enquanto o navicular e os cuneiformes permanecem cartilaginosos. Os metatarsos e as falanges também estão ossificados nesse período. O cuneiforme lateral se ossifica entre 4 e 20 meses, o cuneiforme medial por volta dos 2 anos e o cuneiforme intermédio por volta dos 3 anos. O navicular se ossifica entre o segundo e o quinto ano de vida.

Referência: Herring JA. Tachdjian's Pediatric Orthopaedics. 6. ed. Philadelphia: Elsevier; 2022. Capítulo 19.

709. Resposta correta: *D*

A classificação de Langenskiöld para a tíbia vara foi publicada em 1952 e permanece como o método mais utilizado para avaliar pacientes com doença de Blount. Ela descreve um espectro progressivo de gravidade da doença em seis estágios. Os estágios de baixo grau (I a IV) representam alterações epifisárias reversíveis, enquanto os estágios de alto grau (V e VI) correspondem a alterações epifisárias irreversíveis. Dividir a classificação nesses dois grupos auxilia na definição do prognóstico e na escolha do tratamento mais adequado.

Referência: Weinstein SL, Flynn JM. Lovell and Winter's Pediatric Orthopaedics. 8. ed. Philadelphia: Lippincott, Williams & Wilkins; 2021. Capítulo 26.

710. Resposta correta: *B*

A classificação de Meyers e Mckeever é dividida da seguinte forma:

- Fratura tipo I: deslocamento mínimo das espinhas tibiais.
- Fratura tipo II: a articulação posterior está intacta.
- Fratura tipo III: ocorre um deslocamento completo e migração proximal das espinhas tibiais.

Referência: Waters PM, Skaggs DL, Flynn JM. Rockwood and Wilkins' Fractures in Children. 9. ed. Philadelphia: Wolters Kluwer; 2020. Capítulo 27.

711. Resposta correta: *A*

A escoliose idiopática do adolescente caracteriza-se por uma deformidade tridimensional da coluna vertebral, envolvendo curvatura lateral e rotação dos corpos vertebrais. Na região torácica, a maioria das curvas apresenta lordose ou hipocifose, o que pode ter relevância na compreensão da etiologia da condição.

Referência: Azar FM, Beaty JH. Campbell's Operative Orthopaedics. 14. ed. Philadelphia: Elsevier; 2021. Capítulo 44.

712. Resposta correta: *D*

O tratamento da SCIWORA (*Spinal Cord Injury Without Radiographic Abnormality*) em crianças ainda é controverso. Pang e Pollack recomendaram o uso da órtese de Guilford por três meses, com completa restrição de atividades esportivas. No entanto, na própria série de Pang, nenhuma criança apresentava instabilidade na avaliação inicial, e apenas uma desenvolveu instabilidade posteriormente em radiografias de flexão e extensão. Isso levanta questionamentos sobre a real eficácia da imobilização quando não há instabilidade documentada. Ela é descrita por Pang apenas como medida para casos de "instabilidade incipiente". Estudos mais recentes também questionam a ocorrência de recorrência de SCIWORA e a necessidade de órtese. Atualmente, recomenda-se que crianças com déficits neurológicos transitórios e exames normais de ressonância magnética e potenciais evocados somatossensoriais não necessitem de imobilização com órtese.

Referência: Weinstein SL, Flynn JM. Lovell and Winter's Pediatric Orthopaedics. 8. ed. Philadelphia: Lippincott, Williams & Wilkins; 2021. Capítulo 20.

713. Resposta correta: *A*

A pseudoartrose congênita da clavícula é uma condição rara caracterizada por descontinuidade da diáfise média da clavícula presente ao nascimento. Trata-se de uma entidade clínica distinta da disostose cleidocraniana, da neurofibromatose, de pseudoartrose pós-traumática e de fratura neonatal. Acomete tipicamente meninas, mais frequentemente do lado direito, e pode estar associada à presença de costelas cervicais. O envolvimento bilateral ocorre em cerca de 10% dos casos, e foram descritas famílias com múltiplos casos de pseudoartrose congênita da clavícula, embora não tenha sido estabelecida uma relação genética direta.

Referência: Herring JA. Tachdjian's Pediatric Orthopaedics. 6. ed. Philadelphia: Elsevier; 2022. Capítulo 12.

714. Resposta correta: *B*

Song *et al.* propuseram um sistema de cinco estágios para classificar fraturas com base na estabilidade e no risco de desvio. No estágio 1, o deslocamento é ≤ 2 mm, a fratura está limitada à metáfise e é considerada inerentemente estável. No estágio 2, também com deslocamento ≤ 2 mm, a linha de fratura é difícil de definir em razão da cartilagem epifisária; ela se estende à cartilagem articular e apresenta risco indeterminado de desvio. O estágio 3, com deslocamento ≤ 2 mm, é instável, apresentando maior risco de desvio pelo deslocamento medial e lateral do fragmento distal. Nos estágios 4 e 5, o deslocamento excede 2 mm, e o estágio 5 está associado ainda à rotação do fragmento; ambas são consideradas fraturas desviadas e instáveis. Essa classificação auxilia na definição das indicações cirúrgicas.

Referência: Waters PM, Skaggs DL, Flynn JM. Rockwood and Wilkins' Fractures in Children. 9. ed. Philadelphia: Wolters Kluwer; 2020. Capítulo 16.

715. Resposta correta: *C*

O osteoma osteoide é a causa mais frequente de escoliose dolorosa em adolescentes. A escoliose associada a esse tumor costuma formar uma curva em "C", embora apenas 23% a 33% dos pacientes apresentem esse padrão clássico. O osteoma osteoide geralmente se localiza no lado côncavo da curva, próximo à vértebra apical.

Referência: Azar FM, Beaty JH. Campbell's Operative Orthopaedics. 14. ed. Philadelphia: Elsevier; 2021. Capítulo 44.

716. Resposta correta: *D*

Borden *et al.* descreveram uma técnica de osteotomia em valgo na qual a região trocantérica e a diáfise proximal do fêmur são expostas por meio de uma abordagem lateral longitudinal. Sob controle radiográfico com intensificador de imagem, um fio-guia é inserido no centro da metade superior do colo femoral, paralelo à sua borda superior. Esse fio serve como referência para a inserção da lâmina de uma placa de tamanho apropriado, com ângulo de 140 graus, que deve ficar paralela ao eixo longo do colo femoral. Em seguida, realiza-se uma osteotomia transversa intertrocantérica sob controle radiográfico.

Referência: Herring JA. Tachdjian's Pediatric Orthopaedics. 6. ed. Philadelphia: Elsevier; 2022. Capítulo 16.

717. Resposta correta: *D*

Luxações traumáticas do quadril em crianças são raras, porém mais frequentes que fraturas de quadril. Em crianças pequenas, mesmo traumas de baixa energia podem causar luxação por causa da flexibilidade das cartilagens imaturas e da laxidão ligamentar. A distribuição etária das luxações traumáticas varia conforme os estudos: alguns indicam que mais da metade ocorre entre 12 e 15 anos; outros não identificam um pico etário claro; e há relatos de dois grupos distintos, de 2 a 5 anos e de 11 a 15 anos. Assim como em adultos, as luxações posteriores são mais comuns que as anteriores.

Referência: Azar FM, Beaty JH. Campbell's Operative Orthopaedics. 14. ed. Philadelphia: Elsevier; 2021. Capítulo 36.

718. Resposta correta: *D*

Lesões parciais da fise podem levar a desvios angulares enquanto lesão total da fise pode levar a parada do crescimento e discrepância de membros. As linhas de Park e Harris são sinais radiográficos do distúrbio de crescimento da fise e resultam de retardo temporário do ritmo de crescimento normal. A rigidez articular em crianças é rara.

Referência: Motta Filho GR, Barros Filho TEP. Ortopedia e Traumatologia. 1. ed. Rio de Janeiro: Elsevier; 2018. Capítulo 12.1.

719. Resposta correta: *A*

As fraturas de Monteggia do tipo II (posterior) devem ser tratadas inicialmente com tração no antebraço mantendo o cotovelo em extensão. Uma vez obtido o alinhamento anatômico da fratura da ulna, a cabeça do rádio é reduzida e aplica-se um gesso acima do cotovelo, mantendo o cotovelo em extensão e o antebraço em posição neutra de rotação.

Referência: Herring JA. Tachdjian's Pediatric Orthopaedics. 6. ed. Philadelphia: Elsevier; 2022. Capítulo 29.

720. Resposta correta: *B*

A osteocondrose de Freiberg, ou doença de Freiberg, afeta principalmente a cabeça do segundo metatarso, embora possa acometer também o terceiro, o quarto e o quinto metatarsos em adolescentes. Durante a fase aguda, que pode durar de seis meses a dois anos, a cirurgia não é indicada. Intervenções cirúrgicas podem ser consideradas posteriormente caso persistam dor, deformidade ou limitação funcional. Em alguns casos, a presença de um corpo livre pode ser responsável pelos sintomas, e sua simples remoção pode proporcionar alívio.

Referência: Azar FM, Beaty JH. Campbell's Operative Orthopaedics. 14. ed. Philadelphia: Elsevier; 2021. Capítulo 32.

721. Resposta correta: *D*

Em crianças menores de 12 anos, amputações diafisárias podem resultar em sobrecrescimento ósseo, e o úmero e a fíbula são os ossos mais frequentemente afetados. Para prevenir essa complicação, recomenda-se, sempre que possível, realizar a desarticulação do cotovelo. Quando a desarticulação não é viável, deve-se proteger a extremidade óssea do úmero com um enxerto de cobertura para minimizar o risco de sobrecrescimento.

Referência: Azar FM, Beaty JH. Campbell's Operative Orthopaedics. 14. ed. Philadelphia: Elsevier; 2021. Capítulo 18.

722. Resposta correta: *D*

Fraturas proximais do rádio podem ocorrer associadas a luxações do cotovelo. Na maioria das vezes, a fratura acontece durante o evento de luxação, resultando em deslocamento anterior do fragmento. Em alguns casos, a fratura ocorre durante a redução espontânea do úmero distal, causando deslocamento posterior da epífise proximal do rádio.

Referência: Waters PM, Skaggs DL, Flynn JM. Rockwood and Wilkins' Fractures in Children. 9. ed. Philadelphia: Wolters Kluwer; 2020. Capítulo 10.

723. Resposta correta: *B*

Se for aplicada tração excessiva para manter o comprimento do fêmur durante a colocação de um gesso tipo spica, o risco de síndrome compartimental torna-se inaceitavelmente alto. Medidas preventivas importantes incluem usar tração menor, reduzir a flexão do joelho e aceitar um encurtamento leve do membro.

Referência: Waters PM, Skaggs DL, Flynn JM. Rockwood and Wilkins' Fractures in Children. 9. ed. Philadelphia: Wolters Kluwer; 2020. Capítulo 24.

724. Resposta correta: *C*

Uma criança do sexo feminino que começou a deambular com apoio provavelmente tem entre 9 meses e 1 ano de idade. Dentre as epífises citadas, a única ossificada nessa idade é a distal da tíbia, cuja ossificação inicia por volta do sexto mês de vida. A tuberosidade anterior da tíbia se ossifica entre 7 e 15 anos, a epífise proximal da fíbula entre 3 e 4 anos, e o osso navicular entre 2 e 3 anos.

Referência: Herring JA. Tachdjian's Pediatric Orthopaedics. 6. ed. Philadelphia: Elsevier; 2022. Capítulo 1.

725. Resposta correta: *C*

Ao realizar a liberação cirúrgica do músculo esternocleidomastoideo para tratamento do torcicolo congênito, a liberação proximal deve ser feita na inserção óssea na mastoide. Essa abordagem reduz o risco de lesão do nervo acessório espinhal, que passa próximo à região proximal do músculo.

Referência: Herring JA. Tachdjian's Pediatric Orthopaedics. 6. ed. Philadelphia: Elsevier; 2022. Capítulo 8.

Seção 9 — Osteometabolismo Ortopédico

726. Resposta correta: *C*

A anemia falciforme é uma doença genética autossômica recessiva (e não dominante), caracterizada pela produção de hemoglobina anormal, chamada hemoglobina S, em substituição à hemoglobina A normal. A hemoglobina S apresenta menor capacidade de transporte de oxigênio e tende a se polimerizar sob condições de hipóxia, deformando os glóbulos vermelhos em forma de foice. Pacientes heterozigotos (AS) geralmente têm poucos sintomas, enquanto pacientes homozigotos (SS) ou portadores de outras hemoglobinopatias associadas apresentam manifestações clínicas mais graves. O mecanismo compensatório da medula óssea leva à hiperplasia eritroide, especialmente na coluna vertebral, causando rarefação óssea local. Essa alteração estrutural pode fazer com que as vértebras se achatam e adquiram formato bicôncavo, conhecido como "peixe".

Referência: Motta Filho GR, Barros Filho TEP. Ortopedia e Traumatologia. 1. ed. Rio de Janeiro: Elsevier; 2017. Capítulo 13.9.

727. Resposta correta: *A*

Pacientes com doença renal crônica apresentam diversas complicações musculoesqueléticas, e a osteoporose secundária é uma das mais comuns. A fratura mais frequente nesse grupo ocorre no colo femoral. Além da osteoporose, há aumento do risco de osteonecrose da cabeça femoral. Por isso, esses pacientes podem necessitar de artroplastia total do quadril, embora apresentem risco elevado de complicações, como problemas de cicatrização, infecção e outras intercorrências clínicas. Pacientes submetidos a transplante renal apresentam taxas de complicações cirúrgicas comparáveis às de indivíduos sem doença renal, enquanto aqueles em hemodiálise apresentam risco de 19% para infecção e 81% para resultados insatisfatórios.

Referência: Azar FM, Beaty JH. Campbell's Operative Orthopaedics. 14. ed. Philadelphia: Elsevier; 2021. Capítulo 3.

728. Resposta correta: *B*

O hiperparatiroidismo primário decorre de alterações primárias na paratireoide, e cerca de 80% dos casos são causados por adenoma benigno solitário. Carcinomas da glândula são raros, ocorrendo em menos de 0,5% dos casos. A elevação do PTH provoca aumento da absorção de cálcio nos ossos, sem o *feedback* inibitório habitual, resultando em hipercalcemia. Nos rins, o PTH aumenta a excreção de fósforo, levando à hipofosfatemia. Radiograficamente, podem ser observadas lesões ósseas líticas difusas, incluindo o sinal clássico de reabsorção das falanges distais das mãos.

Referência: Sizínio H, Barros Filho TEP, Xavier R, Pardini Júnior AG. Ortopedia e Traumatologia: Princípios e Prática. 5. ed. Porto Alegre: Artmed; 2017. Capítulo 27.

729. Resposta correta: *A*

No raquitismo por osteodistrofia renal ocorre diminuição da excreção renal de fósforo, levando à hiperfosfatemia. A doença renal provoca redução na conversão da 25-OH vitamina D para sua forma ativa, resultando em diminuição da absorção intestinal de cálcio. A menor disponibilidade de cálcio, associada à deficiência de calcitriol, provoca hiperparatireoidismo.

Referência: Herring JA. Tachdjian's Pediatric Orthopaedics. 6. ed. Philadelphia: Elsevier; 2022. Capítulo 38.

730. Resposta correta: *D*

Para o tratamento da osteoporose podem ser utilizados medicamentos que inibem a reabsorção óssea (antirreabsortivos) e/ou medicamentos que aumentam a produção óssea (anabólicos). Os antirreabsortivos comumente utilizados são os bisfosfonatos e o denosumabe. Dentre os bisfosfonatos mais usados estão o alendronato, risedronato, ácido zoledrônico e o ibandronato. Já os medicamentos anabólicos mais utilizados são os análogos de PTH, como abaloparatida e teriparatida, e o agente antiesclerostina, como o romosozumabe.

Referência: Torneta III P, Ricci WM, Ostrum RF, McQueen MM, McKee MD, Court-Brown CM. Rockwood and Green's Fractures in Adults. 9. ed. Philadelphia: Wolters Kluwer; 2020. Capítulo 4.

731. Resposta correta: *D*

As hemofilias são um grupo de doenças genéticas caracterizadas pela deficiência funcional dos fatores de coagulação VIII (hemofilia A), IX (hemofilia B) e da doença de von Willebrand. As hemofilias podem ser classificadas em leve, moderada ou grave, com base no nível sérico do fator de coagulação. Quando o fator de coagulação está presente em níveis de 1 a 5% do normal, a hemofilia é considerada grave, podendo ocorrer sangramentos após traumas menores ou mesmo sem traumas reconhecidos. Com relação ao sistema musculoesquelético, podem ocorrer sangramentos articulares ou intramusculares. Entre os hematomas intramusculares, nos membros inferiores, o sítio mais comum de sangramento é o músculo quadríceps, seguido pelo tríceps sural e pelo compartimento anterior da perna. Nos membros superiores, o sítio mais comum é o deltoide, seguido pelo punho e pela face flexora dos dedos. As hemorragias musculares podem ser assintomáticas, manifestando-se apenas por rigidez ou fraqueza muscular.

Referência: Tachdjian AG. Tachdjian's Pediatric Orthopaedics. 5. ed. Philadelphia: Saunders; 2014. Capítulo 43, p. E646.

732. Resposta correta: *A*

A osteoporose senil ocorre em adultos idosos, nas mulheres usualmente acima de 70 anos e nos homens acima de 80 anos. Diferentemente da osteoporose pós-menopausa das mulheres ao redor dos 50 anos, em que encontramos aumento da atividade dos osteoclastos; na osteoporose senil a atividade dos osteoclastos é normal ou diminuída. Na verdade, ocorre a concomitante diminuição na atividade osteoblástica, levando a menor produção óssea. Há perda de osso trabecular e cortical. Da mesma forma, o cálcio urinário fica dentro de padrões de normalidade, enquanto na osteoporose pós-menopausa é comum termos aumento da calciúria por reabsorção excessiva.

Referência: Sizínio H, Barros Filho TEP, Xavier R, Pardini Júnior AG. Ortopedia e Traumatologia: Princípios e Prática. 5. ed. Porto Alegre: Artmed; 2017. Capítulo 28.

733. Resposta correta: *D*

O escorbuto é uma patologia metabólica causada pela deficiência de vitamina C, que deve ser adquirida integralmente pela alimentação. A deficiência de vitamina C provoca alterações nas fibras de colágeno. No esqueleto, isso leva à formação de ossos de má qualidade, com baixa resistência a forças de tensão. As alterações radiológicas são observadas nos ossos longos, com calcificação na região metafisária densa da zona de calcificação provisória, chamada de linha branca de Frankel.

Referência: Sizínio K, Barros Filho TEP, Xavier R, Pardini Júnior AG. Ortopedia e Traumatologia: Princípios e Prática. 5. ed. Porto Alegre: Artmed; 2017.

734. Resposta correta: *B*

A teriparatida é uma molécula análoga do PTH, utilizada no tratamento da osteoporose. Trata-se de um medicamento anabólico que atua estimulando a formação óssea pelos osteoblastos, interferindo na remodelação óssea e aumentando a densidade óssea. Essa medicação não possui ação sobre os osteoclastos.

Referência: Torneta III P, Ricci WM, Ostrum RF, McQueen MM, McKee MD, Court-Brown CM. Rockwood and Green's Fractures in Adults. 9. ed. Philadelphia: Wolters Kluwer; 2020. Capítulo 4.

735. Resposta correta: *B*

No tratamento da osteoporose, os medicamentos que aumentam diretamente a massa óssea são os agentes anabólicos. O Food and Drug Administration (FDA) aprovou três medicamentos anabólicos: teriparatida, abaloparatida e romosozumabe. No Brasil, a abaloparatida ainda não está disponível, devendo ser disponibilizada nos próximos meses. A teriparatida deve ser utilizada na dose de 20 microgramas por dia, via subcutânea, por um período máximo de dois anos. O ácido zolendrônico, é um bisfosfonato, atua inibindo a atividade dos osteoclastos, e, portanto, um medicamento antirreabsortivo.

Referência: Torneta III P, Ricci WM, Ostrum RF, McQueen MM, McKee MD, Court-Brown CM. Rockwood and Green's Fractures in Adults. 9. ed. Philadelphia: Wolters Kluwer; 2020. Capítulo 4.

Seção 10 — Pé e Tornozelo

736. Resposta correta: *B*

A fratura de tornozelo do adulto com depressão articular da porção medial do plafond é característica da fratura classificada como Lauge-Hansen Supinação-adução estágio 2. Essa característica ocorre pelo mecanismo de trauma. De acordo com a classificação, essa fratura ocorre em estágios, e o estágio I é marcado por uma ruptura do ligamento talofibular (entorse de tornozelo) ou em uma fratura por avulsão transversal da fíbula distal, e é equivalente a uma fratura AO tipo A. O estágio 2 é marcado por cisalhamento do maléolo medial, resultando em uma linha de fratura vertical. Esta é uma lesão instável.

Referência: Torneta III P, Ricci WM, Ostrum RF, McQueen MM, McKee MD, Court-Brown CM, editores. Rockwood and Green's Fractures in Adults. 9. ed. Philadelphia: Lippincott, Williams & Wilkins; 2019. Capítulo 64.

737. Resposta correta: *B*

A fratura de Jones e por estresse ocorrem nas zonas II e III, respectivamente. O terço proximal do quinto metatarsal é dividido em três zonas. Cada uma delas tem uma fratura característica associada. Na zona I ocorre a fratura por avulsão, geralmente por carga indireta e inversão súbita com apoio lateral sobre o quinto metatarsal, que tensiona a aponeurose plantar cursando com fratura. Na zona II ocorre a fratura de Jones verdadeira, que representa uma lesão aguda causada pela adução do antepé, resultando em uma fratura na junção metáfise-diáfise proximal do osso. É marcada principalmente por estresse de tração ao longo da borda lateral do metatarso. Na zona III ocorrem fraturas típicas em atletas com cargas cíclicas repetitivas. A fratura é induzida por força de tração, com microfraturas na córtex lateral, que propaga medialmente com a carga contínua. São relativamente raras.

Referência: Torneta III P, Ricci WM, Ostrum RF, McQueen MM, McKee MD, Court-Brown CM, editores. Rockwood and Green's Fractures in Adults. 9. ed. Philadelphia: Lippincott, Williams & Wilkins; 2019. Capítulo 67.

738. Resposta correta: *B*

A doença de Köhler foi descrita por Alban Köhler em 1908 e corresponde à osteocondrose do navicular. A doença é caracterizada por dor no mediopé, acompanhada de alterações radiográficas que consistem em esclerose, achatamento e radiolescência irregular. A causa é desconhecida, embora necrose avascular e predisposição ao estresse mecânico causado pelos demais ossos do mediopé possam figurar como causas da doença. Geralmente ocorre entre dois e sete anos, e é mais comum em meninos. O tratamento principal envolve restrição de carga. Já a doença de Iselin é descrita como osteocondrose do 5º metatarsal. A doença de Panner, por sua vez, é descrita como osteocondrose do capítulo do úmero; e a doença de Freiberg é descrita como osteocondrose da cabeça do 2º metatarsal.

Referência: Herring JA. Tachdjian's Pediatric Orthopaedics. 5. ed. Philadelphia: Saunders; 2014. Capítulo 23.

739. Resposta correta: *B*

Na coalização tarsal, o sinal do C é visto na incidência em perfil e indica coalizão talocalcaneana (alternativa B). A coalizão tarsal é uma conexão fibrosa, cartilaginosa ou óssea entre dois ou mais ossos do tarso, que resulta de uma falha congênita de diferenciação e segmentação do mesênquima primitivo. Os locais mais comuns de coalizão são a faceta média da articulação talocalcaneana e entre o processo anterior do calcâneo e o navicular. Juntas, representam aproximadamente 90% de todas as coalizões, podendo ser bilaterais em até 60% dos casos. O sinal C de Lateur se apresenta como uma linha em forma de C formada pelo osso subcondral da cúpula do tálus, que continua ao redor do contorno inferior do sustentáculo do tálus. É visto na radiografia em perfil e é indicador bastante confiável de uma coalizão talocalcânea.

Referência: Weinstein SL, Flynn JM. Lovell and Winter's Pediatric Orthopaedics. 7. ed. Philadelphia: Lippincott, Williams & Wilkins; 2014. Capítulo 29.

740. Resposta correta: *B*

O flexor longo do hálux deve ser afastado medialmente para proteger o nervo tibial (alternativa B). As fraturas do tornozelo podem ser tratadas por diversos acessos; conhecê-los permite uma via mais segura para o tratamento das fraturas. A abordagem posterolateral permite o acesso às fraturas do maléolo posterior e à face posterior da fíbula, e é realizada, habitualmente, com o paciente em decúbito ventral. A incisão longitudinal é feita entre a borda posterior do maléolo lateral e a borda lateral do tendão calcâneo. A dissecção romba através da gordura evita lesão do nervo sural e expõe a fáscia profunda da perna. O plano internervos está entre os tendões fibulares (nervo fibular superficial), que são retraídos lateralmente, e o músculo flexor longo do hálux (FLH – nervo tibial). O FLH tem origem muscular na fíbula e na tíbia e deve ser elevado e retraído medialmente para expor o maléolo posterior.

Referência: Tornetta III P, Ricci WM, Ostrum RF, McQueen MM, McKee MD, Court-Brown CM, editores. Rockwood and Green's Fractures in Adults. 9. ed. Philadelphia: Lippincott, Williams & Wilkins; 2019. Capítulo 64.

741. Resposta correta: *B*

A compressão do primeiro ramo do nervo plantar lateral é diagnóstico diferencial da dor plantar no retropé (alternativa B). A dor plantar do retropé geralmente é mais comum entre 40 e 70 anos de idade, unilateral e com obesidade como fator de risco. A queixa principal é dor ao amanhecer ou após ficar sentado por um tempo e melhora após alguns passos. Diversas são as causas de dor plantar no retropé, dentre elas artrite reumatoide, espondilite anquilosante e síndrome de Reiter, bem como diagnósticos menos comuns como atrofia do coxim plantar, fascite plantar, encarceramento do primeiro ramo do nervo plantar lateral, fratura por estresse do calcâneo, bursite plantar do calcâneo e síndrome do túnel do tarso.

Referência: Canale ST, Beaty JH. Campbell's Operative Orthopaedics. 13. ed. Philadelphia: Saunders; 2017. Capítulo 82.

742. Resposta correta: *A*

A queilectomia no tratamento do *hallux rigidus* apresenta melhores resultados em graus de envolvimento menos graves (grau 1 ou 2) e em pacientes com mais de 60 anos (alternativa A). Nessa patologia, ocorre limitação do movimento da articulação metatarsofalângica, com a sinovite iniciando o dano à cartilagem, progressão para destruição adicional da cartilagem, proliferação de osteófitos e destruição do osso subcondral. O processo pode começar na adolescência, e microtraumas repetidos também podem causar danos à cartilagem articular. O *hallux rigidus* em adultos é mais frequentemente causado por artrite degenerativa da primeira articulação metatarsofalângica.

Referência: Canale ST, Beaty JH. Campbell's Operative Orthopaedics. 13. ed. Philadelphia: Saunders; 2017. Capítulo 81.

743. Resposta correta: *B*

A primeira manipulação gessada pela técnica de Ponseti visa corrigir o cavo, por supinação do antepé e dorsiflexão do primeiro metatarso (alternativa B). As deformidades do pé torto congênito são cavo do antepé sobre o retropé, aduto do antepé sobre o mediopé, varo do complexo articular subtalar e equino do tornozelo. Essa doença é mais comum em meninos, que são afetados duas vezes mais do que meninas, com o envolvimento bilateral observado em aproximadamente 50% dos casos. Apresenta etiologia multifatorial, com o fator genético como causa importante. Para o tratamento pela técnica de Ponseti, a primeira manipulação busca corrigir o cavo, por meio de supinação do antepé e dorsiflexão do primeiro metatarso. Essa manobra alonga a fáscia plantar e "desbloqueia" a articulação subtalar. A contrapressão é aplicada ao aspecto dorsolateral da cabeça do tálus com o polegar da outra mão.

O terceiro ponto de pressão e estabilização é o maléolo medial, não o calcâneo. A supinação do antepé coloca o antepé em alinhamento rotacional adequado com o retropé.

Referência: Morrissy RT, Weinstein SL. Lovell and Winter's Pediatric Orthopaedics. 7. ed. Philadelphia: Lippincott, Williams & Wilkins; 2014. Capítulo 29.

744. Resposta correta: *D*

O acometimento do pé na artrite reumatoide é marcado por hálux valgo e retropé valgo (alternativa D). O sinal clássico da artrite reumatoide no antepé é o hálux valgo, com o envolvimento intra-articular das articulações metatarsofalangeanas — MTFs (deformadas em hiperextensão) e das interfalangeanas (deformadas em flexão nos dedos menores). A doença do mediopé apresenta-se inicialmente com dor bem localizada e, com a evolução da doença, ocorre rigidez tarsometatarsal, que se manifesta com desconforto difuso e raramente com instabilidade ou luxação da articulação de Lisfranc. A patologia do retropé e do tornozelo é leve e em valgo, mas pode progredir com rigidez, com possibilidade de valgo extremo nos casos avançados.

Referência: Sizínio H, Barros Filho TEP, Xavier R, Pardini Júnior AG. Ortopedia e Traumatologia: Princípios e Prática. 5. ed. Porto Alegre: Artmed; 2017. Capítulo 21.6.

745. Resposta correta: *B*

O teste de McBride – ou teste da redutibilidade do valgismo do hálux – avalia o grau de retração das estruturas laterais (alternativa B). O paciente é examinado com apoio bipodálico, e uma força varizante é aplicada no hálux com o intuito de reduzir a deformidade. Quando não há contraturas, o dedo se alinha com o metatarsal, em varo. Quando não ocorrer, considera-se que há retração das estruturas laterais.

Referência: Sizínio H, Barros Filho TEP, Xavier R, Pardini Júnior AG. Ortopedia e Traumatologia: Princípios e Prática. 5. ed. Porto Alegre: Artmed; 2017. Capítulo 21.

746. Resposta correta: *C*

Na dissecção profunda da via posterolateral do tornozelo, o plano de dissecção está entre os tendões fibulares e o tendão do flexor longo do hálux (alternativa C). O acesso é iniciado entre o tendão calcâneo e a borda posterior da fíbula, com dissecção cuidadosa para evitar lesão do nervo sural. A dissecção profunda é feita entre os fibulares e o flexor longo do hálux, com boa exposição do maléolo posterior e margem posterior da fíbula.

Referência: Azar FM, Beaty JH. Campbell's Operative Orthopaedics. 14. ed. Philadelphia: Elsevier; 2021. Capítulo 54.

747. Resposta correta: *D*
No tratamento da osteoartrite tibiotársica, as contraindicações absolutas incluem comprometimento vascular do membro e infecção da pele, por meio da qual a abordagem é planejada (alternativa D). Entre as indicações destacam-se artrite pós-traumática, osteoartrite, artrite por instabilidade crônica do tornozelo, artrite inflamatória e reumatoide. Contraindicações relativas incluem artrose preexistente moderada a grave no retropé ipsilateral e artrose no tornozelo contralateral, com probabilidade de exigir tratamento cirúrgico em um futuro próximo.
Referência: Azar FM, Beaty JH. Campbell's Operative Orthopaedics. 14. ed. Philadelphia: Elsevier; 2021. Capítulo 11, p. 571.

748. Resposta correta: *B*
O tálus vertical é uma condição caracterizada por uma luxação dorsal fixa da articulação talonavicular, em conjunto com um equino rígido do retropé. Tem causa desconhecida e a manifestação clássica do pé talo vertical consiste em "*rocker bottom foot*", que é um pé com uma superfície plantar convexa, cujo ápice está na cabeça do tálus. O calcâneo está fixo em equino, com o tendão de Aquiles contraído. Os tendões fibular e tibial anterior estão tensos, e o pé está evertido em valgo, com rotação externa.
Referência: Herring JA. Tachdjian's Pediatric Orthopaedics. 6. ed. Philadelphia: Elsevier; 2022. Capítulo 19, p. 741.

749. Resposta correta: *B*
O alinhamento do antepé em relação ao retropé pode ser avaliado pela "linha bissetriz do retropé". Esta é gerada traçando-se uma linha ao longo do pé, centrada sobre o calcâneo e paralela ao seu eixo. Uma bissetriz do calcanhar normal deve cruzar entre o segundo e o terceiro raios. No pé torto congênito, esta linha se projeta lateralmente ao terceiro raio.
Referência: Weinstein SL, Flynn JM. Lovell and Winter's Pediatric Orthopaedics. 7. ed. Philadelphia: Lippincott, Williams & Wilkins; 2014. Capítulo 4.

750. Resposta correta: *C*
A relação da sindesmose tibiofibular distal é mantida por quatro ligamentos. O ligamento tibiofibular inferior anterior insere-se medialmente ao tubérculo tibial anterior, estende-se inferior e lateralmente, e insere-se na fíbula anterior. Ocasionalmente, uma falha desse ligamento (ligamento de Bassett) insere-se distalmente na fíbula e pode causar sintomas de pinçamento na face anterolateral do tálus, exacerbados pelo movimento de flexão dorsal.

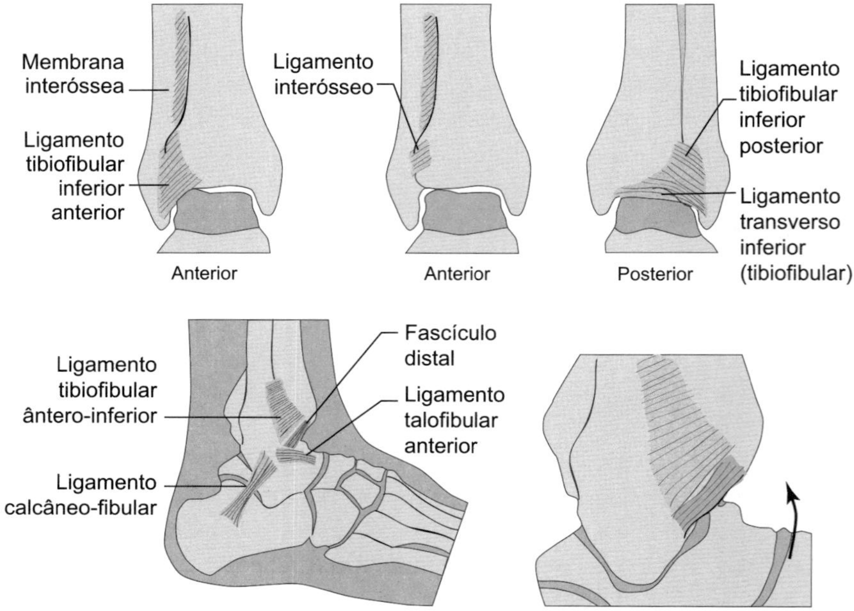

Referência: Azar FM, Beaty JH. Campbell's Operative Orthopaedics. 14. ed. Philadelphia: Elsevier; 2021. Capítulo 90, p. 4517.

751. Resposta correta: *A*

Fraturas do processo lateral têm sido especificamente associadas a lesões no tornozelo ocorridas durante a prática de *snowboard*. O mecanismo de lesão é carga axial, dorsiflexão, rotação externa e eversão (alternativa A). Essa fratura é classificada em três tipos: o tipo I é um grande fragmento que envolve a articulação talofibular e a articulação subtalar; o tipo II é uma fratura cominutiva que envolve essas duas articulações; e o tipo III é uma fratura do tipo avulsão não articular.

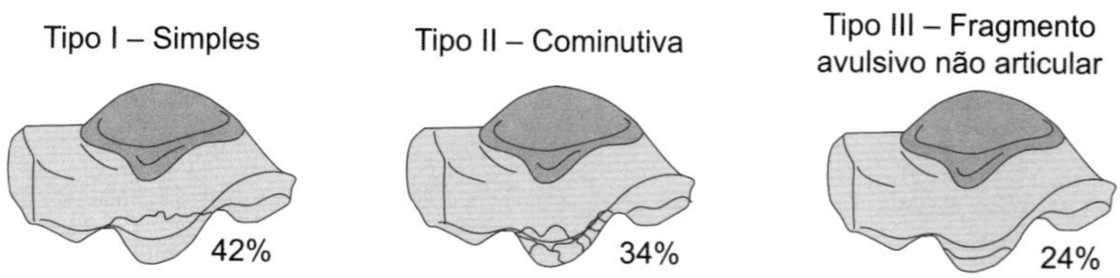

Referência: Azar FM, Beaty JH. Campbell's Operative Orthopaedics. 14. ed. Philadelphia: Elsevier; 2021. Capítulo 89, p. 4447-8.

752. Resposta correta: *A*

Após a remoção do último gesso no tratamento pela técnica de Ponseti, é utilizada a órtese de abdução do pé (Denis Browne) para prevenir a recorrência da deformidade. A órtese consiste em dois sapatos conectados por uma barra que permite que os sapatos sejam colocados na largura dos ombros. Os pés devem ser mantidos a 70 graus de rotação externa e 5 a 10 graus de dorsiflexão. Em casos unilaterais, o pé normal deve estar em 40 graus de rotação externa. A órtese é usada em tempo integral por pelo menos três a quatro meses e, posteriormente, é usada para dormir e à noite por duas a quatro anos.

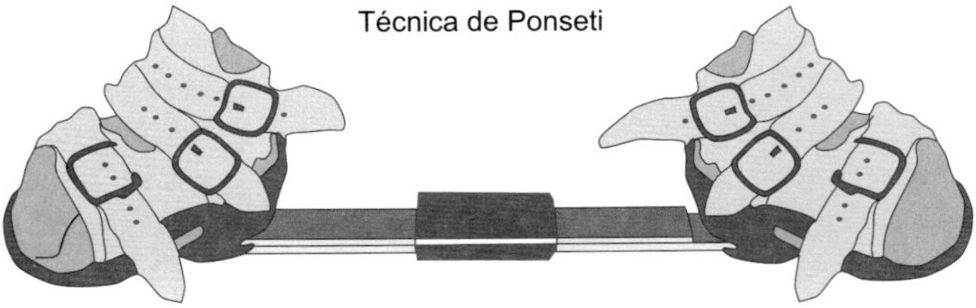

Referência: Herring JA. Tachdjian's Pediatric Orthopaedics. 6. ed. Philadelphia: Elsevier; 2022. Capítulo 19, p. 718.

753. Resposta correta: *A*

O sinal do arco doloroso é utilizado na avaliação do tendão calcâneo para se diferenciar a presença de processo localizado degenerativo intratendíneo da presença de inflamação difusa (paratendinite). Ao se realizar a mobilização do tornozelo, deve-se observar se há movimento do ponto de maior nodularidade e dor. Caso esse ponto se mova em relação aos maléolos, considera-se presença de degeneração intratendínea (tendinose); se permanecer fixo, considera-se presença de paratendinite.

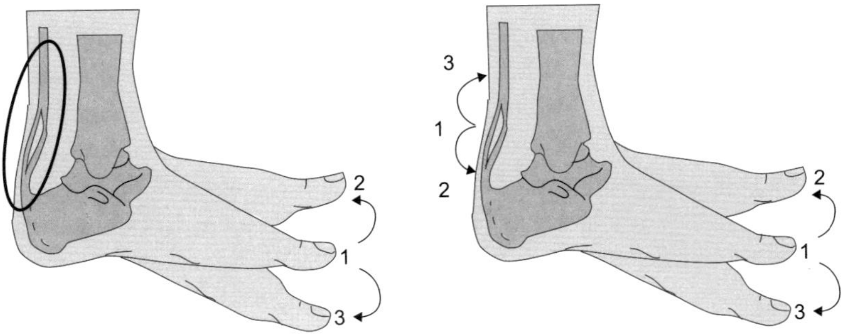

Referência: Leite NM, Faloppa F. Propedêutica Ortopédica e Traumatologia. 1. ed. Porto Alegre: Artmed; 2013. Capítulo 19.

754. Resposta correta: *B*

A quebra do sinal da "bola" na incidência radiográfica em anteroposterior indica encurtamento da fíbula (alternativa B). Na avaliação das fraturas de tornozelo, as três radiografias padrão são uma projeção anteroposterior (AP), uma lateral e uma projeção em mortise. Uma incidência em mortise do tornozelo, obtida em 15 graus de rotação interna, é extremamente útil na avaliação do aspecto lateral do tornozelo. Diversos sinais e parâmetros podem ser utilizados, dentre eles, o sinal da "bola". Esse sinal é descrito como uma curva completa conectando o ápice da tíbia distal com o processo lateral do tálus.

Referência: Tornetta III P, Ricci WM, Ostrum RF, McQueen MM, McKee MD, Court-Brown CM, editores. Rockwood and Green's Fractures in Adults. 9. ed. Philadelphia: Wolters Kluwer; 2020. Capítulo 64.

755. Resposta correta: *C*

Diversos estudos procuraram identificar os principais fatores que possam estar envolvidos na gênese das fraturas por estresse. Com base em relatos de literatura, podemos classificar esses fatores de risco em dois subtipos: intrínsecos e extrínsecos. Dentre os fatores intrínsecos, o formato dos pés apresenta influência. Os pés cavos por serem mais rígidos, absorvem menor impacto e favorecem o aparecimento das fraturas no calcâneo, enquanto os pés planos, por serem mais flácidos, favorecem o aparecimento das fraturas na região metatarsiana.

Referência: Motta Filho GR, Barros Filho TEP. Ortopedia e Traumatologia. 1. ed. Rio de Janeiro: Elsevier; 2017. Seção 2.14.

756. Resposta correta: *C*

A artrodese da articulação metatarsofalangiana (MTF) do hálux é um procedimento consagrado no tratamento de diversas patologias, como *hallux rigidus* grave, deformidades avançadas e falhas de procedimentos prévios. A posição final do hálux no momento da fixação é um dos determinantes mais importantes para o sucesso clínico e funcional do procedimento. A angulação recomendada é a dorsiflexão de 30° em relação ao eixo longo do 1º metatarso para garantir função biomecânica adequada, conforto no uso de calçados, prevenção de sobrecargas compensatórias.

Referência: Azar FM, Beaty JH. Campbell's Operative Orthopaedics. 14. ed. Philadelphia: Elsevier; 2021. Capítulo 82.

757. Resposta correta: *A*

A osteotomia Scarf é uma técnica amplamente utilizada para correção do hálux valgo moderado a grave no adulto. Trata-se de uma osteotomia em "Z" do primeiro metatarso, que permite tanto a correção angular quanto a possibilidade de alongamento, encurtamento ou rotação do fragmento distal. Apesar das vantagens biomecânicas e da estabilidade proporcionada, uma complicação relativamente frequente é o desmoronamento (*collapse*) da osteotomia, caracterizado pela perda da altura metatarsal, encavilhamento e consequente metatarsalgia transferida. Esse fenômeno ocorre em razão de dificuldade ou erro técnico do "braço" longitudinal da osteotomia, ou quando há fixação inadequada, ou suporte ósseo insuficiente.

Referência: Motta Filho GR, Barros Filho TEP. Ortopedia e Traumatologia. 1. ed. Rio de Janeiro: Elsevier; 2018. Capítulo 7.8.1.

758. Resposta correta: *D*

A articulação subtalar depende da integridade dos ligamentos estabilizadores (calcaneofibular, talocalcaneanos e interósseos) para manter seu alinhamento e resistir às forças de inversão e eversão. Na presença de insuficiência ligamentar, é necessária uma avaliação radiográfica dinâmica para documentar a instabilidade. A incidência de Broden (30°, 50° e 70° em relação à horizontal para avaliação da articulação subtalar) associada ao estresse em inversão, é a mais sensível para demonstrar alargamento anormal da articulação subtalar, principalmente na faceta posterior. Esse exame evidencia deslocamentos sutis que não são detectáveis em radiografias estáticas convencionais. Portanto, a incidência de Broden com estresse em inversão é a técnica radiográfica ideal para demonstrar instabilidade subtalar decorrente de insuficiência ligamentar.

Referência: Azar FM, Beaty JH. Campbell's Operative Orthopaedics. 14. ed. Philadelphia: Elsevier; 2021. Capítulo 90.

759. Resposta correta: *C*

A deformidade de Haglund é uma alteração anatômica caracterizada pela presença de uma proeminência óssea localizada na região da tuberosidade posterossuperior do calcâneo, também descrita como exostose dessa área. Essa proeminência causa atrito mecânico com o tendão de Aquiles, predispondo ao desenvolvimento de bursite retrocalcaneana e tendinopatia insercional do Aquiles. É importante distinguir a deformidade de Haglund da Bursite retrocalcaneana e do entesófito insercional do calcâneo, relaciona-se à entesopatia do tendão de Aquiles, que quando presentes simultaneamente geram a Doença (ou Tríade) de Haglund. Portanto, a deformidade de Haglund deve ser definida especificamente como a exostose posterossuperior da tuberosidade calcânea

Referência: Azar FM, Beaty JH. Campbell's Operative Orthopaedics. 14. ed. Philadelphia: Elsevier; 2021. Capítulo 83.

760. Resposta correta: *C*

O tratamento conservador do pé torto congênito (PTC), especialmente pelo método de Ponseti, inclui o uso da órtese de abdução de Denis Browne após a correção obtida com gessos seriados. O objetivo da órtese é manter a correção e prevenir recidivas, já que o PTC apresenta forte tendência a recorrência por conta do desequilíbrio das partes moles e dos ossos em crescimento.

Após a retirada do último gesso, prescreve-se uma órtese de abdução do pé (frequentemente chamada "barra e sapatos de Denis Browne"), com o objetivo de prevenir a recorrência da deformidade, favorecer o remodelamento das articulações com os ossos em alinhamento adequado e aumentar a força muscular da perna e do pé. A órtese é composta por dois sapatos retos de ponta aberta ou, alternativamente, sapatos de couro mais flexíveis com inserções de borracha, conectados por uma barra que permite o posicionamento dos pés na largura dos ombros. A barra deve manter os pés em 70 graus de rotação externa e 5 a 10 graus de dorsiflexão (mantendo o alinhamento do médio e retropé, além de promover alongamento da cápsula medial e dos tendões tibiais, reduzindo a chance de recidiva). Nos casos unilaterais, o pé normal deve ser posicionado em 40 graus de rotação externa. Manter os pés afastados na largura dos ombros facilita a abdução. A órtese deve ser utilizada em tempo integral por, no mínimo, três a quatro meses e, posteriormente, durante os períodos de sono e cochilos, por dois a quatro anos. Uma barra de abdução flexível pode aumentar a adesão ao uso.

Referência: Herring JA. Tachdjian's Pediatric Orthopaedics. 6. ed. Philadelphia: Elsevier; 2022. Capítulo 19.

761. Resposta correta: *D*

A artroplastia total do tornozelo é uma opção cirúrgica em pacientes com artrose avançada do tornozelo, visando restaurar mobilidade e função articular. Entretanto, para que o implante seja eficaz e funcione adequadamente, é necessário corrigir deformidades associadas e tratar encurtamentos musculotendíneos que limitem a amplitude de movimento.

O alongamento percutâneo do tendão de Aquiles e a liberação do ligamento deltoide são os procedimentos adjuvantes mais frequentemente realizados na artroplastia do tornozelo. O encurtamento do tendão de Aquiles (ou gastrocnêmio-sóleo) é uma condição frequentemente encontrada nesses pacientes, contribui para a limitação da dorsiflexão do tornozelo e para a sobrecarga do implante. Por isso, o alongamento percutâneo do tendão de Aquiles é realizado, permitindo maior dorsiflexão, melhor equilíbrio biomecânico e maior durabilidade da prótese.

A avaliação clínica do complexo gastro-sóleo e do tendão de Aquiles é fundamental. O teste de Silfverskiöld, utilizado para identificar encurtamento seletivo do gastrocnêmio, pode revelar uma contratura independente da amplitude de movimento do tornozelo e que deve ser liberada no intraoperatório.

Referência: Azar FM, Beaty JH. Campbell's Operative Orthopaedics. 14. ed. Philadelphia: Elsevier; 2021. Capítulo 10, p. 536.

762. Resposta correta: *A*

A doença de Charcot-Marie-Tooth (CMT) é uma neuropatia hereditária que leva à fraqueza e atrofia muscular progressiva, principalmente nos músculos intrínsecos do pé e nos músculos fibular curto e tibial anterior. Essa distribuição desigual da fraqueza causa desequilíbrio muscular, resultando no desenvolvimento do pé cavo varo. Nesse quadro, o tibial posterior e o fibular longo permanecem fortes e atuam invertendo o retropé e fletindo a cabeça do primeiro metatarso. Já o tibial anterior e o fibular curto apresentam fraqueza e, portanto, não conseguem dorsifletir o tornozelo, elevar o primeiro raio ou everter o pé. O resultado desse padrão de desequilíbrio muscular é um retropé em varo, associado a um antepé pronado e em dorsiflexão. Os músculos intrínsecos da planta do pé tornam-se fracos e acabam contraídos, levando à elevação do arco longitudinal.

Referência: Herring JA. Tachdjian's Pediatric Orthopaedics. 6. ed. Philadelphia: Elsevier; 2022. Capítulo 19, p. 755.

763. Resposta correta: *D*

A artropatia de Charcot no estágio 1 de Eichenholtz é tratada com gesso de contato total, que distribui a carga, protege a região acometida e contribui para a estabilidade e o alinhamento durante a cicatrização. A realização de cirurgia nessa fase inflamatória apresenta riscos elevados, uma vez que o osso, por conta da intensa atividade osteoclástica, apresenta baixa capacidade de cicatrização e sofre reabsorção acentuada, tornando-se insuficiente para manter a fixação e aumentando, assim, as taxas de falha e complicações.

Referência: Azar FM, Beaty JH. Campbell's Operative Orthopaedics. 14. ed. Philadelphia: Elsevier; 2021. Capítulo 86, p. 4331.

764. Resposta correta: *A*

Na região póstero-medial do tornozelo, diversos tendões passam atrás do maléolo medial, em íntima relação com o retináculo dos flexores, formando o chamado Túnel do Tarso. A disposição anatômica clássica dessas estruturas, no sentido medial para póstero-lateral, é a seguinte: tendão do tibial posterior, tendão do flexor longo dos dedos, veia e artéria tibial posterior, nervo tibial e tendão do flexor longo do hálux. Essa sequência é tradicionalmente lembrada pelo mnemônico "**Tom, Dick, and Harry**" (tibial posterior, flexor longo dos dedos, feixe neurovascular e flexor longo do hálux).

Referência: Netter FH. Atlas de Anatomia Humana. 7. ed. Rio de Janeiro: Elsevier; 2019. Capítulo 8.

765. Resposta correta: *A*

O tendão do músculo fibular longo apresenta um trajeto característico: origina-se na face lateral da fíbula, passa posteriormente ao maléolo lateral, situando-se atrás do tendão do fibular curto, cruza a planta do pé em direção oblíqua, percorre o sulco fibular na região inferior do cuboide e insere-se na base do primeiro metatarso e no osso cuneiforme medial. Essa inserção é essencial para sua função, pois o tendão atua na eversão e na flexão plantar do pé, especialmente do primeiro raio.

Referência: Netter FH. Atlas de Anatomia Humana. 7. ed. Rio de Janeiro: Elsevier; 2019. Capítulo 8.

766. Resposta correta: *B*

A classificação de Lauge-Hansen descreve as fraturas do tornozelo de acordo com o mecanismo do trauma, considerando a posição do pé (supinação ou pronação) e a força aplicada (adução, abdução ou rotação externa). As fraturas Weber A resultam do mecanismo de supinação-adução, caracterizado por completa inversão do pé, sem componente rotacional. Nesse caso, ocorre uma força de arrancamento na porção distal da fíbula, que pode provocar lesão do complexo ligamentar lateral ou fratura-avulsão do maléolo lateral. O tálus impacta contra a porção distal e medial da tíbia (maléolo medial), causando uma lesão por afundamento da superfície articular associada à fratura por cisalhamento do maléolo medial.

Referência: Motta Filho GR, Barros Filho TEP. Ortopedia e Traumatologia. 1. ed. Rio de Janeiro: Elsevier; 2018. Capítulo 2.46.

767. Resposta correta: *A*

A instabilidade da articulação metatarsofalangeana (MTF) do segundo dedo é uma condição comum, frequentemente associada à metatarsalgia, à deformidade em garra ou à sobreposição do segundo dedo sobre o hálux (*cross over toe*). Sua fisiopatologia envolve irritação crônica da articulação, que leva a sinovite e derrame articular, evoluindo para degeneração atricional, alongamento e eventual ruptura das estruturas, sobretudo do ligamento colateral lateral e da placa plantar, resultando em instabilidade. Com base em suas pesquisas e nas de outros autores, Doty e Coughlin concluíram que a placa plantar é a principal estrutura estabilizadora e a primeira a falhar. Com o tempo, os ligamentos colaterais também podem se romper, contribuindo para o desalinhamento do dedo nos planos transversal e sagital.

Referência: Azar FM, Beaty JH. Campbell's Operative Orthopaedics. 14. ed. Philadelphia: Elsevier; 2021. Capítulo 84, p. 4229.

768. Resposta correta: *B*

A tuberculose óssea representa uma das formas extrapulmonares da infecção pelo *Mycobacterium tuberculosis*, e a coluna o local mais frequentemente acometido. Quando se manifesta no pé, o envolvimento geralmente ocorre de forma isolada em ossos do retropé (calcâneo ou o tálus), por conta de maior vascularização e suscetibilidade dessas regiões à disseminação hematogênica.

Referência: Azar FM, Beaty JH. Campbell's Operative Orthopaedics. 14. ed. Philadelphia: Elsevier; 2021. Capítulo 23, p. 873.

769. Resposta correta: *D*

A articulação tíbio-társica apresenta superfície articular altamente congruente e estável, de modo que pequenas alterações no posicionamento do tálus repercutem de forma significativa na distribuição das cargas. O clássico estudo de Ramsey e Hamilton demonstrou redução de 42% da área de contato após apenas 1 mm de deslocamento lateral do tálus. Essa perda abrupta da congruência articular aumenta a pressão sobre áreas restritas da cartilagem, favorecendo degeneração precoce e o desenvolvimento de lesão osteocondral do tálus ou artrose pós-traumática do tornozelo. Esses achados reforçam a importância do restabelecimento anatômico preciso nas fraturas do tornozelo, especialmente naquelas que comprometem o maléolo lateral e a sindesmose tibiofibular.

Referência: Tornetta III P, Ricci WM, Ostrum RF, McQueen MM, McKee MD, Court-Brown CM. Rockwood and Green's Fractures in Adults. 9. ed. Philadelphia: Wolters Kluwer; 2020. Capítulo 64, p. 4531.

770. Resposta correta: *B*

O eixo da articulação tíbio-társica não é puramente transverso, mas apresenta orientação oblíqua em relação ao plano horizontal. Essa característica anatômica gera movimentos combinados de translação e rotação do pé durante os arcos de extensão e flexão do tornozelo. Estudos biomecânicos demonstram que, na extensão, ocorre tendência à rotação externa do pé associada à translação anterior do tálus. Já na flexão, em razão do eixo oblíquo da articulação, observa-se rotação interna do pé, fenômeno diretamente relacionado ao encaixe da porção posterior mais estreita do tálus na mortise tibiofibular e ao direcionamento das forças articulares.

Referência: Bucholz RW, Heckman JD, Court-Brown C, Tornetta P, McKee M. Trauma: Basic Science, Management and Reconstruction. 5. ed. Philadelphia: Saunders; 2015. p. 2194.

771. Resposta correta: *D*

Após o tratamento inicial do pé torto congênito (PTC), seja por método conservador (Ponseti) ou cirúrgico, algumas crianças podem desenvolver deformidades residuais ou recidivas. Entre as complicações mais comuns está a supinação dinâmica do mediopé, decorrente de desequilíbrio muscular: o tibial anterior mantém-se forte e ativo, enquanto os músculos fibulares encontram-se enfraquecidos. Esse desequilíbrio provoca inversão e supinação durante a marcha, especialmente perceptíveis na fase de balanço. Para corrigir esse padrão dinâmico, indica-se a transferência do tendão tibial anterior – total ou parcial – nos casos em que há inversão ou supinação dinâmica do mediopé, com apoio predominante na região lateral do pé no contato inicial. O objetivo é eliminar a posição em supinação no início da fase de apoio. A transposição redistribui as forças, reduz a supinação dinâmica e restaura o alinhamento funcional do mediopé.

Referência: Tachdjian MO. Tachdjian's Pediatric Orthopaedics. 5. ed. Philadelphia: Saunders; 2015. p. 810.

772. Resposta correta: *D*

O pé talo vertical congênito é uma deformidade rara, caracterizada por malformação grave do retropé e mediopé, frequentemente associada a rigidez. Radiograficamente, apresenta alterações típicas que permitem o diagnóstico diferencial em relação a outras deformidades congênitas. O ângulo de Kite, correspondente ao ângulo talocalcaneano, é mensurado nas incidências radiográficas anteroposterior (AP) e de perfil do pé, avaliando a relação entre o tálus e o calcâneo. No pé normal varia aproximadamente entre 20° e 40° no AP e entre 35° e 50° no perfil. No pé talo vertical, há desalinhamento acentuado entre tálus e calcâneo, resultando no aumento desse ângulo em ambas as incidências.

Referência: Motta Filho GR, Barros Filho TEP. Ortopedia e Traumatologia: Princípio e Prática. 5. ed. Porto Alegre: Artmed; 2015. p. 1422.

773. Resposta correta: *B*

A artroplastia total do tornozelo é um procedimento tecnicamente desafiador, que exige ampla exposição articular, preparo preciso da tíbia distal e do tálus, além do posicionamento adequado dos componentes protéticos. Durante o procedimento, uma das complicações mais frequentes é a fratura intraoperatória, e a fratura do maléolo medial é a mais comum. Isso se deve à morfologia delgada e à cortical fina do maléolo medial, que é submetido a estresse direto durante o preparo tibial e talar, podendo apresentar fragilidade adicional em pacientes com osteoporose ou osteoartrose avançada. Fraturas do tálus, do maléolo posterior ou da metáfise distal da tíbia também podem ocorrer, mas são menos frequentes.

Referência: Azar FM, Beaty JH. Campbell's Operative Orthopaedics. 13. ed. Philadelphia: Saunders; 2017. Capítulo 10, p. 525.

774. Resposta correta: *D*

O termo tendinopatia é usado de forma ampla para englobar doenças dos tendões, incluindo quadros agudos inflamatórios (tendinite) e degenerativos (tendinose).

A tendinose caracteriza-se por um processo degenerativo crônico e, na maioria dos casos, irreversível, sem sinais de inflamação ativa. Do ponto de vista histopatológico, observa-se desorganização das fibras colágenas, aumento da celularidade com tenócitos anormais, degeneração mucoide e presença de neovascularização.

Essas alterações estruturais comprometem a capacidade de regeneração do tendão, e geralmente são irreversíveis, em contraste com a tendinite, que apresenta componente inflamatório e potencial de reversão.

Referência: Azar FM, Beaty JH. Campbell's Operative Orthopaedics. 13. ed. Philadelphia: Saunders; 2017. p. 4060.

775. Resposta correta: *C*

A via de acesso anterior ao tornozelo é utilizada em diversos procedimentos ortopédicos, como artroplastias, sinovectomias e tratamento de fraturas, permitindo fácil exposição de ambos os maléolos. Um ponto crucial é a relação anatômica entre os tendões e o feixe neurovascular, que deve ser cuidadosamente protegido durante a dissecção. O acesso geralmente é realizado entre os tendões do extensor longo do hálux e do extensor longo dos dedos, mas também pode ser feito entre o tendão tibial anterior e o extensor longo do hálux. Nessa abordagem, o feixe neurovascular tibial anterior (artéria tibial anterior e nervo fibular profundo) é afastado e protegido lateralmente, junto aos tendões extensores longos dos dedos, enquanto o tendão tibial anterior é afastado medialmente.

Referência: Azar FM, Beaty JH. Campbell's Operative Orthopaedics. 13. ed. Philadelphia: Saunders; 2017. Capítulo 1, p. 29.

776. Resposta correta: *D*

No pé plano flexível, as deformidades do retropé e antepé são, respectivamente, valgismo e supinação. Essa patologia inclui essas deformidades e uma deformidade rotacional. O eixo do complexo da articulação subtalar está em um plano oblíquo, de modo que a eversão cria a deformidade em valgo, e a deformidade de supinação do antepé sobre o retropé é revelada quando a deformidade do retropé é corrigida passivamente por inversão. Das demais alternativas, varismo e pronação normalmente estão relacionadas ao pé cavo varo, outra patologia.

Referência: Morrissy RT, Weinstein SL. Lovell and Winter's Pediatric Orthopaedics. 7. ed. Philadelphia: Lippincott, Williams & Wilkins; 2014. Capítulo 29, p. 1464.

777. Resposta correta: *A*

O ângulo de Kite é definido pelo eixo longo do tálus e pelo eixo longo do calcâneo, e tem valor normal de 25° a 40°. Quanto mais reduzido, tendendo a zero, mais paralelo o tálus estará em relação ao calcâneo, o que indica varo do retropé. Entre as demais alternativas, o valgismo do retropé e a supinação do antepé estão normalmente associadas ao pé plano.

Referência: Azar FM, Beaty JH. Campbell's Operative Orthopaedics. 13. ed. Philadelphia: Saunders; 2017. Capítulo 86, p. 4228-9.

778. Resposta correta: *A*

A osteotomia que permite correção adicional do valgismo nesse cenário é a de Akin. Essa osteotomia é mais útil para corrigir o hálux valgo interfalângico ou para acrescentar de 5° a 10° de correção adicional se o procedimento primário não tiver corrigido satisfatoriamente a deformidade. Permite aproximadamente 8° de correção para cada 2,5 a 3 mm de cunha ressecada da base da falange proximal. Os demais procedimentos são realizados no metatarso, e o de Chevron é a clássica osteotomia em V, o procedimento de Ludloff consiste na osteotomia oblíqua do primeiro metatarso e o de Mitchell corresponde à osteotomia da parte distal da diáfise do metatarso.

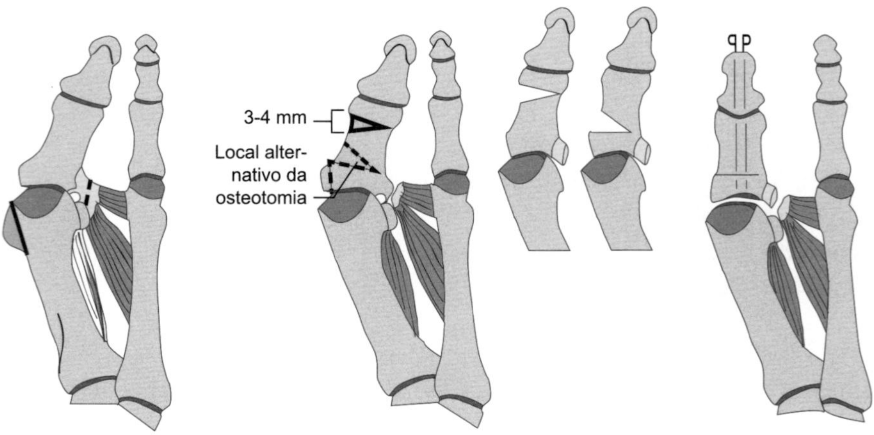

Referência: Azar FM, Beaty JH. Campbell's Operative Orthopaedics. 13. ed. Philadelphia: Saunders; 2017. Capítulo 81, p. 3970-1.

779. Resposta correta: *D*

As entorses constituem 85% de todas as lesões no tornozelo, e 85% delas envolvem um mecanismo de inversão lateral. Lesões no tornozelo representam de 14 a 21% de todas as lesões esportivas; aproximadamente 40% das lesões no basquete e 25% das lesões no futebol envolvem o tornozelo. A lesão do ligamento talocalcâneo interósseo, juntamente com o ligamento talofibular anterior, produz uma alteração significativa no movimento subtalar em comparação com a lesão apenas do ligamento talofibular anterior.

Referência: Azar FM, Beaty JH. Campbell's Operative Orthopaedics. 14. ed. Philadelphia: Elsevier; 2021. Capítulo 60, p. 4495-9.

780. Resposta correta: *D*

A estrutura apontada pela seta corresponde ao músculo flexor longo do hálux. Nessa vista posterior da perna e do tornozelo, podemos identificar as estruturas de medial (lado esquerdo da imagem) para lateral (lado direito da imagem): flexor longo dos dedos, artéria tibial posterior, nervo tibial, músculo tibial posterior e músculo flexor longo do hálux. É possível observar que o tendão do tibial posterior passa sob o músculo flexor longo dos dedos e torna-se a estrutura mais medial antes de entrar no retináculo dos flexores.

Referência: Netter FH. Atlas de Anatomia Humana. 7. ed. Rio de Janeiro: Elsevier; 2019. Capítulo 8, placa 509.

781. Resposta correta: *C*

Na artroscopia do tornozelo, o trajeto do nervo fibular superficial é demarcado na pele antes da confecção dos portais. A manobra de flexão plantar e inversão do pé auxilia a exposição do nervo, evidenciado no subcutâneo. O portal anteromedial é realizado primeiro e o portal anterolateral em sequência, sob visualização artroscópica direta da agulha inserida lateralmente.

Referência: Azar FM, Beaty JH. Campbell's Operative Orthopaedics. 14. ed. Philadelphia: Elsevier; 2021. Capítulo 50, p. 2553-4.

782. Resposta correta: *D*

Na sindesmose, a fíbula se encontra na incisura da face lateral da tíbia e é estabilizada pelo ligamento tibiofibular anteroinferior, pelo ligamento tibiofibular posteroinferior e pelo ligamento interósseo, que é confluente com a membrana interóssea acima. Na fratura trimaleolar, o ligamento usualmente preservado é o tibiofibular posteroinferior, assinalado na alternativa D. Esse ligamento se origina do tubérculo de Volkman do maléolo posterior, é extremamente resistente e, em fraturas trimaleolares, o fragmento geralmente permanece solidamente fixado à fíbula por meio desse ligamento.

Referência: Torneta III P, Ricci WM, Ostrum RF, McQueen MM, McKee MD, Court-Brown CM, editores. Rockwood and Green's Fractures in Adults. 9. ed. Philadelphia: Wolters Kluwer; 2020. Capítulo 64.

783. Resposta correta: *D*

A imagem radiográfica evidencia achatamento e esclerose da cabeça do segundo metatarso, correspondente à doença de Freiberg. Essa patologia geralmente é observada na adolescência, caracterizada por dor na região plantar da cabeça do segundo metatarso e alterações radiográficas destrutivas associadas. Acredita-se que seja decorrente de necrose avascular da cabeça do metatarso; ocorre por volta dos 13 anos de idade, com mais frequência em meninas do que meninos. O tratamento conservador é fortemente recomendado.

Das demais osteocondroses indicadas, a doença de Kohler acomete o navicular, a de Sever acomete a apófise do calcâneo e a de Iselin acomete a base do 5º metatarsal.

Referência: Herring JA. Tachdjian's Pediatric Orthopaedics. 6. ed. Philadelphia: Elsevier; 2022. Capítulo 19.

784. Resposta correta: *D*

A coalizão tarsal consiste em uma conexão anormal entre dois ou mais ossos do pé, que pode causar dor e limitação do movimento do pé. As coalizões mais comuns são talocalcânea e talonavicular. Embora a etiologia da coalizão tarsal seja desconhecida, a causa mais provável é a falha da segmentação normal do tarso fetal. As coalizões tarsais costumam se tornar sintomáticas na adolescência, com os pacientes geralmente se apresentando para avaliação entre as idades de 12 e 16 anos, e a dor da queixa geralmente é mais comum.

Dentre todos os achados descritos, o predominantemente associado ao pé plano é a diminuição da mobilidade da articulação subtalar, assinalada pela alternativa D.

Referência: Herring JA. Tachdjian's Pediatric Orthopaedics. 6. ed. Philadelphia: Elsevier; 2022. Capítulo 19, p. 748-9.

785. Resposta correta: *A*

A tendinopatia do fibular longo é avaliada com o tornozelo em eversão ativa e o examinador empurrando a cabeça do primeiro metatarso para dorsal, mecanismo contrário à ação natural de flexão plantar desse músculo. A tendinopatia dos fibulares pode ter três apresentações: a primeira é a tendinite ou ruptura dos fibulares sem subluxação, comum em atletas de meia-idade durante atividades repetitivas; o segundo tipo é caracterizado pela instabilidade associada, frequentemente observada em atletas após lesão aguda no tornozelo e à instabilidade lateral crônica do tornozelo; e o terceiro tipo é a tenossinovite estenosante do tendão fibular longo, que pode estar associada a um osso acessório doloroso.

Referência: Azar FM, Beaty JH. Campbell's Operative Orthopaedics. 14. ed. Philadelphia: Elsevier; 2021. Capítulo 83, p. 4200-4.

786. Resposta correta: *D*

O pé diabético é uma entidade patológica multifatorial que cursa com diversos sinais e sintomas, dentre eles, a formação de úlceras. O fator preditivo principal para essa apresentação consiste na neuropatia periférica. Estudos estimam que até 65% das pessoas com diabetes tipo 1 ou 2 apresentam evidências de neuropatia periférica e que sua presença é o fator mais preditivo para o desenvolvimento de úlceras no pé diabético. A neuropatia também é um preditor independente de aumento de complicações após cirurgia no pé e tornozelo. Estase venosa, microangiopatia e macroangiopatia também podem contribuir para a formação da úlcera no pé diabético.

Referência: Azar FM, Beaty JH. Campbell's Operative Orthopaedics. 14. ed. Philadelphia: Elsevier; 2021. Capítulo 86, p. 4314.

787. Resposta correta: *D*

O segundo dedo do pé é único a possuir dois interósseos dorsais e nenhum interósseo plantar. Esses músculos atuam na flexão da metatarsofalangeana e normalmente o eixo de tração desses músculos é plantar em relação ao centro de rotação da articulação. Conforme a articulação se torna estendida, o centro de ação desses músculos se move dorsalmente em relação ao centro de rotação da articulação, o que piora a subluxação dorsal.

Referência: Azar FM, Beaty JH. Campbell's Operative Orthopaedics. 14. ed. Philadelphia: Elsevier; 2021. Capítulo 83, p. 4227-8.

788. Resposta correta: B

Na recidiva precoce do pé torto, o tratamento preconizado é o método de Ponseti com gessos seriados (alternativa B). A incidência de pé torto congênito é de aproximadamente 1 em cada 1.000 nascidos vivos, deformidades bilaterais ocorrem em 50% dos pacientes e a maioria dos casos é de ocorrência esporádica. Os quatro componentes básicos do pé torto congênito são cavo, adução, varo e equino. A deformidade varia em gravidade, desde um pé torto congênito posicional leve até um pé torto congênito muito mais grave. A correção bem-sucedida da deformidade do pé torto geralmente é relatada em mais de 90% das crianças de dois anos ou menos tratadas com gesso de Ponseti, mesmo após tratamento conservador anterior sem sucesso. Manipulação repetida e gesso devem sempre ser considerados como uma opção para o pé torto congênito recorrente. Muitas deformidades complexas do pé podem ser melhoradas ou corrigidas com uma série de manipulações repetidas e gessos.

Referência: Azar FM, Beaty JH. Campbell's operative orthopaedics. 14. ed. Philadelphia: Elsevier; 2021. Capítulo 29, p. 1106.

789. Resposta correta: *C*

O sinal de Hawkins é uma indicação radiográfica bem descrita da viabilidade do corpo do tálus. É observado em torno da 6ª e da 8ª semana, e, quando presente, exclui osteonecrose e é altamente específico. No entanto, a ausência do sinal de Hawkins não implica que a osteonecrose seja uma certeza.

Referência: Torneta III P, Ricci WM, Ostrum RF, McQueen MM, McKee MD, Court-Brown CM, editores. Rockwood and Green's Fractures in Adults. 9. ed. Philadelphia: Wolters Kluwer; 2020. Capítulo 65.

790. Resposta correta: *D*

A estrutura assinalada corresponde ao ligamento talocalcaneano interósseo. O ligamento bifurcado é composto pelos ligamentos calcaneonavicular e calcaneo-cuboideo, corresponde ao ligamento imediatamente distal ao assinalado na questão, enquanto o ligamento talocalcaneano lateral situa-se imediatamente posterior. O ligamento mola ou *spring* é visto na vista medial.

Referência: Netter FH. Atlas de Anatomia Humana. 7. ed. Rio de Janeiro: Elsevier; 2019. Capítulo 7, placa 518.

791. Resposta correta: *C*

O limite superior da normalidade do ângulo de valgismo da primeira articulação metatarsofalangeana está entre 15 e 20°. Com mais de 130 técnicas descritas para o tratamento dessa patologia, diversos ângulos e parâmetros podem ser avaliados como planejamento pré-operatório. Dentre eles, destacam-se o ângulo de valgismo da primeira articulação metatarsofalangeana (ângulo de valgismo do hálux), ângulo intermetatarsal e interfalângico.

Referência: Azar FM, Beaty JH. Campbell's Operative Orthopaedics. 14. ed. Philadelphia: Elsevier; 2021. Capítulo 82.

792. Resposta correta: *C*

Dentre as alternativas, o fator relacionado ao tratamento da lesão osteocondral do tálus é o tamanho da lesão (alternativa C).

A lesão osteocondral do tálus normalmente se apresenta como laterais ou mediais, e estas são as mais comuns. Em geral, as lesões mediais são mais posteriores e as laterais, mais anteriores. A lesão lateral é produzida por inversão e forte dorsiflexão, enquanto o mecanismo de lesão na lesão medial foi inversão, flexão plantar e rotação lateral da tíbia sobre o tálus. Dentre as causas, podem ser relacionadas a osteonecrose local, vasculopatias sistêmicas, trauma agudo, microtrauma crônico, fatores endócrinos ou metabólicos, doença articular degenerativa, desalinhamento articular e predisposição genética. Na escolha do tratamento, vários fatores influenciam, incluindo as características do paciente, como nível de atividade, saúde geral e idade, bem como características da lesão em si, como tamanho, localização e alterações degenerativas associadas.

Referência: Azar FM, Beaty JH. Campbell's Operative Orthopaedics. 14. ed. Philadelphia: Elsevier; 2021. Capítulo 45, p. 4517-9.

793. Resposta correta: *B*

A tendinite calcárea segue uma progressão definida na maioria dos pacientes. A cronologia de três fases descrita por Sarkar e Uhthoff é útil no planejamento do tratamento. Na fase 1 (estágio de pré-calcificação), o tendão acometido sofre metaplasia fibrocartilaginosa e os pacientes geralmente são assintomáticos. Na fase 2 (calcificação), ocorre a deposição de cálcio. Pode ser subdividida em fase inicial de formação, com substituição e erosão a fibrocartilagem; fase de repouso, em que a dor pode ser mínima e a aparência radiográfica é de depósitos bem marginados e de aparência madura, e fase de reabsorção, em que pode ocorrer influxo de leucócitos e interleucinas, ocasionando dor intensa. Na fase 3 (pós-calcificação), o tecido de granulação é substituído por colágeno maduro e a dor diminui acentuadamente.

Referência: Azar FM, Beaty JH. Campbell's Operative Orthopaedics. 14. ed. Philadelphia: Elsevier; 2021. Capítulo 46, p. 2402-3.

794. Resposta correta: *D*

A incidência de Broden é indicada para avaliar a integridade da faceta articular posterior da subtalar (alternativa D). Essa incidência é obtida com o paciente posicionado em decúbito dorsal e rotação interna da perna de 30 a 40°. O feixe é centrado no ângulo lateral e são obtidas quatro incidências ao realizar inclinação do feixe em 40, 30, 20 e 10° cranialmente. Essa sequência é capaz de mostrar a faceta articular posterior, movendo-se de anterior para posterior, e qualquer deslocamento, depressão ou subluxação de fratura associada pode ser observado.

Referência: Torneta III P, Ricci WM, Ostrum RF, McQueen MM, McKee MD, Court-Brown CM, editores. Rockwood and Green's Fractures in Adults. 9. ed. Philadelphia: Wolters Kluwer; 2020. Capítulo 66.

795. Resposta correta: *B*

O teste da gaveta positivo indica lesão do ligamento fibulotalar anterior (alternativa B). Para a realização desse teste, o tornozelo é mantido em posição neutra ou em leve flexão plantar, o examinador coloca uma das mãos na tíbia do paciente e a outra mão no retropé, com a ponta do polegar na ponta do maléolo lateral. Realiza-se um leve estresse passivo, para avaliar o grau de deslocamento anterior do tálus em relação à tíbia. O sinal do sulco pode estar presente.

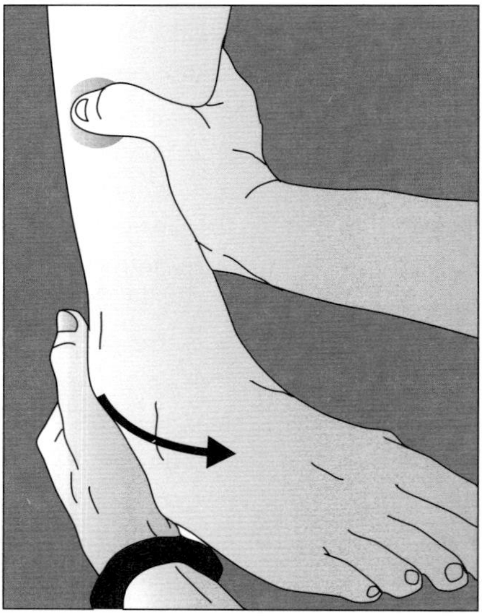

Referência: Azar FM, Beaty JH. Campbell's Operative Orthopaedics. 14. ed. Philadelphia: Elsevier; 2021. Capítulo 90, p. 4497.

796. Resposta correta: *A*

Passo: distância entre os dois pés durante o apoio duplo, medida do calcanhar de um pé ao calcanhar do pé contralateral.

Passada: distância percorrida por um membro durante as fases de apoio e balanço.

Tempo do passo: intervalo necessário para completar um passo.

Cadência: número de passos realizados por minuto.

Velocidade da caminhada: distância percorrida em função do tempo (m/s).

Referência: Herring JA. Tachdjian's Pediatric Orthopaedics. 6. ed. Philadelphia: Elsevier; 2022. Capítulo 5, p. 61-2.

797. Resposta correta: *A*

O hálux valgo ocorre mais frequentemente em mulheres, em uma proporção aproximada de 15:1, de acordo com Nery *et al.* No sexo masculino, apresenta início mais precoce, caracteriza-se por deformidade de maior gravidade e por ângulos radiográficos aumentados, especialmente o ângulo articular metatarsal distal. Além disso, a prevalência familiar é maior em homens (68%), em comparação com mulheres (35%).

Referência: Azar FM, Beaty JH. Campbell's Operative Orthopaedics. 14. ed. Philadelphia: Elsevier; 2021. Capítulo 82, p. 4102.

798. Resposta correta: *B*

O pé talo vertical é uma alteração congênita caracterizada pela luxação dorsolateral da articulação talonavicular e, ocasionalmente, da articulação calcaneo-cuboide. Apresenta flexão plantar extrema e rígida do tálus, eversão da articulação subtalar e dorsiflexão fixa do mediopé sobre o retropé. Suas causas são múltiplas, com forte fator familiar envolvido, relatado em até 20% dos casos.

A técnica de tratamento descrita por Dobbs, em 2006, consiste em trocas gessadas no estilo Ponseti reverso, seguidas de cirurgia minimamente invasiva. Mais recentemente, o método minimamente invasivo de Dobbs consolidou-se como a primeira linha de tratamento, especialmente em crianças mais novas. Normalmente, são necessárias de quatro a seis imobilizações gessadas para alcançar o alinhamento do mediopé com o retropé. O equino persistente é tratado por meio de tenotomia percutânea do tendão calcâneo e capsulotomia aberta limitada da articulação talonavicular, com fixação retrógrada.

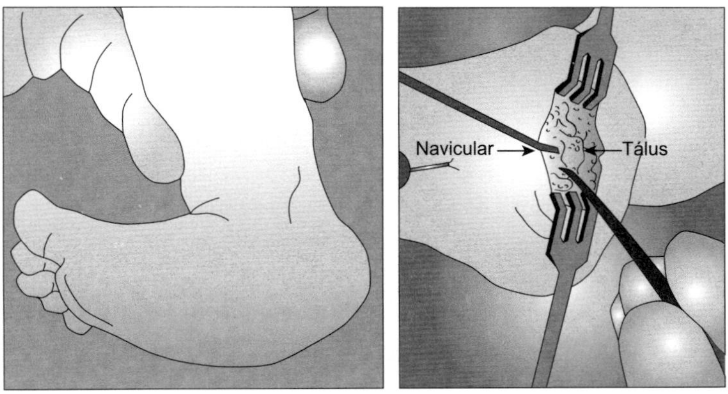

Referência: Weinstein SL, Flynn JM. Lovell and Winter's Pediatric Orthopaedics. 8. ed. Philadelphia: Lippincott, Williams & Wilkins; 2021. Capítulo 28.

799. Resposta correta: *B*

O pé reumatoide corresponde a um conjunto de alterações osteoarticulares secundárias à artrite reumatoide, uma das formas de artrite inflamatória caracterizada por artralgia e destruição articular. A artrite reumatoide integra um amplo espectro de doenças inflamatórias, como gota, lúpus eritematoso sistêmico e artrite psoriásica.

A manifestação clínica mais comum no pé reumatoide é o hálux valgo. Podem ocorrer erosões articulares seguidas de deformidade progressiva, associadas ao enfraquecimento dos ligamentos capsulares. Outras alterações incluem deformidades em garra, decorrentes do enfraquecimento da musculatura intrínseca e da hiperextensão das articulações metatarsofalangianas. No mediopé, pode haver colapso do arco longitudinal, enquanto no retropé é frequente o desenvolvimento de valgismo.

Referência: Azar FM, Beaty JH. Campbell's Operative Orthopaedics. 14. ed. Philadelphia: Elsevier; 2021. Capítulo 85, p. 4286.

800. Resposta correta: *D*

O tornozelo apresenta uma área de contato das superfícies articulares significativamente menor que a do quadril e do joelho, o que torna essencial a compreensão de sua anatomia e biomecânica para possibilitar o tratamento adequado das patologias dessa articulação, especialmente a osteoartrose. Durante a marcha normal, o tornozelo suporta uma carga equivalente a cinco vezes o peso corporal, valor notavelmente maior que o do joelho, que suporta cerca de três vezes o peso corporal.

Referência: Azar FM, Beaty JH. Campbell's Operative Orthopaedics. 14. ed. Philadelphia: Elsevier; 2021. Capítulo 10, p. 526-7.

801. Resposta correta: *D*

A linha C corresponde ao acesso de Colonna e Ralston. Esse acesso é iniciado aproximadamente 10 cm proximal e 2,5 cm posterior ao maléolo medial, seguido de uma incisão curvilínea em direção anterior e inferior, centrada no maléolo medial, finalizando cerca de 4 cm inferior e posterior, na direção do calcanhar. A linha A corresponde ao acesso de Koenig e Schaeffer, enquanto a linha B corresponde ao acesso de Broomhead.

Referência: Azar FM, Beaty JH. Campbell's Operative Orthopaedics. 14. ed. Philadelphia: Elsevier; 2021. Capítulo 1.

802. Resposta correta: *D*

O principal fator de risco para ruptura do tendão calcâneo é a presença de lesão prévia no tendão contralateral. Pacientes que já sofreram ruptura apresentam risco aumentado de ruptura contralateral em até 200 vezes. Outros fatores de risco incluem aumento da anteversão femoral, uso de fluoroquinolonas ou corticoides e hiperpronação da articulação subtalar.

Referência: Azar FM, Beaty JH. Campbell's Operative Orthopaedics. 14. ed. Philadelphia: Elsevier; 2021. Capítulo 48, p. 2490.

803. Resposta correta: *C*

A artropatia de Charcot associada à fratura por avulsão da tuberosidade posterior do calcâneo corresponde ao tipo 3B, que representa cerca de 5% dos casos. Essa classificação anatômica é baseada no local de acometimento articular: o tipo 1, mais comum (60% dos casos), envolve as articulações tarsometatársica e naviculocuneiforme; o tipo 2 (25%) acomete o retropé, incluindo as articulações talonavicular e calcaneocuboidea; e o tipo 3A (10%) envolve o tornozelo.

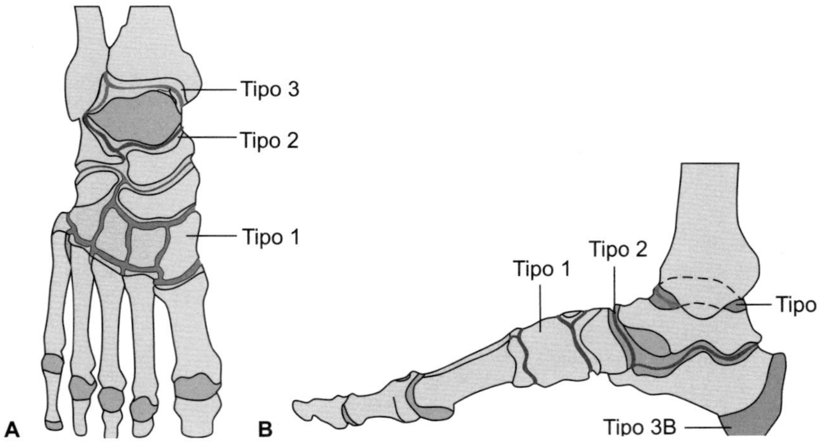

Referência: Azar FM, Beaty JH. Campbell's Operative Orthopaedics. 14. ed. Philadelphia: Elsevier; 2021. Capítulo 86, p. 4328.

804. Resposta correta: *C*

A síndrome artrogripótica descrita é compatível com a síndrome de Freeman-Sheldon. O termo artrogripose é usado para englobar uma variedade de condições que compartilham a diminuição dos movimentos fetais, rigidez articular congênita e graus variados de fraqueza muscular. Existem diversas síndromes com características de artrogripose distintas. O tipo mais comum é a amioplasia, na qual a fisiopatologia tem início com a falha do movimento fetal, geralmente causada por comprometimento no desenvolvimento das células do corno anterior da medula espinhal (forma neuropática). A forma

Freeman-Sheldon caracteriza-se por uma fácies sibilante típica, incluindo boca pequena e franzida, filtro labial longo, nariz pequeno, olhos profundamente fundos e contratura cicatricial. Nas extremidades, apresentam desvio ulnar das mãos, deformidade em "polegar na palma da mão", pés tortos rígidos, geralmente bilaterais, e baixa estatura.

Referência: Herring JA. Tachdjian's Pediatric Orthopaedics. 6. ed. Philadelphia: Elsevier; 2022. Capítulo 37, p. 1889-91, 1904.

805. Resposta correta: *A*

As fraturas por estresse do navicular são uma causa frequente de dor em atletas. Por se tratar de lesões de difícil diagnóstico, é necessário manter alto índice de suspeição. As radiografias podem apresentar resultados normais; entretanto, a tomografia computadorizada ou a ressonância magnética podem confirmar o diagnóstico. A porção central do navicular possui uma zona relativamente avascular, local onde ocorrem as fraturas por estresse, especificamente no plano sagital.

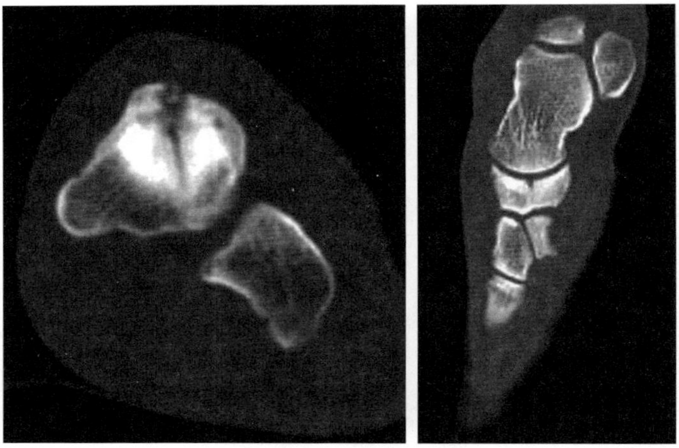

Referência: Azar FM, Beaty JH. Campbell's Operative Orthopaedics. 14. ed. Philadelphia: Elsevier; 2021. Capítulo 89, p. 4456-9.

806. Resposta correta: *A*

A classificação do pé torto congênito segundo Dimeglio avalia a gravidade da deformidade. Cada componente principal do pé torto congênito – equino, varo do calcâneo, rotação medial do "bloqueio" calcâneo-pedal e adução do antepé – é classificado clinicamente de 4 a 1, do mais grave ao mais leve. Pontos adicionais são atribuídos em casos de sulcos profundos posteriores e mediais, pé cavo e função muscular deficiente.

Avaliação do Pé Torto pela Gravidade

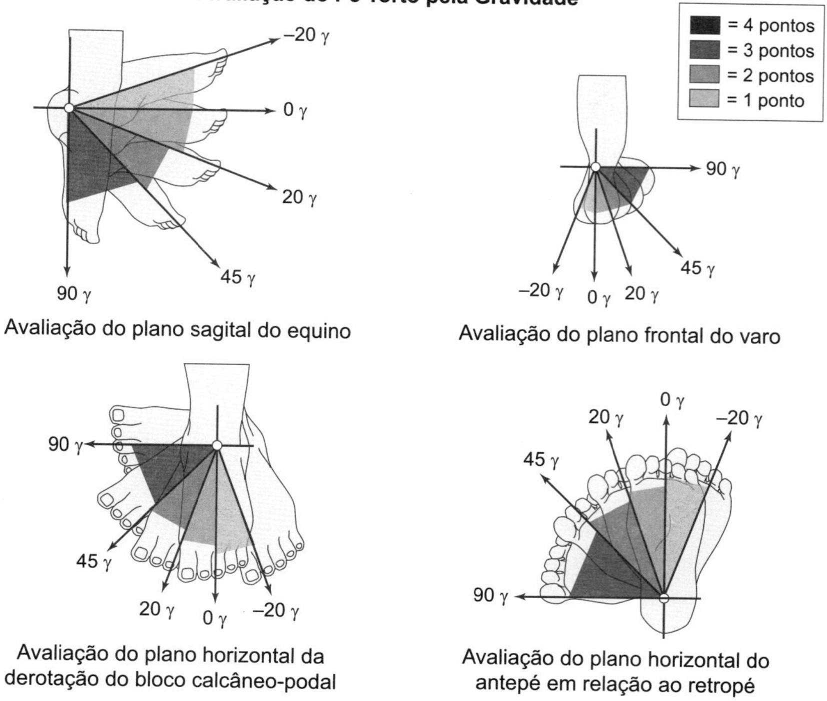

Redutibilidade	Pontos	Outros parâmetros	Pontos
90° a 45°	4	Dobra posterior	1
45° a 20°	3	Dobra medial	1
20° a 0°	2	Cavo	1
<0° a –20°	1	Condição muscular deficiente	1

A

Classificação do pé torto congênito

Grau de classificação	Tipo	Frequência (%)	Pontuação
I	Benigno	20	<5
II	Moderado	33	5 a <10
III	Severo	35	10 a <15
IV	Muito severo	12	15 a <20

B

Referência: Herring JA. Tachdjian's Pediatric Orthopaedics. 6. ed. Philadelphia: Elsevier; 2022. Capítulo 19, p. 712-4.

807. Resposta correta: *A*

A instabilidade crônica do tornozelo decorrente de ruptura anterior de um ligamento deve ser inicialmente tratada de forma conservadora, caso seja sintomática. Entretanto, nos casos em que a instabilidade persiste, pode ser necessário realizar reparo, como o procedimento de Broström modificado, ou até mesmo reconstrução ligamentar. Entre os procedimentos de reconstrução, as técnicas descritas por Watson-Jones, Evans e Elmslie apresentaram resultados satisfatórios. Essas técnicas utilizam o tendão do fibular curto para reconstruir os ligamentos talofibular anterior e calcaneofibular. Snook, Chrisman e Wilson descreveram uma modificação do procedimento de Elmslie, na qual os ligamentos talofibular anterior e calcaneofibular são reconstruídos utilizando metade do tendão do fibular curto.

Referência: Azar FM, Beaty JH. Campbell's Operative Orthopaedics. 14. ed. Philadelphia: Elsevier; 2021. Capítulo 90.

808. Resposta correta: *C*

Várias estruturas anatômicas estão em risco durante a artroscopia anterior do tornozelo, e a maior parte das lesões ocorre durante a colocação dos portais. O nervo fibular superficial é frequentemente marcado no pré-operatório, com o pé em flexão plantar e inversão. O portal anteromedial é estabelecido primeiro, pois apresenta menor risco de lesão em comparação ao portal anterolateral. Em seguida, o portal anterolateral é criado avaliando-se a marcação da pele externamente e sob visualização direta pelo artroscópio.

Referência: Azar FM, Beaty JH. Campbell's Operative Orthopaedics. 14. ed. Philadelphia: Elsevier; 2021. Capítulo 50, p. 2552-4.

809. Resposta correta: *B*

O pé equinovaro no paciente com paralisia cerebral possui diversas formas de tratamento, iniciando-se pelo alongamento do tendão tibial posterior, geralmente associado a alongamento do tendão de Aquiles. Para reequilibrar as forças ao redor do pé, podem ser realizadas transferências tendíneas. O alongamento do tendão tibial posterior associado à transferência do hemitendão tibial anterior constitui o procedimento de Rancho. Nesta técnica, a metade lateral do tendão tibial anterior é separada da base do primeiro metatarso e dividida proximalmente ao nível do tornozelo. O tendão é então passado sob o retináculo extensor, inserido através de um túnel ósseo no osso cuboide e fixado sobre um botão na sola do pé sob tensão, com o pé posicionado em 5 a 10 graus de dorsiflexão. Essa transferência é realizada em conjunto com o alongamento do tendão tibial posterior e geralmente combinada com alongamento do tendão do calcâneo.

Referência: Herring JA. Tachdjian's Pediatric Orthopaedics. 6. ed. Philadelphia: Elsevier; 2022. Capítulo 31, p. 1440.

810. Resposta correta: *B*

A fratura de Tillaux caracteriza-se pela fratura-avulsão do fragmento ósseo anterolateral da tíbia distal, correspondente à região com fise aberta, causada pela avulsão do fragmento pelo ligamento tibiofibular antero-inferior. Essa fratura ocorre com o pé em rotação externa, é classificada como tipo III pela classificação de Salter-Harris e apresenta localização anterolateral. Pode ocorrer isoladamente ou associada a fratura diafisária da tíbia ipsilateral. A deformidade clínica geralmente está ausente, e são observados apenas leve inchaço e sensibilidade local na linha articular lateral e anterior.

Referência: Waters PM, Skaggs DL, Flynn JM. Rockwood and Wilkins' Fractures in Children. 9. ed. Philadelphia: Wolters Kluwer; 2020. Capítulo 29.

811. Resposta correta: *B*

A fratura que necessita de rápida redução e fixação é a do tipo II. As fraturas tipo II apresentam aspecto em bico, com linha de fratura oblíqua que se projeta posterior à faceta posterior, podendo comprometer tecidos moles e causar complicações de pele e subcutâneo. As fraturas tipo I correspondem à avulsão de pequeno fragmento ósseo, enquanto as tipo III consistem em fratura infrabursal, caracterizada pela avulsão do terço médio da face posterior da tuberosidade.

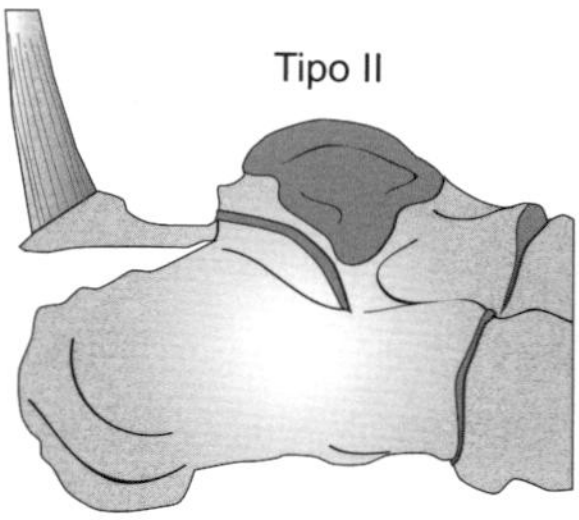

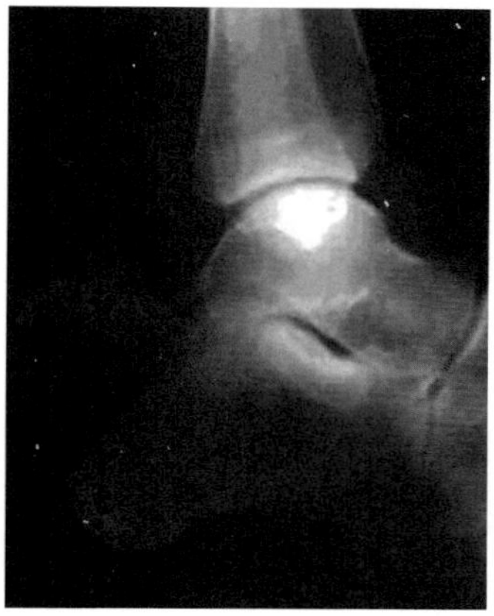

Referência: Azar FM, Beaty JH. Campbell's Operative Orthopaedics. 14. ed. Philadelphia: Elsevier; 2021. Capítulo 89, p. 4429.

812. Resposta correta: *B*

A complicação mais comum do tratamento cirúrgico do hálux valgo é a recidiva da deformidade, ocorrendo em 13,9 a 30% dos casos, dependendo de múltiplos fatores, como a gravidade da deformidade e a técnica cirúrgica utilizada. Outras complicações incluem hálux varo, infecção, rigidez articular e necrose avascular da cabeça do primeiro metatarso.

Referência: Motta Filho GR, Barros Filho TEP. Ortopedia e Traumatologia. 1. ed. Rio de Janeiro: Elsevier; 2018. Capítulo 7.8.1.

813. Resposta correta: *D*

A estrutura assinalada corresponde ao ramo sensitivo medial do nervo fibular superficial. Essa estrutura deve ser protegida durante a incisão capsular medial da primeira articulação metatarsofalangeana, como parte do procedimento de McBride modificado. Entre as demais alternativas, o ramo do nervo fibular profundo localiza-se no primeiro espaço interdigital, não participando do acesso medial; o adutor e o abdutor do hálux são músculos, enquanto a seta indica uma estrutura nervosa.

Referência: Azar FM, Beaty JH. Campbell's Operative Orthopaedics. 14. ed. Philadelphia: Elsevier; 2021. Capítulo 82, p. 4049-51, fig. 82-16.

814. Resposta correta: *D*

A estrutura assinalada corresponde ao músculo extensor curto dos dedos. Esse músculo integra o acesso anterolateral do tornozelo e do tarso. A incisão é iniciada na porção anterolateral da perna, medial à fíbula, cerca de 5 cm proximal à articulação do tornozelo, e finalizada em direção à base do quarto metatarsal. A incisão pode ser ampliada proximal e distalmente, se necessário. O tendão extensor, a artéria pediosa dorsal e o nervo fibular profundo são afastados medialmente. Os demais músculos citados não fazem parte dessa via de acesso.

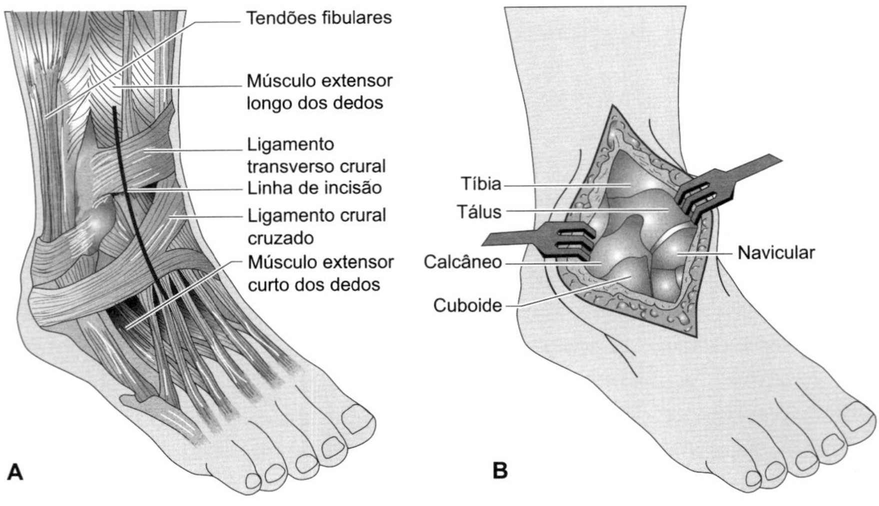

Referência: Azar FM, Beaty JH. Campbell's Operative Orthopaedics. 14. ed. Philadelphia: Elsevier; 2021. Capítulo 1, p. 33.

815. Resposta correta: *C*

O dedo em martelo do pe e a contratura em flexao da interfalangica proximal do dedo, estando as articulacoes interfalangicas distais e metacarpofalangicas neutras ou em extensao. A tecnica cirurgica de Girdlestone-Taylor-Parrish e a melhor opcao para a correcao dos dedos em martelo ou em garra e consiste na transferencia do tendao flexor longo dos dedos para o capuz extensor da articulacao interfalangica proximal.

Referência: Motta Filho GR, Barros Filho TEP. Ortopedia e Traumatologia. 1. ed. Rio de Janeiro: Elsevier; 2017. Capitulo 10.

Seção 11 — Quadril

816. Resposta correta: *C*

O sinal da lágrima representa as tábuas internas e externas do ílio e o topo da incisura ciática maior inferiormente. No tratamento das lesões pélvicas, os fixadores externos podem ser posicionados na espinha ilíaca, proporcionando estabilidade pélvica temporária e permitindo acesso ao abdome, ou na posição supracetabular, em que se acredita que a armação seja mais resistente às forças de rotação do que a armação da crista ilíaca. Para realizar esta fixação, a incisão é realizada a aproximadamente 2 a 3 cm abaixo da espinha ilíaca anterossuperior e o pino deverá passar através do centro da lágrima, que representa a coluna de osso que se estende da espinha ilíaca anteroinferior à espinha ilíaca posteroinferior. Para a inserção, as imagens *outlet* e obturatriz são necessárias.

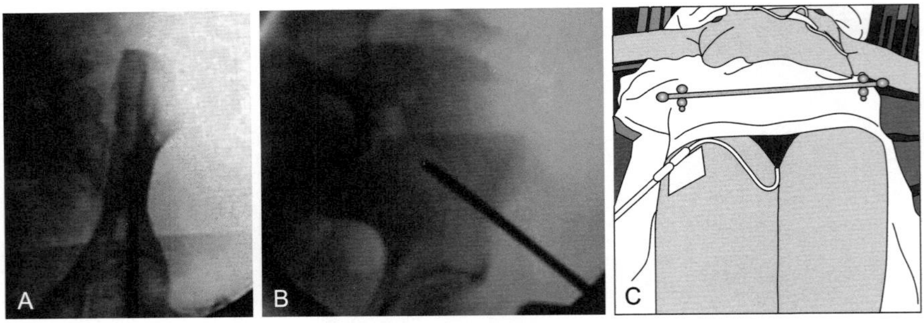

Referência: Motta Filho GR, Barros Filho TEP. Ortopedia e Traumatologia. 1. ed. Rio de Janeiro: Elsevier; 2018. Capítulo 2.34.

817. Resposta correta: *C*

Na doença de Legg-Calvé-Perthes, a limitação da abdução e da rotação interna constitui um achado precoce e consistente, relacionado à presença de sinovite e espasmo muscular, que resultam em restrição protetora. Com a progressão da doença, a deformidade decorrente da necrose avascular altera a congruência articular, agravando a limitação de movimentos e favorecendo a subluxação lateral, com impacto sobre o acetábulo em situações específicas.

Referência: Herring JA. Tachdjian's Pediatric Orthopaedics. 5. ed. Philadelphia: Saunders; 2014. Capítulo 17.

818. Resposta correta: *D*

A osteotomia de Southwick é uma osteotomia proximal do fêmur, indicada para reorientar o fêmur proximal. Seu principal objetivo é corrigir a deformidade residual após o deslizamento, especialmente os componentes de retroversão e varo do colo femoral em relação à cabeça. É reservada para pacientes com ângulo de deslizamento significativo (geralmente > 30-40 graus), nos quais a fixação *in situ* isolada não seria suficiente para restaurar uma biomecânica adequada ou resultaria em conflito femoroacetabular a longo prazo. Na técnica clássica descrita por Southwick, realiza-se a ressecção de uma cunha óssea, cuja base é orientada anteriormente e lateralmente, permitindo a correção simultânea da retroversão e do varo.

Referência: Herring JA. Tachdjian's Pediatric Orthopaedics. 5. ed. Philadelphia: Saunders; 2014. Capítulo 18.

819. Resposta correta: *C*

A radiografia em falso perfil (incidência de Lequesne) foi desenvolvida para avaliar a cobertura anterossuperior da cabeça femoral pelo acetábulo. Diferentemente da radiografia anteroposterior (AP), que oferece uma visão global da articulação, e da incidência em perfil de Lauenstein (*frog-leg*), que evidencia principalmente a cobertura posterior, o falso perfil permite isolar a avaliação da parede anterior do acetábulo. Essa incidência é particularmente útil em crianças mais velhas ou em casos de displasia residual.

Referência: Herring JA. Tachdjian's Pediatric Orthopaedics. 5. ed. Philadelphia: Saunders; 2014. Capítulo 16.

820. Resposta correta: *B*

Os bifosfonatos atuam inibindo a reabsorção óssea mediada pelos osteoclastos. Embora promovam aumento da densidade mineral óssea, o uso prolongado pode levar a uma supressão excessiva do *turnover* ósseo, dificultando a remoção de microdanos e o reparo fisiológico. Como consequência, ocorre acúmulo de osso mais antigo e excessivamente mineralizado, porém menos renovado, o que o torna mais suscetível a fraturas por insuficiência.

Referência: Motta Filho GR, Barros Filho TEP. Ortopedia e Traumatologia. 1. ed. Rio de Janeiro: Elsevier; 2017. Capítulo 2.40.

821. Resposta correta: *A*

O ressalto interno ocorre quando o tendão do iliopsoas desliza sobre estruturas ósseas proeminentes, principalmente a eminência iliopectínea e a cabeça femoral, que representam os principais pontos de atrito. É mais comum em atletas que realizam movimentos repetitivos de flexão e extensão do quadril, como dançarinos, ginastas e corredores. Esse atrito pode levar à inflamação da bursa subtendínea do iliopsoas, que, por sua vez, pode ser tanto causa quanto consequência do ressalto.

Referência: Canale ST, Beaty JH. Campbell's Operative Orthopaedics. 13. ed. Philadelphia: Saunders; 2017. Capítulo 6.

822. Resposta correta: *C*

Os Critérios de Kocher são uma ferramenta clínica validada para auxiliar na diferenciação entre artrite séptica (pioartrite) e sinovite transitória do quadril em crianças. Eles se baseiam em quatro parâmetros principais, cada um aumentando progressivamente a probabilidade de pioartrite quando presente:

1. Febre (temperatura ≥ 38,5 °C)
2. VHS (velocidade de hemossedimentação) > 40 mm/h
3. Leucocitose (> 12 mil células/mm^3)
4. Incapacidade de suportar peso (*non-weight bearing*) no membro afetado.

Referência: Sizínio H, Barros Filho TEP, Xavier R, Pardini Júnior AG. Ortopedia e Traumatologia: Princípios e Prática. 5. ed. Porto Alegre: Artmed; 2017. Capítulo 9.4.

823. Resposta correta: *D*

Enquanto na caminhada as forças compressivas totais na articulação do quadril – resultantes do peso corporal, da ação muscular e da inércia – podem atingir de três a cinco vezes o peso corporal, na corrida esses valores são significativamente maiores em função do impacto e da maior velocidade dos movimentos. Um dos principais componentes dessas forças é a contribuição dos músculos abdutores. Estudos biomecânicos relatam que a força exercida pelos abdutores pode alcançar entre cinco e oito vezes o peso corporal durante a caminhada vigorosa, chegando a dez vezes ou mais durante a corrida, sobretudo nas fases de impacto ou aceleração.

Referência: Torneta III P, Ricci WM, Ostrum RF, McQueen MM, McKee MD, Court-Brown CM. Rockwood and Green's Fractures in Adults. 9. ed. Philadelphia: Lippincott, Williams & Wilkins; 2019.

824. Resposta correta: *A*

O mecanismo clássico da fratura-luxação posterior do quadril ocorre pela aplicação de uma força axial ao fêmur quando o quadril se encontra em flexão, adução e, frequentemente, rotação interna.

- **Flexão:** relaxa as estruturas ligamentares anteriores e expõe a porção posterior do acetábulo.
- **Adução:** posiciona a cabeça femoral em alinhamento com a borda posterior do acetábulo, favorecendo a sua saída.
- **Rotação interna (variável):** pode acentuar a vulnerabilidade, facilitando o deslocamento posterior da cabeça femoral.

Referência: Torneta III P, Ricci WM, Ostrum RF, McQueen MM, McKee MD, Court-Brown CM. Rockwood and Green's Fractures in Adults. 9. ed. Philadelphia: Lippincott, Williams & Wilkins; 2019. Capítulo 51.

825. Resposta correta: *C*

A parede lateral do fêmur proximal, composta pela cortical lateral do trocanter maior e da região subtrocantérica, funciona como um batente lateral (*lateral buttress*) essencial. Sua integridade é fundamental para a estabilidade da fratura, especialmente quando se utiliza fixação com dispositivos extramedulares, como o parafuso-placa deslizante (DHS – *Dynamic Hip Screw* ou SHS – *Sliding Hip Screw*). Na ausência desse batente lateral, o fragmento distal tende a migrar medialmente em relação ao eixo mecânico do fêmur, reduzindo o *offset* e comprometendo a biomecânica da fixação.

Referência: Torneta III P, Ricci WM, Ostrum RF, McQueen MM, McKee MD, Court-Brown CM. Rockwood and Green's Fractures in Adults. 9. ed. Philadelphia: Lippincott, Williams & Wilkins; 2019. Capítulo 53.

826. Resposta correta: *B*

Como as fraturas transversas baixas, ou infratectais, ocorrem abaixo da principal zona de suporte de peso, o tratamento conservador pode ser uma opção viável quando não há desvio significativo e o teto acetabular permanece íntegro e congruente. Nesses casos, a estabilidade e a função do quadril são menos comprometidas do que em fraturas transversas altas ou médias, supratectais ou tectais.

Referência: Torneta III P, Ricci WM, Ostrum RF, McQueen MM, McKee MD, Court-Brown CM. Rockwood and Green's Fractures in Adults. 9. ed. Philadelphia: Lippincott, Williams & Wilkins; 2019. Capítulo 50.

827. Resposta correta: *D*

O Acesso Anterior de Smith-Petersen é uma abordagem cirúrgica clássica e versátil para a articulação do quadril, desenvolvida por Marius Smith-Petersen. Caracteriza-se por ser um acesso intermuscular e internervoso, realizado anteriormente ao quadril, o que minimiza o trauma muscular. O plano cirúrgico utiliza o espaço entre o músculo tensor da fáscia lata (inervado pelo nervo glúteo superior) e o músculo sartório/reto femoral (inervados pelo nervo femoral). Essa técnica preserva a musculatura abdutora e extensora do quadril, proporcionando menor dor pós-operatória e potencialmente uma reabilitação mais rápida em comparação com acessos posterolaterais que envolvem desinserção muscular.

Referência: Canale ST, Beaty JH. Campbell's Operative Orthopaedics. 13. ed. Philadelphia: Saunders; 2017. Capítulo 1.

828. Resposta correta: *B*

O músculo glúteo máximo é o principal extensor do quadril, e é especialmente importante no início da fase de apoio, logo após o contato inicial do calcanhar com o solo, e durante a fase de propulsão. Sua ação estende o quadril, impulsiona o tronco e a pelve para a frente, e previne a flexão excessiva do quadril, evitando a queda do tronco. No início da fase de apoio do membro afetado, quando a perna está estendida à frente e o calcanhar toca o chão, o centro de gravidade do corpo tende a estar ligeiramente à frente do quadril, criando um momento de flexão que normalmente seria neutralizado pelo glúteo máximo. Quando há insuficiência desse músculo, o paciente instintivamente inclina o tronco para trás, deslocando o centro de gravidade para trás do eixo de rotação do quadril. Com isso, a gravidade do corpo atua gerando um momento extensor passivo no quadril, auxiliando ou substituindo a ação do glúteo máximo, estabilizando o quadril em extensão e impedindo que o tronco caia para a frente.

Referência: Leite NM, Faloppa F. Propedêutica Ortopédica e Traumatologia. 1. ed. Porto Alegre: Artmed; 2013. Capítulo 20.

829. Resposta correta: *B*

O tumor de células gigantes (TCG) é um tumor que ocorre quase que exclusivamente em indivíduos esqueleticamente maduros, com pico de incidência na 3ª e 4ª décadas de vida. É muito raro antes do fechamento das fises ou após os 60 anos. As localizações mais comuns são a epífise distal do fêmur, a epífise proximal da tíbia e a epífise distal do rádio. A epífise distal do fêmur é um dos sítios prototípicos para esse tumor. O TCG é caracteristicamente uma lesão puramente lítica, que se origina de forma excêntrica na metáfise adjacente e se estende para a epífise, muitas vezes expandindo a cortical óssea, podendo até romper a cortical e formar uma massa de tecidos moles. É comum a ausência de uma margem esclerótica bem definida, o que sugere um comportamento mais agressivo em comparação com lesões benignas como cistos ósseos simples.

Referência: Azar FM, Beaty JH. Campbell's Operative Orthopaedics. 14. ed. Philadelphia: Elsevier; 2021. Capítulo 26.

830. Resposta correta: *C*

O objetivo da posição humana (ou posição de conforto) é proporcionar a postura ideal para a redução e manutenção da cabeça femoral dentro do acetábulo no tratamento da displasia do desenvolvimento do quadril (DDQ), seja com aparelho de Pavlik, gesso ou órteses. Essa posição cria um ambiente biomecânico que favorece a cobertura acetabular da cabeça femoral sem comprometer seu suprimento sanguíneo. A chamada "zona de segurança", descrita por Ramsey *et al.*, indica a faixa de abdução segura (geralmente entre 30° e 60°), na qual a cabeça femoral permanece estável e o risco de necrose avascular (NAV) é minimizado.

Referência: Weinstein SL, Flynn JM. Lovell and Winter's Pediatric Orthopaedics. 7. ed. Philadelphia: Lippincott, Williams & Wilkins; 2014. Capítulo 23.

831. Resposta correta: *D*

As posições **abdução** e **rotação externa** resultam da malformação do fêmur proximal combinada com a ação dos músculos remanescentes. A ausência ou hipoplasia do colo e da cabeça femoral impede que a articulação quadril-acetabular seja estável. Os músculos abdutores e rotadores externos, como os glúteos e os rotadores profundos, exercem tração sobre o fêmur ou seu remanescente. Sem uma estrutura óssea adequada para resistir a essa força, o segmento distal do fêmur não se alinha corretamente, resultando na deformidade rotacional e angular típica.

Referência: Weinstein SL, Flynn JM. Lovell and Winter's Pediatric Orthopaedics. 7. ed. Philadelphia: Lippincott, Williams & Wilkins; 2014. Capítulo 30.

832. Resposta correta: *D*

A técnica cirúrgica de Codivilla para o reparo de lesões crônicas do tendão quadricipital é uma abordagem clássica que visa reconstruir e reforçar o tendão comprometido, especialmente em casos de grande retração dos cotos tendinosos e degeneração tecidual, que impedem uma reparação primária direta. O procedimento busca restaurar a continuidade e a função extensora do joelho, utilizando frequentemente um retalho de fáscia ou outras estruturas para preencher o defeito e conferir resistência ao reparo. A técnica envolve a realização de uma incisão em forma de "V" invertido no tendão, cuja porção triangular resultante é dobrada distalmente para reforçar o reparo.

Referência: Azar FM, Beaty JH. Campbell's Operative Orthopaedics. 14. ed. Philadelphia: Elsevier; 2021. Capítulo 48.

833. Resposta correta: *A*

Fraturas ipsilaterais do fêmur ocorrem quando um paciente apresenta uma fratura do fêmur proximal associada a uma fratura da diáfise femoral no mesmo membro, o tratamento torna-se particularmente desafiador. A haste cefalomedular é a fixação de escolha para essa combinação de lesões, pois permite a fixação de ambas as fraturas com um único implante, evitando a necessidade de múltiplos dispositivos ou abordagens cirúrgicas separadas. Além disso, a haste proporciona estabilidade biomecânica, abrangendo o fragmento proximal com parafusos cefálicos que se estendem até a cabeça femoral e a diáfise femoral com parafusos distais, garantindo suporte para ambas as fraturas. Por ser um método de fixação intramedular, também respeita a biologia óssea, favorecendo a consolidação. Outros benefícios incluem a redução do tempo cirúrgico e da exposição do paciente a procedimentos adicionais, bem como a facilitação da mobilização precoce, essencial para prevenir complicações como pneumonia, trombose venosa profunda e atrofia muscular.

Referência: Torneta III P, Ricci WM, Ostrum RF, McQueen MM, McKee MD, Court-Brown CM. Rockwood and Green's Fractures in Adults. 9. ed. Philadelphia: Wolters Kluwer; 2020. Capítulo 52.

834. Resposta correta: *D*

O osso subcondral é a camada mais densa e resistente do osso da pelve que reveste o acetábulo original, apresentando propriedades mecânicas superiores ao osso trabecular mais profundo. Ao preservá-lo durante a preparação do acetábulo para um componente cimentado, o cimento ósseo conta com uma base mais forte e densa para interdigitar, garantindo uma interface cimento-osso robusta, essencial para uma adequada distribuição das cargas.

Nos componentes acetabulares cimentados, é comum utilizar uma taça totalmente de polietileno, sem invólucro metálico. Nesse caso, o polietileno transfere a carga para o cimento e, consequentemente, para o osso. Polietilenos mais espessos, dentro de limites que não comprometam o tamanho da cabeça femoral, proporcionam melhor distribuição de carga e maior resistência à deformação sob as forças que atuam no quadril, funcionando como um verdadeiro amortecedor biomecânico.

Referência: Azar FM, Beaty JH. Campbell's Operative Orthopaedics. 14. ed. Philadelphia: Elsevier; 2021. Capítulo 3.

835. Resposta correta: *C*

A impacção é mais comum após a luxação anterior e pode ser bastante extensa, semelhante a uma lesão de Hill-Sachs. Luxações anteriores com este padrão podem apresentar um risco maior de necrose avascular (NAV) porque a impacção ocorre no local em que os vasos da artéria circunflexa femoral medial (ACFM) se inserem na cabeça, na porção posterossuperior da junção cabeça-colo.

Referência: Torneta III P, Ricci WM, Ostrum RF, McQueen MM, McKee MD, Court-Brown CM. Rockwood and Green's Fractures in Adults. 9. ed. Philadelphia: Wolters Kluwer; 2020. Capítulo 51.

836. Resposta correta: *C*

A literatura médica é consistente em apontar que a sinovite transitória do quadril é mais comum em meninos do que em meninas. A proporção varia, mas geralmente é citada como 2:1 ou até 4:1 em alguns estudos. A condição geralmente afeta crianças pequenas, com a maior incidência observada entre três e oito anos de idade. A idade média de seis anos está perfeitamente alinhada com essa faixa de pico. Embora possa ocorrer em crianças mais novas (bebês) ou mais velhas (adolescentes), é menos comum.

Referência: Herring JA. Tachdjian's Pediatric Orthopaedics. 6. ed. Philadelphia: Elsevier; 2022. Capítulo 22.

837. Resposta correta: *A*

A principal fonte de suprimento sanguíneo da cabeça femoral provém do ramo profundo da artéria circunflexa femoral medial. Esse vaso segue em direção à crista intertrocantérica, passando entre o músculo pectíneo medialmente e o tendão do iliopsoas lateralmente, ao longo da margem inferior do músculo obturador externo. Posteriormente, ele pode ser localizado no espaço entre o músculo quadrado femoral e o gêmeo inferior, emergindo na margem proximal do quadrado femoral, aproximadamente 1,5 cm medial à crista trocantérica. Durante abordagens posteriores ao quadril, a divisão do músculo quadrado femoral pelo lado femoral apresenta risco de lesão dessa artéria nessa localização.

Referência: Torneta III P, Ricci WM, Ostrum RF, McQueen MM, McKee MD, Court-Brown CM. Rockwood and Green's Fractures in Adults. 9. ed. Philadelphia: Wolters Kluwer; 2020. Capítulo 52.

838. Resposta correta: *D*

A osteoporose transitória do quadril é uma condição rara, autolimitada e de causa desconhecida (idiopática), caracterizada por dor súbita e intensa no quadril, dificultando o apoio do peso corporal. É mais comum em homens de meia-idade e em mulheres no terceiro trimestre da gravidez. O achado mais proeminente e diagnóstico na ressonância magnética é o edema medular ósseo extenso e difuso na cabeça femoral, que se apresenta como hipossinal nas sequências T1 e hipersinal (brilhante) nas sequências sensíveis a líquidos, como T2 com supressão de gordura ou STIR (Short-TI Inversion Recovery - Recuperação de Inversão de Tempo Curto). Frequentemente, esse edema se estende além da cabeça femoral, envolvendo o colo femoral e, por vezes, alcançando a região intertrocantérica. A difusão regional do edema, sem uma lesão focal bem delimitada, é o aspecto-chave que permite diferenciá-la da osteonecrose.

Referência: Azar FM, Beaty JH. Campbell's Operative Orthopaedics. 14. ed. Philadelphia: Elsevier; 2021. Capítulo 6.

839. Resposta correta: *A*

Alteração da densidade óssea na região inferomedial do colo femoral, observada em radiografias, caracteriza-se por uma área com densidade alterada, geralmente mais esclerótica ou opaca, localizada exatamente na região em que a epífise se separa do restante do osso. Este achado radiográfico é um sinal precoce importante na identificação da epifisiólise proximal do fêmur em adolescentes, permitindo intervenção oportuna antes do agravamento do deslizamento epifisário.

Referência: Herring JA. Tachdjian's Pediatric Orthopaedics. 6. ed. Philadelphia: Elsevier; 2022. Capítulo 15.

840. Resposta correta: *D*

Teste de PACE (*Pelvic Alignment, Compression, and External Rotation*)

- **Objetivo:** provocar dor ao contrair o músculo piriforme contra resistência, em uma posição que o alonga e o tensiona, ou que o comprime contra o nervo ciático.
- **Técnica:**
    1. O paciente deve estar em decúbito lateral sobre o lado não afetado ou em decúbito dorsal.
    2. O examinador flexiona o quadril do paciente a 90°.
    3. O joelho é flexionado a 90°.
    4. O examinador estabiliza a pelve do paciente.
    5. O examinador solicita ao paciente que resista à abdução e rotação externa do quadril (movimentos que são as principais ações do piriforme quando o quadril está flexionado a 90°). Ou, alternativamente, o examinador aplica resistência enquanto o paciente tenta abduzir e rodar externamente o quadril contra essa resistência.

Teste de Freiberg

- **Objetivo:** provocar dor ao alongar passivamente o músculo piriforme, o que pode estressar o músculo ou o nervo ciático que passa por ele ou através dele.
- **Técnica:**
    1. O paciente deve estar em decúbito dorsal.
    2. O examinador flexiona passivamente o quadril do paciente a aproximadamente 90° (com o joelho flexionado, para relaxar os isquiotibiais).
    3. O examinador então realiza rotação interna passiva vigorosa e adução do quadril. Esta posição maximiza o alongamento do músculo piriforme.

Referência: Barros Filho TEP, Lech O. Exame Físico em Ortopedia. 3. ed. São Paulo: Sarvier; 2017. Capítulo 10.

841. Resposta correta: *B*

O ângulo centro-borda lateral (ACBL) é uma medida radiográfica utilizada para avaliar a cobertura da cabeça femoral pelo acetábulo. Ele é calculado em uma radiografia anteroposterior (AP) da pelve da seguinte forma:

1. Traça-se uma linha vertical que passa pelo centro da cabeça femoral.
2. Traça-se uma segunda linha do centro da cabeça femoral até a borda lateral do acetábulo.
3. O ângulo formado entre essas duas linhas é o ACBL.

Interpretação:

- Normal: ≥ 25° (boa cobertura da cabeça femoral).
- Displasia do quadril (adulto jovem): < 20° (indicando cobertura insuficiente, predispondo a instabilidade e artrose precoce).
- Entre 20° e 25°: considerado limítrofe.

O ângulo de Tönnis avalia a inclinação do teto acetabular e ajuda a identificar displasia acetabular. É medido em uma radiografia AP da pelve da seguinte forma:

1. Traça-se uma linha horizontal conectando as duas extremidades inferiores do osso ilíaco (linha horizontal entre as gotas de lágrima).
2. Traça-se uma segunda linha ao longo do teto acetabular (da borda lateral até a transição com a cartilagem).
3. O ângulo formado entre essas linhas é o ângulo de Tönnis.

Interpretação:

- Normal: 0° a 10° (inclinação adequada).
- Displasia do quadril (adulto jovem): > 10° (indicando excesso de inclinação vertical, o que reduz a estabilidade do quadril).
- < 0°: Pode estar relacionado ao excesso de cobertura acetabular, predispondo ao impacto femoroacetabular do tipo Pincer.

Relação entre os Ângulos na Displasia do Quadril:

- ACBL < 20° + Tönnis > 10° são critérios radiográficos típicos da displasia do quadril no adulto jovem, indicando pouca cobertura femoral e acetábulo muito inclinado, levando a risco de instabilidade e artrose precoce.

Referência: Azar FM, Beaty JH. Campbell's Operative Orthopaedics. 14. ed. Philadelphia: Elsevier; 2021. Capítulo 6.

842. Resposta correta: *D*

Classificação de Vancouver para fraturas periprotéticas do fêmur:

1. Tipo A – envolve o trocanter maior (AG) ou menor (AL).
   Tratamento: geralmente conservador; fixação com cerclagem ou placas se houver desvio significativo (>10 a 20 mm) ou instabilidade do implante.
2. Tipo B – fratura ao redor ou imediatamente abaixo do componente femoral:
   - B1 – Haste fixa
     Tratamento preferencial: osteossíntese com placa bloqueada + cerclagem.

- B2 – Haste instável, mas qualidade óssea adequada.
  Tratamento preferencial: revisão com haste femoral longa não cimentada (a utilização de hastes cimentadas longas nas fraturas periprotéticas está associada a maior taxa de pseudartrose e soltura).
- B3 – haste instável + defeito ósseo grave.
  Tratamento preferencial: revisão com haste longa não cimentada + enxerto ósseo; endoprótese em casos não passíveis de reconstrução.

3. Tipo C – fratura distal à prótese (fratura na região supracondiliana do fêmur):
   Tratamento preferencial: fixação com placa bloqueada ou haste intramedular.

Referência: Azar FM, Beaty JH. Campbell's Operative Orthopaedics. 14. ed. Philadelphia: Elsevier; 2021. Capítulo 3.

843. Resposta correta: *D*

A técnica de Codivilla é um método clássico para o reparo das lesões crônicas do tendão quadricipital, caracterizadas pela retração que impede a sutura primária.

Características da Técnica de Codivilla:

1. Incisão em V invertido no tendão quadricipital (ou retalho triangular).
2. Deslocamento do retalho distal sobre a região lesionada para reforçar o reparo.
3. Sutura do retalho no local desejado restaurando a tensão adequada.
4. Uso de suturas complementares para fixação estável.

Referência: Azar FM, Beaty JH. Campbell's Operative Orthopaedics. 14. ed. Philadelphia: Elsevier; 2021. Capítulo 48.

844. Resposta correta: *B.*

Classificação de Pipkin para fraturas da cabeça do fêmur:

Essa classificação divide as fraturas da cabeça femoral em quatro tipos, com base na relação com a fossa do ligamento redondo e na presença de outras lesões associadas:

- Tipo I: Fratura da cabeça femoral abaixo da fossa do ligamento redondo (o ligamento redondo permanece intacto).
- Tipo II: Fratura da cabeça femoral acima da fossa do ligamento redondo (o ligamento redondo pode estar comprometido).
- Tipo III: Fratura da cabeça femoral associada a fratura do colo femoral.
- Tipo IV: Fratura da cabeça femoral associada a fratura da borda acetabular posterior.

Risco de Necrose Avascular (NAV) em cada tipo:

A necrose avascular ocorre em decorrência do comprometimento da vascularização da cabeça femoral. Os tipos I e III apresentam maior risco porque:

- Tipo I:
  - Embora o ligamento redondo esteja intacto, a fratura pode interromper os vasos intraósseos da cabeça femoral.
  - O suprimento sanguíneo da artéria do ligamento redondo pode ser representativo em até cerca de 20% dos adultos.
- Tipo III:
  - A fratura do colo femoral interrompe a vascularização proveniente das artérias retinaculares (principal suprimento sanguíneo da cabeça femoral).
  - Mesmo que a fratura da cabeça seja pequena, a associação com fratura do colo aumenta drasticamente o risco de NAV.

Por que os outros tipos têm menor risco?

- Tipo II: a fratura acima da fossa do ligamento redondo pode preservar parte da vascularização retinacular, reduzindo o risco de NAV em comparação com o Tipo III.
- Tipo IV: o risco de NAV é menor porque a lesão principal é na borda acetabular, sem necessariamente comprometer os vasos da cabeça femoral.

Referência: Motta Filho GR, Barros Filho TEP. Ortopedia e Traumatologia. 1. ed. Rio de Janeiro: Elsevier; 2017. Capítulo 2.38.

845. Resposta correta: *B*

Classificação de Garden para fraturas do colo femoral

A classificação de Garden divide as fraturas do colo femoral em quatro tipos (I a IV) com base no alinhamento das trabéculas da cabeça femoral.

Características do tipo III de Garden:

- Fratura desviada, sem lesão parcial da cápsula/retinácula.
- Padrão radiográfico:
  - Varo: A cabeça femoral está desviada medialmente (ângulo entre o eixo da cabeça e a diáfise femoral reduzido).
  - Extensão: A cabeça femoral está rodada posteriormente em relação ao colo femoral (visível no perfil como perda da congruência anterior).

Comparação com os outros tipos de Garden:

- Tipo I: fratura impactada em valgo.
- Tipo II: fratura completa não desviada.
- Tipo IV: fratura completamente deslocada, com a cabeça femoral em neutro ou rotação livre (sem contato com o colo – lesão completa da cápsula/retinácula).

Referência: Torneta III P, Ricci WM, Ostrum RF, McQueen MM, McKee MD, Court-Brown CM. Rockwood and Green's Fractures in Adults. 9. ed. Philadelphia: Wolters Kluwer; 2020. Capítulo 52.

846. Resposta correta: *C*

O módulo de elasticidade (rigidez) da haste femoral influencia diretamente a distribuição de tensões (*stress shielding*) entre a haste e o osso circundante:

1. Diminuição do módulo de elasticidade (haste menos rígida):
   - A haste deforma-se mais sob carga, absorvendo menos tensão (diminuição do estresse na haste).
   - Como consequência, mais carga é transferida para o osso adjacente (aumento do estresse no osso).
2. Efeito no *stress shielding*:
   - Hastes muito rígidas (alto módulo de elasticidade) reduzem o estresse no osso, levando a atrofia por desuso (*stress shielding*).
   - Hastes menos rígidas promovem maior estímulo ósseo.

Referência: Azar FM, Beaty JH. Campbell's Operative Orthopaedics. 14. ed. Philadelphia: Elsevier; 2021. Capítulo 3.

847. Resposta correta: *A*

Na fixação de fraturas da extremidade distal do fêmur com placa bloqueada lateral, a posição de rotação é crucial para evitar complicações e garantir o alinhamento adequado.

1. Rotação interna de 10°:
   - A placa deve ser posicionada com uma ligeira rotação interna (10°) em relação ao eixo femoral.
   - Isso compensa a tendência natural do joelho em rotação externa durante a marcha e garante o alinhamento anatômico.
2. Por que não rotação externa?
   - Uma rotação externa levaria a um desalinhamento patelofemoral, aumentando o risco de artrose e instabilidade.
   - A rotação interna de 10° é a posição mais fisiológica para a articulação femoropatelar.
3. Erros comuns:
   - Rotação excessiva (> 10°) pode causar dor femoropatelar e aumento no risco de pseudartrose.
   - Rotação externa desalinha o membro, prejudicando a biomecânica.

Referência: Azar FM, Beaty JH. Campbell's Operative Orthopaedics. 14. ed. Philadelphia: Elsevier; 2021. Capítulo 54.

848. Resposta correta: *B*

Na abordagem "de dentro para fora" (*inside-out*), a sequência de portais é crucial para segurança e eficácia. O portal anterolateral é o primeiro a ser estabelecido, seguido pelos demais.

Razões para iniciar pelo portal anterolateral:

1. Posição segura:
   - Localiza-se na região "*safe zone*", distante de nervos (femoral cutâneo lateral) e vasos importantes.
   - Permite acesso à articulação com menor risco de lesão labral ou cartilagem sob visualização direta.
2. Visualização inicial:
   - O artroscópio é inserido primeiro nesse portal, permitindo a visualização direta para a criação dos outros portais (ex.: anterior ou posterolateral).

Referência: Motta Filho GR, Barros Filho TEP. Ortopedia e Traumatologia. 1. ed. Rio de Janeiro: Elsevier; 2018. Capítulo 8.9.

849. Resposta correta: *B*

A classificação de Dorr avalia a morfologia do canal femoral proximal e é importante no planejamento de artroplastias de quadril. O Tipo C apresenta características distintas:

Características do Tipo C:

- Maior perda óssea nas corticais medial e posterior (resposta correta).
- Padrão de remodelação óssea: o osso esponjoso é substituído por osso cortical fino, especialmente nas regiões medial e posterior, que são as áreas de maior carga fisiológica.
- Formato femoral: canal mais amplo e cilíndrico.

Por que não as outras opções?

A. Medial e anterior: a cortical anterior geralmente é menos afetada no Tipo C.
C. Lateral e anterior: a cortical lateral é tipicamente mais preservada.
D. Lateral e posterior: a perda óssea posterior é significativa, mas a lateral não é a principal.

Referência: Azar FM, Beaty JH. Campbell's Operative Orthopaedics. 14. ed. Philadelphia: Elsevier; 2021. Capítulo 3.

850. Resposta correta: *B*

Sir John Charnley revolucionou a artroplastia total do quadril na década de 1960 com conceitos biomecânicos fundamentais:

1. Medialização do componente acetabular:
   - O componente acetabular é posicionado mais medialmente (próximo ao centro de rotação anatômico).
   - Objetivo: reduzir as forças de cisalhamento na interface osso-implante e melhorar a estabilidade.
2. Osteotomia do grande trocanter com reinserção lateralizada:
   - O grande trocanter é osteotomizado e fixado mais lateralmente.

- Objetivo: aumentar o braço de alavanca dos músculos abdutores (glúteo médio e mínimo), melhorando a eficiência muscular e reduzindo o risco de claudicação.

3. Diminuição do diâmetro da cabeça femoral (22,2 mm):
   - Cabeça femoral pequena para reduzir o atrito e o desgaste volumétrico do polietileno.

Referência: Azar FM, Beaty JH. Campbell's Operative Orthopaedics. 14. ed. Philadelphia: Elsevier; 2021. Capítulo 3.

851. Resposta correta: *B*

A classificação de Vancouver é a mais utilizada para fraturas ao redor de hastes femorais de artroplastia total do quadril e se baseia em três fatores principais:

1. Localização da fratura (em relação à haste).
2. Estabilidade da haste protética.
3. Qualidade do osso remanescente.

Características da fratura Vancouver B2:

- Localização: ao redor ou logo abaixo da haste (Tipo B).
- Haste femoral: instável (solta), mas com osso de boa qualidade ao redor.
- Tratamento indicado: revisão da haste femoral (troca por componente mais longo, não cimentado, para agregar ponto de estabilização distal).

Referência: Torneta III P, Ricci WM, Ostrum RF, McQueen MM, McKee MD, Court-Brown CM. Rockwood and Green's Fractures in Adults. 9. ed. Philadelphia: Wolters Kluwer; 2020.

852. Resposta correta: *D*

O acesso cirúrgico de Hardinge (via lateral direta) é amplamente utilizado em fraturas do colo femoral e artroplastias do quadril. No entanto, uma dissecção proximal excessiva (> 3–5 cm acima do trocanter maior) pode lesionar estruturas neurovasculares críticas, especialmente o nervo glúteo superior.

Por que o nervo glúteo superior está em risco?

1. Trajeto do nervo glúteo superior:
   - Emerge da pelve através do forame ciático maior, acima do músculo piriforme.
   - Penetra no músculo glúteo médio a aproximadamente 3–5 cm acima do ápice do trocanter maior.
2. Consequências da lesão:
   - Paralisia do glúteo médio e mínimo → claudicação significativa (dificuldade em abduzir o quadril e manter a estabilidade pélvica na marcha).
   - Sinal de Trendelenburg positivo (queda da pelve durante a marcha).

Referência: Torneta III P, Ricci WM, Ostrum RF, McQueen MM, McKee MD, Court-Brown CM. Rockwood and Green's Fractures in Adults. 9. ed. Philadelphia: Wolters Kluwer; 2020. Capítulo 52.

853. Resposta correta: *A*

O teste de Ludloff é um exame físico específico para avaliar:

1. Integridade do músculo iliopsoas (principal flexor do quadril).
2. Fratura-avulsão do trocanter menor (ponto de inserção do iliopsoas).

Como é realizado?

- O paciente é posicionado sentado com as pernas pendentes (ou em decúbito dorsal com quadril fletido a 90°).
- Solicita-se que o paciente eleve ativamente a coxa contra resistência.
- Dor ou incapacidade de realizar o movimento sugere:
  - Lesão do iliopsoas (tendinopatia).
  - Fratura-avulsão do trocanter menor (comum em adolescentes atletas ou após trauma).

Referência: Leite NM, Faloppa F. Propedêutica Ortopédica e Traumatológica. 1. ed. Porto Alegre: Artmed; 2013. Capítulo 13.

854. Resposta correta: *A*

A abordagem anterógrada para fixação de fraturas da diáfise femoral com haste intramedular exige atenção a estruturas neurovasculares críticas próximas ao ponto de entrada (geralmente na região do grande trocanter ou fossa piriforme). As principais complicações são:

1. Lesão do nervo glúteo superior
   - Trajeto do nervo: passa acima do músculo piriforme, inervando os músculos glúteo médio e mínimo (abdutores do quadril).
   - Risco: se o ponto de entrada da haste for muito medial ou superior, pode lesar o nervo.
   - Consequência: claudicação por fraqueza de abdução (sinal de Trendelenburg positivo).
2. Dano à artéria circunflexa femoral medial
   - Trajeto da artéria: ramo da artéria femoral profunda, que irriga a cabeça femoral (junto com a artéria circunflexa lateral).
   - Risco: instrumentação muito medial pode lesar a artéria, comprometendo a vascularização da cabeça femoral e aumentando o risco de necrose avascular.

Referência: Motta Filho GR, Barros Filho TEP. Ortopedia e Traumatologia. 1. ed. Rio de Janeiro: Elsevier; 2018. Capítulo 2.40.

855. Resposta correta: *C*

Método de Kerboul na avaliação da osteonecrose do quadril

O método de Kerboul é utilizado para quantificar a extensão da osteonecrose da cabeça femoral por meio de ressonância magnética (RM) ou radiografias, calculando a soma dos ângulos de necrose nos planos coronal e sagital.

Princípios do Método:

1. Cálculo dos ângulos:
   - No plano coronal, mede-se o ângulo da lesão necrótica.
   - No plano sagital, repete-se a medição.
   - Soma-se os dois ângulos para obter o "ângulo combinado de Kerboul".
2. Valor preditivo para colapso subcondral:
   - Soma < 190°: baixo risco de colapso.
   - Soma entre 190° e 240°: risco intermediário.
   - Soma > 240°: alto risco de colapso e necessidade de intervenção cirúrgica (ex.: descompressão, enxerto ósseo ou artroplastia).

Referência: Azar FM, Beaty JH. Campbell's Operative Orthopaedics. 14. ed. Philadelphia: Elsevier; 2021. Capítulo 6.52.

856. Resposta correta: *D*

O teste de McCarthy para Impacto Femoroacetabular (IFA) é uma manobra dinâmica utilizada para avaliar o impacto femoroacetabular, uma causa comum de dor no quadril em adultos jovens. O paciente deve estar em decúbito dorsal, enquanto o examinador segura o membro inferior com o quadril e o joelho fletidos a 90°. Na primeira etapa, destinada à avaliação do impacto anterior, realiza-se a extensão passiva do quadril associada à rotação interna; um resultado positivo é indicado por dor ou bloqueio, sugerindo conflito anterossuperior, como lesão labral ou osteófitos. Na segunda etapa, voltada à avaliação do impacto posterior, realiza-se a extensão passiva do quadril com rotação externa; dor ou crepitação indicam conflito postero-inferior ou patologia articular posterior. Uma variação clínica, conhecida como McCarthy Hip Extension Test, inclui a extensão completa do quadril a partir da posição sentada, simulando o movimento de levantar-se de uma cadeira.

Por que não os outros testes?

- A. Craig: Avalia anteversão femoral (não impacto).
- B. Phelps: Avalia encurtamento do grácil (não relacionado ao quadril).
- C. Freiberg: Avalia impacto do piriforme (dor ciática, não IFA).

Referência: Barros Filho TEP, Lech O. Exame Físico em Ortopedia. 3. ed. São Paulo: Sarvier; 2017. Capítulo 10.

857. Resposta correta: *B*

Os vasos *corona mortis* são anastomoses vasculares entre os sistemas da artéria obturadora e da artéria epigástrica inferior, localizados na face posterior da parede pélvica, próximos ao ramo púbico. A lesão desses vasos pode causar hemorragia significativa durante procedimentos cirúrgicos pélvicos ou acetabulares. A via de *Stoppa* modificada, também chamada de acesso intrapélvico, é utilizada para tratar fraturas acetabulares complexas e permite a exposição direta da lâmina quadrilátera. Durante essa abordagem, é fundamental identificar, ligar ou coagulá-los para evitar sangramento incontrolável.

Por que não nas outras vias?

- **A.** Hardinge: acesso lateral para artroplastia de quadril, não expõe a região púbica.
- **C.** Gibson modificada: acesso posterior para quadril, não relacionado à região dos corona mortis.
- **D.** Kocher-Langenbeck: acesso posterior para fraturas acetabulares, mas não expõe a face anterior da pelve onde estão os vasos *corona mortis*.

Referência: Azar FM, Beaty JH. Campbell's Operative Orthopaedics. 14. ed. Philadelphia: Elsevier; 2021. Capítulo 1.

858. Resposta correta: *C*

Identificação dos músculos no Atlas de Netter

A imagem referenciada no *Atlas de Anatomia Humana* (Netter, 7. ed., Capítulo 8) mostra dois músculos distintos na região do quadril e da coxa:

1. Tensor da Fáscia Lata (TFL):
   - Localizado lateralmente na região proximal da coxa.
   - Origem: crista ilíaca (anterior-superior).
   - Inserção: trato iliotibial (TIT).
   - Função: abdução, flexão e rotação medial do quadril.
2. Grácil:
   - Localizado medialmente na coxa (o mais superficial dos adutores).
   - Origem: sínfise púbica e ramo inferior do púbis.
   - Inserção: pata de ganso (tíbia proximal medial).
   - Função: adução do quadril + flexão do joelho.

Por que não as outras opções?

- **A.** Glúteo médio e grácil: O glúteo médio está mais profundo e posterior e não é confundido com o TFL.
- **B.** Glúteo médio e adutor longo: O adutor longo é mais espesso que o grácil e não se insere na tíbia.
- **D.** Tensor da fáscia lata e adutor longo: O adutor longo não faz parte da pata de ganso.

Referência: Netter FH. Atlas de Anatomia Humana. 7. ed. Rio de Janeiro: Elsevier; 2019. Capítulo 8.

859. Resposta correta: *B*

Identificação das estruturas na ressonância magnética do quadril

Na imagem de ressonância magnética (RM) do quadril, as setas indicam duas estruturas anatômicas críticas:

1. Cápsula articular:
   - Estrutura fibrosa que envolve a articulação do quadril, visível como uma camada hipointensa (escura) na RM.
   - Função: estabiliza a articulação e contém o líquido sinovial.
2. Tendão do músculo glúteo mínimo:
   - Localiza-se anteriormente ao glúteo médio e insere-se no trocanter maior.
   - Função: principal abdutor e estabilizador do quadril.
   - Na RM, aparece como uma estrutura linear hipointensa próxima à cápsula.

Por que não as outras opções?

- A. Glúteo médio: seu tendão está mais posterior e lateral, não confundível com o glúteo mínimo.
- C. Reto femoral: origina-se na espinha ilíaca anteroinferior (não é visualizado na região das setas).
- D. Reto femoral + glúteo mínimo: o reto femoral não está presente na área assinalada.

Referência: Leite NM, Faloppa F. Propedêutica Ortopédica e Traumatológica. 1. ed. Porto Alegre: Artmed; 2013. Capítulo 39.

860. Resposta correta: *A*

Lesões por impactação da cabeça femoral em luxações do quadril

Luxação Anterior do Quadril

- Mecanismo de lesão:
  - O impacto da cabeça femoral contra estruturas pélvicas (como os ramos púbicos) durante a luxação anterior pode causar lesões por cisalhamento ou impactação.
- Risco de necrose avascular (NAV):
  - Maior por conta de possível lesão da artéria circunflexa medial, principal suprimento sanguíneo da cabeça femoral.
  - A tração vascular durante a luxação também contribui para o risco.

Referência: Torneta III P, Ricci WM, Ostrum RF, McQueen MM, McKee MD, Court-Brown CM. Rockwood and Green's Fractures in Adults. 9. ed. Philadelphia: Wolters Kluwer; 2020. Capítulo 51.

861. Resposta correta: *D*

A epifisiólise proximal do fêmur (EPF) é uma condição caracterizada pelo deslizamento da epífise femoral proximal em relação à metáfise, associada a alterações biomecânicas específicas. A diminuição da anteversão femoral reduz a capacidade de compensação durante a marcha, especialmente na flexão do quadril, aumentando as forças de cisalhamento sobre a fise (placa de crescimento) e predispondo ao deslizamento. Além disso, a diminuição do ângulo cervicodiafisário, conhecida como coxa vara, eleva as forças de compressão medial e as forças de cisalhamento lateral na fise, contribuindo para a fragilização da placa de crescimento e favorecendo o deslizamento epifisário.

Por que não as outras opções?

A. e B. Aumento da anteversão: está mais associado a outras condições (ex.: displasia do quadril), não à EPF.

C. Aumento do ângulo cervicodiafisário (coxa valga): reduz as forças de cisalhamento na fise, e é um fator protetor para EPF.

Referência: Weinstein SL, Flynn JM. Lovell and Winter's Pediatric Orthopaedics. 7. ed. Philadelphia: Lippincott, Williams & Wilkins; 2015. Capítulo 25, p. 1167.

862. Resposta correta: *A*

Diagnóstico tardio da displasia do desenvolvimento do quadril (DDQ) em crianças ≥ nove meses: após os nove meses de idade, os testes clássicos como Ortolani e Barlow (úteis em recém-nascidos) tornam-se menos confiáveis por causa da maior estabilidade articular e fibrose da cápsula. O sinal de Hart é um dos achados mais confiáveis nessa fase.

Sinal de Hart

- O que é? Um *clique* ou *estalido* palpável durante a abdução e rotação do quadril, causado pelo deslizamento da cabeça femoral sobre a borda acetabular displásica.
- Por que é confiável?
  - Indica instabilidade articular residual em crianças mais velhas.
  - Diferencia-se do "clique benigno" (que não está associado à displasia).

Por que não os outros testes?

B. Barlow e C. Ortolani: são mais sensíveis apenas nos primeiros meses de vida. Após 3-6 meses, a contratura muscular e a fibrose limitam sua utilidade.

D. Peter-Bade: não é um sinal padrão para DDQ – baixa sensibilidade e especificidade.

Exames complementares em crianças ≥ nove meses

- Radiografia: Mostra acetábulo raso, cabeça femoral lateralizada.
- Ultrassom (em alguns casos).
- RM/TC: para avaliação cirúrgica em casos graves.

Referência: Weinstein SL, Flynn JM. Lovell and Winter's Pediatric Orthopaedics. 7. ed. Philadelphia: Lippincott, Williams & Wilkins; 2015. Capítulo 23, p. 991.

863. Resposta correta: *D*

Deficiência focal femoral proximal (DFFP) e contraturas do quadril

A deficiência focal femoral proximal (também conhecida como deficiência femoral congênita proximal – PFFD) é uma condição caracterizada por hipoplasia ou ausência do fêmur proximal, resultando em encurtamento do membro e alterações biomecânicas.

Padrão típico de contratura muscular no quadril

- Flexão: por conta de desequilíbrio entre os flexores (iliopsoas) e extensores (glúteo máximo).
- Abdução: causada pela hipoplasia dos adutores e pelo encurtamento dos abdutores (glúteo médio/mínimo).
- Rotação externa: resultante da ausência ou hipoplasia do fêmur proximal, que altera a orientação da articulação do quadril.

Por que não as outras opções?

A. e B. Adução: não ocorre na DFFP, pois os adutores são frequentemente hipoplásicos ou ausentes.

C. Rotação interna: é incompatível com a anatomia alterada da DFFP, que tende a posicionar o quadril em rotação externa.

Referência: Weinstein SL, Flynn JM. Lovell and Winter's Pediatric Orthopaedics. 7. ed. Philadelphia: Lippincott, Williams & Wilkins; 2015. Capítulo 30, p. 1566.

864. Resposta correta: *B*

Risco de lesão da artéria poplítea em fraturas do terço distal do fêmur: fraturas do terço distal do fêmur por trauma de alta energia (como acidentes automotivos ou quedas de altura) podem comprometer a artéria poplítea por causa da sua proximidade com as estruturas posteriores do joelho. O risco é maior quando há lesão ligamentar associada, especialmente:

Mecanismo de lesão vascular

1. Tração ou laceração direta:
   - A artéria poplítea está fixa no anel dos adutores (proximalmente) e no arco tendíneo do sóleo (distalmente), tornando-a vulnerável ao estiramento ou à ruptura em fraturas com grande deslocamento.
2. Lesão ligamentar (ex.: LCA + LCP + Cápsula Posterior):
   - A ruptura dos ligamentos cruzados e colaterais indica energia traumática suficiente para danificar também a artéria poplítea.
   - A combinação "fratura + instabilidade ligamentar" tem alta correlação com lesão vascular (15–30% dos casos).

Por que não as outras opções?

A. Meniscal: lesões meniscais não estão diretamente relacionadas ao risco vascular.

C. Mecanismo extensor: lesões do tendão patelar ou quadricipital não afetam a artéria poplítea.
D. Terço proximal da fíbula: fraturas isoladas da fíbula não comprometem a artéria poplítea (a menos que haja luxação tibiofibular proximal – condição rara).

Referência: Bucholz RW, Heckman JD. Skeletal trauma: Trauma: Basic Science, Management and Reconstruction. 5. ed. Philadelphia: Saunders; 2015. p. 1826.

865. Resposta correta: *A*

De acordo com a literatura ortopédica, especialmente no livro de referência *Rockwood and Green's Fractures in Adults*, existe uma associação reconhecida entre essa fratura e fraturas da extremidade distal do rádio ipsilateral. Essa relação é frequentemente observada em pacientes idosos que sofrem quedas, nas quais o impacto é absorvido tanto pelo quadril quanto pelo punho ao tentar amortecer a queda.

Referência: Torneta III P, Ricci WM, Ostrum RF, McQueen MM, McKee MD, Court-Brown CM. Rockwood and Green's Fractures in Adults. 8. ed. Philadelphia: Lippincott, Williams & Wilkins; 2015. Capítulo 53, p. 3668.

866. Resposta correta: *C*

O encurtamento significativo (geralmente acima de 2 cm) é considerado indicação para revisão cirúrgica imediata, pois pode ocasionar desequilíbrios funcionais, alterações na marcha, dor lombar e outros problemas biomecânicos. As demais deformidades costumam ser toleradas em graus moderados:

- **Desvio em varo de 10 graus**: pode ser aceitável em alguns casos, dependendo da estabilidade e da evolução da consolidação.
- **Desvio rotacional de 10 graus**: muitas vezes é bem tolerado clinicamente.
- **Flexão do fragmento proximal de 15 graus**: pode ser aceitável se não houver comprometimento significativo da função do quadril.

Assim, o encurtamento de 2,5 cm é considerado inaceitável e requer correção imediata.

Referência: Torneta III P, Ricci WM, Ostrum RF, McQueen MM, McKee MD, Court-Brown CM. Rockwood and Green's Fractures in Adults. 8. ed. Philadelphia: Lippincott, Williams & Wilkins; 2015. p. 2141.

867. Resposta correta: *A*

Durante o desenvolvimento embrionário, tanto o acetábulo (porção da pelve) quanto a cabeça do fêmur se originam de um **mesmo bloco de tecido mesenquimal indiferenciado**. Esse tecido passa por um processo de cavitação progressiva, por meio de apoptose celular, que dá origem à articulação do quadril e mantém a congruência entre as superfícies articulares. A referência ressalta que essa origem comum é essencial para o desenvolvimento adequado da articulação e para a prevenção de malformações congênitas, como a displasia do quadril.

Referência: Flynn JM, Weinstein SL. Lovell and Winter's Pediatric Orthopaedics. 7. ed. Philadelphia: Lippincott, Williams & Wilkins; 2014. p. 983-4.

868. Resposta correta: *A*

O **portal anterior** é estabelecido na região da articulação do quadril, tipicamente localizado na intersecção entre uma linha traçada a partir da espinha ilíaca anterossuperior (EIAS) e uma linha vertical a partir do trocanter maior. O **nervo cutâneo femoral lateral** passa superficialmente e geralmente lateral ao portal anterior. Se esse portal for **medializado** (deslocado para dentro da posição ideal), há um risco aumentado de lesão direta a esse nervo, resultando em parestesia ou anestesia na face lateral da coxa. As outras opções (lateralização do portal anterior, medialização ou lateralização do portal anterolateral) não são tipicamente associadas a essa complicação específica, pois o nervo cutâneo femoral lateral está mais relacionado à região do portal anterior.

Referência: Canale ST, Beaty JH. Campbell's Operative Orthopaedics. 13. ed. Philadelphia: Saunders; 2017. p. 2561.

869. Resposta correta: *B*

O Centro de Rotação da Angulação (Cora) é um conceito fundamental na análise de deformidades ósseas, definido como o ponto em que os eixos mecânicos ou anatômicos dos fragmentos proximal e distal se interceptam. Quando há desvio angular associado a translação (desalinhamento tanto angular quanto por deslocamento lateral), o Cora não se localiza no mesmo nível nas projeções anteroposterior (AP) e de perfil. Isso ocorre porque a deformidade é tridimensional, fazendo com que os eixos dos fragmentos se cruzem em pontos distintos em cada visão. A identificação de Coras em níveis diferentes caracteriza uma deformidade complexa (não planar), que exige planejamento cirúrgico específico, como osteotomias multiplanares, para correção adequada.

As demais opções estão incorretas:

- A. **No mesmo nível:** seria verdadeiro apenas para deformidades angulares puras (sem translação) em um mesmo plano.
- C. **Em posição mais distal no fragmento distal** e D) **em posição mais proximal no fragmento distal:** não são generalizações válidas, pois a posição do Cora depende da direção e da magnitude da deformidade.

Referência: Bucholz RW, Heckman JD. Skeletal Trauma: Basic Science, Management and Reconstruction. 5. ed. Philadelphia: Saunders; 2015. p. 647.

870. Resposta correta: *C*

Quando o componente femoral está solto, a simples estabilização da fratura com osteossíntese (como placas, enxertos ou cerclagem) não é suficiente, pois o implante solto impede a consolidação óssea e a estabilidade mecânica. A estratégia correta é a **revisão do componente femoral** (substituição por uma haste femoral longa), que:

- estabiliza a fratura por meio do próprio componente de revisão, que atua como dispositivo intramedular;
- garante fixação estável no osso remanescente, com ou sem enxerto ósseo;
- permite a consolidação da fratura e possibilita carga precoce.

As demais opções são inadequadas nesse cenário:

A. **Uso de enxerto ósseo**: pode ser um adjuvante na revisão, mas não trata a causa primária (componente solto).

B. **Uso de cerclagem isolada**: insuficiente para estabilizar a fratura com implante solto.

D. **Manutenção do componente femoral**: contraindicada, pois o implante solto leva à falha da fixação e não consolidação.

Referências: Bucholz RW, Heckman JD. Skeletal Trauma: Basic Science, Management and Reconstruction. 5. ed. Philadelphia: Saunders; 2015. p. 2423.

Canale ST, Beaty JH. Campbell's Operative Orthopaedics. 13. ed. Philadelphia: Saunders; 2017. p. 257–8.

871. Resposta correta: *A*

A ***jump distance*** (distância de salto) é a distância que a cabeça femoral deve percorrer para **sair completamente do componente acetabular** (ou seja, para ocorrer uma luxação). Essa distância é igual à **metade do diâmetro da cabeça femoral**. Por exemplo, se a cabeça tem 32 mm de diâmetro, a *jump distance* é de 16 mm. O conceito é crucial para entender a estabilidade da prótese: cabeças maiores exigem um deslocamento maior para luxar, reduzindo o risco de deslocamento (luxação) pós-operatório.

As demais opções estão incorretas:

B. **Equivalente ao dobro do diâmetro**: superestima a distância necessária.

C. e D. **Percorrer até a borda do componente acetabular**: a *jump distance* refere-se ao percurso total para sair do acetábulo, não apenas até a borda.

Referência: Canale ST, Beaty JH. Campbell's Operative Orthopaedics. 13. ed. Philadelphia: Saunders; 2017. p. 264.

872. Resposta correta: *C*

A osteotomia valgizante do fêmur proximal é um procedimento indicado no tratamento de deformidades do quadril, como a coxa vara ou casos de necrose avascular da cabeça femoral. Seu objetivo é redirecionar a cabeça femoral para uma posição mais estável e funcional. A radiografia em adução máxima, realizada com o membro inferior em rotação medial, permite simular o efeito da osteotomia valgizante. Nessa posição, a cabeça femoral se centraliza melhor no acetábulo, evidenciando a cobertura esperada após a correção cirúrgica. Avalia-se também se a osteotomia conseguirá melhorar a congruência articular e redistribuir as forças na articulação. A verificação da "extrusão da cabeça" (opções A e B) não é o objetivo principal; o foco é a centralização e a cobertura acetabular. Já a abdução máxima (opções B e D) não é utilizada, pois piora a centralização nos casos de coxa vara.

Referência: Sizínio H, Barros Filho TEP, Xavier R, Pardini Júnior AG. Ortopedia e Traumatologia: Princípios e Prática. 5. ed. Porto Alegre: Artmed; 2017. Capítulo 11.

873. Resposta correta: *B*

- **Luxação do joelho**: é a lesão com o maior risco de lesão da artéria poplítea (atingindo até 40% dos casos), por conta da tração e do deslocamento violento das estruturas vasculares.
- **Fratura da extremidade proximal da tíbia (platô tibial)**: também apresenta um risco elevado de lesão vascular, especialmente em fraturas de alta energia ou deslocadas.
- **Fratura supracondiliana do fêmur**: embora possa causar lesão da artéria poplítea (por tração ou fragmentos ósseos), o risco é comparativamente menor do que nas duas situações anteriores. Isso se deve à anatomia local e ao mecanismo de trauma.

Referência: Torneta III P, Ricci WM, Ostrum RF, McQueen MM, McKee MD, Court-Brown CM. Rockwood and Green's Fractures in Adults. 9. ed. Philadelphia: Wolters Kluwer; 2020. Capítulo 57.

874. Resposta correta: *C*

O ramo ascendente da artéria circunflexa medial é a principal fonte de suprimento sanguíneo para a cabeça femoral, sobretudo por meio do ramo profundo, que penetra no fêmur pelo sulco entre o trocanter maior e a cápsula articular. No acesso posterior ao quadril, como na via de Kocher-Langenbeck, existe risco de lesão desse ramo durante a dissecção ou a capsulotomia, o que pode comprometer a perfusão da cabeça femoral e resultar em necrose avascular.

Os demais ramos têm funções menos críticas:

A. **Ramo transverso da artéria circunflexa lateral**: fornece sangue para a região trocantérica e diáfise proximal, mas não é vital para a cabeça femoral.

B. **Ramo transverso da artéria circunflexa medial**: distribui-se para músculos adjacentes e não é o principal suprimento da cabeça.

D. **Ramo descendente da artéria circunflexa lateral**: irriga a região distal do fêmur e não afeta a cabeça femoral.

Portanto, a preservação do **ramo ascendente da artéria circunflexa medial** é essencial para evitar complicações isquêmicas.

Referência: Azar FM, Beaty JH. Campbell's Operative Orthopaedics. 14. ed. Philadelphia: Elsevier; 2021. Capítulo 1.

875. Resposta correta: *C*

Nos casos de DDQ unilateral, a limitação da abdução do quadril afetado, em comparação com o lado saudável, constitui um sinal clínico evidente e altamente sugestivo. Isso ocorre em razão do deslocamento posterior da cabeça femoral, que encurta e tensiona os músculos adutores, restringindo a amplitude de abdução. Nas displasias bilaterais, a limitação pode estar presente em ambos os lados, mas tende a ser menos perceptível por ocorrer de forma simétrica, podendo ser subestimada ou mascarada na ausência de um comparativo claro. Trata-se, portanto, de um sinal clinicamente relevante (não "sem relevância", como na opção A) e que não depende da associação com hiperlordose (opção D) para ter importância.

Referência: Herring JA. Tachdjian's Pediatric Orthopaedics. 6. ed. Philadelphia: Elsevier; 2022. Capítulo 13.

876. Resposta correta: *A*

Durante a marcha, a **rotação pélvica no plano transverso** (para a frente no lado do membro em balanço) e a **flexão do quadril** atuam de forma coordenada para:

- Aumentar o comprimento do passo sem exigir maior flexão do quadril.
- Reduzir a **oscilação vertical do centro de gravidade do corpo** (economizando energia e mantendo a estabilidade).

Esse mecanismo diminui a amplitude de movimentos para cima e para baixo do tronco, tornando a marcha mais suave e eficiente.

As opções que mencionam "oscilação horizontal" (C e D) são incorretas, pois o principal benefício é na redução do deslocamento vertical. O deslocamento é **anterior** (não posterior) no lado do balanço, coincidindo com a fase de avanço do membro.

Referência: Leite NM, Faloppa F. Propedêutica Ortopédica e Traumatologia. 1. ed. Porto Alegre: Artmed; 2013. Capítulo 20.

ocorre em razão da dor intensa desencadeada pela mobilização da articulação e pela carga.

Outros sinais podem estar presentes, mas são menos consistentes:

A. **Edema local**: não é proeminente no quadril por causa da profundidade da articulação.
B. **Atitude viciosa**: o quadril pode estar mantido em flexão, abdução e rotação externa (para aliviar a pressão intra-articular), mas não é o achado mais universal.
C. **Hiperemia e dor à palpação**: a hiperemia (vermelhidão) é rara por conta da profundidade do quadril, e a dor à palpação é inespecífica.

Referência: Flynn JM, Weinstein SL. Lovell and Winter's Pediatric Orthopaedics. 7. ed. Philadelphia: Wolters Kluwer; 2014. Capítulo 12.

880. Resposta correta: *D*

A **osteíte púbica** é uma condição inflamatória da sínfise púbica, comum em atletas e após cirurgias pélvicas. Na ressonância magnética, o **sinal de fenda (*cleft sign*)** é caracterizado por um aumento de sinal (edema/inflamação) na região superior da sínfise púbica, alongando-se para as regiões adjacentes do púbis. Esse sinal está especificamente associado à **lesão do ligamento capsular superior** que envolve o **disco fibrocartilaginoso** da sínfise púbica. A lesão leva à instabilidade microtraumática, inflamação e degeneração, resultando no sinal de fenda.

As demais opções são incorretas:

A. **Aderência na parede média por mioma uterino**: não relacionada à osteíte púbica.
B. **Tendinose insercional do músculo reto do abdome**: pode causar dor púbica, mas não está ligada ao sinal de fenda.
C. **Tendinose insercional do músculo adutor magno**: associada a entesopatias, mas não é a causa do sinal de fenda.

Referência: Azar FM, Beaty JH. Campbell's Operative Orthopaedics. 14. ed. Philadelphia: Elsevier; 2021. Capítulo 6.

881. Resposta correta: *B*

O quadrante **anterossuperior** da epífise femoral proximal contém os **vasos sanguíneos retinianos** (ramos da artéria circunflexa medial), que são a principal fonte de suprimento sanguíneo para a cabeça femoral. A penetração de um parafuso nesse quadrante pode lesionar esses vasos, resultando em **necrose avascular da cabeça femoral** (complicação grave e irreversível). A colocação ideal do parafuso deve ser no **quadrante central** ou **posteroinferior** da epífise, em que o risco de lesão vascular é mínimo.

As demais opções são menos críticas:

- **A.** **Anteroinferior** e **C.** **Posteroinferior**: são regiões mais seguras para a fixação.
- **D.** **Posterossuperior**: também apresenta risco, mas é menos perigoso que o anterossuperior.

Portanto, para minimizar o risco de necrose avascular, o parafuso deve evitar especificamente o quadrante **anterossuperior**.

Referência: Herring JA. Tachdjian's Pediatric Orthopaedics. 6. ed. Philadelphia: Saunders; 2022. Capítulo 15.

882. Resposta correta: *C*

Em pacientes obesos, a via **anterógrada** (pelo trocanter maior ou fossa piriforme) apresenta desafios técnicos significativos por conta da espessura do tecido adiposo, o que dificulta:

- A palpação de referências ósseas.
- A localização precisa do **ponto de entrada** correto (que deve estar alinhado com o eixo do canal medular).
- A necessidade de incisões grandes e dissecação profunda.

A via **retrógrada** (pela região intercondilar do fêmur distal) é vantajosa porque:

- O ponto de entrada (entre os côndilos femorais) é **mais superficial e facilmente acessível**, mesmo em pacientes obesos.
- Requer incisões menores e evita a dissociação de tecidos profundos na região do quadril.
- Simplifica o alinhamento e a inserção da haste sob visualização fluoroscópica.

As demais opções são menos relevantes ou incorretas:

- **A.** **Dificuldade em realizar a fluoroscopia**: ambas as vias exigem fluoroscopia, mas a retrógrada pode ser mais fácil por conta de a região distal ser mais acessível.
- **B.** **Dificuldade de fresagem do canal medular**: a fresagem é similar em ambas as técnicas.
- **D.** **Probabilidade de desenvolver trombose venosa profunda**: o risco de TVP não é significativamente reduzido com a via retrógrada.

Referência: Azar FM, Beaty JH. Campbell's Operative Orthopaedics. 14. ed. Philadelphia: Elsevier; 2021. Capítulo 54.

883. Resposta correta: *C*

O **músculo piriforme** é um rotador lateral e abdutor do quadril (quando o quadril está flexionado a 90 graus). No **teste ativo do piriforme**, o paciente é posicionado em **decúbito lateral** com o quadril a ser testado flexionado a aproximadamente 60 graus e o joelho flexionado a 90 graus. O examinador aplica resistência contra a **abdução e rotação lateral** do quadril (ou seja, o paciente é instruído a empurrar o tornozelo para cima e para fora, contra a resistência do examinador). A reprodução de dor na região glútea (sobre o piriforme) ou ciática durante o teste sugere síndrome do piriforme (compressão do nervo ciático pelo músculo).

Referência: Barros Filho TEP, Lech O. Exame Físico em Ortopedia. 3. ed. São Paulo: Sarvier; 2017. Capítulo 10.

884. Resposta correta: *D*

As abordagens laterais podem ser subdivididas em técnicas laterais diretas e transtrocantéricas. Ambos os métodos deslocam parte ou a totalidade dos mecanismos abdutores para facilitar a exposição. As abordagens laterais diretas são baseadas na observação de que o glúteo médio e o vasto lateral podem ser considerados como estando em continuidade funcional direta através do periósteo tendíneo espesso, que cobre o trocanter maior. Foi introduzido pela primeira vez por McFarland e Osborne em 1954 e foi modificado por Hardinge em 1982.

O acesso descrito na imagem com dupla osteotomia trocantérica representa a via de McLauchlan, pouco utilizado atualmente.

Na via de McLauchlan, os músculos glúteo médio e vasto lateral são seccionados na linha de suas fibras e o trocanter maior é cortado em dois fragmentos retangulares. O glúteo médio é fixado proximalmente e o vasto lateral distalmente em cada uma dessas lascas ósseas. Uma é retraída anteriormente e a outra posteriormente para expor a articulação do quadril.

Referência: Azar FM, Beaty JH. Campbell's Operative Orthopaedics. 14. ed. Philadelphia: Elsevier; 2021. Capítulo 1.

885. Resposta correta: *B*

A fratura transtrocantérica do fêmur é tipicamente resultante de uma **queda da própria altura em idosos**, em que o impacto é absorvido pelo quadril e pela mão/extremidade superior ao tentar amortecer a queda.

Essa mecânica de trauma frequentemente causa uma **fratura concomitante do rádio distal ipsilateral** (fratura de Colles ou similar), pois a força é transmitida por meio do membro superior.

A associação é bem documentada na literatura ortopédica, especialmente em pacientes com osteoporose, em que fraturas por fragilidade tendem a ocorrer em múltiplos sítios com um mesmo mecanismo.

As demais opções são menos comuns:

A. **Acetábulo ipsilateral**: geralmente requer trauma de alta energia (como acidentes automotivos), não característico de quedas simples.

C. **Tornozelo contralateral** e D. **Úmero proximal contralateral**: podem ocorrer, mas não têm a mesma frequência ou associação direta.

Referência: Torneta III P, Ricci WM, Ostrum RF, McQueen MM, McKee MD, Court-Brown CM. Rockwood and Green's Fractures in Adults. 9. ed. Philadelphia: Wolters Kluwer; 2020. Capítulo 53.

886. Resposta correta: *B*

A classificação de Graf utiliza os ângulos **alfa** (que avalia a cobertura óssea da cabeça femoral) e **beta** (que avalia a cartilagem e o labrum) para categorizar o quadril em tipos:

- **Tipo I** (normal): alfa ≥ 60°, beta < 55°.
- **Tipo II** (imaturidade ou displasia leve a moderada):
  Subtipos:
  - **IIa** (fisiológico em lactentes < 3 meses): alfa 50–59°.
  - **IIb** (displasia leve em lactentes > 3 meses): Alfa 50–59°.
  - **IIc** (displasia crítica): alfa 43–49°, beta < 77° (risco de evolução para luxação).
- **Tipo III** (descentração grave): alfa < 43°, com alteração estrutural da cartilagem.
- **Tipo IV** (luxado): alfa não mensurável, cabeça femoral completamente fora do acetábulo.

Os valores fornecidos (**alfa 43–60°** e **beta 55–77°**) abrangem principalmente os subtipos do **Tipo II** (especialmente IIa, IIb e IIc), e a resposta correta é a alternativa B) II.

Referência: Herring JA. Tachdjian's Pediatric Orthopaedics. 6. ed. Philadelphia: Elsevier; 2022. Capítulo 13.

887. Resposta correta: *C*

O **ângulo de Southwick** é medido na vista lateral do quadril e corresponde à diferença entre o ângulo cefalocervical do lado afetado e o lado normal (ou a média de 145°). Ele classifica o deslizamento em:

- Leve: < 30°
- Moderado: 30– 50°
- Grave: > 50°

Esse ângulo é fundamental para planejar o tratamento (fixação *in situ* ou correção por osteotomia).

Os demais ângulos estão associados a outros contextos:

A. **Klein**: refere-se à linha de Klein (linha alongando a borda superior do colo femoral), usada para detectar deslizamentos sutis na vista AP.

B. **Drehmann**: sinal de Drehmann (rotação externa e abdução durante a flexão do quadril) é um sinal clínico, não angular.

D. **Trethowan**: sinal de Trethowan (na radiografia AP, uma linha ao longo da borda superior do colo femoral não intersecta a epífise normalmente) é usado para diagnóstico.

Referência: Herring JA. Tachdjian's Pediatric Orthopaedics. 6. ed. Philadelphia: Elsevier; 2022. Capítulo 15.

888. Resposta correta: *B*

A **artéria femoral** e a **veia femoral** localizam-se medialmente ao fêmur (na região do canal dos adutores). A passagem do pino de tração de **medial para lateral** afasta o risco de lesão dessas estruturas vasculares, pois o trajeto começa em uma região mais segura (medial) e avança para lateral, evitando o feixe vascular.

O **nervo femoral** situa-se mais proximalmente (na região inguinal) e não está em risco direto durante a passagem do pino no fêmur distal.

A passagem de lateral para medial (opções C e D) aumentaria o risco de perfurar a artéria femoral, já que o pino se aproximaria do feixe vascular ao sair medialmente.

Referência: Torneta III P, Ricci WM, Ostrum RF, McQueen MM, McKee MD, Court-Brown CM. Rockwood and Green's Fractures in Adults. 9. ed. Philadelphia: Wolters Kluwer; 2020. Capítulo 56.

889. Resposta correta: *C*

O sistema proposto por Mirels considera quatro variáveis, a saber: localização anatômica (membro superior, inferior ou peritrocantérica), dor (leve, moderada ou funcional), tamanho (< 1/3, 1/3-2/3, > 2/3) e característica da lesão (blástica, mista ou lítica). A pergunta se refere a uma lesão lítica (3 pontos) da diáfise do fêmur (2 pontos) acometendo metade do diâmetro do osso (2 pontos) e com dor moderada (2 pontos); portanto, somam-se 9 pontos. Ainda de acordo com este sistema, em escores acima de 8 deve-se considerar fixação profilática.

Referência: Azar FM, Beaty JH. Campbell's Operative Orthopaedics. 14. ed. Philadelphia: Elsevier; 2021. Capítulo 27.

890. Resposta correta: *C*

A estrutura ilustrada é nervo glúteo superior, que faz parte da estrutura vásculo-nervosa mais próxima do portal anterolateral, e é, portanto, a principal estrutura em risco neste portal. No portal anterior a principal estrutura em risco é o nervo cutâneo femoral lateral e no portal posterolateral é o nervo isquiático.

Referência: Azar FM, Beaty JH. Campbell's Operative Orthopaedics. 14. ed. Philadelphia: Elsevier; 2021. Capítulo 51.

891. Resposta correta: *B*

O ressalto interno, ou medial, do quadril (*snapping hip*) é causado pelo atrito do tendão do músculo psoas sobre a eminência iliopectínea, a cabeça femoral, ou ainda, um componente protético acetabular protuso em sua região anterior. Pode ser reproduzido movimentando-se o quadril de flexão e rotação lateral para extensão e rotação medial.

Referência: Azar FM, Beaty JH. Campbell's Operative Orthopaedics. 14. ed. Philadelphia: Elsevier; 2021. Capítulo 51.

892. Resposta correta: *D*

O índice de alinhamento descrito por Garden tem valor prognóstico. Na radiografia em AP, o ângulo formado entre o eixo central das trabéculas ósseas da cabeça do fêmur e o córtex medial da diáfise deve ser de 160 graus. Na radiografia em Perfil, o trabeculado central da cabeça do fêmur está alinhado com o trabeculado central do colo, em um ângulo de 180 graus. A falha na obtenção desta redução está associada com osteonecrose e/ou falha da fixação.

Referência: Torneta III P, Ricci WM, Ostrum RF, McQueen MM, McKee MD, Court-Brown CM. Rockwood and Green's Fractures in Adults. 9. ed. Philadelphia: Wolters Kluwer; 2020. Capítulo 52.

893. Resposta correta: *C*

O teste aqui chamado de DIRI consiste em flexão, adução e rotação medial do quadril, e é considerado positivo quando desencadeia dor. É altamente sugestivo de patologia intra-articular do quadril, tendo como causa mais comum no adulto jovem a síndrome do impacto femoroacetabular. Este teste provoca o pinçamento da região anterior do labrum acetabular. O teste DIRE é o oposto, visando mais as regiões laterais e posteriores do labrum. O teste de Ely avalia eventual espasticidade do músculo reto femoral e o teste de Freiberg avalia a síndrome do músculo piriforme.

Referência: Barros Filho TEP, Lech O. Exame Físico em Ortopedia. 3. ed. São Paulo: Sarvier; 2017. Capítulo 10.

894. Resposta correta: *D*

O teste de Klisic baseia-se na palpação do trocanter maior com o dedo médio, e da espinha ilíaca anterossuperior com o dedo indicador. Em um exame normal, a linha formada por estes dois pontos cruza a cicatriz umbilical ou um ponto mais proximal a esta. Em um quadril luxado, a linha passará abaixo (distalmente) a cicatriz umbilical.

Referência: Herring JA. Tachdjian's Pediatric Orthopaedics. 6. ed. Philadelphia: Elsevier; 2022. Capítulo 13.

895. Resposta correta: *A*

As hastes cefalomedulares apresentam, quando comparadas a placas proximais bloqueadas e placas lâmina de 95 graus, menor braço de alavanca, maior resistência ao colapso em varo, e maiores forças necessárias para a falha da síntese de modo geral.

Referência: Torneta III P, Ricci WM, Ostrum RF, McQueen MM, McKee MD, Court-Brown CM. Rockwood and Green's Fractures in Adults. 9. ed. Philadelphia: Wolters Kluwer; 2020. Capítulo 54.

896. Resposta correta: *A*

A imagem ilustra o procedimento de enxertia conhecido como *light bulb* (lâmpada). Já o procedimento conhecido como *trapdoor* (alçapão) seria realizado diretamente sobre a cartilagem. Ambos são relativamente controversos e estariam indicados antes de qualquer colapso da cabeça do fêmur (Ficat I ou II).

Referência: Azar FM, Beaty JH. Campbell's Operative Orthopaedics. 14. ed. Philadelphia: Elsevier; 2021. Capítulo 6.

897. Resposta correta: *D*

O teste mais reprodutível na ruptura do glúteo médio, além da marcha típica, é a dor à abdução contra resistência, ambos com mais de 70% de especificidade e sensibilidade.

Referência: Azar FM, Beaty JH. Campbell's Operative Orthopaedics. 14. ed. Philadelphia: Elsevier; 2021. Capítulo 48.

898. Resposta correta: *B*

As duas fraturas mais comumente associadas à fratura da diáfise do fêmur são: a fratura da tíbia/fíbula (em 20,5% dos casos), seguida de costelas/esterno (em 19%) e fraturas não diafisárias do fêmur (18,9%).

Referência: Torneta III P, Ricci WM, Ostrum RF, McQueen MM, McKee MD, Court-Brown CM. Rockwood and Green's Fractures in Adults. 9. ed. Philadelphia: Wolters Kluwer; 2020. Capítulo 56.

899. Resposta correta: *A*
O triângulo de Ward é uma região "vazia" de trabeculados ósseos na região proximal do fêmur. O arco de Adam também é conhecido como calcar femoral.
Referência: Torneta III P, Ricci WM, Ostrum RF, McQueen MM, McKee MD, Court-Brown CM. Rockwood and Green's Fractures in Adults. 9. ed. Philadelphia: Wolters Kluwer; 2020. Capítulo 53.

900. Resposta correta: *C*
Segundo o método de Ramsey, se o quadril apenas é mantido reduzido em abdução ampla, ou se mais de 10 a 15 graus de rotação medial são necessários para manter a redução, considera-se uma redução instável.
Referência: Herring JA. Tachdjian's Pediatric Orthopaedics. 6. ed. Philadelphia: Elsevier; 2022. Capítulo 13.

901. Resposta correta: *A*
A classificação radiográfica de Dorr leva em conta o formato do fêmur proximal, a espessura cortical e a largura do canal medular. De maneira simplista, o tipo A é o de melhor qualidade óssea, cujo formato lembra uma taça de champanhe. O tipo C se caracteriza pelo formato cilíndrico, em chaminé. O tipo B é intermediário e não tem um "apelido" específico.
Referência: Azar FM, Beaty JH. Campbell's Operative Orthopaedics. 14. ed. Philadelphia: Elsevier; 2021. Capítulo 3.

902. Resposta correta: *C*
O risco de uma segunda fratura no quadril em dois anos se aproxima de 10% em mulheres e 5% em homens. Em cerca de 70% dos casos é do mesmo tipo que a anterior.
Referência: Torneta III P, Ricci WM, Ostrum RF, McQueen MM, McKee MD, Court-Brown CM. Rockwood and Green's Fractures in Adults. 9. ed. Philadelphia: Wolters Kluwer; 2020. Capítulo 52.

903. Resposta correta: *C*
Estudos mostram a fratura basocervical sem desvio como o tipo mais comum de fratura do colo associada à fratura da diáfise do fêmur, algo entre 39% (Alho et al.) e 55% (Shuler et al.). O segundo tipo mais comum é a fratura transcervical.
Referência: Torneta III P, Ricci WM, Ostrum RF, McQueen MM, McKee MD, Court-Brown CM. Rockwood and Green's Fractures in Adults. 9. ed. Philadelphia: Wolters Kluwer; 2020. Capítulo 2.40.

904. Resposta correta: *A*

O teste ilustrado é o teste de Ober, um teste dinâmico para avaliar a presença ou não de contratura do trato iliotibial. O lado a ser examinado deve estar para cima e o outro com quadril e joelho semifletidos para corrigir a lordose lombar. O teste inicia-se partindo da flexão e adução do quadril a ser examinado, depois abdução, e, por fim, extensão sustentada pelo examinador, com o joelho em flexão. A incapacidade de adução do quadril traduz contratura dessa musculatura. O teste de Phelps pesquisa a contratura do músculo grácil e deve ser realizado em decúbito ventral.

Referência: Barros Filho TEP, Lech O. Exame Físico em Ortopedia. 3. ed. São Paulo: Sarvier; 2017. Capítulo 10.

905. Resposta correta: *A*

O portal anterior atravessa os músculos sartório e reto femoral. Sua localização é definida pela intersecção de uma linha transversal pela ponta proximal do trocanter maior e outra linha longitudinal através da espinha ilíaca anterossuperior.

Referência: Azar FM, Beaty JH. Campbell's Operative Orthopaedics. 14. ed. Philadelphia: Elsevier; 2021. Capítulo 51.

906. Resposta correta: *B*

Por conta da relação do comprimento dos braços de alavanca do peso corpóreo e do momento abdutor, a força muscular abdutora deve ser equivalente a cerca de 2,5 vezes o peso corpóreo para manter a pelve estabilizada durante o apoio monopodal. A carga estimada na cabeça femoral durante a elevação da perna estendida (SLRT) é equivalente a carga durante a marcha.

Referência: Azar FM, Beaty JH. Campbell's Operative Orthopaedics. 14. ed. Philadelphia: Elsevier; 2021. Capítulo 3.

907. Resposta correta: *B*

As fraturas periprotéticas são classificadas segundo o sistema de Vancouver em: A – fraturas do trocanter maior ou menor. B – Fraturas que acometem a região da haste femoral, B1 – haste fixa, B2 – haste solta, B3 – haste solta com estoque ósseo metafisário deficitário, e finalmente, em tipo C – distal ao componente femoral.

Referência: Tornetta III P, Ricci WM, Ostrum RF, McQueen MM, McKee MD, Court-Brown CM. Rockwood and Green's Fractures in Adults. 9. ed. Philadelphia: Wolters Kluwer; 2020. Capítulo 58.

908. Resposta correta: *A*
A imagem de ressonância magnética em T2 é compatível com a fase inicial da doença de Legg-Calvé-Perthes no quadril direito. Observa-se hipoperfusão na maior parte da epífise femoral proximal.
Referência: Herring JA. Tachdjian's Pediatric Orthopaedics. 6. ed. Philadelphia: Elsevier; 2022. Capítulo 14.

909. Resposta correta: *D*
As imagens de ressonância nuclear magnética em T2, nos cortes axial e coronal, são típicas da tendinopatia do músculo glúteo mínimo, umas das principais causas da síndrome dolorosa do grande trocanter.
Referência: Azar FM, Beaty JH. Campbell's Operative Orthopaedics. 14. ed. Philadelphia: Elsevier; 2021. Capítulo 6.

910. Resposta correta: *D*
A imagem mostra o músculo quadrado femoral, que se origina na tuberosidade isquiática e se insere na crista intertrocantérica do fêmur. É um dos rotadores externos curtos do quadril.
Referência: Netter FH. Atlas de Anatomia Humana. 7. ed. Rio de Janeiro: Elsevier; 2019. Capítulo 8.

911. Resposta correta: *C*
A imagem mostra o nervo glúteo superior, que se origina das raízes de L4 a S1 e inerva os músculos glúteo médio, glúteo mínimo e tensor da fáscia lata.
Referência: Netter FH. Atlas de Anatomia Humana. 7. ed. Rio de Janeiro: Elsevier; 2019. Capítulo 8.

Seção 12 — Reconstrução e Alongamento Ósseo

912. Resposta correta: *C*

Para perda segmentar, a técnica de Masquelet – ou encurtamento primário seguido de alongamento – é a abordagem preferida. Nesta técnica, a área de perda segmentar é preenchida com cimento de polimetilmetacrilato (PMMA). Entre quatro e seis semanas, quando uma membrana osteogênica se formou ao redor do cimento, esta é reaberta cirurgicamente, o cimento é removido e realiza-se um enxerto ósseo esponjoso em quantidade generosa.

A recorticalização geralmente ocorre de forma lenta, mas costuma acontecer entre três e seis meses. Isso, obviamente, é feito em conjunto com estabilização interna, mais frequentemente utilizando uma haste intramedular bloqueada para defeitos diafisários ou placas bloqueadas para defeitos metafisários.

O papel inicial do espaçador é manter o espaço para o futuro enxerto, evitando a invasão fibrosa. O papel secundário do espaçador é induzir a formação da membrana. Essa membrana é semelhante à sinovial, com poucas células inflamatórias. A própria membrana atua para conter o enxerto, impedir a invasão fibrosa e fornecer fatores de crescimento. Estudos de imuno-histoquímica mostraram que a membrana produz fatores de crescimento e fatores indutivos, incluindo o BMP-2, provavelmente em níveis máximos por volta de quatro semanas.

Referência: Torneta III P, Ricci WM, Ostrum RF, McQueen MM, McKee MD, Court-Brown CM, editores. Rockwood and Green's Fractures in Adults. 9. ed. Philadelphia: Lippincott Williams & Wilkins, 2019. Capítulo 29.

913. Resposta correta: *D*

Considere o parafuso de Schanz uma alavanca interpotente ($Fp \times Dp = Fr \times Dr$); o encurtamento do braço da alavanca aumenta a força necessária para a deformação, ampliando a estabilidade do sistema. O aumento do diâmetro do Schanz eleva a rigidez/estabilidade de forma exponencial, já que o aumento do diâmetro eleva o quadrado do raio (área da seção do parafuso). A diferença de rigidez entre um Schanz de 5 mm e um de 6 mm é de 1,44 vezes.

Referência: Torneta III P, Ricci WM, Ostrum RF, McQueen MM, McKee MD, Court-Brown CM, editores. Rockwood and Green's Fractures in Adults. 9. ed. Philadelphia: Lippincott Williams & Wilkins, 2019. Capítulo 1.

914. Resposta correta: *D*

O método de Ilizarov é fundamentado na lei da tensão (tração osteogênica), e é particularmente efetivo no tratamento das pseudartroses atróficas com encurtamento. A técnica envolve:

1. Corticotomia metafisária:
   - Realizada na metáfise (não na diáfise) em razão da melhor vascularização e do maior potencial de regeneração óssea.
   - Preserva a medula óssea e os vasos.
2. Fase de compressão na pseudartrose:
   - Aplicação de compressão no foco da pseudartrose para estimular a consolidação (osteogênese por compressão).
3. Alongamento gradual na região da corticotomia:
   - Após a corticotomia metafisária, inicia-se um alongamento gradual na taxa de 1 mm/dia (dividido em quatro etapas de 0,25 mm a cada seis horas).
   - Isso promove a formação de osso novo (regenerado) no local da corticotomia, corrigindo o encurtamento.

Por que não as outras opções?

A. e B. *Corticotomia diafisária*: a diáfise tem menor vascularização, resultando em menor potencial de consolidação.

A. e C. *Distração na pseudartrose*: a pseudartrose atrófica requer compressão para estimular a consolidação, não distração.

B. *Compressão + alongamento único*: o alongamento deve ser gradual para evitar complicações (p. ex.: neurovasculares).

Vantagens do método:

- Corrige simultaneamente a pseudartrose (compressão) e o encurtamento (tração metafisária gradual).
- Baixo risco de infecção e não requer enxerto ósseo.

Referência: Azar FM, Beaty JH. Campbell's operative orthopaedics. 14. ed. Philadelphia: Elsevier; 2021. Capítulo 59.

Seção 13 — Trauma

915. Resposta correta: *D*
O sinal radiográfico sugestivo de cisalhamento vertical corresponde à fratura do processo transverso de L5, resultante de avulsão pelo ligamento iliolombar. As lesões do anel pélvico em adultos ocorrem por trauma de baixa energia em idosos e por trauma de alta energia em pacientes jovens. As principais causas incluem colisões automobilísticas, acidentes com pedestres, quedas de altura e lesões por esmagamento, com mortalidade que pode atingir até 50%.

A lesão por compressão lateral (CL) geralmente envolve fraturas dos ramos com impacção sacral e é o tipo mais comum de lesão do anel pélvico, correspondendo a 41% dos casos. Fraturas impactadas do córtex anterior do sacro decorrentes de compressão lateral são, em geral, estáveis.

A diástase da sínfise púbica está associada à lesão por compressão anterior-posterior (CAP), caracterizada pela falha sequencial dos ligamentos sacrotuberoso, sacroespinhal e sacroilíaco anterior, que normalmente rompem quando a diástase ultrapassa 2,5 cm.

O cisalhamento vertical é o tipo menos comum de lesão do anel pélvico (5%). Ocorre quando o vetor de força é direcionado para cima, sendo a queda de altura o mecanismo principal, e a fratura do processo transverso de L5 constitui seu sinal radiográfico sugestivo.

Referência: Motta Filho GR, Barros Filho TEP. Ortopedia e Traumatologia. 1. ed. Rio de Janeiro: Elsevier; 2017. Capítulo 2.34.

916. Resposta correta: *C*
A tríade letal de hipotermia, acidose e coagulopatia tem sido bem aceita como sequela de hemorragia grave. A tríade letal de condições leva uma à outra e, eventualmente, torna-se metabolicamente sinérgica a ponto de não haver retorno. O fornecimento ineficaz de oxigênio, seja em função da hipotensão ou, mais comumente, da hemorragia, leva à respiração anaeróbica. A respiração anaeróbica produz um estado bioquímico de acidose que altera o ambiente para os processos enzimáticos normais, resultando em agregação plaquetária e coagulação disfuncionais. A perda adicional de sangue piora a acidose. A incapacidade de perfundir os tecidos de forma eficaz leva à hipotermia e piora o ambiente para os processos enzimáticos necessários para a coagulação adequada, resultando em mais sangramento.

Referência: Torneta III P, Ricci WM, Ostrum RF, McQueen MM, McKee MD, Court-Brown CM, editores. Rockwood and Green's Fractures in Adults. 9. ed. Philadelphia: Lippincott, Williams & Wilkins; 2019. Capítulo 13.

917. Resposta correta: *A*

A deformidade do tipo B envolve osteonecrose de toda a tróclea e, às vezes, de parte da metáfise. Esse tipo de necrose ocorre como sequela de fraturas que envolvem toda a fise umeral distal ou fraturas da fise condilar medial e pode levar a uma deformidade em cúbito varo, na qual a angulação progride à medida que a criança cresce.

Referência: Waters PM, Skaggs DL, Flynn JM. Rockwood and Wilkins' Fractures in Children. 9. ed. Philadelphia: Wolters Kluwer; 2020. Capítulo 17.

918. Resposta correta: *C*

O sexo feminino apresenta maior frequência relativa que o masculino, e as atletas correm mais risco, com uma proporção de fratura causada por estresse maior que os atletas. A incidência acumulada da fratura de estresse nas atletas femininas, quando avaliada levando-se em conta o ciclo menstrual, é de 4% para ciclos regulares e, quando a atleta apresenta amenorreia ou ciclo irregular, pode atingir até 15%. Quanto à localização anatômica, o tipo de esporte está associado ao local da fratura. Corredores de grandes distâncias estão mais propensos a apresentar problemas na tíbia, no fêmur, na fíbula e até mesmo na pelve, enquanto saltadores, atletas de vários eventos e corredores de curta distância apresentam mais fraturas nos pés. Outros locais, como arcos costais, são mais comuns em esportes específicos, como o remo; a ginástica, por sua vez, apresenta maior incidência de fratura do *pars articularis* e dos membros superiores.

Referência: Motta Filho GR, Barros Filho TEP. Ortopedia e Traumatologia. 1. ed. Rio de Janeiro: Elsevier; 2017. Capítulo 15.3.

919. Resposta correta: *C*

Os parâmetros não são claros para o tratamento das fraturas do acrômio. Em resumo, o tratamento das fraturas dos tipos I e II de Kuhn é incruento, enquanto o tratamento das fraturas do tipo III é cirúrgico por comprometerem o espaço subacromial. O tratamento cirúrgico será indicado para pacientes jovens, ativos, com aposição dos fragmentos ósseos menor que 50% e lesões associadas ao manguito rotador. É realizado acesso anterossuperior fixado de várias formas: banda de tensão ou placas e parafusos, dependendo das características das fraturas.

Referência: Motta Filho GR, Barros Filho TEP. Ortopedia e Traumatologia. 1. ed. Rio de Janeiro: Elsevier; 2017. Capítulo 2.28.

920. Resposta correta: *C*

O sistema de classificação Russell-Taylor concentra-se em duas características distintivas do segmento proximal: extensão da fratura para a fossa piriforme e envolvimento do trocanter menor. O valor desse sistema de classificação é principalmente histórico, dada a mudança no tratamento de fraturas subtrocantéricas para a fixação intramedular com hastes de entrada trocantérica; no entanto, pode influenciar a configuração de bloqueio da haste.

Referência: Torneta III P, Ricci WM, Ostrum RF, McQueen MM, McKee MD, Court-Brown CM, editores. Rockwood and Green's Fractures in Adults. 9. ed. Philadelphia: Wolters Kluwer; 2020. Capítulo 54.

921. Resposta correta: *C*

A teoria da deformação percentual ajuda a entender por que fraturas cominutivas têm uma evolução mais favorável à consolidação com o princípio de fixação em ponte do que fraturas de traços simples. No caso da fratura cominutiva, a deformação é compartilhada entre vários focos de fratura, ou várias fendas, enquanto na fratura de traço simples toda a deformação do foco é relacionada a uma única fenda de fratura. Uma fratura cominutiva com 5 cm de comprimento que deforme em 1 mm tem uma deformação percentual menor do que uma fratura de traço simples com 1 cm de comprimento com a mesma deformação.

Referência: Motta Filho GR, Barros Filho TEP. Ortopedia e Traumatologia. 1. ed. Rio de Janeiro: Elsevier; 2017. Capítulo 2.50.

922. Resposta correta: *C*

A classificação de Vancouver é mais útil para direcionar a comunicação e o tratamento de fraturas periprotéticas da diáfise femoral relacionadas a hastes de artroplastia de quadril. Sua confiabilidade e validade foram confirmadas e, portanto, representa o padrão atual para avaliar e relatar essas fraturas. Ela considera a localização da fratura em relação à haste, a estabilidade do implante e a perda óssea associada. As fraturas do tipo A ocorrem na região trocantérica, as do tipo B envolvem a área da haste e as do tipo C são distais à ponta da haste, de modo que seu tratamento é considerado independente da prótese de quadril (exceto em relação à sobreposição do dispositivo de fixação e da prótese). As fraturas do tipo A são subdivididas em fraturas do trocanter maior (AG) e as fraturas muito menos comuns do trocanter menor (AL). As fraturas do tipo B também são subdivididas: fraturas B1 estão associadas a um implante estável, fraturas B2 estão associadas a um implante solto e fraturas B3 estão associadas à perda óssea e geralmente a um implante solto.

Referência: Torneta III P, Ricci WM, Ostrum RF, McQueen MM, McKee MD, Court-Brown CM, editores. Rockwood and Green's Fractures in Adults. 9. ed. Philadelphia: Wolters Kluwer; 2020. Capítulo 58.

923. Resposta correta: *B*

Os principais mediadores inflamatórios podem ser divididos em quatro grupos: interleucinas (IL-1 a IL-13), fator de necrose tumoral (TNF e linfotoxina), interferons (IFN-alfa, beta e gama) e fatores estimuladores de colonia (G-CSF, M-CSF, GM-CSF). Desses, o marcador que melhor se correlaciona com a gravidade do trauma e a IL-6.

Referência: Motta Filho GR, Barros Filho TEP. Ortopedia e Traumatologia. 1. ed. Rio de Janeiro: Elsevier; 2017. Capítulo 2.3.

924. Resposta correta: *C*

A avaliação radiográfica das lesões do colo do tálus deve incluir incidências anteroposterior, lateral e oblíqua do tornozelo, uma incidência de Canale e uma incidência anteroposterior do pé. A obtenção de imagens contralaterais pré-operatórias é útil para orientar a restauração dos parâmetros anatômicos normais. No intraoperatório, a incidência descrita por Canale, na qual o pé é rotacionado internamente 15° e o feixe de raios X angulado 75° em relação à horizontal, é especialmente útil porque perfila o colo do tálus. Isso pode ajudar a prevenir consolidação viciosa e varo.

Referência: Azar FM, Beaty JH. Campbell's Operative Orthopaedics. 14. ed. Philadelphia: Elsevier; 2021. Capítulo 89.

925. Resposta correta: *D*

Essa técnica é a mais popular e foi descrita para fraturas localizadas na porção média do úmero com duas incisões anteriores, uma proximal e uma distal. A incisão proximal tem de 3 a 5 cm de comprimento e situa-se entre a borda lateral da parte proximal do bíceps e a borda medial do deltoide. A incisão distal também tem de 3 a 5 cm de comprimento e é feita ao longo da borda lateral do bíceps, 5 cm proximal à prega do cotovelo. O intervalo entre o bíceps e o braquial é identificado e toma-se cuidado para evitar lesão do nervo musculocutâneo. O braquial é seccionado longitudinalmente na linha média. O nervo musculocutâneo é retraído com a metade medial do braquial, enquanto a metade lateral do braquial protege o nervo radial. Um estudo em cadáver confirmou que o nervo musculocutâneo está em risco por uma "pequena" abordagem distal e os autores recomendam supinação completa do antebraço e uma abordagem aberta para identificar e proteger o nervo.

Referência: Torneta III P, Ricci WM, Ostrum RF, McQueen MM, McKee MD, Court-Brown CM, editores. Rockwood and Green's Fractures in Adults. 9. ed. Philadelphia: Wolters Kluwer, 2020. Capítulo 36.

926. Resposta correta: *B*

A abordagem medial ao calcâneo foi descrita por vários autores e é frequentemente utilizada em combinação com uma abordagem secundária. Pode ser usada para acessar fraturas isoladas deslocadas do sustentáculo e fraturas expostas nas quais o calcâneo medial é diretamente acessível. Fraturas sustentaculares podem estar associadas à extensão intra-articular, interposição de FLH que pode contribuir para uma pseudoartrose, e síndrome do túnel do tarso secundária à consolidação viciosa/pseudoartrose sustentacular.

Referência: Torneta III P, Ricci WM, Ostrum RF, McQueen MM, McKee MD, Court-Brown CM, editores. Rockwood and Green's Fractures in Adults. 9. ed. Philadelphia: Wolters Kluwer; 2020. Capítulo 66.

927. Resposta correta: *D*

A espessura da parede lateral foi definida como a distância entre um ponto 3 cm caudal ao tubérculo inominado do trocanter maior, estendendo-se 135° até a linha de fratura. Espessura da parede lateral inferior a 21 mm previu fratura da parede lateral com sensibilidade de 95% e especificidade de 88,2%.

Referência: Azar FM, Beaty JH. Campbell's Operative Orthopaedics. 14. ed. Philadelphia: Elsevier; 2021. Capítulo 55.

928. Resposta correta: *B*

Se a articulação radiocapitelar estiver estável, o ligamento anular pode ser reparado, e o braço pode ser imobilizado por seis semanas. Se, no entanto, a cabeça radial se reduzir facilmente, mas permanecer instável após o reparo do ligamento anular, ou se o ligamento anular estiver inutilizável, procedemos à reconstrução do ligamento anular usando a técnica de Bell Tawse modificada por Lloyd-Roberts, que utiliza o tendão lateral do tríceps em vez do central.

Referência: Herring JA. Tachdjian's Pediatric Orthopaedics. 6. ed. Philadelphia: Elsevier; 2022. Capítulo 29.

929. Resposta correta: *B*

O nervo mais frequentemente lesionado durante o tratamento operatório de fraturas do antebraço é o nervo radial ou seu ramo motor terminal, o nervo interósseo posterior (NIP). Anderson et al. relataram cinco paralisias do NIP, todas ocorridas após a fixação proximal do rádio por meio de uma abordagem posterior de Thompson. Quatro paralisias se recuperaram em quatro semanas, enquanto uma necessitou de seis meses para se recuperar totalmente. O tratamento da lesão nervosa permanente inclui reparo direto do nervo e transferências de tendões. Ocasionalmente, a perda da função do flexor longo do polegar pode ser observada após a colocação de placas no rádio por meio da abordagem anterior. Isso provavelmente se deve à neuropraxia de tração do nervo interósseo anterior, que geralmente se resolve com a observação.

Referência: Torneta III P, Ricci WM, Ostrum RF, McQueen MM, McKee MD, Court-Brown CM, editores. Rockwood and Green's Fractures in Adults. 9. ed. Philadelphia: Wolters Kluwer; 2020. Capítulo 41.

930. Resposta correta: *D*

Acima dos 20 anos, a incidência anual de fraturas da diáfise do antebraço permanece abaixo de 2 por 10 mil pessoas, predominando em homens em todas as faixas etárias. Estudos clínicos sobre fraturas do antebraço mostram que as estas ocorrem predominantemente em pacientes do sexo masculino. A proporção de homens varia de 63 a 91%. A idade média varia de 24 a 37 anos, e a maioria das fraturas do antebraço ocorre durante as primeiras quatro décadas de vida. Mais da metade de todas as fraturas da diáfise do antebraço ocorrem em homens entre 15 e 39 anos. Semelhante às fraturas da diáfise do fêmur e da tíbia, as fraturas da diáfise do antebraço têm a maior incidência em homens com idade entre 15 e 40 anos.

Referência: Torneta III P, Ricci WM, Ostrum RF, McQueen MM, McKee MD, Court-Brown CM, editores. Rockwood and Green's Fractures in Adults. 9. ed. Philadelphia: Wolters Kluwer; 2020. Capítulo 41.

931. Resposta correta: *D*

Sanders desenvolveu uma classificação, baseada em tomografia computadorizada, útil para determinar o tratamento e prognóstico. Esse sistema de classificação leva em conta o corte coronal, no qual se visualiza a maior espessura da articulação subtalar posterior. Esta, por sua vez, é dividida em três possíveis fragmentos (lateral, central e medial) através de três linhas (A, B, C). Somando o sustentáculo do tálus, teremos um total de quatro fragmentos articulares possíveis.

Referência: Motta Filho GR, Barros Filho TEP. Ortopedia e Traumatologia. 1. ed. Rio de Janeiro: Elsevier; 2018. Capítulo 2.48.

932. Resposta correta: *A*

A complicação mais comum das fraturas proximais do úmero é a perda de movimento (rigidez). A fisioterapia precoce está associada à melhora da mobilidade, mas muitos pacientes não recuperam a mobilidade completa mesmo com fisioterapia precoce. O impacto causado por tuberosidades elevadas ou cicatrizes subacromiais também pode limitar a mobilidade.

Referência: Azar FM, Beaty JH. Campbell's Operative Orthopaedics. 14. ed. Philadelphia: Elsevier; 2021. Capítulo 57.

877. Resposta correta: *D*

Nas luxações posteriores do quadril, a **posição do fêmur no momento do trauma** determina o padrão de lesão associada.

Quando o quadril está **menos aduzido** (ou seja, em posição mais neutra ou mesmo abduzida) e em **rotação interna**, a força aplicada no fêmur (geralmente em acidentes de alta energia, como colisões de trânsito) tende a causar:

- **Fratura da borda posterior do acetábulo** (pois a cabeça femoral impacta contra o acetábulo com maior energia).
- **Cisalhamento da cabeça femoral** (fratura de Hoffa, por conta do estresse de cisalhamento).

Em contraste, se o quadril estiver **mais aduzido e em rotação interna**, a luxação posterior tende a ser "pura" (sem fraturas associadas), pois a cabeça femoral escapa do acetábulo sem impactar diretamente na borda óssea.

Referência: Torneta III P, Ricci WM, Ostrum RF, McQueen MM, McKee MD, Court-Brown CM. Rockwood and Green's Fractures in Adults. 9. ed. Philadelphia: Wolters Kluwer; 2020. Capítulo 51.

878. Resposta correta: *C*

Em pacientes idosos com fraturas do acetábulo, a **artroplastia total do quadril (ATQ) imediata** é considerada quando há **fratura associada do colo do fêmur**, pois a fratura do colo do fêmur compromete o suprimento sanguíneo da cabeça femoral, levando a alto risco de necrose avascular e não consolidação. A osteossíntese convencional (com placas e parafusos) tende a falhar nesses casos, por conta da fragilidade óssea e da complexidade da fratura. A ATQ imediata permite mobilização precoce, reduz complicações e melhora a recuperação funcional. As demais opções não são indicações primárias para ATQ imediata:

A. **Fratura da coluna anterior**: geralmente tratada com osteossíntese se desviada.
B. **Fratura diafisária associada**: requer fixação da diáfise (haste intramedular), mas não necessariamente ATQ.
D. **Fratura da dupla coluna com congruência secundária**: pode ser tratada conservadoramente se a congruência articular for mantida.

Referência: Torneta III P, Ricci WM, Ostrum RF, McQueen MM, McKee MD, Court-Brown CM. Rockwood and Green's Fractures in Adults. 9. ed. Philadelphia: Wolters Kluwer; 2020. Capítulo 50.

879. Resposta correta: *D*

Na artrite séptica do quadril (especialmente em crianças), o sinal clínico **mais frequente e precoce** é a **recusa em apoiar o membro inferior afetado** (em lactentes e crianças pequenas) ou **claudicação evidente** (em crianças maiores). Isso

933. Resposta correta: *C*
Radiografias são realizadas em intervalos sequenciais para avaliar a consolidação da fratura e o desenvolvimento de necrose avascular (NAV). A revascularização pode ser observada já em seis a oito semanas, com lucência subcondral observada na incidência de pinça (sinal de Hawkins positivo). A consolidação na radiografia simples pode ser difícil de determinar, e tomografias computadorizadas podem ser obtidas para avaliar a consolidação. É importante acompanhar os pacientes quanto ao desenvolvimento de NAV, pois isso pode ocorrer a qualquer momento nos 36 meses após a fixação.

Referência: Torneta III P, Ricci WM, Ostrum RF, McQueen MM, McKee MD, Court-Brown CM, editores. Rockwood and Green's Fractures in Adults. 9. ed. Philadelphia: Wolters Kluwer; 2020. Capítulo 65.

934. Resposta correta: *D*
Apesar da proximidade do plexo braquial e dos vasos subclávios, a lesão neurovascular é surpreendentemente rara, dado o número de fraturas da diáfise da clavícula gravemente deslocadas observadas na prática. Lesões tardias tendem a ocorrer em razão da invasão do desfiladeiro torácico, seja por deslocamento das bordas (por consolidação viciosa ou não consolidação), ou invasão pela formação de calo clavicular inferior. Esse fenômeno pode ser especialmente grave em pacientes com traumatismo cranioencefálico concomitante. Nos relatos de caso que descrevem essa entidade, o desbridamento do calo com realinhamento e fixação da lesão da clavícula é indicado. O momento dessa intervenção é controverso, mas, em geral, deve ser realizada o mais rápido possível, conforme o estado geral do paciente permitir. A causa mais comum de irritação do plexo braquial após fratura clavicular é a síndrome do desfiladeiro torácico (SDT) crônica, resultante da consolidação viciosa da clavícula.

Referência: Torneta III P, Ricci WM, Ostrum RF, McQueen MM, McKee MD, Court-Brown CM, editores. Rockwood and Green's Fractures in Adults. 9. ed. Philadelphia: Wolters Kluwer; 2020. Capítulo 33.

935. Resposta correta: *A*
A tomografia computadorizada (TC) é inestimável no tratamento de fraturas acetabulares.

Cortes axiais devem ser realizados com intervalos finos (3 mm) e espessuras de corte correspondentes. Geralmente, toda a pelve é incluída para evitar a perda de parte da fratura, e a comparação com o quadril oposto é realizada rotineiramente. Em geral, as linhas de fratura transversais e as fraturas das paredes anterior e posterior estão no plano sagital, paralelas à superfície quadrilátera quando visualizadas em imagens axiais de TC. As fraturas da coluna anterior e posterior geralmente se estendem pela superfície quadrilátera e para o forame obturador com uma orientação mais coronal. No entanto, os tipos de fratura variantes podem não seguir essas generalidades.

Referência: Azar FM, Beaty JH. Campbell's Operative Orthopaedics. 14. ed. Philadelphia: Elsevier; 2021. Capítulo 56.

936. Resposta correta: *A*

Evidências eletromiográficas de lesões neurológicas podem estar presentes em até dois terços das fraturas proximais do úmero. Os nervos mais frequentemente afetados são o nervo axilar (58%) e o nervo supraescapular (48%). Embora as lesões neurológicas ocorram com mais frequência em fraturas proximais do úmero desviadas causadas por trauma de alta energia, até um terço pode ocorrer como consequência de uma queda do nível do solo. Assim como nas lesões vasculares, o nervo axilar pode ser lesado por estiramento, contusão ou laceração secundária ao deslocamento medial do segmento da diáfise do úmero. Lesões nervosas combinadas como consequência de lesões por tração do plexo braquial também podem ocorrer, variando de neuropraxia a transecções nervosas completas.

Referência: Torneta III P, Ricci WM, Ostrum RF, McQueen MM, McKee MD, Court-Brown CM, editores. Rockwood and Green's Fractures in Adults. 9. ed. Philadelphia: Wolters Kluwer; 2020. Capítulo 35.

937. Resposta correta: *A*

Resumo prático da técnica de medida

- **Local de referência**: 3 cm abaixo do tubérculo maior do fêmur (*innominate tubercle*).
- **Traçado da linha de medida:** traçada em 135° em relação ao eixo femoral (aproximadamente o mesmo ângulo utilizado para o parafuso deslizante [DHS]).
- **Espessura lateral (d)**: distância entre a face externa da cortical lateral e o início do canal medular/fratura, medida ao longo da linha de 135°.
- **Interpretação**:
  - **≥ 20,5 mm → parede lateral adequada/fratura estável** (AO 31A1) e pode ser tratada com DHS.
  - **< 20,5 mm → parede lateral insuficiente/fratura instável** (AO 31A2) → preferir haste intramedular (cefalomedular).

Referência: Azar FM, Beaty JH. Campbell's Operative Orthopaedics. 14. ed. Philadelphia: Elsevier; 2021. Capítulo 55.

938. Resposta correta: *C*

A síndrome compartimental da coxa é muito menos frequente do que a do antebraço ou da perna, mas está associada a um alto nível de morbidade.

As causas mais comuns da síndrome compartimental da coxa são trauma contuso (com ou sem fratura) e lesão vascular. Outras causas citadas de síndrome compartimental aguda da coxa incluem politraumatismo, isquemia arterial, queimaduras, compressão de membros secundária ao abuso de drogas, uso de torniquete para cirurgia na perna, uso de calças militares antichoque, excesso de uso dos músculos, ferimentos penetrantes por arma de fogo, ruptura e contusão ou distensão do tendão do quadríceps, distensões de outros músculos da coxa e ossificação heterotópica. Síndrome compartimental da coxa "idiopática" também foi descrita. A maioria das síndromes compartimentais da coxa relatadas envolve o compartimento anterior, pois ele é cercado pelas paredes mais rígidas lateral e medialmente (fáscia lata e trato iliotibial) e é o mais vulnerável a traumas.

Referência: Azar FM, Beaty JH. Campbell's Operative Orthopaedics. 14. ed. Philadelphia: Elsevier; 2021. Capítulo 48.

939. Resposta correta: *B*

A imagem mostra uma fratura ao nível do colo do tálus, mantendo a relação normal entre a cabeça do tálus e o navicular, porém evidenciando a luxação do corpo do tálus em relação ao tornozelo e à subtalar. Isso caracteriza o tipo III da classificação de Hawkins.

Referência: Torneta III P, Ricci WM, Ostrum RF, McQueen MM, McKee MD, Court-Brown CM, editores. Rockwood and Green's Fractures in Adults. 9. ed. Philadelphia: Wolters Kluwer; 2020. Capítulo 65.

940. Resposta correta: *B*

Pacientes com perda da extensão ativa do joelho como resultado de trauma sem sinais de fratura da patela podem apresentar uma ruptura do mecanismo extensor. Lesões no mecanismo extensor podem incluir rupturas do tendão quadricipital ou patelar, luxações patelares ou avulsões do tubérculo tibial. Dados demográficos sugerem uma diferença na ocorrência de rupturas do tendão quadricipital e patelar com base na idade. As rupturas do tendão patelar ocorrem mais comumente em pacientes com menos de 40 anos, enquanto as rupturas do tendão quadricipital ocorrem mais comumente em pacientes com mais de 40 anos.

Referência: Torneta III P, Ricci WM, Ostrum RF, McQueen MM, McKee MD, Court-Brown CM, editores. Rockwood and Green's Fractures in Adults. 9. ed. Philadelphia: Wolters Kluwer; 2020. Capítulo 59.

941. Resposta correta: *A*

Um erro comum na fixação de fraturas femorais subtrocantéricas é um portal inicial lateral, que leva a um desalinhamento em varo. Os proponentes das hastes com entrada na fossa piriforme argumentam que há menos probabilidade de se fazer um portal inicial lateral com uma dessas hastes e, teoricamente, menos desalinhamento em varo. Não há evidências claras de que a fixação de fraturas femorais subtrocantéricas com uma haste de entrada piriforme resulte em menos desalinhamento em varo do que o uso de um portal trocantérico medial modificado.

Referência: Azar FM, Beaty JH. Campbell's Operative Orthopaedics. 14. ed. Philadelphia: Elsevier; 2021. Capítulo 55.

942. Resposta correta: *B*

A consolidação viciosa de um ou ambos os côndilos femorais, assim como dos côndilos tibiais, distorce a superfície articular do joelho. A consolidação viciosa do côndilo femoral lateral pode produzir deformidades em rotação externa, flexão e valgo do joelho, enquanto a consolidação viciosa do côndilo medial produz deformidades em rotação interna, flexão e varo.

Referência: Azar FM, Beaty JH. Campbell's Operative Orthopaedics. 14. ed. Philadelphia: Elsevier; 2021. Capítulo 58.

943. Resposta correta: *B*

Fraturas de Monteggia tipo 2 são frequentemente associadas a fraturas da cabeça radial ou do coronoide, representando, portanto, uma lesão mais complexa, potencialmente afetando a estabilidade do cotovelo. Jupiter et al. observaram que, embora o local mais frequente de fratura ulnar em fraturas de Monteggia tipo 2 seja na diáfise proximal, ela pode ocorrer na epífise ou metáfise proximal. As fraturas de Monteggia tipo 2 foram, portanto, subclassificadas em quatro padrões diferentes:

- 2A: fratura da ulna muito proximal através do coronoide.
- 2B: fratura na junção da metáfise proximal e diáfise da ulna.
- 2C: fratura ulnar diafisária.
- 2D: fratura complexa envolvendo a ulna, do olécrano para a diáfise.

Referência: Torneta III P, Ricci WM, Ostrum RF, McQueen MM, McKee MD, Court-Brown CM, editores. Rockwood and Green's Fractures in Adults. 9. ed. Philadelphia: Wolters Kluwer; 2020. Capítulo 41.

944. Resposta correta: *C*

A classificação de Mayo divide as fraturas do olécrano em três grupos com base no deslocamento da fratura e na estabilidade do cotovelo. Esses grupos incluem o tipo I (sem deslocamento), o tipo II (deslocado, mas estável) e o tipo III (instável). Cada grupo é, então, subdividido em fraturas cominutivas (A) ou não cominutivas (B). Essa classificação auxilia no direcionamento do tratamento, e o tipo I geralmente é passível de tratamento conservador, enquanto as fraturas dos tipos II e III costumam requerer tratamento cirúrgico. As fraturas do tipo B são mais adequadamente tratadas com fixação com placa, enquanto as fraturas do tipo A podem ser tratadas com bandas de tensão, se for a preferência.

Referência: Motta Filho GR, Barros Filho TEP. Ortopedia e Traumatologia. 1. ed. Rio de Janeiro: Elsevier; 2018. Capítulo 2.23.

945. Resposta correta: *B*

Lesões da bexiga e da uretra ocorrem em 6 a 15% das lesões do anel pélvico. Pacientes do sexo masculino apresentam maior incidência de lesões uretrais em comparação com pacientes do sexo feminino. A uretra feminina é curta e adjacente à vagina, o que a protege de lesões causadas pela fratura do anel pélvico. Além disso, a vagina apresenta uma incidência notavelmente baixa de lesões, variando de 0 a 5%. A uretra masculina é dividida em porções anterior e posterior, e esta última é mais comumente lesionada por forças de cisalhamento do que por laceração direta de fragmentos ósseos. Em lesões da uretra posterior, há uma incidência associada de ruptura da bexiga de 10 a 20%. Por conta de sua localização atrás da sínfise púbica, a bexiga pode ser facilmente lesionada. A ruptura extraperitoneal da bexiga é comum.

Referência: Torneta III P, Ricci WM, Ostrum RF, McQueen MM, McKee MD, Court-Brown CM, editores. Rockwood and Green's Fractures in Adults. 9. ed. Philadelphia: Wolters Kluwer; 2020. Capítulo 49.

946. Resposta correta: *D*

As células TH2, os monócitos e macrófagos liberam IL-4, IL-10, IL-3, fator beta de crescimento transformador (TGF-beta) e TNF que produzem uma extrema ação anti-inflamatória responsável pela "imunossupressão pós-traumática", que leva ao aumento da suscetibilidade à infecção e sepse.

Referência: Motta Filho GR, Barros Filho TEP. Ortopedia e Traumatologia. 1. ed. Rio de Janeiro: Elsevier; 2018. Capítulo 1.8.

947. Resposta correta: *D*

Há uma taxa relativamente alta (1,5 a 11%) de síndrome compartimental associada a fraturas da diáfise da tíbia e recomenda-se um alto índice de suspeita por parte do médico responsável. Acredita-se que os fatores de risco independentes sejam fratura da tíbia, sexo masculino, idade mais jovem, localização proximal da fratura e padrões de fratura mais longos. Além disso, fraturas por PAF isoladas da tíbia e da diáfise da fíbula, particularmente as do terço proximal, apresentam taxas de síndrome compartimental maiores do que o esperado. É importante observar que a síndrome compartimental também pode ocorrer em fraturas expostas. Acredita-se que a fixação da tíbia com hastes não aumente o risco de síndrome compartimental.

Referência: Torneta III P, Ricci WM, Ostrum RF, McQueen MM, McKee MD, Court-Brown CM, editores. Rockwood and Green's Fractures in Adults. 9. ed. Philadelphia: Wolters Kluwer; 2020. Capítulo 62.

948. Resposta correta: *D*

Se não houver fixação interna rígida e houver micromovimento no local de uma fratura, ocorre a consolidação óssea secundária. A resposta do periósteo e dos tecidos moles vizinhos à lesão óssea constitui a base dessa consolidação, por meio da qual a maioria das fraturas se consolida. Isso envolve ossificação intramembranosa e endocondral, que ocorrem simultaneamente. A formação óssea intramembranosa ocorre em ambos os lados da fratura, e as células que impulsionam esse processo são derivadas do periósteo. A resposta endocondral também depende do periósteo, mas as células dos tecidos moles vizinhos contribuem adicionalmente para esse processo.

Referência: Browner BD, Jupiter J, Krettek C, Anderson AP. Skeletal Trauma: Basic Science, Management and Reconstruction. 5. ed. Philadelphia: Saunders; 2015. p. 152.

949. Resposta correta: *D*

Uma vez confirmada a redução concêntrica da cabeça radial, o cotovelo deve ser posicionado em flexão de aproximadamente 110 a 120 graus para aliviar a força do bíceps, que poderia redislocar a cabeça radial. O antebraço é posicionado em mediassupinação ou rotação neutra, a fim de aliviar as forças do bíceps, do músculo supinador e do ancôneo, bem como dos flexores do antebraço, que tendem a produzir angulação radial da ulna. Após a redução da fratura e o estabelecimento da posição de estabilidade, uma tala moldada ou gesso é aplicada para manter a articulação do cotovelo na flexão adequada, geralmente de 110 a 120 graus. Uma vez concluído o gesso, uma avaliação radiográfica cuidadosa deve estabelecer a redução concêntrica da cabeça radial em relação ao capítulo, bem como o alinhamento satisfatório da ulna.

Referência: Rockwood and Wilkins' Fracture in Children 8. ed. Philadelphia: Lippincott, Williams & Wilkins; 2015. Capítulo 14, p. 683.

950. Resposta correta: *B*

Uma placa de neutralização é usada para proteger as fixações com parafusos de diversas forças externas. As forças de torção e flexão em fraturas de ossos longos são muito grandes para serem superadas apenas pela estabilização com parafusos de fixação. Uma placa pode proteger a compressão interfragmentária obtida com o parafuso de tração das forças de torção, flexão e cisalhamento exercidas sobre a fratura. Essa técnica proporciona uma fixação da fratura suficientemente estável para permitir o movimento precoce. Ao comparar duas placas do mesmo desenho, uma placa mais longa oferece maior capacidade de neutralização.

Referência: Browner BD, Jupiter J, Krettek C, Anderson AP. Skeletal Trauma: Basic Science, Management and Reconstruction. 5. ed. Philadelphia: Saunders; 2015. p. 261.

951. Resposta correta: *D*

As fraturas da ponta do coronoide tipo I de O'Driscoll geralmente estão associadas a fraturas da cabeça radial e luxação concomitante do cotovelo, a chamada "tríade terrível" do cotovelo. Essas lesões geralmente ocorrem com um mecanismo de instabilidade posterolateral rotatória (IPLR), cisalhando a cabeça radial anterolateral e a ponta do coronoide durante a luxação. As fraturas anteromediais do coronoide tipo II são observadas com instabilidade rotatória posteromedial (IPMR) e quase sempre apresentam avulsão concomitante do ligamento colateral medial (LCL). As fraturas basais do coronoide (tipo III) são mais comumente associadas às fraturas do olécrano e proximais da ulna, com mecanismo de lesão posterior mais direto.

Referência: Torneta III P, Ricci WM, Ostrum RF, McQueen MM, McKee MD, Court-Brown CM, editores. Rockwood and Green's Fractures in Adults. 8. ed. Philadelphia: Lippincott, Williams & Wilkins; 2015. Capítulo 34, p. 1204.

952. Resposta correta: *C*

Uma fratura por pronação-rotação externa no estágio 3 é instável e há uma alta incidência associada de lesão da sindesmose. A variante clássica é a chamada fratura de Maisonneuve, que pode não ser diagnosticada corretamente a menos que seja suspeitada e investigada. A estabilização cirúrgica da fratura fibular é feita com uma placa se ocorrer a 5 ou 6 cm da sindesmose, com ou sem parafuso de sindesmose. Fraturas acima desse nível são mais comumente tratadas apenas com parafuso(s) de sindesmose. A fratura maleolar medial é comumente tratada com parafusos de fixação esponjosos.

Referência: Torneta III P, Ricci WM, Ostrum RF, McQueen MM, McKee MD, Court-Brown CM, editores. Rockwood and Green's Fractures in Adults. 8. ed. Philadelphia: Lippincott, Williams and Wilkins; 2015. Capítulo 64, p. 4545.

953. Resposta correta: *C*

O calcâneo é o osso do tarso mais comumente fraturado, e é responsável por 65% das lesões do tarso, representando 2% de todas as fraturas esqueléticas.

As fraturas do calcâneo ocorrem mais comumente em homens jovens, ativos e trabalhadores, com pico de incidência na faixa etária de 20 a 29 anos. A incidência de fraturas do calcâneo em homens diminui significativamente após os 60 anos, enquanto a incidência em mulheres aumenta após os 50 anos, secundária a quedas de baixa energia e associada à osteoporose. O mecanismo mais comum é uma queda de altura significativa ou colisão de veículo motorizado. As fraturas do calcâneo são lesões complexas que alteram a vida, estão associadas à incapacidade a longo prazo e têm impactos social e econômico negativos. Estudos com múltiplos desfechos constataram que os pacientes podem ficar totalmente incapacitados por até três anos e parcialmente incapacitados por até cinco anos após a lesão.

Referência: Torneta III P, Ricci WM, Ostrum RF, McQueen MM, McKee MD, Court-Brown CM, editores. Rockwood and Green's Fractures in Adults. 8. ed. Philadelphia: Lippincott, Williams and Wilkins; 2015. Capítulo 66, p. 4688.

954. Resposta correta: *D*

As fraturas do escafoide ocorrem em quedas com a mão espalmada, em que a posição relativa do punho esteja em desvio radial. Há hiperextensão do punho associada ao desvio radial. Nessa situação, enquanto o polo proximal do escafoide fica preso entre o rádio e o ligamento radioescafocapitato, o movimento de hiperextensão leva o escafoide em direção dorsal e fratura-o como se fosse uma barra de giz.

Referência: Hebert S, Barros Filho TEP, Xavier R, Pardini Junior AG. Ortopedia e Traumatologia: Princípios e Prática. 5. ed. Porto Alegre: Artmed; 2017. Capítulo 52, p. 1171.

955. Resposta correta: *B*

Sarmiento et al. foram pioneiros no conceito de órtese funcional para fraturas do úmero em 1977. Uma órtese funcional é uma órtese que proporciona a redução da fratura por meio da compressão dos tecidos moles. Embora inicialmente projetada como uma luva envolvente, as órteses atuais utilizam uma concha anterior com contorno para o bíceps e uma concha posterior com contorno para o tríceps para garantir compressão e suporte adequados para a fratura. Uma das conchas é projetada para se encaixar dentro da outra, e tiras de velcro mantêm a órtese na posição correta. Essas tiras podem ser apertadas à medida que o inchaço diminui com o tempo. Embora as órteses originais de Sarmiento et al. tenham sido fabricadas sob medida, órteses pré-fabricadas estão prontamente disponíveis e são comumente utilizadas.

Referência: Browner BD, Jupiter J, Krettek C, Anderson AP. Skeletal Trauma: Basic Science, Management and Reconstruction. 5. ed. Philadelphia: Saunders; 2015. Capítulo 6, p. 139.

956. Resposta correta: *A*

Fraturas de clavícula são geralmente causadas por queda diretamente sobre o ombro envolvido. Forças musculares e gravitacionais atuam sobre a clavícula fraturada, com a deformidade resultante. O fragmento distal é transladado anterior, medial e inferiormente, e rodado anteriormente. Isso resulta na protração da escápula. Quedas simples da própria altura dificilmente produzem uma fratura deslocada em um jovem saudável, mas podem resultar em fraturas nos idosos com osteoporose. Essas fraturas são tipicamente observadas no terço distal da clavícula. Se o mecanismo de lesão for trivial e não parecer compatível com a fratura descrita, uma investigação cuidadosa para uma fratura patológica deve ser realizada.

Referência: Torneta III P, Ricci WM, Ostrum RF, McQueen MM, McKee MD, Court-Brown CM, editores. Rockwood and Green's Fractures in Adults. 9. ed. Philadelphia: Wolters Kluwer; 2020. Capítulo 33.

957. Resposta correta: *C*

Garden descreveu um índice de alinhamento para medir a qualidade da redução. Este se baseia na medição do alinhamento trabecular ósseo nas radiografias pós-operatórias em AP e perfil. Na incidência AP, o ângulo entre o eixo central do sistema trabecular medial da cabeça e a cortical medial da diáfise deve ser de 160 graus. Na incidência lateral, o eixo trabecular central da cabeça deve estar alinhado com o colo femoral, em um ângulo de 180 graus. Garden relatou bons resultados quando o ângulo estava entre 155 e 180 graus em ambas as incidências. Fora dessa faixa, o risco de falha da fixação e necrose avascular da cabeça (NAV) aumenta.

Referência: Torneta III P, Ricci WM, Ostrum RF, McQueen MM, McKee MD, Court-Brown CM, editores. Rockwood and Green's Fractures in Adults. 9. ed. Philadelphia: Wolters Kluwer; 2020. Capítulo 52.

958. Resposta correta: *C*

Os principais mediadores inflamatórios podem ser divididos em quatro grupos: interleucinas (IL-1 a IL-13), fator de necrose tumoral (TNF e linfotoxina), interferons (IFN-alfa, beta e gama) e fatores estimuladores de colônia (G-CSF, M-CSF, GM-CSF). Desses, o marcador que melhor se correlaciona com a gravidade do trauma é a IL-6.

Referência: Motta Filho GR, Barros Filho TEP. Ortopedia e Traumatologia. 1. ed. Rio de Janeiro: Elsevier; 2018. Capítulo 2.3.

959. Resposta correta: *D*

A transferência de força no princípio do fixador interno ocorre principalmente por meio dos parafusos de cabeça bloqueada, através da placa e da fratura. Não depende da pré-carga e do atrito como na placa convencional, mas, sim, da rigidez do dispositivo fixador. A placa bloqueada não precisa tocar a superfície óssea e, portanto, interfere menos no fluxo sanguíneo periosteal. Quando a carga é aplicada a uma estrutura bloqueada, a carga é resistida pela interface placa-parafuso, atuando como um dispositivo de ângulo fixo. Além disso, a haste do parafuso exposta entre a placa e o osso resiste às forças de cisalhamento. E, por conta da construção de ângulo fixo, as forças aplicadas também são resistidas pela compressão do osso.

Referência: Torneta III P, Ricci WM, Ostrum RF, McQueen MM, McKee MD, Court-Brown CM, editores. Rockwood and Green's Fractures in Adults. 9. ed. Philadelphia: Wolters Kluwer; 2020. Capítulo 11.

960. Resposta correta: *C*

A discrepância dos membros inferiores ocorre em cerca de 43% dos casos de fraturas multifragmentárias. O comprimento deve ser medido logo após a colocação da haste, comparando com o lado contralateral e corrigido no próprio ato cirúrgico.

Referência: Sizínio H, Barros Filho TEP, Xavier R, Pardini Júnior AG. Ortopedia e Traumatologia: Princípios e Prática. 5. ed. Porto Alegre: Artmed; 2017. Capítulo 60.

961. Resposta correta: *C*

É necessário cuidado ao fazer esse diagnóstico de uma fratura isolada do trocanter maior, pois há risco de extensão da linha de fratura entre os trocanteres. Imagens complementares, idealmente com uma ressonância magnética, podem ser necessárias para confirmar que a fratura envolve apenas o trocanter maior. A fratura isolada do trocanter menor é uma lesão incomum. A fratura pode estar relacionada a um tumor local, principalmente se não houver história de trauma. Nesses casos, uma investigação mais aprofundada pode ser indicada.

Referência: Torneta III P, Ricci WM, Ostrum RF, McQueen MM, McKee MD, Court-Brown CM, editores. Rockwood and Green's Fractures in Adults. 9. ed. Philadelphia: Wolters Kluwer; 2020. Capítulo 53.

962. Resposta correta: *B*

Um parafuso é uma ferramenta simples que produz movimento linear a partir da rotação, potencialmente convertendo torque em compressão. Parafusos podem ser usados para fixar placas ao osso, gerar compressão entre fragmentos de fratura (parafusos de fixação), estabilizar fragmentos de fratura sem compressão (parafusos de posicionamento), servir como âncora para material de sutura ou fio de cerclagem, ou como um suporte contra o qual o cirurgião pode empurrar ou puxar.

Referência: Torneta III P, Ricci WM, Ostrum RF, McQueen MM, McKee MD, Court-Brown CM, editores. Rockwood and Green's Fractures in Adults. 9. ed. Philadelphia: Wolters Kluwer; 2020. Capítulo 11.

963. Resposta correta: *C*

A classificação do Hospedeiro (HOST) para determinar o risco de complicações de fraturas expostas:

- Hospedeiro Tipo A: sem doença sistêmica (p. ex., diabetes *mellitus* insulino-dependente, artrite reumatoide, infecção ativa); sem imunossupressão (farmacológica ou doença); sem abuso de substâncias (tabaco, álcool, drogas ilícitas); *status* socioeconômico estável (nutrição, moradia, assistência); histórico neuropsiquiátrico normal.
- Hospedeiro Tipo B: doença sistêmica: controlada (p. ex., diabetes *mellitus* controlado, terapia anticoagulante ou antiplaquetária de longo prazo); sem imunossupressão (farmacológica ou doença); uso isolado de tabaco ou drogas recreativas; *status* socioeconômico comprometido (falta de nutrição adequada, moradia, assistência); histórico de comprometimento neuropsiquiátrico – tratado.
- Hospedeiro Tipo C: doenças sistêmicas não controladas ou múltiplas; imunossupressão (farmacológica ou doença); abuso de múltiplas substâncias; *status* socioeconômico instável (desnutrição, sem-teto, sem assistência); histórico de comprometimento neuropsiquiátrico: não tratado; combinação de qualquer um destes fatores.

Referência: Azar FM, Beaty JH. Campbell's Operative Orthopaedics. 14. ed. Philadelphia: Elsevier; 2021. Capítulo 53.

964. Resposta correta: *D*

Um estudo biomecânico de osteotomias claviculares realizado por Golish comparando placas de compressão de 3,5 mm com hastes IM de 3,8 ou 4,5 mm, mostrou que as construções com placas foram superiores na resistência ao deslocamento em diversos modos de teste (carga máxima, estresse cíclico) em comparação com ambas as construções com hastes IM. Portanto, com base em evidências clínicas e biomecânicas, atualmente esta técnica é, em geral, reservada para padrões de fratura simples (fraturas transversais e oblíquas curtas).

Referência: Torneta III P, Ricci WM, Ostrum RF, McQueen MM, McKee MD, Court-Brown CM, editores. Rockwood and Green's Fractures in Adults. 9. ed. Philadelphia: Wolters Kluwer; 2020. Capítulo 33.

965. Resposta correta: *B*

Ao cair sobre a mão estendida com o ombro em flexão, abdução e rotação interna, a cabeça do úmero é forçada em valgo, fazendo uma dobradiça sobre o aspecto inferomedial do osso calcar, mais forte. No caso de o paciente cair diretamente sobre o ombro, as forças deformantes na cabeça do úmero criarão uma deformidade em varo, que, em razão de retroversão natural da cabeça, criará uma deformidade rotacional posterior desse segmento.

Referência: Torneta III P, Ricci WM, Ostrum RF, McQueen MM, McKee MD, Court-Brown CM, editores. Rockwood and Green's Fractures in Adults. 9. ed. Philadelphia: Wolters Kluwer; 2020. Capítulo 35.

966. Resposta correta: *B*

Para determinar a congruência e aconselhar o tratamento conservador, pode-se usar o método de Matta, que consiste em medir o arco do teto acetabular. As medidas podem ser feitas por radiografias em posições anteroposterior, alar e obturatriz, assim como por tomografia computadorizada. As medidas do arco do teto são úteis para a maioria das fraturas, exceto para aquelas de ambas as colunas e da coluna posterior. Para estabelecer que o ângulo de Matta permite o tratamento conservador, considera-se o seguinte:

- com o paciente sem tração, a cabeça do fêmur deve permanecer congruente no acetábulo;
- medidas dos arcos anterior, posterior e medial devem ter valores maiores do que 45°;
- a parede posterior deve ser avaliada separadamente, pois essa área está fora do arco de Matta.

Referência: Sizínio H, Barros Filho TEP, Xavier R, Pardini Júnior AG. Ortopedia e Traumatologia: Princípios e Prática. 5. ed. Porto Alegre: Artmed; 2017. Capítulo 56.

967. Resposta correta: *A*

A Escala MESS (*Mangled Extremity Severity Score*), uma ferramenta essencial para avaliar lesões de extremidades no contexto do controle de danos do paciente politraumatizado. A escala é baseada em quatro grupos principais: 1. grupo de lesões esqueléticas/tecidos moles; 2. grupo de choque; 3. grupo de isquemia; 4. grupo de idade.

A escala MESS tem como objetivo auxiliar na decisão entre salvamento do membro *versus* amputação em casos de trauma grave de extremidades. Estudos citados no texto mostram que pontuações de 7 a 12 geralmente indicam necessidade de amputação, enquanto pontuações de 3 a 6 sugerem viabilidade do salvamento do membro.

Referência: Azar FM, Beaty JH. Campbell's Operative Orthopaedics. 14. ed. Philadelphia: Elsevier; 2021. Capítulo 53, p. 2768, Tabela 53.3.

968. Resposta correta: *C*

O princípio da banda de tensão foi primeiro definido e aplicado por Pauwels na fixação de fraturas e pseudartroses. Esse princípio de engenharia aplica-se à conversão de forças de tração em forças de compressão no lado convexo de um osso carregado excentricamente.

O princípio funciona da seguinte forma:

1. A placa é colocada através da fratura no lado de tensão (convexo) do osso.
2. As forças de tensão são neutralizadas pela banda de tensão nessa posição.
3. Essas forças são convertidas em forças compressivas no local da fratura.
4. O próprio osso recebe as forças compressivas, permitindo que a placa de banda de tensão não precise ser pesada e rígida.

Por que não pode ser colocada no lado côncavo? Como claramente ilustrado na Figura 53.28 (páginas 2.794) do *Campbell*, se a placa for aplicada no lado de compressão (côncavo) do osso, ela provavelmente vai: dobrar em razão das forças inadequadas; apresentar fadiga do material; ou falhar precocemente.

Referência: Azar FM, Beaty JH. Campbell's Operative Orthopaedics. 14. ed. Philadelphia: Elsevier; 2021. Capítulo 53, p. 2792.

969. Resposta correta: *B*

Segundo o texto de *Rockwood and Green*, durante a descrição da técnica da via de Judet, há uma advertência específica sobre os riscos da retração do músculo infraespinal: "*Ao retrair o infraespinhal proximalmente, deve-se ter cuidado para evitar lesão do feixe neurovascular do músculo, que pode ser visualizado na incisura espinoglenoidal*" (tradução – página 1.641). O texto esclarece que o feixe neurovascular do infraespinal é o nervo supraescapular, que pode ser visualizado no entalhe espinoglenoideo após a retração proximal do músculo.

Na página 1.620, o autor detalha o trajeto do nervo supraescapular: ele emerge da região supraclavicular do plexo braquial; percorre posteriormente o entalhe escapular; passa pelo fundo da fossa supraespinal, coberto pelo músculo supraespinal; e desce ao redor da base da borda lateral da espinha escapular até a fossa infraespinal, passando sob o ligamento espinoglenoideo.

O texto confirma que a lesão do nervo supraescapular é uma complicação conhecida da cirurgia de fraturas escapulares. Na página 1.657, entre as complicações operatórias, está documentado que: "*As complicações intraoperatórias incluem lesões do nervo supraescapular*", e essa lesão "*se manifesta pós-operatoriamente por atrofia do infraespinhal*" (tradução).

A tração excessiva do músculo infraespinal durante a via de Judet pode causar lesão do nervo supraescapular devido à íntima relação anatômica entre o nervo e o músculo na região do entalhe espinoglenoideo, conforme claramente documentado nas páginas 1620, 1641 e 1657 do texto de *Rockwood*.

Referência: Torneta III P, Ricci WM, Ostrum RF, McQueen MM, McKee MD, Court-Brown CM, editores. Rockwood and Green's Fractures in Adults. 9. ed. Philadelphia: Wolters Kluwer; 2020. Capítulo 32, p. 1657.

970. Resposta correta: *A*

Esta questão trata de um aspecto técnico fundamental da via de acesso de Kocher-Langenbeck para o tratamento de fraturas do acetábulo, especificamente relacionado à preservação da vascularização da cabeça femoral. De acordo com o texto (página 3.400), há uma recomendação específica e clara sobre a execução deste procedimento: "*A transecção dos tendões do piriforme e do obturador interno deve ser realizada a pelo menos 1,5 cm do trocanter maior para evitar lesão à artéria circunflexa femoral medial, ramo ascendente* (tradução)."

E mais adiante (página 3.424), nas medidas preventivas para evitar necrose avascular iatrogênica da cabeça femoral: "*É por essa razão que os tendões dos rotadores externos curtos e dos músculos piriformes são liberados a pelo menos 1,5 cm de suas inserções* (tradução)."

A artéria circunflexa femoral medial (MFCA) é a principal responsável pela vascularização da cabeça femoral. Seu ramo profundo é protegido pelo tendão do obturador externo, conforme ilustrado na página 3.378: "*O ramo profundo da artéria circunflexa femoral medial é protegido pelo tendão do obturador externo. Portanto, a ruptura desse tendão por trauma ou cirurgia coloca o suprimento sanguíneo da cabeça femoral em grande risco* (tradução)."

Importância clínica: a tenotomia muito próxima à inserção (menos de 1,5 cm) pode lesionar o ramo ascendente da artéria circunflexa femoral medial. A lesão iatrogênica desta artéria pode resultar em necrose avascular da cabeça femoral. A distância de 1,5 cm representa uma margem de segurança estabelecida para proteger a vascularização.

Referência: Torneta III P, Ricci WM, Ostrum RF, McQueen MM, McKee MD, Court-Brown CM, editores. Rockwood and Green's Fractures in Adults. 9. ed. Philadelphia: Wolters Kluwer; 2020. Capítulo 50, pp. 3400 e 3424.

971. Resposta correta: *A*

A fratura do colo femoral apresenta associação em cerca de 4% dos casos com outras lesões, **sobretudo em membros superiores**. Em uma série de quase 2 mil pacientes com fratura de quadril, Robinson et al. observaram que as fraturas concomitantes ocorreram principalmente no terço distal do rádio e no terço proximal do úmero. Dentre esses, os pacientes com fratura associada do terço proximal do úmero apresentaram **maior mortalidade** em comparação aos com fratura do rádio.

Referência: Torneta III P, Ricci WM, Ostrum RF, McQueen MM, McKee MD, Court-Brown CM, editores. Rockwood and Green's Fractures in Adults. 9. ed. Philadelphia: Wolters Kluwer; 2020. Capítulo 52, p. 3604.

972. Resposta correta: *C*

A presença de dor à palpação da articulação radioulnar distal é o achado clínico que sugere fratura-luxação de Essex-Lopresti, pois indica instabilidade do conjunto radioulnar distal quando associada à fratura de rádio proximal.

Referência: Azar FM, Beaty JH. Campbell's Operative Orthopaedics. 14. ed. Philadelphia: Elsevier; 2021. Capítulo 57, p. 3094.

973. Resposta correta: *A*

A Escala MESS (*Mangled Extremity Severity Score)* é uma ferramenta essencial para avaliar lesões de extremidades no contexto do controle de danos do paciente politraumatizado. A escala é baseada em quatro grupos principais: 1. grupo de lesões esqueléticas/tecidos moles; 2. grupo de choque; 3. grupo de isquemia; 4. grupo de idade.

A escala MESS tem como objetivo auxiliar na decisão entre salvamento do membro *versus* amputação em casos de trauma grave de extremidades. Estudos citados no texto mostram que pontuações de 7 a 12 geralmente indicam necessidade de amputação, enquanto pontuações de 3 a 6 sugerem viabilidade do salvamento do membro.

Referência: Azar FM, Beaty JH. Campbell's Operative Orthopaedics. 14. ed. Philadelphia: Elsevier; 2021. Capítulo 53, p. 2768, Tabela 53.3.

974. Resposta correta: *D*

A fratura-deslocação de Galeazzi com desvio em ápice volar resulta de **compressão axial** no antebraço **em supinação associada à extensão do punho**. Essa combinação de forças empurra a porção distal do rádio anteriormente, gerando o ápice volar da fratura. A confirmação dessa posição de estabilidade – e, por analogia, do mecanismo lesional – aparece na recomendação de imobilização em supinação como a posição de maior estabilidade após a fixação.

Referência: Azar FM, Beaty JH. Campbell's Operative Orthopaedics. 14. ed. Philadelphia: Elsevier; 2021. Capítulo 57, p. 3099.

975. Resposta correta: *D*

O teste de Pillings consiste em compressão lateral da fíbula contra a tíbia, provocando dor ou desconforto na região da **sindesmose tibiofibular distal.** Esse achado confirma a lesão ou a instabilidade dessa articulação, que é o propósito desse exame clínico.

Referência: Motta Filho GR, Barros Filho TEP. Ortopedia e Traumatologia. 1. ed. Rio de Janeiro: Elsevier; 2018. Capítulo 10.1, p. 3036.

976. Resposta correta: *A*

Na seção **Lesão Articular**, está claramente indicado que "todos os projéteis intra-articulares devem ser removidos cirurgicamente e a cavidade articular desbridada e irrigada ampla e agressivamente". Esta diretriz busca prevenir a **intoxicação local e sistêmica por chumbo**, uma vez que o chumbo é solúvel no líquido sinovial, podendo causar sinovite plúmbica e complicações sistêmicas graves. Por esse motivo, a indicação de retirada imediata do projétil pelo risco de intoxicação por chumbo aplica-se especificamente ao local intra-articular.

Referência: Motta Filho GR, Barros Filho TEP. Ortopedia e Traumatologia. 1. ed. Rio de Janeiro: Elsevier; 2018. Capítulo 2.6, p. 391.

977. Resposta correta: *B*

No tratamento conservador da fratura da clavícula, o **trauma de alta energia** está associado a um maior risco de não união, em função da maior frequência de lesões concomitantes (costelas, escápula) e ao maior deslocamento inicial dos fragmentos, conforme descrito no arquivo.

A frase chave encontra-se em: "*Fatores associados a desfecho desfavorável após tratamento não cirúrgico de fraturas deslocadas da diáfise da clavícula incluem encurtamento, aumento da cominuição da fratura e fraturas associadas de costela/escápula;*" (tradução das páginas 1670–1671).

Justificativa das demais opções:

- A. **Sexo masculino**: na verdade, sexo feminino é fator de pior prognóstico (idade mais avançada e sexo feminino correlacionam-se com maior risco de *nonunion*).
- C. **Encurtamento > 1,5 cm**: o limiar descrito é > 2 cm de encurtamento.
- D. **Contato entre fragmentos < 50%**: o fator de risco é a **ausência de contato** (0%) entre fragmentos, não apenas < 50%.

Referência: Torneta III P, Ricci WM, Ostrum RF, McQueen MM, McKee MD, Court-Brown CM, editores. Rockwood and Green's Fractures in Adults. 9. ed. Philadelphia: Wolters Kluwer; 2020. Capítulo 33, p. 1677.

978. Resposta correta: *C*

A **síndrome compartimental do antebraço** é uma complicação grave das fraturas dos ossos do antebraço que requer tratamento cirúrgico emergencial. Na página 2.458, o texto estabelece: *"Uma vez estabelecido o diagnóstico de síndrome compartimental, é necessária a liberação emergencial do compartimento. Geralmente é recomendada a liberação de todos os quatro compartimentos: volar profundo, volar superficial, dorsal e mobile wad* (tradução)." Essa recomendação é categórica e indica que a descompressão de todos os quatro compartimentos do antebraço é o tratamento padrão.

Análise das alternativas incorretas:

A. **Ocorre em 10% dos casos** está incorreta. O texto especifica que "*A síndrome compartimental do antebraço ocorre em 3% das fraturas do antebraço* (tradução)", não 10%.

B. **É mais comum no sexo feminino** também está incorreta. O arquivo indica que a síndrome compartimental do antebraço "*ocorre com maior frequência em homens com menos de 35 anos de idade (tradução)*", é mais comum no sexo masculino.

D **Exige descompressão tanto do túnel do carpo como do *lacertus fibrosus*** está incorreta. Embora o texto mencione que "*É rotineiramente recomendada a liberação do túnel do carpo" e que "O lacertus fibrosus é liberado proximalmente (tradução)"*, estas são estruturas específicas que fazem parte da técnica cirúrgica, mas não representam a característica principal e essencial do tratamento, que é a descompressão de **todos os quatro compartimentos.**

Referência: Torneta III P, Ricci WM, Ostrum RF, McQueen MM, McKee MD, Court-Brown CM, editores. Rockwood and Green's Fractures in Adults. 9. ed. Philadelphia: Wolters Kluwer; 2020. Capítulo 41, p. 2458.

979. Resposta correta: *A*

Segundo Letournel e Judet, na classificação de fraturas do acetábulo, o padrão *transversal* é um dos cinco tipos elementares. Essas fraturas **transversais** respondem por **5 a 19%** de todas as fraturas do acetábulo.

Referência: Torneta III P, Ricci WM, Ostrum RF, McQueen MM, McKee MD, Court-Brown CM, editores. Rockwood and Green's Fractures in Adults. 9. ed. Philadelphia: Wolters Kluwer; 2020. Capítulo 50, p. 3364.

980. Resposta correta: *C*

O *Nonunion Risk Determination* (NURD) *score* atribui pontuações a diversos fatores de risco para não união no ato da fixação definitiva. Conforme descrito no *Rockwood*, 9ª edição, página 1.404, os atributos e suas pontuações são:

- 5 pontos para retalho cirúrgico;
- 4 pontos para síndrome do compartimento;
- 3 pontos para condições crônicas;
- 2 pontos para fratura exposta;
- 1 ponto para sexo masculino;
- 1 ponto por grau de ASA e porcentagem de contato cortical.

Assim, o fator de **maior pontuação** no NURD é a **história de retalho cirúrgico** (5 pontos).

Referência: Torneta III P, Ricci WM, Ostrum RF, McQueen MM, McKee MD, Court-Brown CM, editores. Rockwood and Green's Fractures in Adults. 9. ed. Philadelphia: Wolters Kluwer; 2020. Capítulo 29, p. 1404.

981. Resposta correta: *C*

O quadro clínico de incapacidade de colocar a mão nas costas (sinal de Gerber) em paciente jovem, após trauma agudo, aliado à imagem de ressonância magnética em corte axial demonstrando ruptura completa do tendão subescapular (Figura 5.2.7), confirma lesão isolada do subescapular.

Segundo Motta Filho e Barros Filho, **lesões do tendão subescapular devem ser reparadas cirurgicamente de forma precoce**, especialmente em pacientes com história de trauma recente e boa qualidade tecidual, visando à restauração da rotação interna e da estabilidade glenoumeral. Portanto, o diagnóstico correto é **lesão do subescapular**, e a conduta mais apropriada é **tratamento cirúrgico com reparo da lesão** (alternativa C).

Referência: Motta Filho GR, Barros Filho TEP. Ortopedia e Traumatologia. 1. ed. Rio de Janeiro: Elsevier; 2018. Capítulo 5.2, p. 1832.

982. Resposta correta: *C*

No contexto de uma fratura do terço proximal do úmero tratada de forma conservadora, o aparecimento de **dor intensa refratária** no quarto mês, associado à **imagem de necrose de fragmento articular** no exame de ressonância, aponta para osteonecrose do fragmento articular da cabeça umeral. O arquivo fornecido ilustra exatamente essa condição em figuras do capítulo 2 (*Campbell*, 14ª edição):

- Na **Figura 2.37A** (página 161), observa-se em uma reconstrução oblíqua coronal T1 um fragmento articular com região geográfica de medula anormal, sugerindo necrose (*long arrow*).
- Na **Figura 2.37B** (página 161), a sequência T2 com supressão de gordura mostra um anel hipersinal de tecido reativo circundando a medula gordurosa avascular e hipossinal, característica típica de osteonecrose.

Esses achados correspondem ao quadro clínico de dor persistente após fratura proximal do úmero e confirmam o diagnóstico de osteonecrose do segmento articular.

Referência: Azar FM, Beaty JH. Campbell's Operative Orthopaedics. 14. ed. Philadelphia: Elsevier; 2021. Capítulo 2, p. 161.

983. Resposta correta: *C*

A opção C ("tratamento estagiado com ligamentotaxia e fixador externo transarticular") é a mais adequada no cenário de fratura do tipo OTA/AO 43-C3 (articular completa, severamente cominutiva) do pilão tibial associada à fratura cominutiva da fíbula distal, em paciente com lesão de alta energia e edema agudo grave:

- **Gravidade da lesão e estado do tecido mole:** fraturas do pilão tibial OTA/AO tipo C3 resultam de mecanismos de alta energia, produzindo extensa cominuição articular e significativo comprometimento do envelope de tecido mole. A intervenção cirúrgica imediata para redução e fixação interna definitiva, mesmo minimamente invasiva, nessas condições eleva drasticamente o risco de complicações de partes moles, como necrose, infecção profunda e osteomielite (p. 4.425).
- **Princípio do tratamento estagiado:** o manejo estagiado, consagrado por Sirkin et al. em 1999, preconiza fase inicial de estabilização provisória com fixador externo transarticular para restaurar alinhamento e produzir ligamentotaxia, permitindo a recuperação dos tecidos moles antes da fixação interna definitiva (p. 4.425). "*Staged treatment remains the current foundation for the management of these injuries.*"
- **Ligamentotaxia e fixador externo transarticular:** a aplicação de fixador externo transarticular promove:
    1. Ligamentotaxia – redução indireta de fragmentos articulares pela tensão ligamentar;
    2. Manutenção de comprimento e alinhamento tibial;
    3. Proteção do tecido mole, uma vez que não há exposição extensa nem dissecção adicional (p. 4424-4425).
- **Contraindicação à fixação definitiva imediata:** a fixação interna percutânea com placas bloqueadas (A) ou placa em ponte na fíbula associada a fixador externo (B) continuaria a submeter o tecido mole já comprometido a novas manipulações e implantes, elevando complicações. A fixação externa circular tipo Ilizarov como única fase definitiva (D) também não é preferível em urgência, pois não resolve imediatamente o problema ligamentotático e pode atrasar demais a redução articular adequada.

Portanto, a estabilização provisória com fixador externo transarticular, utilizando o princípio da ligamentotaxia, é a opção de urgência que melhor equilibra restauração do eixo, proteção dos tecidos moles e preparação para a fase definitiva de redução e fixação interna.

Referência: Torneta III P, Ricci WM, Ostrum RF, McQueen MM, McKee MD, Court-Brown CM, editores. Rockwood and Green's Fractures in Adults. 9. ed. Philadelphia: Wolters Kluwer; 2020. Capítulo 63, p. 4425.

984. Resposta correta: *B*

A resposta assinalada (B) está correta porque, em adolescentes com a fise próxima do fechamento, a tuberosidade da tíbia (inserção do tendão patelar) comporta-se como uma apófise vulnerável a forças de tração geradas pela contração súbita e vigorosa do quadríceps. Durante atividades como o tênis, o mecanismo de extensão do quadríceps pode exercer tensão máxima sobre essa região, levando à avulsão da tuberosidade.

Esse princípio de lesão por avulsão apofisária em adolescentes é análogo aos descritos para outras apófises submetidas a tensões musculares, conforme ilustrado na descrição das lesões apofisárias e fragilidades ósseas em vias de fechamento na página 1.364.

Referência: Herring JA. Tachdjian's Pediatric Orthopaedics. 6. ed. Philadelphia: Elsevier; 2022. Capítulo 30, p. 1364.

985. Resposta correta: *C*

A classificação de Tile descreve as fraturas do anel pélvico segundo a estabilidade, em três tipos básicos: Tipo A (estáveis), Tipo B (instáveis rotacionalmente e estáveis verticalmente) e Tipo C (instáveis tanto rotacional quanto verticalmente).

No tipo B1 (lesão em "livro aberto"), ocorre abertura da sínfise púbica ou da articulação sacroilíaca anterior, com rotação externa das hemipelves. Essa deformidade aumenta o diâmetro anteroposterior da pelve, favorecendo instabilidade hemodinâmica por sangramento venoso e arterial. O manejo inicial visa reduzir o espaço pélvico e controlar o sangramento. A manobra consiste em posicionar os membros inferiores em rotação interna e adução, o que fecha a pelve, reduz a abertura da sínfise púbica e melhora a estabilidade. Essa medida pode ser associada à aplicação de cintos pélvicos ou fixadores externos, dependendo da gravidade do quadro.

Referência: Motta Filho GR, Barros Filho TEP. Ortopedia e Traumatologia. 1. ed. Rio de Janeiro: Elsevier; 2017. Capítulo 2.34.

986. Resposta correta: *B*

A classificação de Denis para fraturas do sacro é baseada na relação da linha de fratura com os forames sacrais e divide o osso em três zonas anatômicas distintas:

- Zona I: lateral aos forames sacrais.
- Zona II: atravessa os forames sacrais.
- Zona III: medial aos forames, envolvendo o canal espinal.

De acordo com o capítulo 49 do *Rockwood and Green's*, as fraturas mais comuns ocorrem na zona I, correspondendo a cerca de 50% dos casos. Essas fraturas em geral têm baixo risco de lesão neurológica, uma vez que não envolvem diretamente os forames ou o canal espinal. As fraturas da zona II correspondem a um terço das fraturas do sacro e evoluem com déficit neurológico em 30% das vezes. Já as fraturas da zona III, embora sejam menos frequentes (cerca de 16%), estão associadas ao maior risco de lesão neurológica, atingindo taxas de até 60%, devido à proximidade com o canal medular e estruturas como a cauda equina.

Referência: Torneta III P, Ricci WM, Ostrum RF, McQueen MM, McKee MD, Court-Brown CM, editores. Rockwood and Green's Fractures in Adults. 9. ed. Philadelphia: Wolters Kluwer; 2020. Capítulo 49.

Seção 14 — Trauma Esportivo

987. Resposta correta: *A*

As lesões musculares por estiramento ocorrem principalmente durante contrações excêntricas (quando o músculo alonga enquanto tenta contrair). Os músculos biarticulares atravessam duas articulações, sofrendo maior alongamento e, portanto, são mais vulneráveis (p. ex.: isquiotibiais, reto femoral, gastrocnêmio). Portanto, a alternativa A é a correta.

Na alternativa B, apesar de a contração excêntrica estar correta, músculos uniarticulares (que atuam em uma só articulação) têm menor risco de estiramento porque não sofrem alongamentos tão amplos durante movimentos esportivos rápidos, e são mais acometidos por lesões por impacto direto ou sobrecarga crônica, não por estiramento agudo. Na alternativa C, os músculos biarticulares estão certos, mas a contração concêntrica (encurtamento durante a contração) raramente causa estiramento. Contração concêntrica tende a causar fadiga, não ruptura de fibras. E a alternativa D une dois fatores pouco associados a lesões por estiramento. Essa combinação praticamente não gera estiramentos musculares agudos, e é a menos provável de todas.

Referência: Motta Filho GR, Barros Filho TEP. Ortopedia e Traumatologia. 1. ed. Rio de Janeiro: Elsevier; 2017. Capítulo 15.4.

988. Resposta correta: *A*

Em lesões agudas do ligamento cruzado anterior (LCA), o mecanismo mais comum é a rotação interna do fêmur sobre uma tíbia fixa com valgismo, o que causa impacto entre: côndilo femoral lateral (posterior) e o planalto tibial lateral (anterior). Essa colisão óssea gera um edema ósseo típico visível na ressonância magnética, conhecido como "padrão de contusão óssea por LCA". É considerado um achado clássico e altamente sugestivo de ruptura do LCA aguda.

Referência: Azar FM, Beaty JH. Campbell's Operative Orthopaedics. 14. ed. Philadelphia: Elsevier; 2021. Capítulo 45.

989. Resposta correta: *A*

A instabilidade anterior do ombro está frequentemente associada à lesão de Bankart, que envolve o descolamento do lábio glenoidal anteroinferior. A sequência axial na ressonância magnética é a que melhor demonstra a porção anterior do labrum e sua relação com a glenoide, permitindo visualizar diretamente desinserções e deslocamentos. Por isso, é o plano de escolha para avaliar lesões labiais anteriores. Assim, a alternativa correta é a A. No plano sagital, como mostra a alternativa B, as imagens são úteis para avaliar estrutura óssea, relações musculares e o labrum superior/posterior, mas não mostram bem o lábio anterior.

São complementares, mas não o plano principal para diagnóstico de Bankart. As imagens coronais (principalmente coronal oblíquo) ajudam na avaliação do manguito rotador e do labrum superior, porém a visualização do labrum anterior é limitada. Por isso, a alternativa C está errada. E o plano coronal oblíquo, da alternativa D, é o plano padrão para avaliar tendões do manguito rotador e espaço subacromial, mas não é ideal para o lábio glenoidal anterior.

Referência: Azar FM, Beaty JH. Campbell's Operative Orthopaedics. 14. ed. Philadelphia: Elsevier; 2021. Capítulo 2.

990. Resposta correta: *C*

Entre os isquiotibiais (bíceps femoral, semitendíneo e semimembranoso), o bíceps femoral é o mais frequentemente lesionado em corredores e velocistas. Isso ocorre porque ele é biarticular, atuando tanto no quadril quanto no joelho, e porque sofre altas forças excêntricas durante a fase final do balanço da corrida, quando o quadril está flexionado e o joelho estendido, o que favorece o estiramento. É, portanto, o músculo dos isquiotibiais com maior incidência de lesão aguda esportiva, tornando a alternativa C a correta.

Na alternativa A, o grácil, apesar de também ser biarticular, não faz parte dos isquiotibiais, pois pertence ao compartimento medial da coxa. Lesões nesse músculo são raras e geralmente associadas a trauma direto, não a estiramento por corrida.

Na alternativa B, o semitendíneo pode ser lesionado, mas com menor frequência que o bíceps femoral. Normalmente se lesiona em esportes de contato ou em movimentos de desaceleração, e não é o principal envolvido em corredores.

Na alternativa D, o semimembranoso, embora também seja isquiotibial, é mais profundo e menos exigido em força excêntrica durante a corrida de velocidade. Suas lesões são mais raras e, quando acontecem, geralmente estão relacionadas a alongamento excessivo em atletas de flexibilidade, como dançarinos.

Referência: Leite NM, Faloppa F. Propedêutica Ortopédica e Traumatologia. 1. ed. Porto Alegre: Artmed; 2013. Capítulo 28.

991. Resposta correta: *D*

Logo após o trauma muscular, ocorre hemorragia local e necrose das fibras, desencadeando a fase inflamatória aguda. As primeiras células que migram para o local são os leucócitos polimorfonucleares (principalmente neutrófilos), que: fagocitam debris celulares necróticos; liberam citocinas e quimiocinas que recrutam outras células inflamatórias. Por isso, são as células predominantes nas primeiras 24 a 48 horas após a lesão. Assim, a alternativa correta é a D.

Os linfócitos, como descrito na alternativa A, participam da resposta imune adaptativa e aparecem mais tardiamente, após o início da regeneração tecidual. Não predominam na fase aguda inicial da lesão muscular.

Os monócitos, da alternativa B, chegam ao foco inflamatório um pouco depois dos neutrófilos (entre 24 e 48 horas), quando começam a se diferenciar em macrófagos. Têm papel fundamental na fase de limpeza e regeneração, mas não são as primeiras células predominantes.

Os macrófagos, da alternativa C, derivam dos monócitos e tornam-se mais numerosos após 48 a 72 horas, removendo detritos e secretando fatores de crescimento. São essenciais na fase de regeneração muscular, não na fase inflamatória imediata.

Referência: Motta Filho GR, Barros Filho TEP. Ortopedia e Traumatologia. 1. ed. Rio de Janeiro: Elsevier; 2018. Capítulo 15.4.

992. Resposta correta: *A*

De lateral para medial, em supinação ativa, descrita na alternativa A, é a correta. O *Hook test* é um teste clínico específico para avaliar ruptura do tendão distal do bíceps braquial. Deve ser realizado com o paciente ativando a supinação do antebraço (supinação ativa) e o cotovelo a 90°. O examinador introduz o dedo de lateral para medial na região cubital anterior, tentando "ganchar" o tendão. Se o tendão estiver íntegro, o examinador consegue enganchá-lo; se estiver rompido, não consegue. Portanto, essa é a técnica correta descrita no *Campbell*.

Referência: Azar FM, Beaty JH. Campbell's Operative Orthopaedics. 14. ed. Philadelphia: Elsevier; 2021. Capítulo 48.

993. Resposta correta: *A*

O **sinal de Pisani** é caracterizado pela palpação de uma tumefação na linha articular lateral ou medial do joelho que aumenta com a extensão e diminui com a flexão. Esse achado clínico é típico de **cistos meniscais**, pois a variação da pressão intra-articular durante o movimento faz o cisto protruir. Assim, a presença do sinal de Pisani sugere fortemente um cisto meniscal.

O **cisto de Baker** (alternativa B) localiza-se na região poplítea (posterior do joelho), não na linha articular, e não apresenta variação visível com a flexoextensão, portanto, não produz o sinal de Pisani.

O **menisco discoide** (alternativa C) pode provocar estalidos, dor e bloqueios, mas não forma massas palpáveis que aumentam ou diminuem com o movimento.

Já a **tensão do retináculo lateral** (alternativa D) está associada à síndrome da dor femoropatelar, não a formações císticas, e também não gera massas palpáveis nem está relacionada ao sinal de Pisani.

Referência: Azar FM, Beaty JH. Campbell's Operative Orthopaedics. 14. ed. Philadelphia: Elsevier; 2021. Capítulo 45.

994. Resposta correta: *C*

Em condições normais, o ligamento cruzado anterior (LCA) é o principal responsável por evitar o deslocamento anterior da tíbia e por conter a hiperextensão do joelho. Quando o LCA está íntegro, o ligamento cruzado posterior (LCP) atua sobretudo impedindo o deslocamento posterior da tíbia, e não a hiperextensão. No entanto, na ausência do LCA (lesão ou ruptura), o LCP passa a funcionar como restritor secundário da hiperextensão, compensando a instabilidade. Por isso, o *Campbell* descreve que o LCP assume esse papel apenas após a ruptura do LCA. Assim, a alternativa correta é a C.

Referência: Azar FM, Beaty JH. Campbell's Operative Orthopaedics. 14. ed. Philadelphia: Elsevier; 2021. Capítulo 45.

995. Resposta correta: *B*

A lesão em rampa é uma ruptura da junção entre o corno posterior do menisco medial e a cápsula articular posterior. Ela ocorre com frequência em associação à ruptura do LCA, mas muitas vezes passa despercebida. Um achado indireto importante na ressonância magnética é a presença de edema ósseo na região posteromedial da tíbia, que indica impacto e estresse excessivo local durante o trauma do LCA. Por isso, esse padrão de edema é considerado um sinal secundário de possível lesão meniscal em rampa. A alternativa correta é a B.

As lesões da raiz do menisco medial, citadas na alternativa A, geralmente causam extrusão meniscal e edema subcondral na face medial da tíbia (mais anterior/central), e não posteromedial, de modo que o padrão de edema não é típico desse tipo de lesão. Na alternativa C, as lesões do ligamento colateral medial produzem sinais no epicôndilo medial do fêmur e no côndilo medial, não na região posteromedial da tíbia. Já na alternativa D, a lesão isolada do LCA está mais associada ao padrão clássico de contusão no côndilo femoral lateral e no planalto tibial lateral; a região posteromedial da tíbia não é típica de lesão direta do LCA.

Referência: Azar FM, Beaty JH. Campbell's Operative Orthopaedics. 14. ed. Philadelphia: Elsevier; 2021. Capítulo 45.

996. Resposta correta: *D*

As óticas artroscópicas menores (2,7 mm) geram um campo visual mais estreito (~90°) por conta do menor diâmetro da lente. Já as óticas maiores (4,0 mm) proporcionam um campo visual mais amplo (~115°), permitindo melhor percepção espacial e abrangência durante o exame artroscópico. Essa relação é destacada no *Campbell* como fundamental para a escolha do equipamento conforme o tamanho da articulação e a necessidade de campo de visão.

Referência: Azar FM, Beaty JH. Campbell's Operative Orthopaedics. 14. ed. Philadelphia: Elsevier; 2021. Capítulo 49.

997. Resposta correta: *C*

A tríade da mulher atleta é composta por distúrbios alimentares (baixa disponibilidade energética), amenorreia ou alterações menstruais e osteopenia ou osteoporose. Essa combinação leva à redução da densidade mineral óssea e à diminuição da capacidade de reparo ósseo, o que aumenta significativamente o risco de fraturas por estresse, especialmente em ossos de carga como tíbia, fêmur e metatarsos. Por isso, a fratura por estresse é a complicação musculoesquelética mais associada à tríade da mulher atleta, tornando a alternativa C a correta. A pubalgia, descrita na alternativa A, decorre principalmente de desequilíbrios musculares e sobrecarga na sínfise púbica, sem relação direta com baixa densidade mineral óssea ou distúrbios hormonais. A espondilolistese, da alternativa B, está relacionada a defeitos do *pars interarticularis*, traumas repetitivos em extensão e predisposição anatômica, e não é um achado típico da tríade da mulher atleta. Já a lesão condral do joelho, da alternativa D, associa-se a trauma articular direto, instabilidade, sobrecarga e predisposição genética, não à perda de massa óssea ou amenorreia.

Referência: Motta Filho GR, Barros Filho TEP. Ortopedia e Traumatologia. 1. ed. Rio de Janeiro: Elsevier; 2017. Capítulo 2.14.

998. Resposta correta: *C*

O *turf toe* é uma lesão do complexo capsuloligamentar plantar da articulação metatarsofalângica do hálux, principalmente da placa plantar. Ocorre tipicamente quando o atleta sofre uma força axial (compressiva) no pé enquanto o antepé está em dorsiflexão forçada, situação comum em esportes praticados em superfícies artificiais, como o futebol americano. Pode haver também estiramento da cápsula plantar e lesão dos ligamentos colaterais. Portanto, a descrição correta é lesão na placa plantar associada ao mecanismo de carga axial com dorsiflexão forçada, correspondendo à alternativa C. Na alternativa A, os sesamoides podem sofrer fraturas por estresse, mas não são o principal local de lesão no *turf toe*, e sim a placa plantar; embora o mecanismo em dorsiflexão esteja correto, o local está incorreto. A alternativa B reúne dois erros: o local errado (sesamoide) e o mecanismo errado (flexão plantar), já que a flexão plantar não gera o estiramento que caracteriza o *turf toe*. Na alternativa D, o local está correto, mas o mecanismo está equivocado, pois a flexão plantar relaxa a placa plantar em vez de lesá-la; a lesão ocorre na dorsiflexão forçada.

Referência: Azar FM, Beaty JH. Campbell's Operative Orthopaedics. 14. ed. Philadelphia: Elsevier; 2021. Capítulo 89.

999. Resposta correta: *D*

A tríade da mulher atleta é classificada como:

1. Distúrbios alimentares (como anorexia ou baixa disponibilidade energética).
2. Disfunção menstrual (oligomenorreia ou amenorreia).
3. Baixa densidade mineral óssea (osteopenia ou osteoporose).

Essa tríade resulta da deficiência energética crônica, que reduz os níveis de estrogênio e leva à falha na formação e manutenção óssea, aumentando o risco de fraturas por estresse. Essa é a definição clássica da tríade segundo *Rockwood and Green*.

Referência: Torneta III P, Ricci WM, Ostrum RF, McQueen MM, McKee MD, Court-Brown CM, editores. Rockwood and Green's Fractures in Adults. 9. ed. Philadelphia: Wolters Kluwer, 2020. Capítulo 52.

1000. Resposta correta: *D*

A conduta inicial padrão é conservadora, incluindo alongamento do gastrocnêmio e do sóleo, modificação do calçado com elevação do calcanhar e uso de modelos mais rígidos, fisioterapia com fortalecimento excêntrico do tendão de Aquiles, além de analgésicos e crioterapia. O tratamento deve ser mantido por pelo menos seis meses antes de se considerar cirurgia, conforme o *Campbell*. Portanto, essa é a conduta correta e baseada em evidência, correspondendo à alternativa D. A alternativa A está incorreta porque a síndrome de Haglund envolve proeminência óssea posterossuperior do calcâneo com atrito no calçado, gerando bursite retrocalcânea; embora semelhante, a imagem mostra calcificação insercional e não proeminência posterossuperior, e corticoides são contraindicados na região do Aquiles pelo risco de ruptura. A mesma justificativa invalida a alternativa B, além de que o PRP ainda não é considerado tratamento de primeira linha para essas lesões, segundo o Campbell. A alternativa C está incorreta porque o tratamento cirúrgico deve ser reservado para casos refratários após seis meses ou mais de manejo conservador; iniciar cirurgia sem tentativa prévia de tratamento conservador está incorreto.

Referência: Azar FM, Beaty JH. Campbell's Operative Orthopaedics. 14. ed. Philadelphia: Elsevier; 2021. Capítulo 19.

Bibliografia

Alho A, Austdal S, Benterud JG, Blikra G, Lerud P, Raugstad TS. Biases in a randomized comparison of three types of screw fixation in displaced femoral neck fractures. Acta Orthop Scand. 1998;69(5):463–468. doi: 10.3109/17453679808997779. [DOI] [PubMed] [Google Scholar].

Azar FM, Canale ST, Beaty JH, editores. Campbell's Operative Orthopaedics. 13. ed. Philadelphia: Elsevier; 2017.

Azar FM, Beaty JH. Campbell's Operative Orthopaedics. 14. ed. Philadelphia: Elsevier; 2021.

Barros Filho TEP, Lech O. Exame Físico em Ortopedia. 2. ed. São Paulo: Sarvier; 2017.

Browner BD, Jupiter J, Krettek C, Anderson AP. Skeletal Trauma: Basic Science, Management, and Reconstruction. 5. ed. Philadelphia: Saunders; 2015.

Camanho GL, Mazzer N. Ortopedia e Traumatologia. 1. ed. Rio de Janeiro: Elsevier; 2017.

Canale ST, Beaty JH. Campbell's Operative Orthopaedics. 13. ed. Philadelphia: Saunders; 2017.

Flynn JM, Weinstein SL. Lovell and Winter's Pediatric Orthopaedics. 7. ed. Philadelphia: Lippincott, Williams & Wilkins; 2014.

Herring JA, editor. Tachdjian's Pediatric Orthopaedics. 5. ed. Philadelphia: Saunders; 2014.

Herring JA, editor. Tachdjian's Pediatric Orthopaedics. 6. ed. Philadelphia: Elsevier; 2021.

Herring JA, editor. Tachdjian's Pediatric Orthopaedics. 8. ed. Philadelphia: Elsevier; 2022.

Leite NM, Faloppa F, organizadores. Propedêutica Ortopédica e Traumatológica. 1. ed. Porto Alegre: Artmed; 2013.

Morrissy RT, Weinstein SL. Lovell and Winter's Pediatric Orthopaedics. 7. ed. Philadelphia: Lippincott, Williams & Wilkins; 2014.

Motta Filho GR, Barros Filho TEP. Ortopedia e Traumatologia. 1. ed. Rio de Janeiro: Elsevier; 2017.

Netter FH. Atlas de Anatomia Humana. 6. ed. Rio de Janeiro: Elsevier; 2015.

Netter FH. Atlas de Anatomia Humana. 7. ed. Rio de Janeiro: Elsevier; 2019.

Rockwood CA, Green DP, Bucholz RW, Heckman JD, editores. Rockwood and Green's Fractures in Adults. 8. ed. Philadelphia: Lippincott, Williams & Wilkins; 2015.

Shuler TE, Gruen GS, Ditano O, Riemer BL. Ipsilateral Proximal and Shaft Femoral Fractures: Spectrum of Injury Involving the Femoral Neck, Injury, Volume 28, Issue 4, 1997, Pages 293-297, ISSN 0020-1383, https://doi.org/10.1016/S0020-1383(96)00199-4.

Sizínio H, Barros Filho TEP, Xavier R, Pardini Júnior AG, organizadores. Ortopedia e Traumatologia: Princípios e Prática. 5. ed. Porto Alegre: Artmed; 2017.

Tornetta III P, Ricci WM, Ostrum RF, McQueen MM, McKee MD, Court-Brown CM, editores. Rockwood and Green's Fractures in Adults. 8. ed. Philadelphia: Lippincott, Williams & Wilkins; 2015.

Tornetta III P, Ricci WM, Ostrum RF, McQueen MM, McKee MD, Court-Brown CM, editores. Rockwood and Green's Fractures in Adults. 9. ed. Philadelphia: Lippincott, Williams & Wilkins; 2019.

Tornetta III P, Ricci WM, Ostrum RF, McQueen MM, McKee MD, Court-Brown CM, editores. Rockwood and Green's Fractures in Adults. 10. ed. Philadelphia: Wolters Kluwer; 2020.

Waters PM, Skaggs DL, Flynn JM. Rockwood and Wilkins' Fractures in Children. 9. ed. Philadelphia: Lippincott, Williams & Wilkins; 2019.

Weinstein SL, Flynn JM. Lovell and Winter's Pediatric Orthopaedics. 6. ed. Philadelphia: Lippincott, Williams & Wilkins; 2014.

Weinstein SL, Flynn JM. Lovell and Winter's Pediatric Orthopaedics. 7. ed. Philadelphia: Lippincott, Williams & Wilkins; 2015.

Weinstein SL, Flynn JM. Lovell and Winter's Pediatric Orthopaedics. 8. ed. Philadelphia: Lippincott, Williams & Wilkins; 2021.